Nathalie Neuhäusser

Die heilende Kraft der Ayurvedischen Massage

Das umfassende Standardwerk zu Anwendung und Heilwirkung

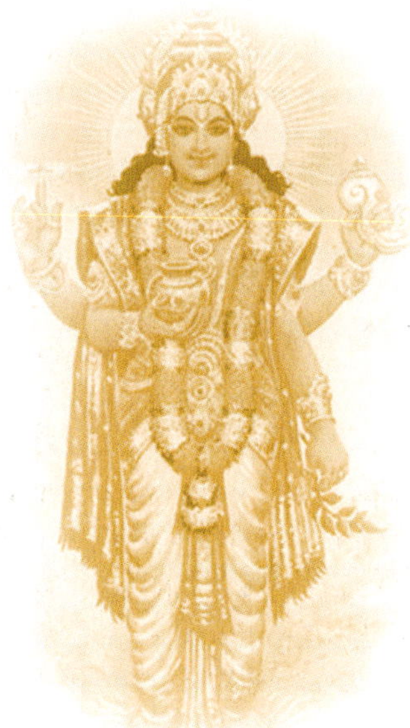

Schirner Verlag

Die Autorin

Nathalie Neuhäusser, geb. 1973, ist Heilpraktikerin (Psychotherapie), Yogalehrerin und Reiki-Meisterin/-Lehrerin. Sie rundete ihr Spektrum mit Ausbildungen in Naturheilkunde und Ayurveda-Massage, Gesprächs- und Gestalttherapie, Meditation, Körper- und Energiearbeit ab, die sie in Indien, Frankreich und New Mexico absolvierte. Ayurveda-Massage und Yoga liegen seit 1996 im Mittelpunkt ihrer Arbeit, mit der sie u.a. das Angebot im Yoga- & Ayurveda-Zentrum Pirth Pal Sidhu in Leonberg und im Zentrum für Klang und Meditation, Stuttgart/Bad Cannstatt, bereicherte, bevor ihr Erfolg sie veranlaßte, ihre Tätigkeit ausschließlich in der eigenen Praxis auszuüben. Besuchen Sie doch einmal die Website der Autorin:

www.ayurvedafuerfrauen.de

Das Buch

Massage ist eine der wohltuendsten und effektivsten Behandlungsformen der ayurvedischen Gesundheitslehre. Regelmäßig angewandt, schenkt die ayurvedische Massage einen gesunden, entspannten und verjüngten Körper sowie einen ruhigen Geist.
Mit Hilfe des Ayurveda lassen sich Zusammenhänge verschiedener Beschwerdebilder erkennen und auf sanfte Weise lindern. Ayurvedische Massagen werden individuell auf jeden Menschen abgestimmt und schließen die Reinigung, Heilung und Gesunderhaltung aller Gewebe und Organe mit ein. Durch ayurvedische Massage und Yoga können darüber hinaus auch hartnäckige Muskelverspannungen dauerhaft gelöst werden.
Dieses praxisnahe Buch führt Anfänger Schritt für Schritt in die Kunst der ayurvedischen Massage ein. Bereits geübten Therapeuten bietet das Werk einen tiefen Einblick in die verschiedenen Wirkungsweisen der ayurvedischen Massage. Zudem stellt es ein umfassendes Nachschlagewerk dar, das jede Massagebehandlung bereichert und erleichtert. Die Autorin erklärt ausführlich die Marmapunkte, wie sie von jedem Menschen leicht gefunden werden können und die Heilwirkungen, die erzielt werden können, wenn man sie massiert. Bebilderte Anleitungen für allgemeine und therapeutische Massageabläufe ermöglichen ein gründliches Erlernen der Massagen.
Im ersten Teil des Buches können unterschiedliche Erkrankungen und Möglichkeiten der Therapie bzw. Selbsthilfe nachgeschlagen werden. Diese beinhalten, neben detaillierten Massagehinweisen, auch ergänzende Verfahren, wie Kräuter, Ernährungsempfehlungen und Yogahaltungen.

ISBN 3-89767-251-0

Neue ISBN ab 2007: 978-3-89767-251-0

Erste Auflage

Umschlag: Murat Karaçay

Photographien: Kris Hesterberg, Anna-Lena Carl, Anja Rudolph

Redaktion und Satz: Kirsten Glück, Eleni Efthimiou

Herstellung: Reyhani Druck & Verlag, Darmstadt

Printed in Germany

www.schirner.com

Inhaltsverzeichnis

Wichtiger Hinweis

Weder Autor noch Verlag übernehmen für eventuelle Schäden, die aus den im Buch erteilten Hinweisen entstehen, eine Haftung. Die in diesem Werk zur Verfügung gestellten Informationen sollen Ihnen als Unterstützung dienen, damit Sie – zusammen mit Ihrem Arzt oder Heilpraktiker – eigenverantwortliche Entscheidungen in Gesundheitsfragen treffen können. Bei gesundheitlichen Störungen sollten Sie die vorgestellten Methoden erst nach Absprache mit Ihrem Arzt oder Heilpraktiker anwenden, sie bieten keinen Ersatz für eine von diesem verordnete Behandlung.

Ich widme dieses Buch Jean
in tiefer Liebe und Dankbarkeit.

Danksagung

Mein Dank gilt primär Dr. Sidhu, der mich in die Kunst der ayurvedischen Massage und in den Weg des Yoga einweihte.

Vor allem danke ich auch all den Menschen, die sich im Laufe der Jahre von mir massieren ließen und die dadurch meine wichtigsten Lehrmeister waren.

Von ganzem Herzen danke ich meiner Freundin Petra dafür, daß sie sich als Yoga- und Massagemodel zur Verfügung stellte. Auch für die Zeit, die sie für die Korrektur des Manuskripts und die Erstellung der Zeichnungen aufbrachte, danke ich ihr von Herzen.

Mein aufrichtiger Dank gilt Kris Hesterberg für die sehr zeitaufwendige Bearbeitung der Fotos und für das Fotografieren der Massagebilder und des Gewürzfotos.

Ich danke den Fotografinnen Anna-Lena Carl und Anja Rudolph für die Yogabilder und das Coverfoto.

Ich danke Juliane Fietz und Ingrid Neuhäusser für die Mithilfe bei den Zeichnungen, sowie Beatrix Blank, die wie ein Engel aus dem Nichts auftauchte, um mir mit dem Computer zu helfen.

Meinem Vater Günther und seiner Frau Ingrid bin ich von Herzen dankbar für die Bereitstellung der Räumlichkeiten, die ich für meine Massagearbeit nutze.

Außerdem danke ich meiner Mutter Hilla und ihrem Mann Hans-Peter, meinem Bruder Markus sowie Evi Binder-Kluge und Uli Bäder, die mir kleine, aber wichtige praktische Arbeiten abnahmen.

Mein innigster Dank und meine ganze Liebe gelten Jean, der für mich mein bester Freund, mein geliebter Mann, ein immer weiser Berater und mein hellstes Licht ist, ohne dessen Präsenz, Kraft und grenzenlose Liebe dieses Buch nicht entstanden wäre.

Einleitung

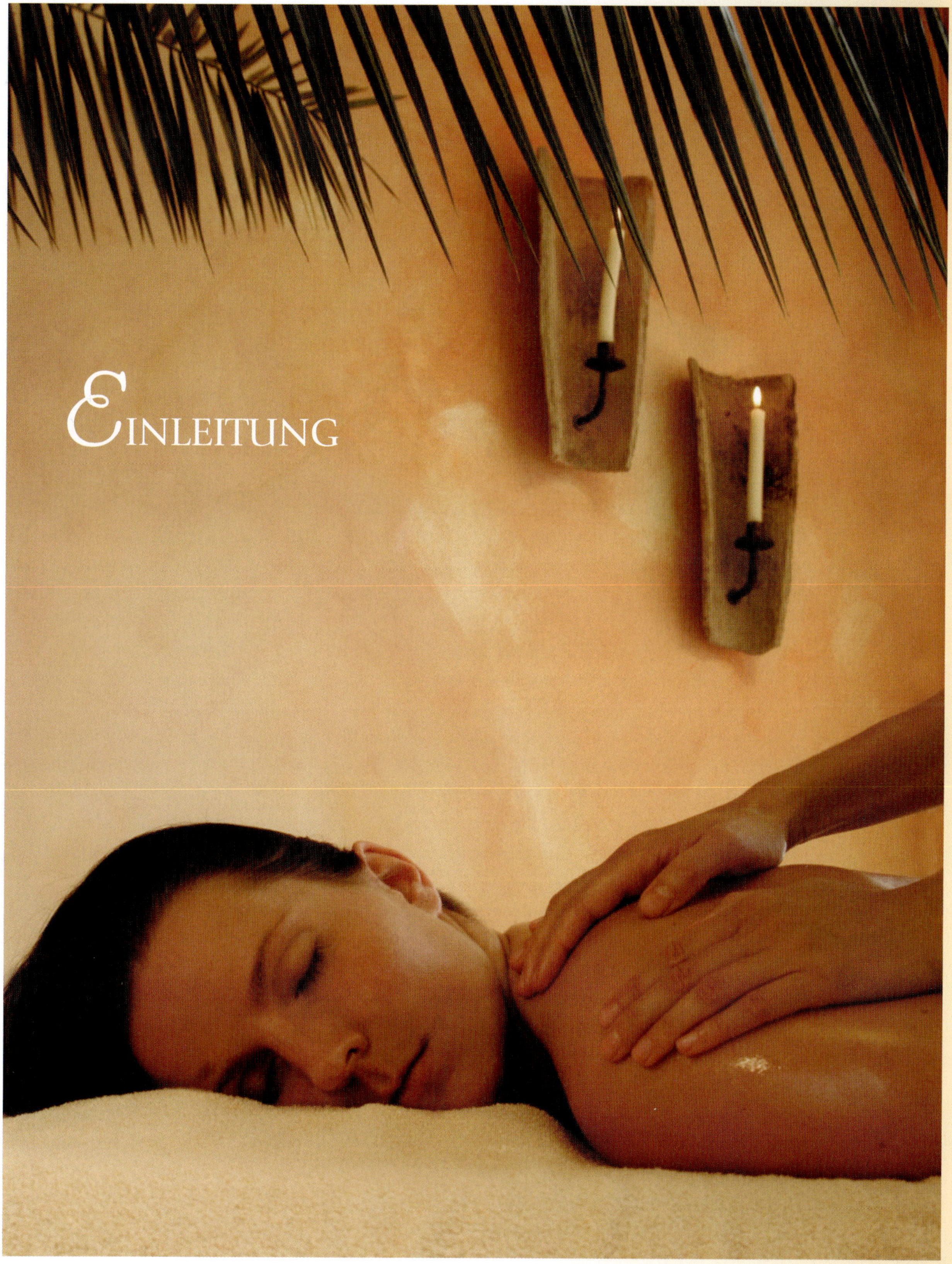

Bei meiner Arbeit mit Frauen aller Altersstufen fällt mir immer wieder auf, wie groß der Bedarf an Entspannung, innerer Ausgeglichenheit und Heilung ist. Bei vielen meiner Klientinnen ist die Verzweiflung groß, da Rückenschmerzen oder andere Beschwerden oft hartnäckig sind und leider auch die Schulmedizin keine dauerhafte Linderung brachte. Mit Hilfe des Ayurveda lassen sich Zusammenhänge verschiedenster Beschwerdebilder erkennen. Oft sind es nur wenige, richtig ausgeführte Massagegriffe, einige effektive Yogaübungen oder eine individuell abgestimmte Ernährung, die den Körper entspannen und die innere Harmonie wiederherstellen. Auf diese Weise entstand auch die Idee, dieses Buch zu schreiben. Es ist mir ein bedeutendes Anliegen, meinen LeserInnen Möglichkeiten aufzuzeigen, wie sie sich selbst oder ihrer Familie helfen können.
Ayurvedische Verfahren umfassen sowohl die Gesundheitsvorsorge als auch die Krankheitsbehandlung. Ayurveda setzt dabei nicht vorrangig auf das Kurieren von bereits vorhandenen Störungen, sondern strebt vielmehr eine harmonische und ganzheitliche Lebensweise an. Obwohl ich die ayurvedische Massage im Bereich der Gesundheitsvorsorge einsetze, regulieren sich unterschiedliche Beschwerden meiner Klientinnen ganz nebenbei. Indem die innere Balance eines Menschen wiederhergestellt wird, erlangt der Körper die Erinnerung an seinen ursprünglich gesunden Zustand zurück und setzt Selbstheilungskräfte frei.
Dabei wirkt die ayurvedische Massage nicht nur auf den Bewegungsapparat des Menschen, sondern schließt auch die Heilung und Gesunderhaltung aller Gewebe und Organe mit ein. Darüber hinaus hilft sie dem Organismus, sich von Gift- und Schlackenstoffen zu befreien. Regelmäßig angewandt, schenkt uns die ayurvedische Massage einen gesunden, entspannten und verjüngten Körper ebenso wie einen ruhigen Geist.
Durch die zunehmende körperliche und auch psychische Belastung am Arbeitsplatz oder im Alltag besteht jedoch die Gefahr, daß die durch Massagen gelösten Verspannungen immer wieder aufs neue entstehen. Damit die heilende Wirkung der Massage dauerhaft aufrechterhalten werden kann, ist es wichtig, streßerzeugende Situationen zu meiden und gegebenenfalls störende Lebensgewohnheiten zu ändern. Allerdings ist es oft nicht möglich, Streßfaktoren vollständig zu umgehen. Wenn Sie beispielsweise einen Beruf ausüben, bei dem Sie täglich stundenlang am Computer sitzen oder sich anderen körperlichen Be-

lastungen aussetzen, ist die langfristige Wirkung der Massagearbeit gefährdet. Hier kann es sehr hilfreich sein, regelmäßig bestimmte Yogaübungen zu praktizieren, die direkt auf die jeweiligen Schwachstellen des Körpers wirken. Eine Kombination von ayurvedischer Massage und Yoga halte ich deshalb für ideal, um Störungen von Körper, Geist und Seele auf lange Sicht zu beseitigen und ihnen vorzubeugen.
Aus diesem Grund habe ich einen Teil des Buches dem Yoga gewidmet. Die Yogaübungen sollen dem Leser eine Möglichkeit zur Selbsthilfe bieten, da er die Übungen ohne die Unterstützung einer massierenden Person ausführen kann. Für den Masseur selbst ist Yoga eine wertvolle Hilfe, um sich zu regenerieren. Die ayurvedische Massage ist eine ganzheitliche Behandlungsform, welche die Ausgeglichenheit und den inneren Frieden des Therapeuten voraussetzt. Yoga ist ein ausgezeichneter Weg für den Masseur, sich auf die Massagearbeit vorzubereiten und sich die für die Massage hilfreichen Qualitäten wie Bewußtheit, Ausdauer, Intuition, Feinfühligkeit und richtiges Atmen anzueignen. Diese Fähigkeiten sind für das Durchführen einer ayurvedischen Massage wesentlicher als das Erlernen von Techniken.
Der ayurvedische Masseur sollte vor allem in der Lage sein, die auf der Wissenschaft und Anatomie des Ayurveda beruhenden Zusammenhänge von Körper, Geist und Seele zu verstehen, seinen Klienten als ganzheitliches Wesen zu betrachten und ihn nicht auf seine Symptome zu reduzieren. Es ist nicht von vorrangiger Bedeutung, welche Krankheit ein Mensch hat, sondern wie der Mensch *beschaffen* ist, der diese Krankheit hat. Hier setzt jede ayurvedische Therapie an: Krankheit betrifft immer das ganze Wesen, seine Gedanken und Gefühle, sein soziales Umfeld und seine Lebens- und Ernährungsgewohnheiten. Disharmonien in diesen Bereichen führen früher oder später zu Erkrankungen. Die Therapie besteht in der Wiederherstellung der inneren Balance. Daher läßt sich die ayurvedische Massage auch nicht isoliert von anderen ayurvedischen Verfahren und Heilweisen betrachten. Obwohl durch Ölmassagen und Energiearbeit ausgezeichnete Heilwirkungen erzielt werden können, ist eine Kombination von Massagen, Yoga, Kräuterheilkunde und ergänzenden Verfahren empfehlenswert.
Aus diesen Gründen bietet der erste Teil des Buches eine kurze Einführung in die sehr komplexe ayurvedische Lehre.
Der zweite Teil behandelt sowohl die Theorie als auch die Praxis der ayurvedischen Massage; wobei verschiedene Massageabläufe für alle Körperbereiche vorgestellt werden.
Im dritten Teil kann der Leser Vorschläge zur Selbsthilfe bei unterschiedlichen Erkrankungen nachschlagen, die neben genauen Massagehinweisen auch Hinweise auf Kräuter, Yogaübungen und Ernährungsempfehlungen umfassen.
Im vierten Teil des Buches werden die Grundlagen der Yogapraxis vermittelt.

Das Erlernen der ayurvedischen Massagetechniken ist nicht nur Therapeuten und Heilern vorbehalten. In Indien gehört das gegenseitige Massieren zur täglichen Routine, in welche die ganze Familie einbezogen wird. Mit den sanften, sehr effektiven Methoden der ayurvedischen Massage und einigen ergänzenden Verfahren kann jeder selbst dazu beitragen, die eigenen Verspannungen zu lösen, Schmerzen zu lindern, den Organismus zu entgiften und das Immunsystem zu stärken.

Jeder Mensch kann diese Massageform erlernen und anwenden. Wer darüber hinaus die Massage zum Zwecke der Heilung anderer einsetzen möchte, was in Deutschland nur Ärzten und Heilpraktikern vorbehalten ist, sollte sich eingehender mit der Anatomie und Physiologie des menschlichen Körpers befassen und ein spirituelles Leben führen, um die eigenen Heilkräfte zu entwickeln.
Ich möchte Sie jedoch darauf hinweisen, daß ein Buch keinen Lehrer ersetzen kann. Ich rate Ihnen deshalb, sich einem Lehrer anzuvertrauen, um die Kunst der Massage und des Yoga zu erlernen.
Ich selbst erhielt meine Ausbildung in ayurvedischer Massage und Yoga vor ca. zehn Jahren durch Dr. P. Sidhu. Er ist Mitglied und Dozent für Ayurveda-Heilmassagen am *Institute of Alternative Medicines & Research* in Chandigar (Nordindien). Dr. Sidhu kam bereits 1980 nach Deutschland, um Ayurveda und Yoga zu unterrichten und zu praktizieren – während einer Zeit, als hier sowohl Yoga als auch Ayurveda noch weitestgehend unbekannt waren. Mein Lehrer entwickelte eine neue Form der ayurvedischen Heilmassage. Diese kombiniert Elemente der sanften Ölmassage (Abhyanga) mit einer festeren Massage der tiefen Muskulatur (Vishesh) und der Marmapunktmassage. Vor allem hier im Westen, wo starke Muskelverspannungen weit verbreitet sind, erwies sich diese Kombination als ideal. Die subtileren Wirkungen der ayurvedischen Massage können erst dann aktiviert werden, wenn körperliche Verspannungen gelöst wurden, da verklebte Muskelfasern die feinen Energie- und Körperkanäle blockieren.
Als Yogi konzentrierte sich Dr. Sidhu darüber hinaus auf sein inneres Wachstum. Durch jahrzehntelange Yogapraxis entwickelte er spirituelle Heilkräfte, welche er in seine Massagearbeit integrierte. Auf diese Weise reicht die von ihm praktizierte ayurvedische Heilmassage weit über die klassische Abhyanga hinaus, welche im allgemeinen lediglich zur Vorbereitung auf andere ayurvedische Therapien durchgeführt wird.

Ich wünsche Ihnen, meine lieben LeserInnen, nun viel Freude mit dem Buch und vor allem an der ayurvedischen Massage!

Nathalie Neuhäusser

Anmerkungen:
Die Massagen dienen sowohl dem Hausgebrauch und der Gesundheitsvorsorge als auch therapeutischen Zwecken. Daher verwende ich, wenn von der massierten Person die Rede ist, sowohl die Bezeichnung »Klient« als auch »Patient«. Auch von den männlichen und weiblichen Formen habe ich abwechselnd Gebrauch gemacht.
Es ist mir wichtig, daß die in diesem Buch beschriebenen Massagetechniken, Yogaübungen und ergänzenden Verfahren von jedem Menschen verstanden und durchgeführt werden können. Mein Bestreben war weiterhin, sicherzustellen, daß alle genannten Öle und Kräuter mühelos zu beziehen sind. Im Anhang werden deshalb Bezugsquellen von in Deutschland unbekannten ayurvedischen Kräutern und Produkten genannt.
Wenn im Buch von »Körper, Geist und Seele« die Rede ist, so ist »Geist« als Begriff zu verstehen, unter dem alle mentalen Vorgänge zusammengefaßt sind. Im spirituellen Sinne würde man mit dem Wort »Geist« zum einen auf die göttliche Essenz hinweisen, die allen Menschen innewohnt, und zum anderen auf den Heiligen Geist des dreifaltigen Gottes; des weiteren gilt »Geist« als Bezeichnung für eine nichtkörperliche Wesenheit.

Teil 1
Grundlagen der ayurvedischen Lehre

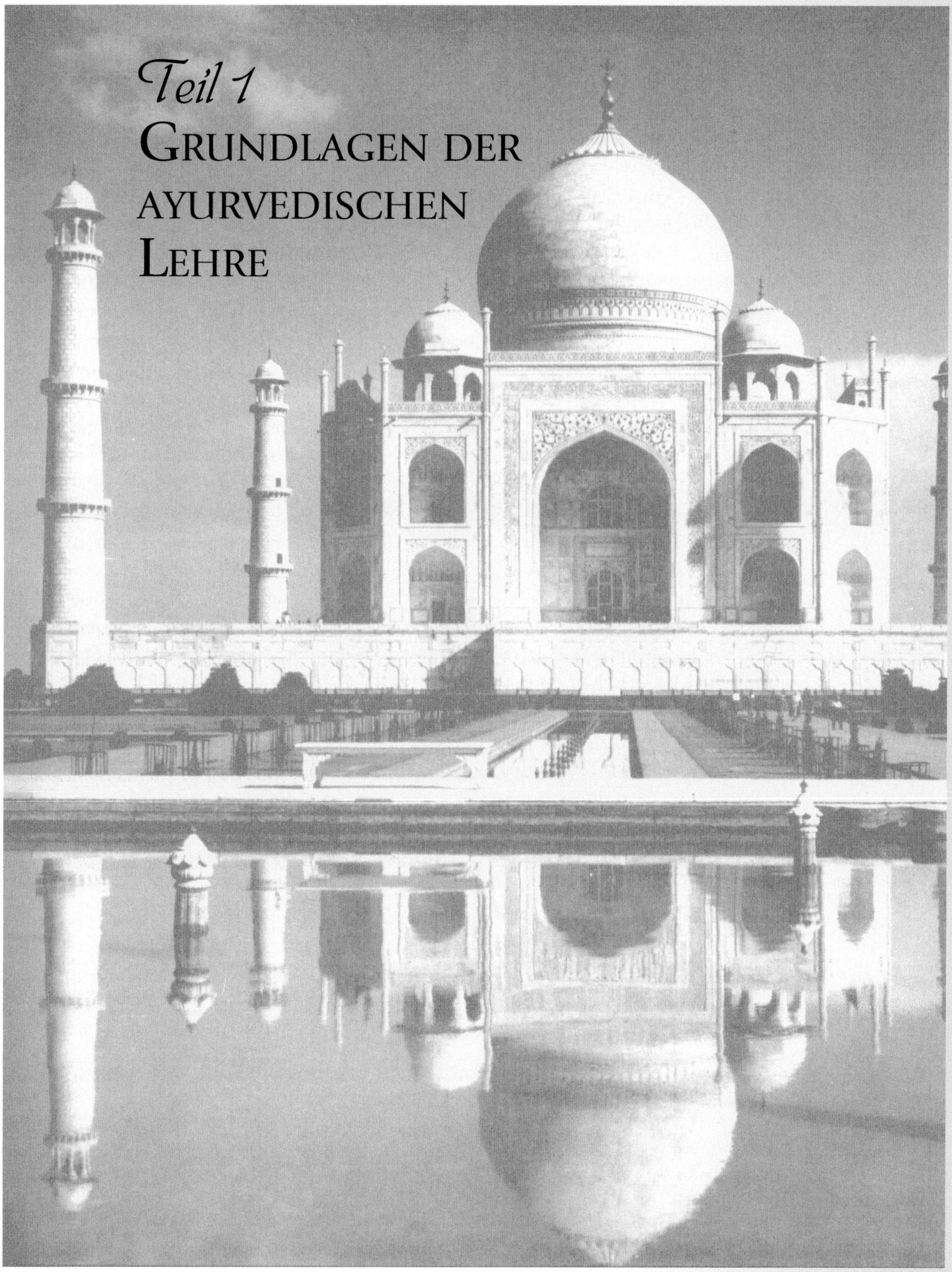

1. Was ist Ayurveda?

Alles, was die Harmonie fördert, ist Medizin.
Alles, was die Harmonie stört, ist Gift.

Ayurveda bedeutet übersetzt »Wissen vom Leben« und ist das älteste uns bekannte Gesundheitssystem. Die ayurvedische Medizin wird auch als »Mutter der Medizin« bezeichnet. Während sich die westliche Medizin meist mit Krankheiten befaßt, hat die ayurvedische Philosophie vor allem die Erhaltung der Gesundheit, des Wohlbefindens und der Lebensfreude zum Ziel. Die ayurvedische Lehre läßt sich in zwei Bereiche einteilen: Gesundheitsvorsorge und Therapie. Ein Teil der ayurvedischen Heilkunst besteht aus Massagen, die den Körper entgiften, die Selbstheilungskräfte aktivieren und Linderung von Schmerzen und Beschwerden schaffen.

Körper und Geist sind keine getrennt voneinander funktionierenden »Maschinen«, sondern arbeiten unvorstellbar fein und exakt aufeinander abgestimmt zusammen. Ayurveda untersucht jene subtilen Lebensenergien, die in der Natur ebenso vorhanden sind wie in dem emotionalen und sozialen Umfeld, dem wir ausgesetzt sind. Was uns gesund oder krank macht, hängt ganz unmittelbar mit all jenen Eindrücken und Einflüssen zusammen, die wir täglich aufnehmen und »verdauen«. Ayurveda schult unsere Wahrnehmung und unsere Sensibilität für den eigenen »Körper-Geist« und gibt unzählige Anregungen, wie wir durch Ernährung, Kräuter, Tagesroutine, Massagen und Yogaübungen unser inneres Gleichgewicht und somit Gesundheit und Zufriedenheit erhalten können.

Der überwiegende Teil der Krankheiten läßt sich in den meisten Fällen vermeiden. Wir müssen nur lernen, auf die körperlichen oder seelischen Disharmonien zu reagieren, damit wir diese gleich im Ansatz behandeln können. Alles, was uns umgibt und nährt, wie zum Beispiel das Wetter, Nahrungsmittel, Gedanken, Gefühle, Sinneseindrücke, Stimmungen sowie die Tages- oder Jahreszeiten, beeinflusßt und verändert unser inneres Gleichgewicht und die drei Bioenergien (Doshas/ siehe Kapitel 1.2). Einer bewußten und harmonischen Lebensweise wird im Ayurveda daher mindestens genauso viel Bedeutung beigemessen wie dem Heilen von Krankheiten.

Die Wurzeln der ayurvedischen Medizin gehen auf 4000 Jahre alte Lehren zurück; andere Medizinsysteme, wie das der Chinesen, der Tibeter, der Griechen und der Araber wurden später von der ayurvedischen Lehre abgeleitet. Die Weisen jener Zeit besaßen die Fähigkeit zur Kontemplation. Durch eine direkte Offenbarung empfingen die Rishis die Geheimnisse, die ein gesundes und harmonisches Leben ermöglichen.

Die zu dieser Zeit entstandenen altindischen Philosophiesysteme, Darshanas, zeichneten sich durch ein hohes Maß an Wissenschaftlichkeit aus. Die Darshanas bestanden aus den folgenden Bereichen: der Schule der Logik (Nyaya), der atomaren Theorie (Vaiseshika), der Evolutionsthese (Samkhya), der Disziplin von Körper und Geist (Yoga), dem Weg des richtigen Handelns und der Opferrituale (Mimasa) sowie dem esoterischen Wissen (Vedanta).

Die ayurvedische Heilkunde wurde in der *Charaka Samhita*, einem der ältesten ayurvedischen Werke, in verschiedene Fachrichtungen unterteilt: *Allgemeine Medizin* (Kaya-Chikitsa), *Kinderheilkunde* (Bala-Chikitsa), *Hals-Nasen-Ohren-* und *Augenheilkunde* (Urdhvanga-Chikitsa), *Chirurgie* (Salya-Tantra), *Toxikologie* (Agada-Tantra), *Altersheilkunde* (Rasayana), *Sexualkunde* (Vajkarana) und *Psychiatrie* (Graha Chikitsa). Die Psychiatrie wird auch als *Dämonologie* (Bhuta Vidya) bezeichnet, und beschreibt die Diagnose und Therapie von Krankheiten, die durch »Übernahme« (Besetzung) oder Beeinträchtigung des Geistes eines Menschen durch feinstoffliche Wesen verursacht wurden. Andere wichtige ayurvedische Werke dieser Zeit waren: Sushruta Samhita, Asthanga Hridaya und Asthanga Sangraha.

Die ayurvedische Gesundheitslehre lehnt die westlichen Methoden der Schulmedizin keineswegs ab. So stellt zum Beispiel die Chirurgie einen wichtigen Bestandteil der ayurvedischen Medizin dar. Allerdings werden chirurgische Eingriffe nur dann vorgenommen, wenn keine anderen Therapiemethoden helfen.
Das Wissen der ayurvedischen Ärzte ist um ein Vielfaches umfangreicher und präziser als das unserer heutigen westlichen Kultur. Trotz ihrer scheinbaren Modernität schließt die westliche Medizin den Bereich der energetischen und subtilen Aspekte der menschlichen Natur und des Universums völlig aus. Die Anerkennung dieser Realität ist aber notwendig, um die wirkliche Ursache von körperlichen wie auch psychischen Krankheiten zu erkennen und diese heilen zu können. Ansätze zu einem ganzheitlichen Verständnis wurden inzwischen auch bei uns durch die neuesten Erkenntnisse der Quantenphysik gewonnen. In einigen Jahrzehnten oder Jahrhunderten wird das Wahrnehmen der energetischen Wirklichkeiten mit Sicherheit auch die ganze westliche Welt erreicht haben. Diese Erkenntnis wird an eine andere gekoppelt sein, nämlich die, daß es unsere scheinbar moderne Kultur war, die uns in der Wahrnehmung der tatsächlichen Beschaffenheit unseres Universums eher rückständig sein ließ.

2. Die drei Bioenergien Vata, Pitta und Kapha

Die 5 Elemente und die 3 Bioenergien *(Doshas)*

Das ganze Universum besteht aus den 5 Elementen Erde, Wasser, Feuer, Luft und Äther. So wie diese Elemente die Natur und das ganze Weltall durchdringen, so sind sie auch in jedem Menschen verankert.
Die einzelnen Elemente steuern im Menschen die unterschiedlichen Körperfunktionen und sind zuständig für den Aufbau und den Erhalt der Organe und der Gewebe (Mehrzahl, da man im Ayurveda von sieben Geweben ausgeht). Erde und Wasser geben dem Körper seine feste Struktur. Feuer schenkt uns Körperwärme und ermöglicht die Verbrennung von Nährstoffen. Luft und Äther sind für alle Bewegungsvorgänge im Organismus zuständig.
Die Elemente beeinflussen jedoch nicht nur den physischen Körper, sondern prägen auch unsere persönlichen Eigenschaften und Charakterzüge. Jeder Mensch wird mit einer bestimmten, individuellen Zusammensetzung der Elemente geboren.

Die ayurvedische Philosophie unterscheidet drei Bioenergien, **Doshas** genannt, die jeweils vorrangig aus einem oder zwei Elementen bestehen:

- **Vata** (Äther und Luft),
- **Pitta** (Feuer bzw. Feuer und Wasser),
- **Kapha** (Erde und Wasser).

Idealerweise sollen alle Elemente und alle Doshas zu gleichen Teilen im Organismus vorhanden sein. In der Realität erfreuen sich aber nur sehr wenige Menschen einer ausgeglichenen Vata/Pitta/Kapha-Konstitution. Bei den meisten besteht eine Dominanz von einem oder zwei Doshas. Diese Grundnatur, die uns von Geburt an prägt, wird **Prakrti** genannt. Sind die Doshas – entsprechend der eigenen Konstitution – im *individuellen* Gleichgewicht, so ist der Mensch gesund. Das bei jedem Menschen vorherrschende Dosha gibt Auskunft über seine physische und psychische Natur und darüber, auf welche Weise er am ehesten aus dem Gleichgewicht gerät. Wenn eine Störung eines Doshas vorliegt, bezeichnet man diese als **Vakrti** oder **Vikriti**.
Obwohl in der Natur jedes Element benötigt wird, kann ein Zuviel oder Zuwenig desselben große Schäden anrichten. Zuviel Hitze (Feuer) und ein Mangel an Regen (Wasser), wie sie in heißen Ländern oder Wüstengegenden vorkommen, führen zu Dürrekatastrophen. Ein Übermaß an Wasser, zum Beispiel bei Unwettern, kann für Mensch und Natur

verheerende Folgen haben. Dasselbe geschieht im menschlichen Organismus, wenn eines oder mehrere der Elemente bzw. der Doshas aus der Balance geraten.
Wenn das Gleichgewicht der drei Doshas gestört ist, werden sämtliche physiologischen und psychologischen Vorgänge beeinträchtigt, und aus dieser Disharmonie heraus können Krankheiten entstehen. Jede Prakrti zeigt prinzipiell positive Funktionen und Qualitäten an. Wenn die Doshas gestört sind, kommen die dem Dosha entsprechenden negativen Eigenschaften zum Vorschein. Im Kapitel 1.9 finden Sie verschiedene Diagnosemethoden, welche Ihnen über Ihre Konstitution und eventuelle Störungen Aufschluß geben können.

Bioenergie Vata

Vata wird aus dem Wort »vayu« abgeleitet, was »Wind« bedeutet. Wie der Wind ist es leicht, flüchtig und in ständiger Bewegung. Darüber hinaus gehören zu Vata Eigenschaften wie trocken, kalt, rauh und schnell.
Menschen, bei denen das Dosha Vata vorherrscht, weisen Merkmale auf, die den Eigenschaften von Luft und Äther entsprechen. Sie werden von einer Aura der Leichtigkeit und Kreativität umgeben. Sie sind anpassungsfähig, charmant, sensibel und einfühlsam. Sie spielen und lachen gern, wirken erfrischend und erheiternd auf die erfolgsorientierte Pitta-Natur und den konservativen Kapha-Menschen. Vata-Menschen verlangen nach Freiheit und Selbstentfaltung, wodurch sie häufig einen Lebensweg wählen, der nicht der allgemeinen Norm entspricht. Andere mögen in ihnen den Tagträumer oder Traumtänzer sehen. Vata-Typen suchen die Exotik fremder Länder und Kulturen und passen sich allen Facetten des Lebens mühelos an. Man findet sie auch unter den typischen Aussteigern, die von heute auf morgen alles hinter sich lassen, um in einer fremden Kultur Fuß zu fassen. Dort finden sie sich, ohne zu zögern, in die neuen Strukturen und Regeln ein. Vata-Menschen haben zahlreiche Ideen, die sie aber oft – aufgrund fehlender Erdenergie – nicht in die Tat umsetzen können. Sie sind spiritueller orientiert als die anderen beiden Doshas, neigen aber dazu, ihre Religion und Weltanschauung mehrmals im Leben zu wechseln.
Da bei diesem Typ Mensch das Element Luft vorherrscht, fehlt ihm häufig die Erdverbundenheit. Wenn Vata aus der Balance gerät, wird der Mensch unzuverlässig und wechselhaft. Bei Vata-Typen sind dann alle Handlungen und Gedanken geprägt von Hast und Ungenauigkeit, zudem können oder wollen sie sich nicht festlegen lassen. Sie neigen dazu, ständig ihren Beruf, ihre Wohnung oder ihren Partner zu wechseln und sich angesichts der Vielzahl verlockender Angebote zu verzetteln. Sie können sich nicht entscheiden, wodurch sie immer mehr den Boden unter den Füßen und den Bezug zur Realität verlieren.
Menschen mit einer Vata-Konstitution vergessen aufgrund ihrer zahlreichen Aktivitäten sogar, zu essen und zu trinken. Ihr Appetit ist unregelmäßig, sie schlafen wenig und unruhig und haben keinen festen Schlafrhythmus. Vata-Menschen sprechen gern und viel und

tendieren dazu, mitten im Satz den Faden zu verlieren und abrupt zu einem anderen Thema zu wechseln. Gedanklich sind sie in ständiger Bewegung und schon einige Denkschritte voraus, während sie noch über ein anderes Thema reden. Im schlimmsten Fall leiden Menschen mit einer Vata-Natur darunter, daß ihr Geist in einem Gedankenkarussell kreist, welches sie nicht mehr abstellen können. Durch diese Überaktivität ihrer Gedanken fällt es ihnen schwer, einzuschlafen. Sie neigen dazu, sich permanent zu sorgen und sich in ihren Ängsten zu verlieren.
Die für Vata typischen Elemente Luft und Trockenheit sorgen für eine Tendenz zu trockener Haut, zu knackenden Gelenken und Blähungen; die Kälte verursacht, daß Vata-Typen leicht frieren und kalte Hände und Füße haben. Die Verdauung ist unregelmäßig, und sie neigen zu Verstopfung, weil dem Körper Flüssigkeit fehlt. Häufig sind Vata-Menschen dünn oder gar mager, sehr groß oder aber sehr klein. Sie haben meist einen zierlichen, knabenhaften oder schlaksigen Körperbau und nehmen bei Streß schnell ab. Wenn ein Vata-Mensch an Gewicht zunimmt, so liegt es daran, daß er unbewußt nach Erdung sucht. Die Gesichtszüge und Extremitäten von Vata-Typen sind ungleichmäßig. Sehnen und Adern treten häufig stark hervor.

Da das Vata-Dosha, welches das *Bewegungsprinzip* darstellt, sich seiner Eigenschaft nach bewegt und verändert, stellt es die treibende Kraft hinter allen körperlichen und mentalen Aktivitäten dar. Es nimmt eine Sonderstellung unter den Doshas ein, da es im ganzen Körper aktiv ist.
Vata bewirkt die Bewegung von Herz, Lungen, Magen und Darm sowie die Leitung der Nervenimpulse im Körper. Außerdem reguliert es die Ausscheidung von Stuhl, Urin, Schweiß und Menstruationsblut. Weiterhin kontrolliert es die Zellteilung und ist für die Formation der Zellschichten und die Differenzierung der Organgewebe zuständig.
Die Bioenergie Vata ist vor allem in der unteren Köperhälfte, unterhalb des Bauchnabels, lokalisiert. Dickdarm, Rektum, Blase, Fortpflanzungsorgane sowie Beine, Füße und Knochen werden hauptsächlich von Vata kontrolliert und beeinflußt.
Wenn dieses Dosha bei einem Menschen im Übermaß vorhanden ist, so können durch Vata bedingte Störungen und Erkrankungen entstehen. Vata-Störungen vermehren die Leichtigkeit, Trockenheit und Instabilität des Körpers; das zusammenhaltende, nährende, wärmende, substanzgebende und schmierende Prinzip ist dann nur unzureichend vorhanden. Vata führt vor allem zu Störungen des Nervensystems; Nervosität und Unruhe sowie die meisten psychisch bedingten Beschwerden werden auf eine Vata-Dominanz zurückgeführt.
Vata-Disharmonien können Gewichtsverlust, Verstopfung, Blähungen, Zittern, Schluckauf, Rauheit der Stimme und trockene Haut zur Folge haben. Erkrankungen der Fortpflanzungsorgane und Unfruchtbarkeit werden, in vielen Fällen, ebenfalls durch ein Übermaß an Vata verursacht. Ebenso führt ein Vata-Ungleichgewicht zu Schmerzsymptomen aller Art, zu lockeren, trockenen Gelenken, Arthritis, steifem Körper und losen Zähnen.
Der Einfluß der kühlen, trockenen und rauhen Vata steigt mit den natürlichen Gegebenheiten im Herbst und Winter. Von Ende Oktober bis Ende Februar kann es bei allen Menschen zu einem leichten Vata-Überschuß kommen. Auch die Tageszeiten werden von den

Doshas beeinflußt: Vata herrscht von 2.00 Uhr nachts bis 6.00 Uhr morgens und von 14.00 Uhr nachmittags bis 18.00 Uhr abends vor. Außerdem erhöht es sich im Alter. Zudem kann alles, was mit Bewegung zu tun hat, Vata vermehren. Dies ist zum Beispiel beim Reisen der Fall, beim schnellen Autofahren oder Fliegen. Eine schlaflose Nacht erhöht das Vata-Dosha ebenso wie ständige Sorgen, Fasten, Kälte oder lange Gespräche. Vata wird außerdem durch trockene, kalte, rohe und bittere Nahrungsmittel sowie durch vorgekochte oder überreife Speisen vermehrt.

Bioenergie Pitta

Pitta wird auch mit »Galle« übersetzt, ihm sind die Eigenschaften des Feuers zugeordnet. Entsprechend ist es scharf, sauer, heiß, flüssig, leicht, ölig und durchdringend.
Bei Menschen mit Pitta-Dominanz findet man deshalb Eigenschaften wie Hitze, Temperament und Klarheit. Pitta-Menschen sind mutig, intelligent, ehrgeizig, erfolgreich und häufig haben sie Führungspositionen inne. Ihr inneres Feuer wird sie nicht eher ruhen lassen, bis sie ihre Ziele erreicht haben. Sie setzen sich mutig für andere Menschen ein, auch wenn sie dabei ihr eigenes Leben gefährden. Der Feuerwehrmann, der sich beherzt in ein brennendes Haus stürzt, um einen vermißten Menschen zu retten, hat vermutlich eine Pitta-Konstitution. Auch große Sportler, die in Wettkämpfen verbissen um den Sieg kämpfen, sind Pitta-Typen. Allerdings eignen diese sich weniger für Mannschaftssportarten, da sie am liebsten allein an der Spitze stehen und sich ungern in eine Gruppe Gleichgestellter einfügen.
Pitta-Menschen sind Kämpfernaturen, verfügen über ein starkes Selbstbewußtsein und große Leidenschaft. Sie sind die geborenen Führer, Manager und Helden. Sie neigen jedoch dazu, andere dominieren zu wollen. Pitta-Typen suchen nach Macht und Einfluß. Wenn sie einen spirituellen Weg gehen, sind sie dabei sehr diszipliniert, können aber mitunter fanatisch, ehrgeizig und stolz werden. Oft sind Pitta-Typen nicht in der Lage, ihre Emotionen zu kontrollieren. Im schlimmsten Falle werden sie aggressiv oder gewalttätig. Der Choleriker, der mit hochrotem Kopf einen Wutausbruch bekommt, wäre ein klassisches Beispiel für ein aus dem Gleichgewicht geratenes Pitta-Dosha. Auch der überarbeitete Manager mit Magengeschwür oder die rasend eifersüchtige Ehefrau sind Beispiele für eine verstärkte Pitta-Energie. Überschüssiges Pitta erzeugt Ungeduld, Unzufriedenheit, Eitelkeit, Ichbezogenheit und Eifersucht. Ist Pitta im Gleichgewicht, verstärkt es Disziplin und Optimismus.
Pitta-Typen haben eine helle und gerötete Haut. Sommersprossen und Muttermale sind ebenfalls ein Pitta-Zeichen. Die Haut des Pitta-Menschen neigt zu Hautunreinheiten und Ausschlägen. Der Blick ist scharf und klar, die Augenmuskulatur ist fest und gut ausgeprägt. Pitta-Typen haben einen gesunden Appetit und viel Durst, in der Mittagshitze und im Sommer fühlen sie sich unwohl. Sie schwitzen stark und neigen zu schlechtem Körpergeruch. Sie leiden auch unter Haarausfall und frühzeitigem Ergrauen der Haare.

Pitta, das *Feuerprinzip*, steuert den Stoffwechsel und alle Funktionen im Magen-Darm-Trakt. Es entfacht das Verdauungsfeuer (Agni) und reguliert die Körpertemperatur, die Wärme der Haut, das Blut und die Sehkraft. Das Pitta-Dosha bildet die Körpergewebe (Dhatus), Abfallprodukte (Malas) und Bioenergien (Doshas) aus Nahrung, Wasser und Luft. Außerdem reguliert Pitta Hunger und Durst, schenkt Mut, Klarheit, Tapferkeit und einen scharfen Verstand.

Pitta ist hauptsächlich in der Region zwischen Bauchnabel und Brustwarzen, im Magen und Dünndarm, in Blut und Lymphe sowie in der Leber und den Schweißdrüsen lokalisiert.

Bei einer Pitta-Vakrti entstehen Störungen, die auf die Eigenschaften von Pitta zurückzuführen sind. Es kommt zu Hitze und Übersäuerung im Körper. Entzündungen aller Art und Fieber sind die Folge. Zuviel Pitta führt auch zu einem brennenden Gefühl an Haut, Augen und Händen, zu übermäßigem Durst, Durchfällen, Hauterkrankungen, Toxinen im Blut, zu Sehstörungen und zu Allergien. Es kann auch zu Gelbfärbung von Haut, Urin, Stuhl und Augen kommen.

Im Sommer von Anfang Juli bis Ende Oktober, herrscht Pitta vor. Die Pitta zugeordneten Tageszeiten sind 10.00 Uhr morgens bis 14.00 Uhr nachmittags und von 22.00 Uhr abends bis 2.00 Uhr nachts. Jugend und mittleres Lebensalter stehen unter dem verstärkten Einfluß von Pitta. Heiße, gebratene, scharfe, saure und salzige Speisen erhöhen Pitta ebenso wie Hitze, die Mittagssonne, Wut, Ärger und übermäßige mentale und intellektuelle Arbeit.

Bioenergie Kapha

Kapha (Wasser) besitzt die Eigenschaften der Elemente Wasser und Erde. Es ist dadurch kalt, stabil, weich, ölig, schleimig und süß.

Einen Menschen mit einer Kapha-Konstitution erkennt man an einem stabilen oder stämmigen Körperbau – meist mit einem runden Gesicht, vollen Lippen und großen Augen. Kapha-Menschen sind ausgeglichen, gelassen, geduldig, treu, zuverlässig und zufrieden, können aber zu Lethargie und Trägheit neigen. Sie wirken gemütlich, freundlich und mütterlich und umsorgen gern ihre Familie und Freunde. Nichts bringt sie so schnell aus der Ruhe, sie bleiben auch in schwierigen Situationen gelassen. Der nervösen Vata-Natur und dem aufbrausenden Pitta-Menschen können sie als ruhender Pol und Fels in der Brandung dienen, ihnen Geborgenheit und ein schützendes Zuhause schenken. Liebevolle, treusorgende Mütter, welche sich mit großer Geduld und mit inniger Fürsorge um ihre Familie kümmern und in dieser Aufgabe tiefe Erfüllung finden, haben vermutlich eine Kapha-Natur.

Im unausgeglichenen Zustand macht Kapha stumpfsinnig, genußsüchtig, bequem und besitzergreifend. Dann halten Kapha-Typen zu starr fest an festen Strukturen, alten Traditionen oder gesellschaftlichen Normen. Im schlimmsten Fall erlischt jedes Interesse

an geistiger Anregung, innerem Wachstum und Bewegung. Der Prototyp des »Couch-Potatoes«, der sein Leben auf dem Sofa und vor dem Fernseher fristet und dabei immer ignoranter und dicker wird, stellt ein Extrem des entgleisten Kapha-Doshas dar.
Kapha-Menschen hängen stark an materiellen Dingen. Wenn sie jedoch ein spirituelles Leben führen, so sind sie dabei sehr beständig und bleiben der einmal gewählten Religion treu. Sie sind in der Regel bedächtig und gemächlich bei allem, was sie tun. Sie denken und begreifen nur langsam, sind jedoch sehr ausdauernd und deshalb im Leben oft erfolgreich.
Kapha-Typen haben, im ausgeglichenen Zustand, wenig Hunger und Durst, neigen aber zu Gewichtszunahme, wenn das Dosha gestört ist. Sie schlafen gern und viel und stehen morgens ungern auf. Venen und Sehnen sind im Fettgewebe eingebettet und nicht sichtbar. Obwohl Menschen mit einer Kapha-Konstitution über ein festes Körpergewebe verfügen und wohlproportioniert sind, tendieren sie allgemein zu Übergewicht.

Kapha, das *Strukturprinzip*, ist für den Zusammenhalt der Körperstrukturen zuständig, außerdem fördert es die Masse und das Gewicht des Körpers sowie die sexuelle Potenz und Fruchtbarkeit. Das Dosha gewährleistet die Schmierung der Gelenke und die Immunität gegenüber Krankheiten. Auf seelischer Ebene schenkt Kapha Geduld, Seelenstärke und Begierdelosigkeit.
Kapha ist hauptsächlich im oberen Bereich des Brustkorbs, in Kopf und Hals, sowie in den Gelenken, im Magen und im Fettgewebe lokalisiert. Durch ein Übermaß an Kapha entstehen Störungen, die mit Schwere und Feuchtigkeit einhergehen. Schleimansammlungen im Körper, Fettleibigkeit, Übelkeit, Erbrechen, Schweregefühl, Blässe, Schwellungen der Gelenke, Wassereinlagerungen, Husten, Lethargie und übermäßiges Schlafbedürfnis sind Beschwerden, die auf eine Erhöhung von Kapha zurückzuführen sind. Obwohl Kapha-Typen über das beste Immunsystem verfügen, sind sie, wenn das Dosha gestört ist, ständig erkältet und leiden unter Verschleimung der Nebenhöhlen und Bronchien.
Die Jahreszeit, die allgemein einen Kapha-Überschuß begünstigt, ist das Frühjahr von Anfang März bis Ende Juni. Kapha-Einfluß bestimmt den Tag von 6.00 Uhr bis 10.00 Uhr morgens und von 18.00 Uhr bis 22.00 Uhr abends. Das Lebensalter, das von Kapha beherrscht wird, ist die Kindheit.
Kapha wird erhöht durch zuviel Schlaf, zuwenig körperliche Aktivität, fehlende geistige Anregung, feuchte Kälte sowie süße, salzige, fette, feuchte und schwere Speisen.

Mischkonstitutionen

Oft sind Menschen nicht eindeutig einer einzigen Bioenergie zuzuordnen, sondern verfügen über Konstitutionen, in welchen zwei Doshas dominieren. Diese Mischkonstitutionen sind: Vata/Pitta bzw. Pitta/Vata, Vata/Kapha bzw. Kapha/Vata und Pitta/Kapha bzw. Kapha/Pitta. Das zuerst genannte Dosha ist dabei immer dominanter als das zweite.
Wenn in einem Menschen zwei Doshas vorherrschen, so werden bestimmte Qualitäten

eines Doshas abgemildert, während andere sich verstärken. Generell treffen jedoch immer die Eigenschaften und Störungen beider Doshas auf den Menschen zu, wobei ein Dosha immer leicht überwiegt. Dies ist Veränderungen unterworfen: Möglicherweise ist zu manchen Zeiten eines der beiden Doshas dominanter, während in anderen Lebenssituationen die Eigenschaften des anderen in den Vordergrund treten. So könnte eine Vata/Kapha-Prakrti im Herbst und Winter unter trockener Haut leiden und im Frühjahr eine fettige Haut entwickeln.

Mischkonstitution Vata/Pitta (bzw. Pitta/Vata)

Feuer und Wind haben beide leichte, schnelle und austrocknende Eigenschaften. Die Hitze von Pitta erfährt jedoch durch die Kälte von Vata eine Abkühlung, während Vata von Pitta gewärmt wird. Deshalb können Menschen mit dieser Konstitution im Wechsel schwitzen oder frieren. Im Winter neigen sie zu Frieren und trockener Haut, im Sommer zu Überhitzung, begleitet von den typischen Pitta-Symptomen.
Die kreativen Ideen von Vata werden durch das Feuer von Pitta in die Tat umgesetzt. Allerdings besteht auch die Tendenz, daß die Impulsivität von Pitta, im Zusammenhang mit der Unbeständigkeit von Vata, zu schnell wechselnden Launen und Temperamentsausbrüchen führt. Vata/Pitta-Menschen laufen Gefahr, sich zu übernehmen, da der Ehrgeiz von Pitta auf die Überaktivität von Vata trifft. Diese Menschen können auf andere eigenwillig, intensiv und faszinierend wirken und ungewöhnliche oder extreme Lebenswege einschlagen.
Die körperlichen Merkmale dieser charismatischen Mischkonstitution können sehr unterschiedlich sein. Bei manchen Menschen überwiegen der zarte Körperbau und die dunkle, trockene Haut von Vata, andere sind kräftiger und haben eine hellere Haut, die mit Muttermalen bedeckt ist.
Körperliche Störungen können sowohl von Vata als auch von Pitta verursacht werden. Typisch sind nervöse Verdauungsbeschwerden. Vata begünstigt ein für Streß anfälliges Nervensystem, welches die von Pitta regierten Verdauungsorgane beeinträchtigen kann. Auch nervöse Durchfälle, durch Streß ausgelöste Hauterkrankungen oder entzündliche Arthritis sind denkbar. Besonders kritisch für Vata/Pitta-Menschen sind Spätsommer und Frühherbst, da in dieser Zeit beide Doshas verstärkt werden.

Mischkonstitution Vata/Kapha (bzw. Kapha/Vata)

Sowohl Vata als auch Kapha sind kalte Doshas, weshalb Vata/Kapha-Menschen – selbst im Hochsommer – zu ständigem Frieren neigen. Diese Typen können sehr schlank sein, dabei aber füllige Hüften oder einen starken Brustkorb haben. Wenn sie an Übergewicht leiden, kann ihr molliger Körper seinen Vata-Anteil durch sehr dünne Waden, Fesseln und Hände verraten.
Je nachdem, ob Vata oder Kapha überwiegt, neigen diese Menschen mehr oder weniger zu

Übergewicht. Wenn Vata/Kapha-Menschen unter Streß stehen, kann es sein, daß sie viel essen, um ihre Nerven zu beruhigen und dadurch das Vata zu besänftigen. Die körperliche Anlage von Kapha führt dann jedoch häufig zur Gewichtszunahme.

Vata/Kapha-Typen können kühl wirken, wenngleich sie sehr sensibel und sanft sind. Die Unbeständigkeit von Vata wird durch die Stabilität von Kapha ausgeglichen, weshalb Vata/Kapha-Menschen ein offenes, anpassungsfähiges, warmherziges und freundliches Wesen haben. Sie lieben die Kunst und alles Schöne, gute Literatur und ein geschmackvoll eingerichtetes Zuhause. Die Kreativität von Vata verbindet sich mit der Stabilität und Ruhe von Kapha, wodurch die Vata/Kapha-Charaktere zu interessanten Gesprächspartnern und treuen Freunden werden. Unter Umständen opfern sie sich für andere Menschen vollkommen auf. Da ihnen das Feuer fehlt, neigen sie dazu, sich negativen Zuständen zu fügen, ohne die für eine Veränderung notwendige Energie zu mobilisieren. Die Ängstlichkeit von Vata verbindet sich dann mit der Bewegungslosigkeit von Kapha und führt zur Stagnation. Wenn sich die Trägheit von Kapha mit der Vata-Veranlagung, schnell zu erschöpfen, vermischt, kann ein Zustand der völligen Energielosigkeit und ständiger Müdigkeit entstehen.

Sowohl trockene als auch feuchte Kälte macht diesen Menschen zu schaffen, und sie werden anfällig für Erkältungen, Blasenentzündungen und Verstopfung. Besonders kritisch für diese Konstitution sind der späte Winter und die Übergangszeit zum Frühling, da hier beide Doshas aus dem Gleichgewicht geraten können.

Mischkonstitution Pitta/Kapha (bzw. Kapha/Pitta)

Die Stabilität von Kapha zusammen mit dem Feuer von Pitta machen diese Konstitution zu ausgesprochen erfolgreichen, praktisch veranlagten und selbstbewußten Menschen. Treffen die Risikobereitschaft und der Ehrgeiz von Pitta auf die Beständigkeit und Erdverbundenheit von Kapha, sind die besten Voraussetzungen für beruflichen und materiellen Erfolg gegeben. Pitta/Kapha-Menschen verfügen über ein hohes Energiepotential und organisieren ihre Familie, ihre Firma und jedes begonnene Projekt auf souveräne Weise und bleiben dabei dennoch gelassen. Kapha verleiht diesen Charakteren innere Ruhe und Stabilität, Pitta sorgt für Dynamik und Ausstrahlung, wodurch sich Pitta/Kapha-Typen anderen Menschen gegenüber Respekt verschaffen.

Pitta/Kapha-Menschen sind karriereorientiert und werden ihre Ziele vermutlich schnell erreichen. Sie können jedoch unter Umständen auf andere arrogant, selbstgefällig oder dreist wirken. Gesellschaftliche Anerkennung ist ihnen sehr wichtig, aus diesem Grund fallen sie nur selten aus dem Rahmen oder schlagen ungewöhnliche Lebenswege ein. Da die Leichtigkeit von Vata fehlt, neigen sie dazu, zu sehr mit dem Strom zu schwimmen. Sie belächeln eine spirituelle Lebensausrichtung oder lehnen sie gar ganz ab. Dadurch nehmen sie sich jedoch oft die Chance zu einem innerlich reicheren Leben.

Die körperlichen Merkmale dieser Typen werden durch eine imposante Erscheinung und einen muskulären und kräftigen Körperbau geprägt. Die Pitta/Kapha-Menschen können mehr oder weniger stark zu Übergewicht neigen. Pitta-Typen neigen zu großem Hunger und Appetit, während Kapha-Typen schnell zunehmen. Schwitzen und Frieren können bei diesen Menschen, genauso wie bei den Vata/Pitta-Konstitutionen, abwechselnd auftreten. Fette und ölige Speisen werden von dieser Konstitution am schlechtesten vertragen. Sie neigt zudem sowohl zu Kapha- als auch zu Pitta-Zuständen, je nachdem, welche Energie im jeweiligen Moment vorherrscht. Während der Übergangszeit zwischen Frühling und Sommer sind Pitta/ Kapha-Menschen am anfälligsten für Störungen.

Mischkonstitution Vata/Pitta/Kapha

Wenn alle drei Doshas bei einem Menschen in gleichen Verhältnissen vorliegen, erfreut sich dieser großer Ausgeglichenheit. Die Kreativität von Vata wird durch die Dynamik von Pitta und die Stabilität von Kapha ergänzt. Dadurch erlebt diese Prakrti weniger Extreme und Disharmonien als die anderen Konstitutionen. Sie ist von einer starken Persönlichkeit und einer natürlichen Anmut geprägt.
Der Körperbau dieser Misch-Prakrti kann Anteile aller drei Doshas aufweisen. Es besteht keine Neigung zu bestimmten Störungen. Vata/Pitta/Kapha-Menschen verfügen über eine robuste Gesundheit und ein stabiles Immunsystem. Wenn sie beides jedoch zu lange übermäßig strapazieren, können sich natürlich auch bei Vata/Pitta/Kapha-Menschen Krankheiten einstellen. Diese beginnen dann meist mit einer Disharmonie von Vata, welche Störungen der anderen Doshas nach sich ziehen kann.

Die fünf Sub-Doshas

Die drei Bioenergien werden in jeweils fünf Untergruppen (Sub-Doshas) aufgeteilt, welche die genaue Funktion und Lokalisation von Vata, Pitta und Kapha im Organismus beschreiben. Um die Wirkungen der Massage und Marmapunkte verstehen zu können, ist es wichtig, die Sub-Doshas zu kennen.

Die fünf Sub-Doshas von **Vata** sind:

1. Prana Vata:

- *Lokalisation:*
  Prana ist die Lebenskraft des Körpers. Prana Vata ist in Kopf, Herz und Lungen angesiedelt, und seine Bewegung ist vorwärts strebend.
- *Funktionen:*
  Prana Vata verdaut die Nährstoffe aus der Nahrung, dem Wasser, der Luft und den Sinneseindrücken; und daraus erzeugt es die Körperenergie. Es kontrolliert die Tätigkeit von Herz und Lungen und beeinflußt über das Nervensystem alle Sinneseindrücke.

- *Faktoren, die Prana Vata stören:*
  Überarbeitung, vor allem am Computer, mentale Arbeit am Abend, geistige Überbelastung und in der Nahrung ein Mangel an Öl oder Fett
- *Symptome bei gestörtem Prana Vata:*
  Beeinträchtigung der Lebenskraft, Ansammlung von Vata in den Gelenken und im Dickdarm, Arthritis, schmerzende Knochen und Gelenke, Magenschleimhautentzündung, Herzerkrankungen, Bronchitis, Asthma, Spannungskopfschmerzen und psychische Störungen mit Vata-Symptomatik wie Ängste und ständige Sorgen

2. Udana Vata:

- *Lokalisation:*
  Udana Vata ist im Brustkorb und in der Kehle zu lokalisieren und bewegt sich aufwärts.
- *Funktionen:*
  Verbale Ausdrucksfähigkeit, Ausatmung, Begeisterungsfähigkeit, Willenskraft, Anstrengung und vitaler Ausdruck sind Funktionen, die von Udana Vata gelenkt werden. Udana Vata verarbeitet Wissen, welches von Prana Vata aufgenommen wurde, und kontrolliert das Gedächtnis.
- *Faktoren, die Udana Vata stören:*
  Ansammlungen von Ama (Gift- und Schlackenstoffe) in Brustkorb und Nacken
- *Symptome bei gestörtem Udana Vata:*
  Verlust von Gedächtnis und Lebensfreude, Sprechstörungen, trockener Husten, Heiserkeit, Ohrenschmerzen und Erkältungen

3. Vyana Vata:

- *Lokalisation:*
  Vyana Vata ist im Kreislauf- und Nervensystem, also im ganzen Körper angesiedelt. Die Energie von Vyana Vata fließt kreisförmig nach außen und bewegt sich vom Zentrum zur Peripherie.
- *Funktionen:*
  Vyana Vata verteilt alle Nährstoffe durch die Herz-Kreislauf-Aktivität, das heißt durch den arteriellen Blutfluß, und befördert Blut und Schweiß aus dem Körper hinaus. Vyana Vata ist für den Tastsinn und körperliche Ausdrucksformen, wie z.B. Gähnen und Augenzwinkern, zuständig.
- *Faktoren, die Vyana Vata stören:*
  ausschweifendes Denken und Sich-Sorgen
- *Symptome bei gestörtem Vyana Vata:*
  Kreislaufprobleme, trockene Haut, Fieber, Bluthochdruck, Herzrhythmusstörungen und streßbedingte Beschwerden

4. Samana Vata:

- *Lokalisation:*
  Samana Vata ist im Magen und Dünndarm angesiedelt und bewegt sich körpereinwärts.

- *Funktionen:*
  Die Bewegungen des Verdauungstrakts werden von Samana Vata gesteuert. Es kontrolliert die Sekretion der Verdauungssäfte und das Verdauungsfeuer (Agni). Samana Vata befördert die Nahrung durch Magen und Dünndarm und sorgt dafür, daß die Abfallprodukte in den Dickdarm transportiert werden. Es kontrolliert darüber hinaus den venösen Rückfluß des Blutes zum Herzen.
- *Faktoren, die Samana Vata stören:*
  Fasten, Unterdrückung des Hungergefühls, unregelmäßige Nahrungsaufnahme und häufiger Verzehr von kalten und rohen Nahrungsmitteln
- *Symptome bei gestörtem Samana Vata:*
  Schleimansammlung im Magen, Verstopfung, Malabsorptionsstörungen (medizinischer Begriff für Verdauungsstörungen) und Durchfall

5. Apana Vata

- *Lokalisation:*
  Apana Vata ist die dominanteste Form von Vata. Es bewegt sich abwärts und ist im Dickdarm, dem Harntrakt und den Fortpflanzungsorganen angesiedelt.
- *Funktionen:*
  Alle Ausscheidungsvorgänge werden von Apana Vata kontrolliert. Es ist für den Dickdarm ebenso verantwortlich wie für die Erhaltung des Fötus und die Bewegung des Geburtsvorgangs.
- *Faktoren, die Apana Vata stören:*
  Überaktivität während der Menstruation, Unterdrückung der natürlichen Bedürfnisse wie Stuhlgang und Wasserlassen, exzessive oder ungewollte Sexualität
- *Symptome bei gestörtem Apana Vata:*
  Verstopfung, Erkrankungen des Harntrakts, Diabetes, Erkrankungen an Anus, Hoden und Gebärmutter, Impotenz, Menstruationsprobleme und Unfruchtbarkeit

Die fünf Sub-Doshas von **Pitta** sind:

1. Sadhaka Pitta

- *Lokalisation:*
  Sadhaka Pitta ist im Herzen und im Gehirn angesiedelt.
- *Funktionen:*
  Sadhaka Pitta verarbeitet Nervenimpulse durch das Gehirn und kontrolliert die Herzfunktionen. Es fördert Zufriedenheit, Begeisterungsfähigkeit und Mut sowie den Intellekt und das Gedächtnis.
- *Faktoren, die Sadhaka Pitta stören:*
  übermäßiges Fasten, Verzehr von Alkohol und zuviel saurer, salziger, scharfer und heißer Nahrung
- *Symptome bei gestörtem Sadhaka Pitta:*
  Herzerkrankungen, extreme emotionale Zustände, Ungeduld und Unentschlossenheit

2. Alochaka Pitta

- *Lokalisation:*
  Alochaka Pitta ist in den Augen angesiedelt.
- *Funktionen:*
  Alochaka Pitta verarbeitet das durch die Augen einfallende Licht und kontrolliert das Sehvermögen sowie den Glanz der Augen.
- *Faktoren, die Alochaka Pitta stören:*
  übermäßiges Fasten, Verzehr von Alkohol und zuviel saurer, salziger, scharfer und heißer Nahrung
- *Symptome bei gestörtem Alochaka Pitta:*
  Sehstörungen und Augenkrankheiten, Gelbfärbung der Bindehaut

3. Pachaka Pitta

- *Lokalisation:*
  Pachaka Pitta ist im Verdauungstrakt, insbesondere in Magen und Dünndarm, sowie in Milz, Leber und Bauchspeicheldrüse zu lokalisieren. Pachaka Pitta stellt die Hauptform von Pitta dar.
- *Funktionen:*
  Pachaka Pitta kontrolliert die Verdauung der Nahrung: das Verdauungsfeuer, die Auflösung und Aufnahme der Nährstoffe und die Trennung von deren Abfallstoffen. Außerdem reguliert es die Körpertemperatur.
- *Faktoren, die Pachaka Pitta stören:*
  übermäßiges Fasten, Verzehr von Alkohol und zuviel saurer, salziger, scharfer und heißer Nahrung
- *Symptome bei gestörtem Pachaka Pitta:*
  Verstopfung, Durchfall, Sodbrennen, Magen- und Zwölffingerdarmgeschwüre

4. Bhrajaka Pitta

- *Lokalisation:*
  Bhrajaka Pitta ist in der Haut zu lokalisieren.
- *Funktionen:*
  Bhrajaka Pitta verarbeitet Wärme und Licht über die Haut und gibt der Haut Glanz und Ausstrahlung.
- *Faktoren, die Bhrajaka Pitta stören:*
  übermäßiges Fasten, Verzehr von Alkohol und zuviel saurer, salziger, scharfer und heißer Nahrung
- *Symptome bei gestörtem Bhrajaka Pitta:*
  Hauterkrankungen aller Art, z.B. Ausschläge, Ekzeme, Schuppenflechte und Akne

5. Ranjaka Pitta

- *Lokalisation:*
  Ranjaka Pitta ist im Blut sowie in Leber und Milz angesiedelt.

- *Funktionen:*
  Ranjaka Pitta kontrolliert die Färbung von Blut, Galle, Urin und Stuhl sowie die Sauerstoffversorgung des Blutes.
- *Faktoren, die Ranjaka Pitta stören:*
  übermäßiges Fasten, Verzehr von Alkohol und zuviel saurer, salziger, scharfer und heißer Nahrung
- *Symptome bei gestörtem Ranjaka Pitta:*
  Gelbsucht, Anämie, Blutbildungsstörungen, Toxine im Blut, Erkrankungen von Leber, Milz und Bauchspeicheldrüse

Die fünf Sub-Doshas von **Kapha** sind:

1. Tarpaka Kapha:

- *Lokalisation:*
  Tarpaka Kapha ist im Kopf, Gehirn, den Nebenhöhlen, dem Nervensystem und in der Rückenmarksflüssigkeit angesiedelt.
- *Funktionen:*
  Tarpaka Kapha reguliert die Befeuchtung der Sinnesorgane. Es sorgt für den Fluß der Zerebrospinalflüssigkeit in Gehirn und Wirbelsäule.
- *Faktoren, die Tarpaka Kapha stören:*
  allgemeine Kapha störende Faktoren und kalte, ölige Speisen mit süßem, saurem oder salzigem Geschmack
- *Symptome bei gestörtem Tarpaka Kapha:*
  Gedächtnisverlust, Abstumpfung der Sinne und Stauungen in den Nebenhöhlen

2. Bodhaka Kapha

- *Lokalisation:*
  Bodhaka Kapha ist in der Zunge angesiedelt.
- *Funktionen:*
  Bodhaka Kapha befeuchtet die Zunge. Es kontrolliert den Geschmackssinn und die Speichelbildung.
- *Faktoren, die Bodhaka Kapha stören:*
  allgemeine Kapha störende Faktoren und kalte, ölige Speisen mit süßem, saurem oder salzigem Geschmack
- *Symptome bei gestörtem Bodhaka Kapha:*
  Verlust des Geschmackssinns, Eßstörungen (Übergewicht, Bulimie und Magersucht)

3. Sleshaka Kapha

- *Lokalisation:*
  Sleshaka Kapha ist in den Gelenken angesiedelt.
- *Funktionen:*
  Sleshaka Kapha schmiert, schützt und festigt die Gelenke.

- *Faktoren, die Sleshaka Kapha stören:*
  allgemeine Kapha störende Faktoren und kalte, ölige Speisen mit süßem, saurem oder salzigem Geschmack
- *Symptome bei gestörtem Sleshaka Kapha:*
  Schmerzen oder Schwellungen in den Gelenken und rheumatische Erkrankungen

4. Kledaka Kapha

- *Lokalisation:*
  Kledaka Kapha ist im Verdauungstrakt, vor allem im Magen, angesiedelt.
- *Funktionen:*
  Kledaka Kapha kontrolliert die Verdauung der Nahrung und die Schleimbildung im Magen. Es schützt die Verdauungsorgane davor, sich durch die Magensäure selbst zu verdauen.
- *Faktoren, die Kledaka Kapha stören:*
  übermäßige flüssigkeitsarme Ernährung und allgemeine Kapha störende Faktoren
- *Symptome bei gestörtem Kledaka Kapha:*
  langsame Verdauung, Übelkeit und Verstopfung

5. Avalambaka Kapha

- *Lokalisation:*
  Avalambaka Kapha ist im Hauptsitz von Kapha zu lokalisieren und stellt damit die wichtigste Form von Kapha dar. Es befindet sich im Brustkorb, im Herzen und in den Lungen.
- *Funktionen:*
  Avalambaka Kapha reguliert die Schmierung von Herz und Lungen.
- *Faktoren, die Avalambaka Kapha stören:*
  allgemeine Kapha störende Faktoren
- *Symptome bei gestörtem Avalambaka Kapha:*
  Schmerzen im Herzbeutel, rheumatisches Fieber, Schleimansammlung in den Bronchien, Wasseransammlung in den Lungen, Lethargie

3. Die Qualitäten und Eigenschaften (Gunas) aller Dinge

Die Qualitäten des Geistes: Sattva, Rajas und Tamas (Trigunas)

Jede materielle Form wird aus dem Geist erschaffen. Gemäß dem Ayurveda existieren drei geistige Urkräfte, die Trigunas (drei Gunas), die allen Evolutionsvorgängen des Universums zugrunde liegen und aus welchen die Elemente geformt wurden:

1. **Sattva** beschreibt einen Zustand der absoluten Reinheit, Klarheit und Schönheit. Sattva wird dem Bewußtsein, dem Licht und dem Geist zugeordnet.
2. **Rajas** steht für Bewegung, innere Antriebskraft und Dynamik.
3. **Tamas** beschreibt das Prinzip der Trägheit, Schwere und Dunkelheit.

Die Trigunas erschaffen die Elemente, durch welche wiederum die Doshas gebildet werden:

- Äther wird gebildet durch Sattva.
- Luft wird gebildet durch Rajas.
- Feuer wird gebildet durch Sattva und Rajas.
- Wasser wird gebildet durch Sattva und Tamas.
- Erde wird gebildet durch Tamas.

In einem Menschen oder einem Objekt sind immer alle drei Gunas latent vorhanden, wobei üblicherweise eine dominiert.

- Ein sattvischer Lebensstil ist die Grundlage eines glücklichen und gesunden Lebens. Sattvische Menschen nähren und suchen Eigenschaften wie Liebe, Vertrauen, Reinheit, Glaube, Güte, Klarheit, Bewußtheit und Mitgefühl; ihr Leben ist durch eine spirituelle Ausrichtung gekennzeichnet. Eine sattvische Person wird sich um Frieden und Harmonie mit ihren Mitmenschen bemühen. Sie reagiert offen, vertrauensvoll und ohne Vorurteile auf alles Neue und trifft klare und kluge Entscheidungen.
  »Rein« sattvische Menschen sind äußerst selten. Heilige und zutiefst religiöse Personen, die ihr Leben ausschließlich ihrer spirituellen Entwicklung widmen, sind ganz und gar von Sattva durchdrungen. Da Tamas jedoch in jeder materiellen Form vorhanden ist und in allen Menschen das Prinzip der Bewegung wirkt, sind Rajas und Tamas auch in sattvischen Menschen wirksam.
- Rajasische Menschen sind ausgesprochen tatkräftig, aktiv und motiviert. Oft sind sie

leidenschaftlich, emotional und können ihre Gefühle dabei nicht beherrschen. Sie neigen zu Aggressivität und Fanatismus. Unsere westliche Gesellschaft ist stark von Rajas geprägt und befindet sich in permanenter Bewegung und Überaktivität.

- Wenn Tamas dominiert, ist ein Mensch antriebs- und lustlos sowie geistig träge. Er neigt dann dazu, zuviel zu schlafen und zu essen, zuviel Alkohol oder Drogen zu konsumieren oder auf andere Weise maßlos zu sein. Im Extremfall führt Tamas zu Kriminalität, Sucht oder Depression. Tamasische Menschen sind daran zu erkennen, daß sie sich keine eigene Meinung bilden, mit dem Strom schwimmen oder sich hauptsächlich um materielle Güter oder sexuelle Befriedigung bemühen. Der geistige und spirituelle Aspekt des Lebens wird bei diesen Menschen völlig ausgeblendet.

Jede Prakrti enthält sattvische Eigenschaften, welche das Dosha in seiner Reinheit und Gesundheit verkörpert und dessen spirituellen Aspekt betont. Unter Einfluß von Rajas ist das Dosha gestört, und unter Einfluß von Tamas ist es dermaßen verdunkelt, daß es zu ernsten psychischen und körperlichen Krankheiten führen kann.

- Der sattvische Aspekt von **Vata** stellt seine spirituelle, anpassungsfähige, feinfühlige und energiereiche Natur dar. Rajas bewirkt, daß eine Vata-Prakrti unentschlossen, unzuverlässig, rastlos, nervös, oberflächlich und ängstlich wird. Unter Einfluß von Tamas kann Vata seinen Glauben und jedes Vertrauen in sich und andere verlieren. Depressionen, Geistesstörungen, selbstzerstörerisches Verhalten und – im schlimmsten Fall – suizidale Gedanken, können die Folge sein.

- Der sattvische Aspekt von **Pitta** äußert sich in Intelligenz, Scharfsinnigkeit, Motivation, Klarheit, Mut, Unabhängigkeit und Gerechtigkeit. Rajas macht Pitta aggressiv, eifersüchtig, zornig, rücksichtslos, stolz, eitel, impulsiv, dominierend und manipulierend. Wenn Tamas vorherrscht, kann eine Pitta-Prakrti zerstörerisch, kriminell, sadistisch, haßerfüllt, rachsüchtig und psychopathisch werden.

- **Kapha** zeigt unter Einfluß von Sattva seine ausgeglichene, friedfertige, verläßliche, treue, geduldige, fürsorgliche und standhafte Natur. Wenn Rajas dominiert, wird Kapha jedoch träge, besitzergreifend, gierig, materialistisch und sicherheitsbedürftig. Durch Tamas kann Kapha stumpfsinnig, teilnahmslos, apathisch, grob, raffgierig, unsensibel und depressiv werden.

Die zwanzig Gunas aller Substanzen

Neben den drei Qualitäten des Geistes können allen Substanzen weitere zwanzig Gunas zugeordnet werden, durch welche ihre (materielle) Beschaffenheit geprägt wird. Diese Eigenschaften dienen dazu, die Substanzen und deren *Wirkungen* auf den Körper oder auf andere Objekte ganz genau zu beschreiben. Jedes Nahrungsmittel, alle Pflanzen und Mineralien enthalten – ähnlich wie jeder Mensch – eine bestimmte Zusammensetzung der Elemente und der mit ihnen in Verbindung stehenden Qualitäten. Indem man die Eigenschaften einer Substanz ermittelt, kann man feststellen, wie sie auf den menschlichen Organismus wirkt.

Die zwanzig Gunas werden in Eigenschaftspaare mit jeweils gegensätzlicher Wirkungsweise aufgeteilt:

1. schwer (guru), Element Erde (↑Kapha, ↓ Vata und Pitta)
   leicht (laghu), Elemente Luft, Feuer und Äther (↑Vata und Pitta, ↓ Kapha)
2. kalt (shita), Elemente Wasser und Luft (↑Vata und Kapha, ↓ Pitta)
   heiß (ushna), Element Feuer (↑Pitta, ↓ Vata und Kapha)
3. ölig (snigdha), Element Wasser (↑Pitta und Kapha, ↓ Vata)
   trocken (ruksha), Element Luft (↑Vata, ↓ Kapha und Pitta)
4. langsam/träge (manda), Elemente Erde und Wasser (↑Kapha, ↓ Vata und Pitta)
   scharf/schnell (tikshna), Elemente Feuer und Luft (↑Pitta und Vata, ↓ Kapha)
5. stabil/unbeweglich (sthira), Element Erde (↑Kapha, ↓ Vata und Pitta)
   beweglich (chala), Elemente Luft und Feuer (↑Pitta und Vata, ↓ Kapha)
6. hart (kathina) Elemente Erde und Luft (↑Vata und Kapha, ↓ Pitta)
   weich (mrudu), Element Wasser (↑Kapha und Pitta, ↓ Vata)
7. viskös/wolkig (avila), Element Wasser (↑Kapha, ↓ Vata und Pitta)
   klar/transparent (vishada), Elemente Feuer und Äther (↑Pitta und Vata, ↓ Kapha)
8. glatt/ schleimig (slakshna), Element Wasser (↑Pitta und Kapha, ↓ Vata)
   rauh (khara), Element Luft (↑Vata, ↓ Pitta und Kapha)
9. grobstofflich (sthula), Element Erde (↑Kapha, ↓ Vata und Pitta)
   feinstofflich (sukshna), Elemente Luft, Äther und Feuer (↑Vata und Pitta, ↓ Kapha)
10. halbfest/dicht (sandra), Element Erde, (↑Kapha, ↓ Vata und Pitta)
    formbar/flüssig (drava), Element Wasser (↑Kapha und Pitta, ↓ Vata)

Durch die Gunas können für jedes Dosha die heilenden oder störenden Substanzen sowie ausgleichende Maßnahmen bestimmt werden.
Für die ayurvedische Massage sind vor allem die unterschiedlichen Eigenschaften der Öle von Bedeutung, da diese die Aufgabe haben, den Körper zu nähren und Störungen in den Doshas auszugleichen.

4. Ayurvedische Ernährung

Im Ayurveda stellt die Ernährung des Menschen einen wichtigen Baustein zur Erhaltung der Gesundheit dar. Jedes Nahrungsmittel kann – je nach Dosha – heilend oder störend auf den Organismus einwirken. Richtig eingesetzt, gilt die Nahrung als wichtigste Medizin des Ayurveda. Dabei spielt auch die Art der Zubereitung eine bedeutende Rolle: Rohes Gemüse hat beispielsweise andere Eigenschaften als gekochtes.

- Nahrungsmittel mit der Qualität **Sattva** harmonisieren den Geist und die Psyche des Menschen. Ihre nährenden und reinen Eigenschaften stehen im Vordergrund; sie enthalten keine Substanzen, die Ama (Giftstoffe) erzeugen, wie Konservierungsmittel. Sattva fördern alle frischen, leichten, öligen, saftigen und süßen Nahrungsmittel wie Reis, Weizen, Ghee (Butterschmalz), Honig, Früchte, Nüsse und grüne Gemüsesorten. Damit sie die Qualität Sattva enthalten, sollten Speisen mit Liebe und in einem harmonischen Geisteszustand zubereitet werden.

- Nahrungsmittel mit der Qualität **Rajas** erzeugen Bewegung und Leidenschaft im Menschen; sie fördern Ehrgeiz und Motivation, aber auch Zorn, Eifersucht und Egoismus. In diese Kategorie gehören alle salzigen, sauren, heißen, trockenen und scharf gewürzten Speisen wie Knoblauch, Kaffee, Cola, Öle, Ingwer, in Öl gebratene und stark gewürzte Speisen.

- Nahrungsmittel mit der Qualität **Tamas** benötigen viel Energie, um vom Körper verdaut werden zu können. Das ruft Eigenschaften wie Pessimismus, Unwissenheit, Gier, Faulheit, Zweifel und eine Neigung zu Gewalttätigkeit hervor. Vor allem Konservennahrung und Fast food gehören in diese Kategorie, aber auch Tiefkühlkost und aufgewärmte Speisen.

Für die Ermittlung der Wirkungsweise einzelner Nahrungsmittel werden neben den **Gunas** auch deren **Geschmacksrichtungen (Rasas)** bestimmt, welche mit den Gunas in Zusammenhang stehen und ebenfalls eine störende oder ausgleichende Wirkung auf die Doshas haben können.

Die ayurvedische Lehre unterscheidet sechs Geschmacksrichtungen:

1. **Süß** wird gebildet aus Erde und Wasser; der süße Geschmack (Madhura Rasa) erhöht Kapha und senkt Vata und Pitta. Viele kohlenhydratreiche Speisen wie Brot, Reis und Teigwaren sowie Ghee und Milch haben einen süßen Geschmack.
2. **Sauer** wird gebildet aus Erde und Feuer; der saure Geschmack (Amla Rasa) erhöht Pitta und Kapha und senkt Vata; er ist in Zitronen, Grapefruits und in Joghurt vorhanden.
3. **Salzig** wird gebildet aus Wasser und Feuer; der salzige Geschmack (Lavana Rasa) erhöht Pitta und Kapha, senkt Vata und ist in Salz enthalten.

4. **Bitter** wird gebildet aus Luft und Äther; der bittere Geschmack (Tikta Rasa) erhöht Vata und vermindert Pitta und Kapha; er ist in Spinat und anderem grünen Blattgemüse enthalten.
5. **Scharf** wird gebildet aus Luft und Feuer; der scharfe Geschmack (Katu Rasa) erhöht Vata und Pitta und senkt Kapha. Ingwer und Pfeffer sind Gewürze mit einem scharfen Geschmack.
6. **Zusammenziehend/herb** wird gebildet aus Luft und Erde; der zusammenziehende Geschmack (Kasaya Rasa) erhöht Vata und senkt Pitta und Kapha. Er ist enthalten in getrockneten Bohnen und Erbsen, in Linsen und in grünem Blattgemüse.

Der erste Geschmack (**Rasa**) einer Substanz wird auf der Zunge wahrgenommen. Wenn eine Geschmacksrichtung den Verdauungstrakt erreicht, erzeugt sie dort Hitze oder Kälte. Diese Temperaturempfindung wird **Virya** genannt. Sobald ein Nahrungsmittel vollständig verdaut wurde, kann sich die Eigenschaft des Geschmacks verändern. Dieser wird dann als **Vipak** bezeichnet. Manche Nahrungsmittel bilden eine Ausnahme (**Prabhav**) dieser Regel.

Rasa	**Virya**	**Vipak**	**Prabhav**
süß	kalt	süß	Honig (heiß!)
sauer	heiß	sauer	Zitrone (kalt!)
salzig	heiß	süß	Tamarinde (kalt!)
scharf	heiß	scharf	Zwiebel (kalt!)
bitter	kalt	scharf	Kurkuma (heiß!)
herb	kalt	scharf	Granatapfel (süß!)

Jede Geschmacksrichtung, die im Übermaß konsumiert wird, kann zu Störungen der Doshas führen. Sowohl Rasa, Virya und Vipak als auch die Eigenschaft eines Nahrungsmittels geben Auskunft darüber, ob es störend oder harmonisierend auf ein Dosha wirkt. Verfügt ein Nahrungsmittel beispielsweise über die Eigenschaften schwer, ölig und kalt sowie über einen süßen Geschmack (Virya = kalt und Vipak = süß), so dominieren die Elemente Erde und Wasser, und der Genuß dieses Nahrungsmittels verursacht eine Erhöhung von Kapha.

Antagonistische Nahrungsmittel

Verschiedene Nahrungsmittel bilden, wenn sie zusammen mit bestimmten anderen Speisen gegessen werden, toxische Substanzen im Körper. Die folgenden Lebensmittel sollten deshalb nicht miteinander kombiniert verzehrt werden:

- Honig zusammen mit Ghee oder Rettich
- Joghurt zusammen mit Milch, Bananen oder Tee, kalter Joghurt verträgt sich zudem nicht mit heißen Speisen.
- Milch zusammen mit Bananen, Pflaumen, Orangen, Zitronen, Gurken, Rettich, Öl, Essig, Salz oder Joghurt
- Mit Wasser verdünnte Milch verträgt sich nicht mit Ghee.
- Buttermilch zusammen mit Bananen.

- Fleisch zusammen mit Milch, Käse, Essig, Honig oder Sesam
- Reis zusammen mit Essig
- Gurke zusammen mit Wasser
- Honigmelone zusammen mit Joghurt, Honig oder Wasser
- Heiße Getränke und Speisen vertragen sich nicht mit kalten Getränken und Speisen.

Nahrungsmittel, welche die Doshas besänftigen oder vermehren:

Vata-Dominanz

Folgende Nahrungsmittel haben die Eigenschaft, das Vata Dosha auszugleichen, und sind daher **bei Vata-Dominanz empfehlenswert:**

- *Allgemein*: Alle Speisen sollten möglichst gekocht und warm gegessen werden. Ölige, süße, saure oder salzige Speisen sind vorteilhaft.
- *Gemüse*: Aubergine, Gurke, Karotten, Kartoffeln, Kohl, Kürbis, Rettich, Rotkohl, rote Bete, Spargel, Zucchini, Zwiebel (gekocht); prinzipiell sollte Gemüse im gekochten Zustand verzehrt werden.
- *Getreide und Hülsenfrüchte*: Hafer, Linsen, Reis, Weizen, Weizenkleie
- *Gewürze*: Gewürznelken, Ingwer, Kardamom, Knoblauch, Kreuzkümmel, Kümmel, Safran, Salz, schwarzer Pfeffer (in kleinen Mengen), Senfkörner, Zimt
- *Milchprodukte*: alle Milchprodukte
- *Nichtvegetarische Nahrungsmittel*: Fleisch, Huhn und deren Eier, Meeresfrüchte, Pute
- *Nüsse*: alle Nüsse und Samen
- *Obst*: süßes Obst, Ananas, Äpfel, Aprikosen, Bananen, Beerenobst, Grapefruit, Honigmelonen, Kirschen, Mangos, Pfirsiche, Pflaumen, Orangen, Zitronen; gedünstetes Obst ist empfehlenswert.
- *Öle*: alle Öle, insbesondere Sesamöl und Rizinusöl
- *Süßmittel*: alle, ausgenommen weißer Zucker

Folgende Nahrungsmittel haben die Eigenschaft, das Vata Dosha zu erhöhen, und sind daher **bei Vata-Dominanz *nicht* empfehlenswert:**

- *Allgemein*: Kalte Speisen sollten reduziert, und Rohkost sollte gemieden oder mit Öl angemacht nur in kleinen Mengen verzehrt werden. Bittere, herbe und scharfe Speisen sollten nur in geringen Mengen verzehrt werden. Niemals länger als drei Tage fasten!
- *Gemüse*: Brokkoli, Erbsen, Kohl, Sellerie, Spinat, Sojabohnensprossen, Paprika, Zwiebeln (roh); rohes Gemüse sollte allgemein vermieden werden!
- *Getreide und Hülsenfrüchte*: Buchweizen, Gerste, Hirse, Mais, Roggen

- *Gewürze*: scharfe Gewürze
- *Milchprodukte*: Eis
- *Nichtvegetarische Nahrungsmittel*: keine
- *Obst*: Birnen, Granatäpfel, Preiselbeeren, Trockenfrüchte
- *Süßmittel*: weißer Zucker

Pitta-Dominanz

Folgende Nahrungsmittel haben die Eigenschaft, das Pitta Dosha auszugleichen, und sind daher **bei Pitta-Dominanz empfehlenswert**:

- *Allgemein*: Kalte Speisen und Getränke sowie süße, bittere und herbe Nahrungsmittel sind günstig.
- *Gemüse*: Blumenkohl, Brokkoli, Erbsen, Kartoffeln, Kürbis, Paprika (grün), Pilze, Rosenkohl, Sellerie, Süßkartoffeln, Spargel, Zucchini
- *Getreide und Hülsenfrüchte*: Hafer, Gerste, Reis, Weizen, fast alle Hülsenfrüchte
- *Gewürze*: Fenchel, Gewürznelken, Ingwer, Kardamom, Koriander, Kurkuma, schwarzer Pfeffer in kleinen Mengen
- *Milchprodukte*: Milch, Butter, Ghee, Hüttenkäse
- *Nichtvegetarische Nahrungsmittel*: Eier (Eiweiß), Huhn, Pute, Wild
- *Nüsse*: Kokosnuß, Kürbiskerne, Mandeln, Sonnenblumenkerne
- *Obst*: süße Früchte, Ananas, Äpfel, Avocados, Birnen, Datteln, Granatäpfel, Mangos, Melonen, Trauben, Trockenfrüchte
- *Öle*: Kokosöl, Olivenöl, Sesamöl, Sonnenblumenöl
- *Süßmittel*: alle, ausgenommen Honig und Melasse

Folgende Nahrungsmittel haben die Eigenschaft, das Pitta Dosha zu erhöhen, und sind daher **bei Pitta-Dominanz** *nicht* **empfehlenswert:**

- *Allgemein*: Scharfe, salzige, saure und sehr heiße Speisen erhöhen Pitta; es sollte nicht länger als 4 Tage gefastet werden!
- *Gemüse*: Auberginen, Karotten, Paprika (rot), Peperoni, Rettich, rote Bete, Spinat, Tomaten, Zwiebeln
- *Gewürze*: Bockshornklee, Cayennepfeffer, Chili, Ingwer, Knoblauch, Salz, Senfkörner
- *Milchprodukte*: Buttermilch, Joghurt, Käse, saure Sahne
- *Nichtvegetarische Nahrungsmittel*: Eigelb, Lamm, Meeresfrüchte, Rind, Schwein
- *Nüsse*: Cashewnüsse, Erdnüsse, Sesamkörner
- *Obst*: saure Früchte, Aprikosen, Beeren, Grapefruit, Papaya, Pfirsiche, Preiselbeeren
- *Öle*: Maisöl, Mandelöl, Safranöl, Sesamöl in großen Mengen
- *Süßmittel*: Honig und Melasse

Kapha-Dominanz

Folgende Nahrungsmittel haben die Eigenschaft, das Kapha Dosha auszugleichen, und sind daher **bei Kapha-Dominanz empfehlenswert**:

- *Allgemein*: leichte, trockene und warme Speisen mit einem scharfen, bitteren oder herben Geschmack
- *Gemüse*: Auberginen, Blumenkohl, Brokkoli, Erbsen, Karotten, Kartoffeln, Kohl, Pilze, Rettich, rote Bete, Salat, Sellerie, Spinat
- *Getreide und Hülsenfrüchte*: Buchweizen, Gerste, Hafer, Hirse, Mais, Roggen, fast alle Hülsenfrüchte
- *Gewürze*: fast alle Gewürze außer Salz
- *Milchprodukte*: Butter in kleinen Mengen, Ghee, fettarme Milch, Quark
- *Nichtvegetarische Nahrungsmittel*: Eier, Huhn, Garnelen, Pute, Wild
- *Nüsse*: in kleinen Mengen Kokosnuß, Kürbiskerne, Mandeln und Sonnenblumenkerne
- *Obst*: Äpfel, Aprikosen, Beeren, Birnen, Granatäpfel, Kirschen, Mangos, Preiselbeeren, Trockenfrüchte
- *Öle*: Mais-, Mandel-, Senf- oder Sonnenblumenöl in kleinen Mengen
- *Süßmittel*: Honig

Folgende Nahrungsmittel haben die Eigenschaft, das Kapha-Dosha zu erhöhen, und sind **bei Kapha-Dominanz** *nicht* **empfehlenswert**:

- *Allgemein*: Kalte und ölige Speisen mit einem süßen, sauren oder salzigen Geschmack erhöhen Kapha.
- *Gemüse*: Gurken, Süßkartoffeln, Tomaten, Zucchini
- Getreide und Hülsenfrüchte: große Mengen Hafer, Reis und Weizen, weiße Bohnen und dunkle Linsen
- *Gewürze*: Salz
- *Milchprodukte*: fast alle Milchprodukte, vor allem Joghurt, Käse und Sahne
- *Nichtvegetarische Nahrungsmittel*: Lamm, Meeresfrüchte, Rind, Schwein
- *Nüsse*: fast alle Nüsse und Samen
- *Obst*: Ananas, Avocados, Bananen, Grapefruit, Melonen, Papayas, Trauben, Zitronen
- *Öle*: fast alle Öle
- *Süßmittel*: fast alle Süßmittel

Nach der ayurvedischen Ernährungslehre ist jedes Nahrungsmittel ein potentielles Heilmittel, aber auch eine mögliche Ursache von Erkrankungen – je nachdem, wann, in welcher Form und von welchem Konstitutionstyp es verzehrt wird.
Idealerweise sollte eine Mahlzeit aus verschiedenen Lebensmitteln zusammengestellt werden, die jeweils eines der Doshas besänftigen. Auf diese Weise können alle Speisen gegessen werden, ohne daß daraus ein Ungleichgewicht der Doshas entsteht. So können beispielsweise entsprechende Gewürze oder Beilagen die dominante Eigenschaft eines Nahrungsmittels wieder ausgleichen.

Bei einer starken Störung von einem oder zwei Doshas sollte eine Zeitlang die Nahrung so zubereitet werden, daß vor allem das gestörte Dosha ausgeglichen wird. Wenn wir auf unsere innere Stimme hören, erkennen wir, welche Substanzen unser ganzes Wesen harmonisieren. Dies ist vor allem dann der Fall, wenn sich unsere Doshas in einem ausgeglichenen Zustand befinden. Wenn allerdings ein Dosha bereits stark gestört ist, so verspüren wir möglicherweise ein Verlangen nach genau den Speisen, welche die Disharmonie noch weiter verstärken.

Nach einer sehr herzhaften oder scharfen Mahlzeit entsteht häufig das Verlangen nach einer Süßspeise, weil diese das durch die Gewürze erhöhte Pitta wieder besänftigt. Allerdings sollten wir in diesem Fall auf üppige Nachspeisen verzichten und gesüßte Kräutertees vorziehen. Im Winter, wenn der Einfluß von Vata allgemein stärker ist, essen viele Menschen gern warme Suppen und trinken heißen, süßen Tee oder warme Milch mit Honig. Im Sommer, wenn Pitta von Natur aus erhöht ist, werden gern kalte Speisen, Salate oder auch Eiscreme gegessen. Wenn im Frühjahr Kapha dominiert, essen wir leichter, als es im Winter der Fall war. Bei Vata-Dominanz kann Verlangen nach Fleisch entstehen, welches Vata tonisiert und erdet.
Es ist vor allem wichtig, daß wir uns beim Essen wohl fühlen. Es sollte möglichst nicht in Hektik oder im Stehen gegessen werden. Essen Sie keine Speisen, die einen Widerwillen in Ihnen hervorrufen, und zwingen Sie Ihre Kinder nicht, Dinge zu essen, die sie nicht mögen. Jede Mahlzeit sollte Genuß und Freude in uns hervorrufen. Wenn wir uns nach einer Mahlzeit körperlich und seelisch gesättigt, genährt und vollkommen zufrieden fühlen, kann unser Körper die Nährstoffe optimal verwerten, und das Verlangen nach weiteren Speisen, noch bevor die vorherige Mahlzeit verdaut ist, wird vermieden.
Ayurveda, die Mutter der Medizin, enthält diesen Aspekt des Nährens und des Satt-Seins. Übergewicht entseht in vielen Fällen dadurch, daß wir uns auf einer Ebene unseres Lebens nicht genährt fühlen. Obwohl unser Körper längst satt ist, bleibt eine Empfindung des inneren Hungers, der inneren Leere zurück. Die ayurvedische Lehre will uns behutsam zu dem Gefühl des Genährt-Seins zurückführen. Wer ganz und gar satt und zufrieden ist, befindet sich in Harmonie mit sich selbst. Dies ist ein Zustand vollkommener Ruhe und Gesundheit. Diese innere Seinsebene zu erlangen und zu bewahren ist das Ziel des Ayurveda.

5. Grundbegriffe der ayurvedischen Anatomie

Die Anatomie der ayurvedischen Medizin unterscheidet sich in einigen Punkten von der der westlichen Medizin. Ayurveda erklärt die subtilen Vorgänge, die sich in unserem Organismus abspielen. Jedes Organ, jedes Gewebe und jede Zelle ist nicht nur ein Teil des Körpers, sondern auch ein Teil unseres Geistes und damit unmittelbar verbunden mit unserem Bewußtsein.
(Begriffe in Klammern: Erläuterung des Vorangegangenen.
Begriffe in Kommas: Vorstellung von Termini, die im folgenden genutzt werden)

Die Abfallprodukte (Malas) und Schlackenstoffe (Ama)

Bei jedem Verdauungsvorgang absorbiert der Organismus die für ihn wertvollen Nährstoffe, Rasas, und scheidet die **Abfallprodukte, Malas**, aus. Die drei wesentlichen Malas sind Stuhl, Urin und Schweiß. Weitere Malas sind Drüsensekrete und Absonderungen aus Augen, Ohren, Mund, Nase und Geschlechtsorganen.
Können die Abfallprodukte nicht ausreichend aus dem Körper ausgeschieden werden, so entstehen **Gift- und Schlackenstoffe, Ama**. Ama wird nicht nur durch einen gestörten Stoffwechsel oder schlechte Ernährung gebildet, auch negative Emotionen oder Streß führen zu einer Ansammlung von Ama im Körper. Negative Gedanken und Gefühle können von uns schlecht verdaut werden und vergiften unseren Organismus.
Ama setzt sich bevorzugt in den Gelenken und in den Zellzwischenräumen ab, blockiert die Zellatmung und verstopft und beschädigt die feinen Körperkanäle, Srotas. Dadurch werden weitere Stoffwechselvorgänge verhindert. Ama stört die Harmonie von Vata, Pitta und Kapha und stellt somit die Hauptursache für Krankheit und Alterung dar. Deshalb bedient sich die ayurvedische Therapie vieler entgiftender und ausleitender Verfahren wie Massagen, Einläufen und abführender Kräuter.
Ansammlungen von Ama im Körper machen sich durch Symptome wie Müdigkeit, Kraftlosigkeit, Ansammlung und Auswurf von Schleim, Verdauungsstörungen, Mundgeruch, dicken Zungenbelag und Abstumpfung des Geistes bemerkbar.

Das Verdauungsfeuer (Agni)

Ama wird dann erzeugt, wenn das **Verdauungsfeuer, Agni,** nicht ausreichend arbeitet oder gestört ist. Agni wird von Pitta angefacht und kontrolliert, weshalb eine Pitta-Prakrti meist über ein starkes Verdauungsfeuer verfügt. Eine Vata-Prakrti hat häufig ein schwaches oder unregelmäßiges Agni. Kapha verursacht ebenfalls nur ein träges und geschwächtes Verdauungsfeuer.

Agni ist für sämtliche Stoffwechselvorgänge von Bedeutung, denn es verarbeitet unsere körperliche und seelische Nahrung. In der ayurvedischen Medizin stellt es einen wesentlichen Faktor für einen gesunden Organismus dar und wird deshalb auch als »Lebensfeuer« bezeichnet. Wenn Agni erlischt, verglimmt auch das Leben des Menschen.

Der Ayurveda unterscheidet vier Arten des Verdauungsfeuers: starkes, schwaches, gleichmäßiges und ungleichmäßiges Agni. Ein zu schwaches Agni erzeugt Symptome wie Blähungen, langsame Verdauung, Verstopfung, wenig oder keine Schweißabsonderung und einen stumpfen Teint. Ein zu starkes Agni ist die Folge von erhöhtem Pitta und erzeugt Durchfälle, starkes Schwitzen, Hautausschläge, Aufstoßen, Heißhunger, Sodbrennen, Reizbarkeit und Zorn.

Die Körpergewebe (Dhatus)

Durch die Verdauung werden jene Nährstoffe gewonnen, welche **die sieben Körpergewebe, Dhatus,** aufbauen. Jedes Gewebe bildet wiederum das darauffolgende, so daß eine Kette entsteht. Aus den sieben Hauptdhatus gehen die Malas und die Upadhatus, die Nebenformen eines jeden Gewebes, hervor. Die Grundlage für die Bildung der Dhatus stellt die aufgenommene Nahrung dar. Stuhl und Urin sind die Abfallprodukte der Nahrung. Die durch die Verdauung gewonnenen Nährstoffe produzieren zunächst Plasma, Rasa Dhatu.

Plasma (Rasa Dhatu)

- *Funktion:* Rasa Dhatu setzt sich zusammen aus Plasma und der Nährflüssigkeit der Zellen sowie Lymphe und der Schleimhäute. Es spielt eine zentrale Rolle für die Gesundheit des Organismus, da alle anderen Gewebe durch Rasa Dhatu gebildet werden. Rasa Dhatu hat die Funktion, den Körper zu nähren; es schenkt Freude und Schönheit.
- *Mala:* Schleim gilt als Abfallprodukt von Rasa Dhatu.
- *Upadhatu:* Muttermilch und Menstruationssekrete
- *Symptome bei Mangel an Rasa Dhatu:* trockene Haut und trockene Schleimhäute, Müdigkeit, Muskelzittern, Herzbeschwerden, Untergewicht und frühzeitige Faltenbildung
- *Symptome bei Übermaß an Rasa Dhatu:* Kapha und somit Schleim vermehren sich.

Es kann zu Blockaden in den Srotas kommen sowie zur Verschleimung der Lungen und zu Eierstockzysten.

- *Faktoren, die Rasa Dhatu stören:* mangelhafte Verdauung durch Fasten, unzureichende Flüssigkeitszufuhr und salzige Nahrung, langes Aufbleiben in der Nacht, mentaler Streß und Sorgen
- *Faktoren, die Rasa Dhatu ausgleichen:* ausreichende Flüssigkeitszufuhr, Verzehr von süßen und saftigen Früchten und Gemüsesorten, ausreichend Schlaf und Ölmassagen

Blut (Rakta Dhatu)

- *Funktion:* Zu Rakta Dhatu gehören die roten Blutkörperchen. Es gewährleistet die Durchblutung und Sauerstoffversorgung des Körpers, schenkt Heiterkeit und Selbstvertrauen.
- *Mala:* Galle
- *Upadhatu:* Blutgefäße und Sehnen
- *Symptome bei Mangel an Rakta Dhatu:* Anämie und Blässe, niedriger Blutdruck, trockene Haut und Schleimhäute
- *Symptome bei Übermaß an Rakta Dhatu:* Übermaß an Pitta, Bluthochdruck, Hitze im Körper, starker Durst, Akne, Endometriose, Brennen, Rötung oder Gelbfärbung der Haut, der Augen oder des Urins, Erkrankungen von Leber, Gallenblase und Milz
- *Faktoren, die Rakta Dhatu stören:* säurehaltige, scharfe und denaturierte Nahrungsmittel, Alkohol, Drogen, Nikotin, Ärger, Frustration und langes Aufbleiben in der Nacht
- *Faktoren, die Rakta Dhatu ausgleichen:* wenig gewürzte Speisen, ausreichende Flüssigkeitszufuhr, regelmäßige Mahlzeiten und Reduzierung von Ärger und Streß

Muskelgewebe (Mamsa Dhatu)

- *Funktion:* Mamsa Dhatu bildet das Muskelgewebe und ermöglicht dadurch die Bewegungen des Körpers; außerdem verleiht es Kraft.
- *Mala:* Ohrenschmalz, Nasensekrete, Absonderungen aus dem Nabel
- *Upadhatu:* Bänder und Haut
- *Symptome bei Mangel an Mamsa Dhatu:* Fehlende Spannkraft der Muskulatur, Abmagerung, rasche Ermüdung, Koordinationsstörungen und Unsicherheit
- *Symptome bei Übermaß an Mamsa Dhatu:* Fettsucht, Schwellungen von Muskulatur und Drüsen, Tumore, Vergrößerung der Leber, übermäßige Absonderung von Ohrenschmalz, Aggression, fibröse Beschaffenheit der Gebärmutter, Vergrößerung der Prostata
- *Faktoren, die Mamsa Dhatu stören:* Ama-produzierende Faktoren; zuviel Essen, alte, übriggebliebene und kalte Speisen, Milchprodukte, Tiefkühl- oder Konservenkost
- *Faktoren, die Mamsa Dhatu ausgleichen:* fleischarme oder vegetarische Ernährung, Yoga, Ölmassagen, Bewegung und Sport

Fettgewebe (Meda Dhatu)

- *Funktion:* Meda Dhatu sorgt für die Schmierung von Muskeln und Organen und produziert die Fortpflanzungshormone. Es schenkt ein Gefühl des Genährtseins, der Geborgenheit und der Liebe.
- *Mala:* Schweiß
- *Upadhatu:* Bauchfett und Bauchfell
- *Symptome bei Mangel an Meda Dhatu:* Untergewicht, Unfruchtbarkeit, Schwächegefühl, niedriger Blutdruck
- *Symptome bei Übermaß an Meda Dhatu:* Übergewicht, Hypertonie, Diabetes, hoher Cholesterinwert, Arteriosklerose
- *Faktoren, die Meda Dhatu stören:* den Stoffwechsel blockierende Einflüsse, zuviel Essen, übermäßiges Abendessen; zucker- und kalorienreiche Speisen, übermäßiger Verzehr von Fleisch und Käse
- *Faktoren, die Meda Dhatu regulieren:* Kapha reduzierende bzw. stärkende Nahrungsmittel, je nachdem, ob ein Übermaß oder Mangel an Fettgewebe vorliegt; viel Bewegung, faserreiche Kost

Knochengewebe (Asthi Dhatu)

- *Funktion:* Asthi Dathu bildet die Knochen und stützt den Körper. Es verleiht Mut, Ausdauer und Stabilität.
- *Mala:* Körperbehaarung und Fingernägel
- *Upadhatu:* Zähne
- *Symptome bei Mangel an Asthi Dhatu:* Gelenkschmerzen, Osteoporose, lockere Gelenke und Zähne, Haarausfall, Haarspliß, glanzloses Haar und brüchige Nägel
- *Symptome bei Übermaß an Asthi Dhatu:* Knochenkrebs, Überbeine, übergroßer Körperbau
- *Faktoren, die Asthi Dhatu stören:* Vata erhöhende Faktoren, mentaler Streß, Schlafmangel, unregelmäßige Mahlzeiten, Vergiftungen durch Quecksilber und Blei
- *Faktoren, die Asthi Dhatu ausgleichen:* kalziumreiche Kost wie Sesam, Mandeln, Brokkoli und Spargel, ausreichende Versorgung mit Kalzium und Vitamin D, Sonnenlicht, Ölmassagen

Knochenmark und Nervengewebe (Majja Dhatu)

- *Funktion:* Majja Dhatu gewährleistet die Übermittlung von Nervenimpulsen und füllt die Knochen mit Substanz. Es schmiert Gehirn, Nerven und Gelenke und schenkt ein Gefühl von Fülle.
- *Mala:* Sekretionen der Augen und Tränen
- *Upadhatu:* Kopfhaar und Augenflüssigkeit
- *Symptome bei Mangel an Majja Dhatu:* Infektionsanfälligkeit, Augenringe, trockene Augen, Schwäche, Angst

- *Symptome bei Übermaß an Majja Dhatu:* Trübung, starke Feuchtigkeit und Infektionen der Augen und Schwere der Glieder
- *Faktoren, die Majja Dhatu stören:* mentaler und emotionaler Streß, zuviel Sonnenbaden, Übermaß an Kalzium, Magnesium, Vitamin B6 und B12, denaturierte Nahrung, Junkfood
- *Faktoren, die Majja Dhatu regulieren:* Ruhe und Ausgeglichenheit, Yoga, Ölmassagen, sattvische Nahrung und ein sattvischer Lebensstil

Fortpflanzungsgewebe (Shukra Dhatu)

- *Funktion:* Shukra Dhatu ist für die Zeugung neuen Lebens zuständig und verleiht ein Gefühl der Lebendigkeit. Das Fortpflanzungsgewebe im weiblichen Körper wird auch als Artava Dhatu bezeichnet. Shukra und Artava Dhatu bilden sich erst in der Pubertät aus. Wenn Kinder und Jugendliche frühzeitiger sexueller Stimulation ausgesetzt werden, so kann dies zu einer Schädigung von Knochen- und Nervengewebe führen.
- *Mala:* Smegma (weißliche Absonderung der Talgdrüsen unter der Vorhaut des Penis)
- *Upadhatu:* Ojas (siehe S. 46)
- *Symptome bei Mangel an Shukra Dhatu:* Impotenz, Libidoverlust, Unfruchtbarkeit, mehrere Fehlgeburten, Schwächung des Immunsystems, allgemeine Schwäche, Beschwerden im Bereich der Lendenwirbelsäule und Trockenheit der Vagina
- *Symptome bei Übermaß an Shukra Dhatu:* übermäßiger Sexualtrieb, Wut, Prostatabeschwerden
- *Faktoren, die Shukra Dhatu stören:* exzessive sexuelle Aktivität, mentaler und emotionaler Streß, viele und schnell aufeinanderfolgende Geburten, mangelnder oder übermässiger Schlaf, Nährstoffmangel
- *Faktoren, die Shukra Dhatu regulieren:* mäßige sexuelle Aktivität im Rahmen einer liebevollen Beziehung, Ölmassagen, Schlafengehen vor 22.00 Uhr, nährstoffreiche, sattvische Ernährung

Die Dhatus geben dem Körper seine Struktur und versorgen ihn mit Nahrung. Im allgemeinen ist Kapha für die Körpergewebe verantwortlich. Ist eines der Gewebe gestört, so wirkt sich dies auch negativ auf die anderen Dhatus aus, da die verschiedenen Körpergewebe einander nähren und aufbauen. Plasma- und Blutgewebe werden vorrangig aus den verdauten Nährstoffen der Nahrung gebildet, während Nerven- und Fortpflanzungsgewebe durch die Gesamtheit unserer mentalen und emotionalen Regungen und unser Bewußtsein genährt werden. Muskel-, Fett- und Knochengewebe bilden sich sowohl durch die physische als auch durch die seelische Nahrung aus.

Ojas – Strahlkraft des Körpers

Ein vollständiger und gut funktionierender Stoffwechselvorgang erzeugt **Ojas**. Ojas entspricht in der westlichen Medizin dem **Immunsystem** und ist das Endprodukt der jeweiligen Dhatus und ihrer Funktionen. Ojas stellt jene feine Substanz dar, die dem Körper Strahlkraft, Fruchtbarkeit, Gesundheit und dem Geist die Erfahrung von Glücklichsein verleiht. Demnach ist Ojas keine rein körperliche Substanz, sondern existiert im Grenzbereich zwischen Bewußtsein und Materie. Sie ist sowohl eine feinstoffliche Energie, die alle Zellen und das Bewußtsein durchströmt, als auch eine körperliche Essenz, die durch einen gesunden Stoffwechsel in den Dhatus entsteht.

Die Körperkanäle (Srotas) und die Lebenskraft (Prana)

Die Funktionen der **Körperkanäle**, **Srotas**, lassen sich mit verschiedenen physiologischen Vorgängen der westlichen Medizin vergleichen. So transportieren die unterschiedlichen Srotas Substanzen wie Blut, Lymphe, Nährstoffe, Sauerstoff, Schweiß, Urin, Stuhl und die Sekrete der Hormondrüsen.
Folgende Srotas werden unterschieden:

Prana Vaha Srotas

Diese Kanäle transportieren vor allem Prana. Sie stehen primär in Verbindung mit den Atmungsorganen, aber auch mit Dickdarm und Herz. Prana Vaha Srotas entsprechen auch unserem Energiekörper.

- *Faktoren, welche Prana Vaha Srotas schädigen:* übermäßiger Verzehr von trockenen und alten Nahrungsmitteln, Unterdrückung der natürlichen Bedürfnisse, übermäßige körperliche Anstrengung
- *Symptome, die auf eine Schädigung von Prana Vaha Srotas hinweisen:* Erkrankungen der Atemwege, flache Atmung, Asthma, Nervosität und Ängste

Anna Vaha Srotas

Diese Kanäle transportieren die Nahrung und stehen hauptsächlich mit dem Verdauungssystem in Verbindung.

- *Faktoren, welche Anna Vaha Srotas schädigen:* ungesunde Speisen, Nahrungsaufnahme zur falschen Zeit, schwaches Verdauungsfeuer
- *Symptome, die auf eine Schädigung von Anna Vaha Srotas hinweisen:* Appetitlosigkeit, Gewichtsabnahme, Erbrechen, Verdauungsbeschwerden

Udaka Vaha Srotas

Diese Kanäle transportieren die Wasseranteile unseres Körpers, das heißt den flüssigen Anteil der aus der Verdauung gewonnenen Nährstoffe. Dies entspricht der Lymphe und dem Blutserum in der westlichen Medizin. Die Wasserkanäle stehen in Verbindung mit der Bauchspeicheldrüse.

- *Faktoren, welche Udaka Vaha Srotas schädigen:* Alkoholkonsum, übermäßige Hitze, trockene Nahrungsmittel
- *Symptome, die auf eine Schädigung von Udaka Vaha Srotas hinweisen:* starker Durst, Trockenheit von Mund und Kehle, Diabetes

Rasa Vaha Srotas

Diese Kanäle transportieren das Blutplasma und stehen in Verbindung mit dem Lymphsystem, dem Herzen und der Haut.

- *Faktoren, welche Rasa Vaha Srotas schädigen:* kalte und schwere Speisen, Streß und Kummer
- *Symptome, die auf eine Schädigung von Rasa Vaha Srotas hinweisen:* Übelkeit, Schwindel, Anämie, Schläfrigkeit, Magersucht, Ohnmacht, frühzeitige Faltenbildung und Ergrauen der Haare

Rakta Vaha Srotas

Diese Kanäle entsprechen dem Blutkreislauf und den Blutgefäßen. Sie stehen in Verbindung mit Herz, Milz und Leber.

- *Faktoren, welche Rakta Vaha Srotas schädigen:* heiße, scharfe und ölige Nahrungsmittel, starke Sonneneinstrahlung
- *Symptome, die auf eine Schädigung von Rakta Vaha Srotas hinweisen:* Hauterkrankungen, Entzündungen der Genitalien, des Anus und des Mundes, Embolien, Thrombosen, Gelbsucht, Erkrankungen der Milz, Wut und Aggressivität

Mamsa Vaha Srotas

Diese Kanäle transportieren das Muskelgewebe.

- *Faktoren, welche Mamsa Vaha Srotas schädigen:* fette und schwere Speisen, übermäßiger Schlaf, Schlaf nach den Mahlzeiten, sitzende Lebensweise
- *Symptome, die auf eine Schädigung von Mamsa Vaha Srotas hinweisen:* Krampfadern, Hämorrhoiden, Muskelatrophien, Zerrungen, Schwellungen der Schilddrüse, gutartige Tumore und Mangel an geistiger Klarheit

Meda Vaha Srotas

Diese Kanäle transportieren das Fettgewebe und stehen mit den Nieren in Verbindung.

- *Faktoren, welche Meda Vaha Srotas schädigen:* fette Speisen, Trägheit, Unterdrükkung des Verdauungsfeuers, Alkohol und andere suchterzeugende Substanzen
- *Symptome, die auf eine Schädigung von Meda Vaha Srotas hinweisen:* Diabetes, Übergewicht, Harnbeschwerden, Genußsucht

Asthi Vaha Srotas

Diese Kanäle transportieren das Knochengewebe und stehen hauptsächlich mit dem Bereich des Beckens in Verbindung.

- *Faktoren, welche Asthi Vaha Srotas schädigen:* trockene, kalte, leichte und abgestandene Speisen, übermäßige Aktivität und Reibung der Knochen
- *Symptome, die auf eine Schädigung von Asthi Vaha Srotas hinweisen:* trockene, knackende oder schmerzende Gelenke, trockene Haare, Haarausfall, schlechte Zähne, abbrechende Nägel

Majja Vaha Srotas

Diese Kanäle transportieren die Gehirn- und Rückenmarksflüssigkeit und stehen mit Knochenmark, Gehirn und Nervensystem in Verbindung.

- *Faktoren, welche auf eine Schädigung von Majja Vaha Srotas hinweisen:* Verzehr von antagonistischen Nahrungsmitteln, die nicht zusammen gegessen werden dürfen (z.B. kalte und heiße Speisen, Milch und Fleisch, Bananen und Milch)
- *Symptome, die auf eine Schädigung von Majja Vaha Srotas hinweisen:* Schwindel, Ohnmacht, Gelenkschmerzen, Gedächtnisverlust, Abszesse und Blackouts

Shukra Vaha Srotas

Diese Kanäle transportieren das Fortpflanzungssystem und stehen mit den Hoden, den Eierstöcken und mit der Gebärmutter in Verbindung.

- *Faktoren, welche Shukra Vaha Srotas schädigen:* übermäßige oder unterdrückte sexuelle Aktivität, Abtreibungen und Drogenabhängigkeit
- *Symptome, die auf eine Schädigung von Shukra Vaha Srotas hinweisen:* Impotenz, Unfruchtbarkeit, Probleme während der Schwangerschaft, Fehlgeburten, sexuelle Indiskretion und sexuelle Ausschweifungen

Sweda Vaha Srotas

Diese Kanäle transportieren den Schweiß und stehen in Verbindung mit dem Fettgewebe und den Haarfollikeln.

- *Faktoren, welche Sweda Vaha Srotas schädigen:* übermäßige Aktivität, Kummer, Angst und Wut

- *Symptome, die auf eine Schädigung von Sweda Vaha Srotas hinweisen:* übermäßiges oder fehlendes Schwitzen, rauhe, trockene oder brennende Haut, Kummer und Wut

Purisha Vaha Srotas

Diese Kanäle transportieren den Stuhl aus dem Körper hinaus und stehen hauptsächlich in Verbindung mit Dickdarm und Rektum.

- *Faktoren, welche Purisha Vaha Srotas schädigen:* schwaches Verdauungsfeuer, Nahrungsaufnahme, bevor die vorherige Mahlzeit verdaut ist, und Unterdrückung des Stuhldrangs
- *Symptome, die auf eine Schädigung von Purisha Vaha Srotas hinweisen:* Durchfall oder Verstopfung

Mutra Vaha Srotas

Diese Kanäle transportieren den Urin und stehen in Verbindung mit dem Harnsystem, vor allem mit den Nieren und der Blase.

- *Faktoren, welche Mutra Vaha Srotas schädigen:* Unterdrückung des Harndrangs
- *Symptome, die auf eine Schädigung von Mutra Vaha Srotas hinweisen:* Entzündungen sowie zu häufiges, zu seltenes oder übermäßiges Wasserlassen

Mano Vaha Srotas

Diese Kanäle sind weitestgehend feinstofflicher Natur. Sie transportieren Gedanken und stehen in Verbindung mit Herz und Gehirn.

Im weiblichen Körper existieren darüber hinaus zwei weitere Kanalsysteme, welche aus Rasa Vaha Srotas (Plasmasystem) hervorgehen:

Artava Vaha Srotas: Diese Kanäle stellen das Menstruationssystem dar.
Stanya Vaha Srotas: Diese Kanäle transportieren die Muttermilch.

Die Srotas sind sowohl für die Ernährung der Zellen als auch für den Abtransport von Abfallprodukten notwendig. Werden die Srotas von Ama blockiert, so können sie beschädigt werden, und die in den Kanälen beförderten Substanzen gelangen in das umliegende Gewebe, wo sie erheblichen Schaden anrichten.
Allerdings werden nicht nur körperliche Sekrete, sondern auch feinstoffliche Energien in den Srotas transportiert. Die Srotas versorgen alle Gewebe mit **Prana**. Prana ist die universelle Lebenskraft, die alles Lebende durchdringt und die letztlich für unsere Lebendigkeit und Gesundheit verantwortlich ist. Prana ist der Lebenshauch, welcher einen lebenden Organismus von einem nichtbelebten Gegenstand unterscheidet; er verläßt unseren Körper im Augenblick des Todes.

Die Marmapunkte

In den Marmas treffen Sehnen, Bänder, Muskeln, Knochen und Gefäße (Arterien, Venen, Lymph- und Nervengefäße) zusammen. Es gibt Tausende von Marmapunkten im menschlichen Körper. Meistens wird jedoch von den 107 wesentlichen Marmas gesprochen, da deren Verletzungen einen Menschen töten oder massiv schädigen können.

Die Marmas wurden von den alten Meistern der Kampfkünste entdeckt. Diese indischen Krieger stellten fest, daß die Verletzung bestimmter Punkte den Gegner augenblicklich töten, lähmen oder auf starke Weise schwächen konnte. Später wurde dieses Wissen für chirurgische Eingriffe und zur Heilung eingesetzt.

Marmas sind **Vitalpunkte** des Körpers, welche für unsere Gesundheit von größter Bedeutung sind und über Leben und Tod entscheiden können. Jeder Marmapunkt reguliert dabei bestimmte Organe, Sub-Doshas, Dhatus, Srotas, Nadis (Energiekanäle) und Chakren (Energiewirbel).

Die Marmapunkte sind durch feinstoffliche Energiekanäle, die *Nadis*, miteinander verbunden. Unsere Lebenskraft (*Prana*) fließt durch die Nadis und vitalisiert die Marmapunkte, bzw. die mit ihnen verbundenen Körperregionen und Funktionen.

Darüber hinaus sind die Marmas aber nicht nur Verbindungsstellen innerhalb des Körpers, sondern auch jene Angelpunkte, an denen Körper und Geist zusammentreffen. Zwar hat *jede* Körperzelle Intelligenz und stellt somit eine Nahtstelle zwischen Körper und Geist dar, manche dieser Schnittstellen sind jedoch bedeutsamer als andere. Die Marmas sind Pforten, die den physischen Körper mit dem Energiekörper und dem Geist des Menschen verbinden. Es sind jene Tore, durch welche wir zum geistigen Bauplan unseres Körpers gelangen. Über sie haben wir einen direkten Zugang zu unserer Körperintelligenz, kommunizieren wir gewissermaßen mit unserem Körper und geben ihm direkte Anweisungen, wie er eine Körperfunktion harmonisieren kann.

6. Die energetische Anatomie des Ayurveda

Während die Dhatus, Srotas und Marmas sowohl eine materielle als auch eine energetische Komponente aufweisen, sind gemäß der ayurvedischen Lehre Teile der menschlichen Anatomie feinstofflich und ohne körperliche Substanz. Die Chakren, die Aura und die Nadis bilden den subtilen Energiekörper des Menschen, durch welchen die körperlichen Strukturen gebildet und dirigiert werden. Diese feinstofflichen Kanäle und Zentren gewährleisten den Fluß der fünf Pranas (Vatas/Vayus), die im Kapitel 1.2 beschrieben wurden.

Die zum Leben notwendige kosmische Energie gelangt über unsere Chakren in unseren Organismus. Ein Chakra kann auch als großer Marmapunkt verstanden werden. Die Chakren stellen die Haupttore dar, durch welche kosmische Energie aufgenommen und über die feinen Energiekanäle (Nadis) an alle Marmas, Organe und Gewebe weitergeleitet wird.

Sind die Chakren, Nadis und Marmas frei von Blockaden, so werden alle Körperbereiche mit Energie versorgt. Ist eines der Chakras blockiert, können die mit ihm verbundenen Körperteile aus dem Gleichgewicht geraten und erkranken.

Die fünf Körperhüllen (Koshas), der Energiekörper und die sieben Chakren

Unser feinstofflicher Körper durchdringt den physischen Körper, bildet die Chakren und umhüllt uns mit unserer Aura. Krankheiten im physischen Körper sind für hellsichtige Menschen auch im Energiekörper wahrnehmbar. Dieser wird aus unterschiedlichen Schichten oder Körperhüllen, Koshas, aufgebaut, welche sich in ihrer Schwingungsfrequenz unterscheiden. Die ayurvedische Massage berührt idealerweise alle fünf Koshas. Sie hat die Funktion, die Körperhüllen miteinander zu verbinden und dadurch Körper, Geist und Seele in Einklang zu bringen.

Die grobstoffliche Hülle (Annamaya Kosha) entspricht unserem physischen Körper. Die nächste Hülle ist unser Energiekörper (Pranamaya Kosha), welcher eine astrale Entsprechung unserer körperlichen Strukturen darstellt; subtile Heilweisen setzen meist auf der Ebene des Energiekörpers an. Eine noch feinere Schicht bildet den Mentalkörper (Manomaya Kosha), welcher unser Denken und Fühlen umfaßt. Lang anhaltende negative Denkmuster wirken sich auf die Ausbildung unseres Energiekörpers aus, der dann wiederum den physischen Körper prägt. Reine Intelligenz (Vijnanamaya Kosha) und Glückseligkeit (Anandamaya Kosha) bilden die subtilsten Körperschichten.

Der Einfachheit halber habe ich die Gesamtheit der feinstofflichen Schichten unter den Begriffen »Astralkörper« oder »Energiekörper« zusammengefaßt.

Die Aura, welche einen Menschen umgibt, kann strahlend oder dumpf sein, und sie kann viel oder wenig Raum einnehmen. Manche Menschen betreten ein Restaurant, und alle Augen sind auf sie gerichtet. Vermutlich sind sie von einer weiten Aura umgeben. Andere neigen dazu, ständig übersehen zu werden. Ihr Energiefeld ist klein und strahlt nicht weit nach außen. Viele spirituelle Meister umgibt eine Aura, die kilometerweit spürbar ist.
Kommt uns ein fremder Mensch, beispielsweise in der Schlange an der Supermarktkasse, zu nahe, empfinden wir dies als unangenehm. Obwohl er uns nicht körperlich berührt, dringt er in unser Energiefeld ein. Unbewußt nimmt jeder Mensch ständig das Energiefeld anderer Personen wahr. Wir bemerken die »positive Ausstrahlung« eines Menschen oder fühlen uns spontan zu einer Person hingezogen. An Tagen, an denen wir uns gut fühlen, erleben wir vielleicht, daß andere Menschen uns ansprechen, uns mit Komplimenten überschütten oder auf irgendeine Art auf uns aufmerksam werden. An schlechten Tagen scheinen unsere Mitmenschen einen großen Bogen um uns zu machen, oder wir ziehen Kritik und Ärger an. Obwohl unsere Gedanken und Gefühle unsichtbar sind, erspüren andere in unserem Energiefeld unsere Befindlichkeit.

Die sieben Chakren oder Energiezentren, die sich vom Bereich des Steißbeins bis zu unserem Scheitel erstrecken, sind energetische Strudel oder Räder, die unaufhörlich Lebensenergie aus dem Universum aufnehmen und unserem physischen Körper zuführen. Neben den sieben Hauptchakren, deren Öffnungen sowohl an der Körpervorderseite als auch an dessen Rückseite wahrnehmbar sind, gibt es noch zahlreiche Nebenchakren, die sich beispielsweise in den Handflächen oder an den Fußsohlen befinden.

Beim Massieren einer Personen dringen unsere Hände nicht nur in die körperlichen Gewebe des Menschen ein, sondern wir berühren auch sein Energiefeld. Unsere Aura berührt und durchdringt die des Klienten, und es entsteht ein direkter Austausch, eine Kommunikation von Seele zu Seele. Wenn die Masseurin sehr aufmerksam ist, wird sie die feinen Schwingungen wahrnehmen können, die von ihrer Klientin ausgehen. Mit etwas Übung und durch Schulung der Wahrnehmung ist es möglich, ganz genau zu fühlen, ob eine Klientin sich wohl fühlt oder ob sie innerlich angespannt ist. Die in ihrer Körperstruktur und im Energiekörper gespeicherten Emotionen wie Angst, Wut oder Trauer lassen sich ebenfalls ertasten.
Wenn sich eine Klientin für die Massage und die Masseurin öffnet, kann die Masseurin dies daran erkennen, daß es ihr möglich ist, mühelos und fließend zu arbeiten. Es entsteht ein stiller innerer Austausch zwischen Klientin und Masseurin, eine Kommunikation, die jenseits der körperlichen Ausdrucksmöglichkeiten stattfindet.
Natürlich muß auch die Masseurin offen sein für die Klienten, und sie muß frei sein von anderen Gedanken und eigenen Problemen. Eine Schulung der Masseurin in Selbstwahrnehmung ist notwendig, damit sie in der Lage ist, die subtilen, energetischen Botschaften wahrzunehmen, die vom Energiefeld der anderen Person ausgesandt werden.
Blockaden in den Chakren können auch körperlich gespürt werden. Die weitverbreiteten Verspannungszustände im Bereich der Schultern und des Nackens lassen auf eine Blockade des Hals-Chakras schließen. Psychischer Streß und Angst werden im Solarplexus fest-

gehalten und können in der Magengrube als harte Spannung ertastet werden. Energetische Blockaden gehen meist mit körperlichen Verspannungen der Muskulatur im entsprechenden Bereich einher.
Herzstechen beim Klienten muß nicht immer eine organische Ursache haben, sondern weist oft auf eine Disharmonie im Herz-Chakra hin. Dies kann sich jedoch zu einer organischen Erkrankung entwickeln, falls die Störung auf energetischer Ebene nicht behoben wird. Hier ist in vielen Fällen die Muskulatur der Brustwirbelsäule, vor allem auf der linken Körperseite, stark verspannt. Oft bestätigen Menschen mit derlei Schmerzen, daß sie sich seit geraumer Zeit traurig fühlen, daß sie eine Trennung hinter sich haben oder daß auf sonstige Weise das Geben und Nehmen von Liebe in ihrem Leben gestört ist.
Bei Störungen der Fortpflanzungsorgane oder der sexuellen Erlebnisfähigkeit und einer Blockierung der sexuellen Energie ist die Muskulatur im Gesäß und Kreuzbeinbereich häufig gänzlich verhärtet und druckempfindlich.
Der ayurvedische Masseur nimmt die zu massierende Person in ihrer Ganzheit wahr und erfühlt ihre körperliche Struktur im Zusammenhang mit den seelischen Eigenschaften und Disharmonien und den dadurch entstandenen energetischen Blockaden.
Die ayurvedische Massage hat die Funktion, feinstoffliche Blockaden in den Chakren und den Nadis zu beseitigen, wodurch wiederum die Srotas geöffnet und ausgeglichen werden. Die Koshas werden durch die Massage gereinigt und harmonisiert und dadurch wird die Verbindung zwischen allen subtilen Körperschichten wiederhergestellt.

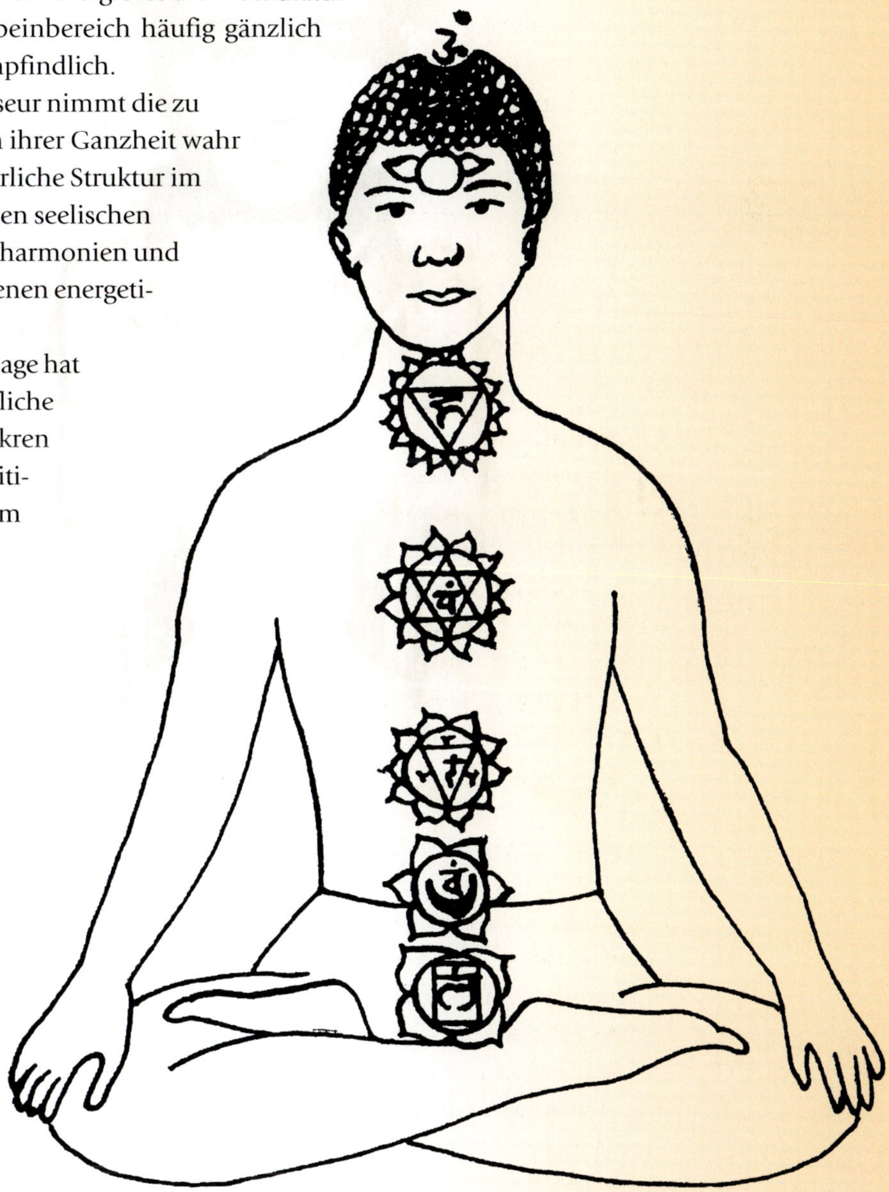

Die sieben Hauptchakren

1. Chakra: Wurzel-Chakra (Muladhara-Chakra)

Es befindet sich am Beginn der Wirbelsäule im Bereich des Steißbeins, seine Öffnung zeigt nach unten; sein Element ist die Erde. Es versorgt im Körper alle festen Strukturen, die Beine, die Knochen und Zähne sowie den Dickdarm. Die ihm zugeordneten Hormondrüsen sind die Nebennieren mit den Hormonen Adrenalin und Noradrenalin. Das Wurzel-Chakra stärkt unseren Überlebenswillen und unsere Verbindung zur materiellen Welt. Die Farbe Rot entspricht der Schwingung des Wurzel-Chakras und kann dessen Funktion harmonisieren.

2. Chakra: Sakral-Chakra (Svadhisthana-Chakra)

Es befindet sich im oberen Bereich des Kreuzbeins, unterhalb des Bauchnabels. Es öffnet sich nach vorn und hinten und wird dem Element Wasser zugeordnet. Es versorgt das Becken und die Fortpflanzungsorgane, außerdem reguliert es die Keimdrüsen und Sexualhormone (Östrogen und Testosteron). Das Sakral-Chakra stärkt unsere Vitalität und Sinnlichkeit. Es fördert die kreative und schöpferische Fortpflanzung des Seins und wird durch die Farbe Orange harmonisiert.

3. Chakra: Solarplexus-Chakra (Manipura-Chakra)

Es befindet sich oberhalb des Bauchnabels, öffnet sich nach vorn und hinten und wird dem Element Feuer zugeordnet. Es versorgt die Verdauungsorgane und das vegetative Nervensystem sowie die Bauchspeicheldrüse mit dem Hormon Insulin. Unsere Emotionen und die Erfahrung von Macht und Stärke werden mit dem Solarplexus-Chakra in Verbindung gebracht. Es wird durch die Farbe Gelb harmonisiert.

4. Chakra: Herz-Chakra (Anahata-Chakra)

Es befindet sich in der Mitte des Brustkorbs, öffnet sich nach vorn und hinten und wird dem Element Luft zugeordnet. Es versorgt Herz, Lungen und die Thymusdrüse. Das Herz-Chakra stärkt die Fähigkeit zu bedingungsloser Liebe, Mitgefühl, Selbstlosigkeit und Hingabe. Es wird durch die Farbe Grün harmonisiert.

5. Chakra: Hals-Chakra/Kehl-Chakra (Vishuddha-Chakra)

Es befindet sich im Bereich des Kehlkopfes, öffnet sich nach vorn und hinten und wird dem Element Äther zugeordnet. Es versorgt die Bronchien, Arme, Hände und die Mundhöhle sowie die Schilddrüse und das Hormon Thyroxin. Es stärkt unsere Kreativität und die Fähigkeit, uns auszudrücken und zu kommunizieren. Das Hals-Chakra wird durch die Farbe Blau harmonisiert.

6. Chakra: Stirn-Chakra/Drittes Auge (Ajna-Chakra)

Es befindet sich im Bereich zwischen den Augenbrauen und öffnet sich nach vorn und hinten. Das sechste und das siebte Chakra verbinden uns mit dem Göttlichen und der spirituellen Welt, weshalb sie nicht mehr den irdischen Elementen zugeordnet werden. Das Stirn-Chakra versorgt das Kleinhirn, Ohren, Augen sowie die Hirnanhangdrüse (Hypophyse) mit dem Hormon Vasopressin. Das Dritte Auge fördert unsere Intuition und die Fähigkeit des Hellsehens und wird durch die Farbe Violett harmonisiert.

7. Chakra: Scheitel-Chakra/Kronen-Chakra (Sahasrara-Chakra)

Es befindet sich oben auf dem Kopf, in der Mitte und öffnet sich nach oben. Es versorgt das Großhirn und die Zirbeldrüse mit dem Hormon Serotonin. Das Kronen-Chakra stellt eine direkte Verbindung zum göttlichen, universellen Bewußtsein her und wird durch die Farbe Gold oder Weiß harmonisiert.

Die 14 Nadis

Der Energiekörper wird von einem System der feinstofflichen Energiekanäle (Nadis) durchdrungen, welche Prana transportieren und mit den Chakren und Marmapunkten verbunden sind.

Die ayurvedische Anatomie kennt 14 Hauptkanäle, welche sich in 72.000 Nadis aufspalten. Der wichtigste Kanal ist Sushumna, aus welchem alle anderen Nadis hervorgehen. Sushumna Nadi verbindet alle Chakren miteinander und verläuft vom Wurzel-Chakra entlang der Wirbelsäule bis hoch zum Scheitel-Chakra/Kronen-Chakra. Rechts und links von Sushumna-Nadi entspringen Pingala und Ida, welche die jeweiligen Körperhälften über die Atmung mit Energie versorgen. Pingala trägt die Sonnenenergie (maskuline Kraft) und wird von Pitta regiert. Ida symbolisiert die Mondenergie (feminine Kraft) und entspricht Kapha. Pitta steht durch seine klare, aggressive und dominante Natur mit dem männlichen Prinzip in Verbindung, während die nährende, geduldige und stabile Eigenschaft von Kapha dem weiblichen Prinzip entspricht.

Schmerzzustände in den Marmapunkten weisen auf einen gestörten Energiefluß in den Nadis hin. Dadurch kann die Versorgung des Körpers mit Prana in diesem Bereich nicht mehr vollständig gewährleistet werden. Durch die Arbeit mit den Marma- und Energiepunkten während der ayurvedischen Massage werden diese Blockaden gelöst.

Zentrale Nadis

1. Sushumna Nadi:

Sushumna Nadi verläuft vom Wurzel-Chakra innerhalb des Rückenmarks bis zum Kronen-Chakra und ist verbunden mit dem Stirn-Chakra. Es bewirkt die Aufwärtsbewegung von Prana in allen Nadis und versorgt die Wirbelsäule, das Gehirn und das Nervengewebe mit Energie. Vor allem Prana Vata, Sadhaka Pitta und Tarpaka Kapha stehen in Verbindung mit Sushumna Nadi.

2. Alambusha Nadi:

Alambusha Nadi verläuft vom Beginn des Wurzel-Chakras zum Anus und stellt den Ausscheidungsorganen Prana zur Verfügung. Apana Vata wird dem Enddarm zugeordnet und ist dadurch mit Alambusha Nadi verbunden.

Nadis der rechten Körperseite:

3. Kuhu Nadi:

Kuhu Nadi verläuft vom Wurzel-Chakra zum Sakral-Chakra und zum Ende der Harnröhre in Penis und Vagina. Es versorgt das Fortpflanzungssystem und den Harntrakt mit Prana und steht dadurch mit Apana Vata und dem Sakral-Chakra in Verbindung.

4. Varuna Nadi:

Varuna Nadi verläuft vom Wurzel-Chakra zum Herz-Chakra und breitet sich von hier aus durch die Atmung, das Kreislaufsystem und die Haut im ganzen Körper aus. Es ist verbunden mit dem Herz-Chakra, mit Vyana Vata, Bhrajaka Pitta und Avalambaka Kapha.

5. Yashasvati Nadi:

Yashasvati Nadi verläuft vom Wurzel-Chakra zum Solarplexus-Chakra. Vom Nabel aus bewegt es sich zum Zentrum des rechten Armes und rechten Fußes und erreicht von hier aus alle fünf Finger und Zehen. Es steht in Verbindung mit Vyana Vata, Bhrajaka Pitta und Sleshaka Kapha. Dieser Energiekanal öffnet darüber hinaus die Hand-Chakras, durch welche die Heilenergie des Therapeuten aktiviert wird.

6. Pusha Nadi:

Pusha Nadi verläuft vom Wurzel-Chakra zum Stirn-Chakra, von wo aus es sich zum rechten Auge ausbreitet. Es steht in Verbindung mit dem Solarplexus-Chakra und Alochaka Pitta.

7. Payasvini Nadi:

Payasvini Nadi verläuft vom Wurzel-Chakra über das Stirn-Chakra zum rechten Ohr. Es steht mit dem Kehl-Chakra in Verbindung, welches das Gehör beeinflußt.

8. Pingala Nadi:

Pingala Nadi verläuft vom Wurzel-Chakra über das Solarplexus-Chakra zum rechten Nasenloch. Es dirigiert alle Nadis der rechten Körperseite und steht in Verbindung mit dem Wurzel-Chakra, welches den Geruchssinn beeinflußt. Die Atmung durch das rechte Nasenloch aktiviert die dynamischen, aktiven Energien des Körpers (Pitta).

Nadis der linken Körperseite:

9. Vishvodhara Nadi:

Vishvodhara Nadi verläuft vom Wurzel-Chakra zum Solarplexus und verteilt sich vom Nabel aus in den Verdauungsorganen. Es versorgt das Verdauungssystem und Agni mit Prana und steht in Verbindung mit Samana Vata, Pachaka Pitta, Ranjaka Pitta, Kledaka Kapha und dem Solarplexus-Chakra.

10. Hastijihva Nadi:

Hastijihva Nadi verläuft vom Wurzel-Chakra über den Solarplexus zum Zentrum der linken Hand und des linken Fußes und von hier aus zu allen fünf Fingern und Zehen. Es steht in Verbindung mit Vyana Vata, Bhrajaka Pitta und Sleshaka Kapha.

11. Sarasvati Nadi :

Sarasvati Nadi verläuft vom Wurzel-Chakra über das Kehl-Chakra zu Mund und Zunge. Es steht in Verbindung mit Udana Vata, Bodhaka Kapha und dem Kehl-Chakra.

12. Gandhari Nadi:

Gandhari Nadi verläuft vom Wurzel-Chakra zum Stirn-Chakra und von hier aus zum linken Auge. Es ist verbunden mit Alochaka Pitta und dem Solarplexus-Chakra.

13. Shankhini Nadi:

Shankhini Nadi verläuft vom Wurzel-Chakra zum Stirn-Chakra und weiter zum linken Ohr. Es steht in Verbindung zum Kehl-Chakra.

14. Ida Nadi:

Ida Nadi verläuft vom Wurzel-Chakra über das Stirn-Chakra zum linken Nasenloch. Es dirigiert alle Nadis der linken Körperseite und alle Wasser-Energien (Kapha). Die Atmung durch das linke Nasenloch nährt den Körper und die Gefühle, beruhigt die Nerven und fördert Harmonie und ein langes Leben.

7. Quantenheilung

Jeder körperlichen oder materiellen Manifestation liegt eine nichtmaterielle oder geistige Information zugrunde. Gedanken oder Gefühle werden durch Botenstoffe, die Neurotransmitter, an alle Körperzellen und Organe weitergeleitet. Sobald ein Gedanke in uns aufkommt, wird dieser in Sekundenschnelle zu unseren Organen und Geweben getragen. Unsere Leber- oder Blutzellen kennen unsere kurz- und langfristigen Befindlichkeiten. Werden sie einer anhaltenden Flut von negativen Impulsen ausgesetzt, so können dadurch Krankheiten entstehen. Der entsprechende Körperbereich wird dann in einem Feld niedriger und destruktiver Schwingungen gebadet und das Gewebe prägt sich, gemäß der ihm vermittelten Informationen, aus.

Im Grunde bestehen alle Zellen unseres menschlichen Körpers aus einer Ansammlung von simplen Molekülen, die aus Sauerstoff, Wasserstoff und anderen Atomen zusammengesetzt sind. Selbst unsere DNS und unser Gehirn, welchen von der westlichen Medizin beinahe Allmächtigkeit zugesprochen wird, sind, wenn man ihre rein stoffliche Struktur betrachtet, lediglich aus einfachsten Atomverbindungen aufgebaut. Was unsere DNS so intelligent macht, ist ein Bewußtsein, das jenseits ihrer materiellen Struktur existiert. Dieses Bewußtsein prägt den Bauplan jeder Körperzelle und dirigiert den Aufbau unseres Körpers von einem Bereich aus, der jenseits der materiellen Welt liegt. Unser Bewußtsein beeinflußt in jedem Augenblick die Umgestaltung dieses geistigen Bauplanes, welcher die körperlichen Strukturen erschafft. Die Materie entspringt dabei der Nichtmaterie.

Wie es möglich ist, daß ein nichtmaterieller Gedanke eine materielle Form annimmt, kann seit der Entdeckung des Quants wissenschaftlich nachgewiesen werden. Was die ayurvedischen Weisen bereits vor 4000 Jahren erkannten, ist dem Westen erst heute mit Hilfe der Quantenphysik erklärbar. Atome bestehen aus Neutronen, Protonen und Elektronen, welche innerhalb des Atoms so weit voneinander entfernt liegen wie die Erde vom Mond. Der stoffliche, materielle Anteil innerhalb eines Atoms macht weniger als 0,001 % aus. Größtenteils (zu 99,999%!) bestehen wir Menschen ebenso wie alle Materie aus Nichts. Was uns so massiv und grobstofflich erscheint, ist – wissenschaftlich betrachtet – eigentlich eine Ansammlung von Schwingungsfrequenzen. Die Energien oder Schwingungen, die unser Körper oder einzelne Organe ausstrahlen, bilden unseren astralen Körper. Schwingung, die reine Energie ist, und Materie existieren dabei gleichzeitig und sind lediglich in einem anderen Wahrnehmungsbereich, innerhalb eines anderen Frequenzspektrums, angesiedelt.

Zerlegt man ein Atom in immer kleinere Teile, so erhält man als kleinste, nicht mehr weiter teilbare Einheit, das Quant. Dieses hat jedoch keine nachweisbare materielle Struktur mehr, obwohl alle stofflichen Substanzen aus einer Vielzahl von Quanten bestehen. Ein Quant stellt die unmittelbare Schnittstelle zwischen Materie und Nichtmaterie, zwischen Körper und Geist dar. Es hat seinen Ursprung im »Nichts«, dem vereinheitlichten Feld, wie es in der Physik genannt wird. Das Quant entspringt ständig der geistigen und nichtmateriellen Welt, um in die Welt der Materie einzutauchen. Ein Quant ist dabei

gleichzeitig in der Welt des Geistes und in der materiellen Welt zu Hause und bildet die Brücke zwischen Bewußtsein und Materie.
Die Quantenphysik beobachtete dieses Phänomen auch bei der Untersuchung des Lichtes. Licht existiert zugleich als Teilchen und als Welle. Wäre es möglich, ein Lichtteilchen in der Hand zu halten, so könnte man sein Gewicht und seine Struktur wahrnehmen. Erhöhte man seine Frequenz, als stellte man das Lichtteilchen mit einem sehr feinen Dimmer immer heller, so ginge es irgendwann in eine Lichtwelle über, welche reine Energie ist, keinerlei Substanz mehr aufwiese und nicht mehr ertastet oder gefühlt werden könnte.
Farben und Klänge sind die unmittelbaren Träger von Schwingungsfrequenzen. Schlüge man auf einem Klavier mit einer um ein Vielfaches größeren Tastatur als üblich einen Ton an und diesen dann immer eine Oktave höher, so würde er irgendwann in eine Farbe übergehen. Im Ayurveda sowie in anderen ganzheitlichen Heilverfahren werden Farben und Klänge zur Heilung des Menschen eingesetzt.
Jede Form des energetischen Heilens arbeitet auf dieser Ebene des menschlichen Organismus, auf der Ebene der Schwingung und Frequenz. Töne, Farben oder höhere Bewußtseinszustände, wie sie beispielsweise in Meditation oder im Gebet entstehen, durchdringen die körperlichen Strukturen und gleichen diese ihrer eigenen Schwingung an. Das Energiefeld der Zellen wird dadurch geklärt und seine Schwingung angehoben, wodurch sich auch die körperlichen Prägungen neu ausrichten können.

Unsere Körper formatieren sich – gemäß den Schwingungsfrequenzen, durch welche sie genährt und geprägt werden – ständig aufs neue.
Fortwährend sterben Zellen ab und werden durch neue ersetzt. Einige Zellen, wie die der Haut oder Schleimhäute, erneuern sich bereits innerhalb weniger Stunden, andere benötigen Tage, Wochen oder – wie es bei Knochenzellen der Fall ist – Monate. Was uns statisch erscheint, ist vielmehr ein beständiger Fluß von Energie, ein Tanz aus Informationen und immer neuen strukturellen Formatierungen. Unser Körper hat demnach vor einem Jahr in seiner heutigen Form noch nicht existiert. Jede Zelle wurde innerhalb dieser Zeit durch eine andere ersetzt. Selbst das Gehirn, dessen Zellen konstant fortbestehen, hat alle in den Zellen vorhandenen Atome gegen neue ausgetauscht.
Chronische Erkrankungen können dennoch für mehrere Jahre in einem Körper verbleiben, obwohl dessen materielle Zusammensetzung sich permanent verändert. Wenn das Bewußtsein keine Wandlung erfährt, werden an die sich neu bildenden Zellen die alten, destruktiven Muster weitergegeben. Dann fügen sich auch die neu entstehenden Zellen in den Plan der Krankheit. Die Chance der Heilung besteht darin, durch eine Veränderung unseres Bewußtseins den Bauplan der sich ständig erneuernden Zellen umzuschreiben und dadurch die kranken Strukturen durch gesunde Ausprägungen zu ersetzen.
Es ist wissenschaftlich erwiesen, daß es einfacher ist, sich mittels destruktiver Gedankenmuster »krank zu denken«, als anschließend durch reine Gedankenkraft die Gesundheit zurückzuerlangen. »Positives Denken«, wie es häufig propagiert wird, reicht im Normalfall nicht aus, um von einer ernsten Erkrankung geheilt zu werden. Positive Gedanken zeigen nur dann eine echte Wirkung, wenn die innere Transformation die Tiefe unseres

Bewußtseins berührt. Es muß die Gesamtheit der Denk- und Sichtweise geändert werden, damit sich ein echtes Gefühl des inneren Friedens einstellen kann. Spirituellen Heilern ist es möglich, auf dieser Ebene des Geistes in den körperlichen Bauplan einzugreifen, ihn von negativen Prägungen zu befreien und ihm neue, gesunde Informationen zu übermitteln.

Auch ayurvedische und andere subtile Heilmethoden können eine große Hilfe sein, da sie den physischen und energetischen Körper von bereits vorhandenen negativen Prägungen reinigen, den Prozeß der Transformation einleiten und dem Patienten die Kraft verleihen, die neugewonnene Harmonie zu bewahren.

Dadurch setzen ayurvedische und spirituelle Heilverfahren an der Wurzel der Krankheit an und behandeln den ganzen Menschen, anstatt nur einzelne Symptome zu kurieren. Anschließend muß die Harmonie durch bewußte Lebensführung jedoch bewahrt werden, um erneuten Krankheiten vorzubeugen. Hierfür eignen sich Meditationen und Gebete, da sie unseren Geist klären und unseren Energiekörper auf eine erhöhte Schwingungsebene bringen. Wenn wir positive Gefühle und sattvische Qualitäten des Geistes in uns nähren, nähern wir uns unserer ursprünglich gesunden Natur wieder an und öffnen dadurch die Tore, durch welche uns aus dem Universum beständig Prana zufließt. Die Folge davon ist die Umkehrung des Alterungsprozesses.

Yoga, Meditation, Marmatherapie, Massagen und andere energetische und spirituelle Behandlungsmethoden bewegen die subtilen Vorgänge des Körpers an der Schnittstelle von Bewußtsein und Materie, auf der Ebene des Quants.

8. Die Entstehung von Krankheiten

»Leyam dukham anagatam.«

»Vermeide Gefahr, bevor sie entsteht.«

Im Ayurveda geht man davon aus, daß jede Erkrankung durch ein Ungleichgewicht der Doshas entsteht. Dieses kann sich entweder in einer Steigerung oder einer Verminderung eines Doshas äußern. In beiden Fällen können dann die von dem Dosha kontrollierten Körperfunktionen nicht mehr vollständig übernommen werden. Der Zellstoffwechsel wird herabgesetzt, und Ama im Organismus sammelt sich an, was schließlich zu Krankheiten führt.

Da Vata aus Luft und Äther besteht und sehr flüchtig ist, gerät es im allgemeinen am leichtesten aus der Balance. Kapha, welches durch Erde und Wasser gebildet wird, ist das stabilste Dosha. Außerdem neigt das Dosha, welches bei der eigenen Konstitution von Natur aus dominiert, am ehesten dazu, aus dem Gleichgewicht zu geraten.

Die meisten Erkrankungen entstehen und beginnen durch ein Ungleichgewicht von Vata. Da Vata für alle Bewegungsvorgänge im Körper zuständig ist, trägt es auch ein anderes gestörtes Dosha durch den Organismus und verbreitet dadurch dessen Ungleichgewicht, falls dieses nicht rechtzeitig behoben wird. Auf diese Weise ist Vata an den meisten Krankheiten beteiligt. Falls mehrere Doshas gestört sind, muß Vata häufig zuerst ausgeglichen werden, bevor ein weiteres Dosha reguliert werden kann. Gemäß den ayurvedischen Schriften haben 80 Krankheiten ihren Ursprung in einer Disharmonie von Vata, während nur 40 auf eine Störung von Pitta und 20 auf Kapha-Dominanz zurückzuführen sind.

Fast alle Krankheiten sind einem der drei Doshas zuzuordnen. Die von Vata verursachten Krankheiten sind von Symptomen der Kälte, Auszehrung, Trockenheit und Schmerzen geprägt. Pitta-Erkrankungen rufen Hitze, Brennen, Fieber und Entzündungen hervor. Kapha-Erkrankungen erzeugen Schleimbildung, Übelkeit und Wasseransammlungen. Dennoch kann eine bestimmte Krankheit, welche typischerweise durch Vata entsteht, auch in einer Dominanz von Pitta oder Kapha begründet sein.

Durchfälle werden in der Regel durch einen gesteigerten Pitta-Einfluß verursacht; sie kommen aber auch durch Schleimansammlung im Rahmen einer Kapha-Dominanz vor oder können auf eine von Vata verursachte nervöse Störung zurückzuführen sein. Sind Kopfschmerzen durch vermehrtes Vata entstanden, gehen sie mit Verstopfung, trockener Haut und stark stechenden oder pochenden Schmerzempfindungen einher. Pitta-Kopfschmerz ist häufig verbunden mit Lichtempfindlichkeit, brennenden Augen und Hitzegefühl, während Kapha-Kopfschmerzen als dumpf empfunden werden und von Müdigkeit, Übelkeit und Erbrechen begleitet sind.

Wenn von einem »gestörten Dosha« die Rede ist, wird meist von einem Übermaß des entsprechenden Doshas ausgegangen. Dennoch stellt auch der Mangel eines Doshas einen krankhaften Zustand dar. Ein Mangel an Vata entspricht in seiner Symptomatik in etwa einer Anhäufung von Kapha und Pitta, ein Mangel an Pitta entspricht einer Anhäufung von Vata und Kapha, und ein Mangel an Kapha entspricht einem Übermaß an Vata und Pitta.

Die Ursachen

Die ayurvedische Lehre beschreibt **drei Ursachen**, die ein Ungleichgewicht in den Doshas auslösen:

1. *Beeinträchtigung der Sinneseindrücke (Asatmyandriyartha Samyoga)*
   Wir nehmen über unsere fünf Sinne ständig Eindrücke aus unserer Umgebung auf, welche direkt auf unseren Organismus einwirken und unser Befinden beeinflussen. Über die Pulsdiagnose lassen sich unmittelbare Veränderungen im Körper beobachten, beispielsweise wenn man Rockmusik hört oder einen spannenden Krimi ansieht. Der Pitta- oder Vata-Puls verstärkt sich, während der Kapha-Puls nur noch schwach zu tasten ist. Alles, was uns umgibt und auf unsere Sinne einströmt, bewegt unsere Doshas und berührt unseren Organismus. Diese Stimuli (Impulsgeber) können – wenn sie sehr stark oder lang anhaltend sind – die Doshas stören.
   Man unterscheidet zu starke Stimuli, unpassende Stimuli oder einen Mangel an Stimuli. Die Sinne können durch zu laute Musik oder zu grelles Licht, durch übermäßiges Fernsehen oder lange Computerarbeit überreizt sein. Unpassende Reize sind beispielsweise gewalttätige Filmszenen, schockierende Nachrichten, ungewünschte Berührungen oder ungenießbare Nahrung. Auch ein Mangel an Reizen für Haut, Augen, Ohren, Nase und Geschmackssinn kann sich störend auf den Organismus auswirken.

2. *Fehlverhalten (Prajnaparadha)*
   Fehlverhalten ist der häufigste Grund für Krankheiten und wird vom Menschen selbst verursacht. Es umfaßt unser Denken, Fühlen und Handeln, unsere Eigenschaften und Gewohnheiten.
   Man unterscheidet verbales, körperliches und mentales Fehlverhalten. Zuviel oder zu lautes Reden, Lügen, falsche Eß- und Lebensgewohnheiten, falsches Fasten, Überanstrengung, Trägheit, falsches Atmen sowie negative Eigenschaften und Gefühle wie Angst, Trauer, Wut, Aggression, Eifersucht, Neid, Stolz, Eitelkeit und Gier stellen die Ursache der meisten Krankheiten dar.
   Die folgenden 13 natürlichen Bedürfnisse sollten nicht unterdrückt werden, da dies ein Ungleichgewicht der Doshas hervorrufen würde: Luft ablassen, Stuhlgang, Urinieren, Niesen, Durst, Hunger, Schlaf, Husten, Keuchen, Gähnen, Weinen, Erbrechen und Sexualität.

3. *Klimatische Veränderungen (Parinama Kala)*
   Zuviel Hitze, Kälte oder Feuchtigkeit, Klimawechsel oder Temperaturen, die nicht der Jahreszeit entsprechen, verursachen ebenfalls Störungen der Doshas.

Eine Ausnahme von den drei obengenannten Ursachen für ein Ungleichgewicht in den Doshas bilden Krankheiten, die vererbt oder angeboren wurden oder die durch Unfälle, Umweltkatastrophen oder Gewaltanwendung entstanden sind. Dabei geht die ayurvedische Philosophie davon aus, daß Krankheiten auch die Folge eines negativen Karmas sein können; das heißt, daß in manchen Fällen vorangegangene schlechte Taten des Betroffenen selbst oder seiner Vorfahren für deren Entstehung verantwortlich sind. Eine weitere Ausnahme besteht in einer Krankheit, die eintritt, wenn der natürliche Zeitpunkt für den Tod eines Menschen gekommen ist.
Generell gilt, daß der Geist über den Körper erhaben ist. Je spiritueller ein Mensch ist, desto geringer ist der Einfluß, den materielle und äußere Faktoren – wie Nahrung, Wetter oder bestimmte Sinneseindrücke – auf ihn haben. Ein Yogi, Mystiker oder Heiliger könnte sich von reinem Gift ernähren, ohne einen Schaden davonzutragen. Seine geistigen Gaben heben seinen Energiekörper auf eine Schwingungsebene, die von materiellen Einflüssen nicht berührt werden kann. Vermutlich werden jedoch die wenigsten Menschen das Leben eines Yogis, Mystikers oder Heiligen wählen.
Je mehr wir in der Materie verankert sind, desto mehr können uns materielle Faktoren beeinflussen. Trotzdem gilt, daß ein Mensch, der sich völlig falsch ernährt, jedoch positive und sattvische Eigenschaften besitzt, vermutlich gesünder ist, als ein negativ eingestellter Mensch, der die ayurvedischen Ernährungsempfehlungen genau befolgt. Sattvische Menschen gelten als Lebenselixier für sich selbst und andere. Durch die Kraft ihres Glaubens und ihrer positiven Einstellung sind sie in der Lage, die Wirkungen materieller Einflüsse zu verändern.

Die Stadien

Wurde ein Dosha durch eine oder mehrere der obengenannten Ursachen beeinträchtigt, so kann sich die Störung durch die folgenden **sechs Stadien** zu einer Krankheit entwickeln:

1. *Akkumulation (Sancaya)*
   Es kommt zur Ansammlung eines Doshas bzw. Sub-Doshas, und die Bioenergie kann nicht mehr frei zirkulieren. Die Störung bleibt jedoch auf das Organ oder Gewebe beschränkt, in welchem das Dosha seinen Ursprung hat. Die Symptome zeigen sich in leichten, den Doshas entsprechenden Irritationen.
   Bei Vata-Dominanz kann beispielsweise nach dem Verzehr von kalten, rohen oder trokkenen Speisen eine Disharmonie im Dickdarm entstehen, welche Blähungen verursacht.

2. *Provokation (Prakopa)*
Wird der Ansammlung eines Doshas nicht rechtzeitig entgegengewirkt, so verstärken sich die Symptome.
Wurde die, im oben genannten Beispiel, entstandene Vata-Störung nicht reguliert, so kann sie sich verschlimmern und Verstopfung verursachen.

3. *Ausbreitung (Prasara)*
Die Störung beginnt, sich durch die Bewegung von Vata über den Ort ihrer Entstehung hinweg auszubreiten und andere Körperbereiche zu beeinflussen.
Eine bereits bestehende chronische Verstopfung könnte nun zu trockener Haut, Nervosität, Ängsten oder Gewichtsverlust führen.

4. *Lokalisation (Sthana samraya)*
Das gestörte Dosha, das im Stadium der Ausbreitung noch in Bewegung war, setzt sich nun an anderen Organen und Geweben fest. Symptome oder Schmerzzustände werden jetzt lokalisiert wahrgenommen.
Eine ausgeprägte Vata-Störung kann nun beispielsweise Knochen und Gelenke erreichen, diese austrocknen und Gelenk- oder Rückenschmerzen bewirken.

5. *Manifestation (Vyakti)*
In diesem Stadium läßt sich eine konkrete Erkrankung (z. B. Diabetes, Asthma, Magengeschwür) klar diagnostizieren.
Im fünften Stadium wird ein Arzt vielleicht eine rheumatische Erkrankung feststellen, und die Schmerzzustände können unerträglich werden.

6. *Termination (Bheda)*
Im letzten Stadium entscheidet sich, ob eine Krankheit geheilt werden kann oder ob sich Komplikationen ergeben, durch welche die Krankheit entweder chronisch wird oder zum Tode führt.

Die bewußte Körperwahrnehmung ist Bestandteil einer ayurvedischen Lebensweise. Während die westliche Medizin erst im vierten oder fünften Stadium eingreift, wenn sich eine Krankheit bereits manifestiert hat, wird im Ayurveda schon auf feinste Abweichungen des Wohlbefindens geachtet. Wenn Disharmonien sofort wahrgenommen und wieder ausgeglichen werden, kann langfristig dem Entstehen von schwerwiegenden Erkrankungen vorgebeugt werden.
In der Regel befallen uns Krankheiten nicht über Nacht, sondern kündigen sich leise, aber klar an. Meist sind wir nicht daran gewöhnt, auf subtile Nuancen unserer Befindlichkeit zu achten, und neigen dazu, einmal begonnene Verhaltens- oder Denkgewohnheiten, die uns schaden, beizubehalten. Ayurveda schult unser Bewußtsein für die feinen Veränderungen in unserem Körper, unserer Seele und unserer Umwelt.
Viele Menschen kennen keinen Zustand des beständigen inneren Friedens, der Erfüllung

und Glückseligkeit mehr und halten negative Bewußtseins- oder Gesundheitszustände für »normal«. Häufig sind wir, vor allem wir im Westen, durch ständige Doppelbelastungen und Aktivitäten so sehr überfordert, daß wir selten innehalten, um auf die leisen Botschaften unseres Körpers und unserer Seele zu hören. Übermäßiger Durst zum Beispiel oder Gefühle der Ungeduld zeigen an, daß Pitta im Organismus vermehrt ist und ausgeglichen werden muß. Ein trockener Mund oder Verstopfung weisen darauf hin, daß Vata sich im Ungleichgewicht befindet. Wenn wir uns träge und lustlos fühlen, ist dies ein Zeichen für eine Ansammlung von Kapha.

Ayurveda ist in seinem Sinne weit mehr eine Gesundheitslehre als eine Lehre der Krankheiten. Wesentlich ist, daß wir unsere Sensibilität schulen und mit unserem Körper und unserer Seele kommunizieren lernen, um deren subtile Botschaften verstehen und darauf reagieren zu können. Wenn wir wahrnehmen, daß sich das Pendel der Gesundheit leicht aus der Mitte bewegt, ist es nicht schwer, es wieder ins Gleichgewicht zu bringen. Je höher jedoch das Pendel nach einer Seite ausschlägt, desto schwieriger wird es, seine Bewegung zu stoppen und den Zustand der Stille und Gesundheit zurückzuerlangen.

9. Ayurvedische Diagnose

Die ayurvedische Medizin kennt unterschiedliche Verfahren, um Krankheiten zu diagnostizieren. Durch die verschiedenen Diagnoseverfahren erhalten Sie Auskunft über die Konstitution (Prakrti) des Patienten sowie über mögliche Störungen, die sich in den Doshas, Sub-Doshas, Dhatus und Srotas manifestieren können.

Fragenkatalog/Befragung des Klienten (Prashna)

Welche Konstitution (Prakrti) und mögliche Dosha-Störung (Vakrti) liegen vor?

Indem Sie verschiedene Faktoren wie Körperbau, Verdauung, psychische Merkmale und Krankheitstendenzen bei sich (oder Ihrem Klienten) erfragen, können Sie auf die vorhandene Prakrti schließen. Diese Diagnosemethode ist jedoch nicht vollkommen exakt. Manchmal können Störungen eines Doshas seit langer Zeit vorhanden sein und die eigentliche Konstitution überdecken. Übergewicht kommt vorwiegend bei Kapha-Prakrti oder in Form einer Kapha-Störung vor. Es kann jedoch auch aus einer Vata- oder Pitta-Störung hervorgehen oder bei Vata- oder Pitta-Prakrti in Form einer Kapha-Störung auftreten. Störungstendenzen lassen sich zwar bestimmten Doshas zuordnen, sind aber auch durch andere Doshas auslösbar.

Wenn Sie den folgenden Fragebogen ausfüllen, prüfen Sie bitte genau, ob die auf Sie zutreffende Eigenschaft eine kurzfristige Tendenz widerspiegelt oder ob es sich um dauerhaft vorliegende Qualitäten handelt.

Markieren Sie all jene Antworten, die am ehesten auf Sie zutreffen, und zählen Sie nachher die Punkte aller drei Doshas zusammen. Wenn die Angaben von zwei Kategorien zutreffend sind, so markieren Sie beide Doshas. Meist sind ein oder zwei Doshas auffallend dominant und geben Ihre Prakrti bzw. Misch-Prakrti wieder. Wenn Sie von den 25 Punkten beispielsweise 10mal Vata angekreuzt haben, 12mal Pitta und 3mal Kapha, werden Sie vermutlich von einer Pitta/Vata-Konstitution geprägt. Haben Sie 18mal Kapha, 3mal Pitta und 4mal Vata markiert, so haben Sie wahrscheinlich eine reine Kapha-Natur.

Angaben, die nur vorübergehend auf Sie zutreffen, können Ihnen Auskunft über eine momentane Störung (Vakrti) geben.

	Vata	Pitta	Kapha
Körperbau:	sehr groß oder sehr klein, dünn, unregelmäßig, kleiner Kopf	mittelgroß, gut proportioniert, mittelgroßer Kopf	schwer, stämmig, gleichmäßig, evtl. untersetzt, großer Kopf
Haut:	trocken, rissig, kalt, glanzlos, dunkel, bräunt schnell, dunkle Körperbehaarung	feucht, hell, rosig, neigt zu Sonnenbrand, Muttermalen, Akne und Sommersprossen	ölig, fettig, blaß, kühl, weich, dick, glatt, bräunt leicht
Gewicht:	geringes Gewicht, nimmt schwer zu; stark hervortretende Knochen, Sehnen und Blutgefäße	mittleres Gewicht, nimmt leicht ab und zu; muskulös; leicht sichtbare Blutgefäße	schwer, nimmt schnell zu; Knochen und Gefäße sind nicht sichtbar, neigt zu Fettleibigkeit
Gelenke:	klein, locker, knackend	mittelgroß, weich	groß, stabil, fest
Haare:	dünn, spärlich, dunkel, gelockt	fein, weich, rötlich oder hell, frühzeitiges Ergrauen oder Haarausfall	ölig, dick, reichlich, gewellt
Augen:	klein, trocken, dunkel, unruhig, kleine Augenbrauen und Wimpern	mittelgroß, gerötet, durchdringend, feine Augenbrauen und Wimpern	groß, sinnlich, hell, feucht, buschige und dicke Augenbrauen und Wimpern
Nägel:	trocken, gerillt, brüchig	hell, rosig, biegsam	weiß, fest, ölig, glatt
Hände und Füße:	klein, trocken, rissig, kalt, mit Hornhaut	mittelgroß, warm, rosig, weich	groß, dick, ölig, kühl
Zähne und Zahnfleisch	unregelmäßig, klein, kariös, Zahnfleischschwund	mittelgroß, Neigung zu Zahnfleischbluten und Entzündungen	groß, gesund, häufig ohne Karies, Zahnfleischwucherungen
Lippen:	dünn, trocken, klein, dunkel	mitteldick, mittelgroß, weich, rot	dick, groß, ölig, sinnlich
Urin:	spärlich, farblos, kalt	reichlich, gelb oder rötlich, warm	mäßig, weißlich, kühl
Stuhl:	trocken, dunkel, hart, unregelmäßig, neigt zu Verstopfung und Blähungen	weich, brennend, reichlich, locker, übelriechend, neigt zu Durchfall	mäßig, schleimig, gut geformt, weich

	Vata	Pitta	Kapha
Schweiß:	spärlich, geruchlos oder unguter Geruch	reichlich, heiß, stechender Geruch	mäßig, kühl, angenehmer Geruch
Appetit:	unregelmäßig	sehr groß, kann keine Mahlzeit auslassen	gleichbleibend, kann Mahlzeiten gut auslassen
Stimme und Sprache:	leise, schwach, heiser, spricht viel, schnell und unterbrochen	laut, scharf durchdringend, spricht mäßig schnell, klar und überzeugend	angenehm, wohlklingend, tief, spricht langsam und überlegt
Schlaf:	leicht, unruhig, unterbrochen, kurz	mäßig, ergiebig	viel, tief, Langschläfer, wacht morgens ungern auf
Gangart:	schnell, leicht, tänzelnd, unkoordiniert	schnell, bestimmt, zielgerichtet	langsam, bedacht, träge
Temperament:	einfühlsam, kreativ, sensibel, heiter, anpassungsfähig, künstlerisch nervös, ängstlich, wankelmütig, überaktiv, unentschlossen, unrealistisch	intelligent, aktiv, ehrgeizig, mutig, erfolgreich, Führerpersönlichkeit impulsiv, leidenschaftlich, stolz, ungeduldig, aggressiv, eitel, egozentrisch	geduldig, ruhig, fürsorglich, ausgeglichen, treu, gehorsam, zufrieden stur, gierig, träge, unflexibel, langsam, besitzergreifend, materialistisch
Verstand:	begreift schnell, anpassungsfähig, wechselhaft, gutes Kurzzeitgedächtnis	scharf, klar, kritisch gutes Gedächtnis	begreift langsam, stetig, stumpfsinnig, gutes Langzeitgedächtnis
Spiritualität:	Tendenz zu spirituell orientierter Lebensweise	Tendenz zu materiellem Erfolg und Macht	Tendenz zu materiell ausgerichteter Lebensweise
Glaube/Religion:	veränderlich, wechselhaft, unkonventionell	entschlossen, fanatisch, diszipliniert	beständig, loyal, konservativ
Sexualität:	wechselnde Partner, starkes Verlangen, aber wenige Ausdauer, abweichendes Verhalten, wenig Kinder	heiß, intensiv, leidenschaftlich, emotional, dominierend, mäßiges Verlangen	ausdauernd, starke Energie, treu, hingebungsvoll, viele Kinder

	Vata	Pitta	Kapha
Umgang mit Geld:	verschwenderisch, wenig Bezug zu Geld, leichtfertig	effektiver Einsatz, risikobereit	sparsam, geizig, braucht finanzielle Sicherheit
Lebensweise:	kreativer Beruf, Individualist, Künstler, reist und spielt gerne, unkonventionelle Lebensweise, zieht häufig um, sprunghaft	Karrieretyp, Führer, mag Leistungssport, Politik, Herausforderungen, riskante Sportarten und Unternehmungen	konservative, ruhige Lebensweise, sucht Stabilität und Sicherheit in Beruf und Partnerschaft, Genußmensch, familienorientiert
Anfälligkeit für Krankheiten:	nervöse Störungen, geistige Störungen, Verstopfung, Blähungen, Unfruchtbarkeit, Schmerzen, rheumatische Erkrankungen	Entzündungen, Fieber, Hauterkrankungen, Erkrankungen von Magen, Leber, Milz und Blut, Gelbsucht, Anämie, Durchfall, Sodbrennen, Hitze	Erkrankungen der Atemwege, Erkältungen, Schleim- und Wasser-ansammlungen, Übergewicht, träger Stoffwechsel

Untersuchung des Stuhls (Mala Pariksha)

Die Beschaffenheit, Menge, Farbe und der Geruch des Stuhls geben Auskunft über mögliche Dosha-Störungen und Ama-Ansammlungen.
Ist der Organismus gesund, so sollte der Stuhl täglich ohne Schwierigkeiten ausgeschieden werden. Idealerweise geschieht die erste Stuhlentleerung morgens nach dem Aufstehen und vor dem Frühstück. Ist der Stuhl so schwer, daß er nicht auf der Wasseroberfläche schwimmt, so ist dies ein Zeichen für Ama im Körper.
Folgende Eigenschaften können auf eine Dosha-Störung hinweisen:

- *Vata:* trockener, harter, dunkelbrauner bis schwarzer Stuhl in vielen kleinen Stücken, häufiger Entleerungsdrang mit wenig oder keiner Entleerung, Neigung zu Verstopfung
- *Pitta:* brennender, wäßriger Stuhl, übelriechend, gelblich oder mit Blutbeimengungen, häufige Entleerung, Neigung zu Durchfällen
- *Kapha:* weißlicher, schleimiger Stuhl, wenig Entleerungsdrang

Untersuchung des Urins (Mutra Pariksha)

Die Beschaffenheit des Urins und die Häufigkeit des Wasserlassens sind Maßstäbe, anhand deren sich Dosha-Störungen und Ama-Ansammlungen erkennen lassen.
Ein gesunder Organismus scheidet ca. sechsmal täglich eine mittlere Urinmenge aus.
Folgende Eigenschaften können auf eine Dosha-Störung hinweisen:

- *Vata:* häufiges Wasserlassen mit geringer Urinmenge, Schmerzen oder Schwierigkeiten beim Wasserlassen, heller oder farbloser, kühler, schaumiger Urin
- *Pitta:* häufiges Wasserlassen bei normaler Urinmenge, oder Urinmenge nimmt insgesamt ab; Brennen beim Wasserlassen, heißer oder warmer Urin mit dunkelgelber Farbe, Blut im Urin
- *Kapha:* Urinmenge nimmt zu, seltenes Wasserlassen mit großen Mengen, kühler, weißlicher, fettiger Urin

Ayurvedische Ärzte bedienen sich darüber hinaus eines Öltests, um Störungen der Doshas zu diagnostizieren. Dafür wird ein Tropfen Sesamöl durch eine Pipette in den morgens gesammelten Mittelstrahlurin gegeben. (Mittelstrahlurin: Beim Wasserlassen läßt man den ersten Teil des Urins ablaufen, der mittlere wird für die Diagnose aufgefangen, der Rest abgelassen.) Das Verhalten des Öltropfens kann Hinweise auf vorliegende Erkrankungen geben:

- Eine *Vata-Störung* liegt vor, wenn der Öltropfen auf der Oberfläche treibt oder eine schlangenartige Form annimmt.
- Löst sich der Tropfen in viele kleine Tropfen auf, so kann von einer *Pitta-Störung* ausgegangen werden.
- Bleibt der Tropfen liegen, so weist dies auf eine *Kapha-Störung* hin.
- Wenn der Tropfen zu Boden sinkt, sind alle 3 Doshas beeinträchtigt.

Zungendiagnose (Jihva Pariksha)

Über die Zunge lassen sich die Konstitution und mögliche Störungen leicht ablesen. Eine kleine, schmale, zitternde, dunkle Zunge weist auf eine Vata-Prakrti hin, eine mittelgroße, rote Zunge findet man bei Pitta-Menschen, und Kapha-Zungen sind hell, groß und breit. Ist der Organismus gesund, befindet sich kein Belag auf der Zunge.
Folgende Merkmale können auf Störungen hinweisen:

- Vata: Die Zunge ist trocken, rauh und kühl und hat einem bräunlichen, dunklen Belag. Kleine Pünktchen sind auf der Zunge zu sehen, und der Geschmack des Speichels ist bitter oder herb.
- Pitta: Die Zunge ist glänzend, rot, weich und glitschig, hat einen gelben, grünlichen oder rötlichen Belag, und der Speichel hat einen sauren oder scharfen Geschmack.

- Kapha: Die Zunge ist klebrig, feucht und blaß, hat einen weißen Belag und der Speichel einen süßen Geschmack.

Der Ort der Verfärbung oder des Belags weist darauf hin, wo im Körper eine Störung vorhanden ist. Die Zungenspitze entspricht den Bereichen von Kapha, vor allem den Lungen (außen) und dem Herz (Mitte). Die Zungenmitte ist Pitta zuzuordnen und damit Magen und Pankreas (Mitte) sowie Leber (rechts) und Milz (links). Der hintere Zungenbereich entspricht Vata und dem Dickdarm (Mitte) sowie den Nieren (außen).
Tiefe Risse oder Linien in der Zunge weisen auf chronische Vata-Störungen hin.
Wenn sich eine Mittellinie ausgeprägt hat, ist dies ein Zeichen für Störungen oder energetische Blockaden in der Wirbelsäule. Der vordere Zungenbereich steht für die Halswirbelsäule, der mittlere für die Brustwirbelsäule und der hintere für die Lendenwirbelsäule.

Pulsdiagnose (Nadi Pariksha)

Das Messen des Pulses stellt die wichtigste Diagnoseform der ayurvedischen Medizin dar und bedarf einer guten Schulung und einiger Übung. Wird die Pulsdiagnose richtig beherrscht, so gibt sie genaue Hinweise auf Prakrti, Vakrti und den Zustand der Organe, Dhatus und Sub-Doshas. Eine einfache Variante ist für jeden Menschen anwendbar und gibt Auskunft über das vorherrschende Dosha bzw. die momentane Verfassung des Patienten.
Therapeut und Patient sollten dafür beide entspannt sein. Verschiedene Faktoren können den Puls vorübergehend verändern und das Ergebnis verfälschen. Deshalb sollte bei folgenden Indikationen keine Pulsdiagnose durchgeführt werden: nach einem Sonnenbad, nach einer Massage, nach großen körperlichen Anstrengungen, bei Hunger, nach sexueller Aktivität und nach dem Baden oder Duschen sowie nachdem neben einer Hitzequelle gesessen oder gekocht wurde.
Bei Frauen wird der Puls am linken, bei Männern am rechten Handgelenk gemessen. Wenn Sie Ihren eigenen Puls deuten wollen, so legen Sie die jeweils andere Hand um Ihr Handgelenk, so daß sich Ihr Zeigefinger auf der Speichenschlagader, direkt unterhalb der Daumenwurzel befindet. Legen Sie Mittel- und Ringfinger direkt darunter. Der Zeigefinger mißt den Vata-Puls, der Mittelfinger den Pitta-Puls und der Ringfinger den Kapha-Puls.
Wesentliche Kriterien, die Sie bei der Pulsdiagnose beobachten müssen, sind die Geschwindigkeit, der Ort, an dem der Puls gefühlt wird, und die Qualität des Pulses.
Ein Vata-Puls ist unregelmäßig, schnell, schwach und fühlt sich wie die Bewegung einer Schlange an.
Ein Pitta-Puls ist impulsiv, regelmäßig, heiß und hervorspringend wie die hüpfende Bewegung eines Frosches.
Ein Kapha-Puls ist langsam, stark, regelmäßig, breit und weich wie die stampfende Bewegung eines Elefanten.
Beobachten Sie, in welcher Position (bzw. mit welchem Finger) Sie den Puls am stärksten fühlen und welche Qualität dieser Puls hat. Dadurch können Sie die Prakrti bzw. das dominierende Dosha ermitteln. Wenn der Puls beispielsweise mit dem Zeigefinger (Vata!)

am stärksten fühlbar ist und wenn dieser die für Vata typischen Merkmale der Schnelligkeit und Unregelmäßigkeit aufweist, so kann von einer allgemeinen Vata-Dominanz ausgegangen werden. Wenn Sie einen Puls der Pitta-Qualität im Bereich des Zeigefingers (Vata) fühlen, so ist es möglich, daß Pitta seinen Ursprungsort verlassen hat und sich in den Bereich von Vata bewegt. In diesem Fall könnte zum Beispiel eine Entzündung der Blase, der Gebärmutter oder des Dickdarms vorliegen.
Zählen Sie darüber hinaus, wie viele Pulsschläge pro Minute zu fühlen sind. Bei einem Menschen mit Vata-Konstitution oder einer momentanen Vata-Störung sind es im allgemeinen über 80 Pulsschläge pro Minute. Je mehr Vata aus dem Gleichgewicht gerät, desto schneller geht der Puls. Im Augenblick des Todes, welcher mit Vata in Verbindung steht und die letzte große Veränderung des Lebens darstellt, können bis zu 160 Pulsschläge gezählt werden. Der Pitta-Typ hat über 70–80 Pulsschläge pro Minute, wohingegen bei Kapha-Menschen unter 65–70 Schläge üblich sind.

Faktoren, die auf die Vitalität der Dhatus hinweisen:

- Rasa Dhatu (Plasma) spiegelt sich vor allem in der Haut wider. Weiche, klare, glänzende, dünne und geschmeidige Haut, die mit kurzer, feiner Körperbehaarung bedeckt ist, weist auf einen gesunden Zustand von Rasa Dhatu hin. Trockene, rauhe Haut und Schleimhäute, vorzeitige Faltenbildung, mangelnde Elastizität und eine ausgetrocknete Zunge lassen auf unzureichende Ausbildung von Rasa Dhatu schließen.
- Wenn Rakta Dhatu (Blut) gut ausgebildet ist, sind Lippen, Zunge, Ohren, Nase, Nägel, Hände und Fußsohlen voller Glanz und haben eine rötliche Farbe. Blässe und Trokkenheit dieser Bereiche weisen auf Störungen von Rakta Dhatu hin.
- Eine gute Ausbildung von Mamsa Dhatu (Muskeln) kann anhand des Zustandes von Gelenken, Armen, Beinen, Schultern, Bauch, Stirn, Wangen, Zähnen und Brustkorb gemessen werden. Sind diese Bereiche ausreichend mit Haut und Gewebe bedeckt, so ist Mamsa Dhatu gesund.
- Wenn Meda Dhatu (Fett) gut ausgeprägt ist, findet man gesunde Haare, Nägel und Zähne vor sowie eine ölige Haut und eine angenehme Stimme.
- Einen guten Zustand von Asthi Dhatu (Knochen) erkennt man an biegsamen, aber festen Unterarmen, Knien, Knöcheln und Gelenken sowie an einem stark ausgeprägten Kinn und festen Zähnen und Nägeln.
- Haarausfall, Spliß und brüchige Nägel weisen auf eine Störung von Asthi Dhatu (Knochen) hin.
- Majja Dhatu (Knochenmark und Nerven) ist in gutem Zustand, wenn ein allgemein gutes Aussehen, ein strahlender Teint und feste, lange, runde und stabile Gelenke vorhanden sind. Trockene Augen und dunkle Augenringe weisen auf eine Störung von Majja Dhatu hin.
- Gesundes Shukra Dhatu (Fortpflanzungsgewebe) zeigt sich durch ein freundliches, starkes Wesen, strahlende Augen, breite Hüften und eine charismatische Ausstrahlung.

Diagnose über die Marmapunkte (Marma Pariksha)

Über die Sensitivität der Marmapunkte kann auf vorhandene Störungen der Srotas, Nadis, Dhatus, Chakren, Doshas und Sub-Doshas geschlossen werden. Diese Form der Diagnose ist unmittelbar mit der Marmatherapie (Marma Chikitsa) und der ayurvedischen Massage verbunden. Marmapunkte sind von Natur aus sehr sensible Punkte, allerdings können bei bestimmten Menschen verschiedene Marmas extrem schmerzempfindlich sein. Zugleich lassen sich in den Punkten Vertiefungen oder energetische Blockaden erspüren. Wann immer diese Besonderheiten in einem Marma-Punkt beobachtet werden, ist davon auszugehen, daß die dem Punkt entsprechenden Körperfunktionen blockiert sind. Im zweiten Teil des Buches werde ich noch detaillierter auf die Marmabehandlung eingehen.

10. Ayurvedische Heilverfahren

Alle im Ayurveda angewandten Therapien haben entweder die Funktion der Ausleitung und Reduktion oder der Tonisierung (Stärkung) und des Aufbaus. Giftstoffe oder im Übermaß vorhandene Doshas müssen aus dem Körper ausgeschieden werden, bevor dieser gestärkt und verjüngt werden kann. Blockaden, die den freien Fluß von Prana behindern, werden beseitigt, und nicht ausreichend ausgebildetes Gewebe wird gestärkt und aufgebaut.

Reduktion und Tonisierung können auf unterschiedlichste Weise erreicht werden. Massagen dienen der Ausleitung von Ama und der Reduktion von Gewebeansammlungen, vor allem wenn Kapha vorherrscht, welches einen trägen Stoffwechsel verursacht. Gleichzeitig wirken ayurvedische Ölmassagen tonisierend, beruhigend, gewebeaufbauend und kräftigend; dadurch helfen sie, Vata-Störungen auszugleichen und Pitta zu besänftigen.

Neben den ayurvedischen Massagen werden Heilkräuter und eine Reihe anderer Verfahren eingesetzt. Ansammlungen von Ama im Körper werden – je nach Beschwerdebild – durch künstlich herbeigeführtes Erbrechen, Abführmittel, Einläufe oder Schwitzkuren aus dem Organismus ausgeleitet. Energieblockaden werden durch die Marmatherapie gelöst. Ölbehandlungen haben die Aufgabe, den Körper zu reinigen und zu nähren. Sie werden nicht nur in Form von Massagen, sondern auch durch ölhaltige Einläufe, durch Einführen von Öl in die Körperöffnungen (Nase, Ohren, Mund, Genitalien) und durch orale Einnahme von Öl oder Ghee verabreicht. – All diese Methoden sind ein Teil der Panchakarma-Behandlung. Diese nimmt einen Zeitraum von mindestens drei Wochen in Anspruch und reinigt und verjüngt den gesamten Organismus grundlegend.

Einige dieser Therapien sollten nur von geschulten ayurvedischen Ärzten oder Kliniken durchgeführt werden. Viele der Verfahren dienen jedoch der täglichen Reinigung oder der Selbsthilfe und eignen sich als sanfte Unterstützung der ayurvedischen Massagen.

Ölmassage (Abhyanga)/Selbstmassage (Swara-Abhyanga)

Ölmassagen haben eine stark reinigende und tonisierende Wirkung und sollten deshalb – möglichst täglich – als Selbstmassage durchgeführt werden. Sie können mit der Massage von Marmapunkten kombiniert werden und können zur Selbsthilfe bei zahlreichen Beschwerden eingesetzt werden.

Vata-Menschen sollten die Abhyanga in ihre tägliche Körperpflege integrieren. Pitta-Typen führen sie etwa dreimal pro Woche durch. Für Menschen mit Kapha-Prakrti wird die Ölmassage einmal pro Woche empfohlen. Kapha-Personen können anstatt der Ölmassage hin und wieder eine trockene Massage mit einem Seidenhandschuh (Garshan) durchführen, das wird ihren trägen Stoffwechsel anregen, ihr Übergewicht reduzieren und Kapha vermindern.

Vishesh ist eine ayurvedische Ölmassage, die muskuläre Verspannungen löst und dabei bis in das Tiefengewebe vordringt. Sie ist vor allem bei stark verspannten Muskeln empfehlenswert und eignet sich weniger zur Selbstmassage.

Ölbehandlungen (Snehana)

Während bei der herkömmlichen Ölmassage die Massagetechniken, die Behandlung von Marmapunkten sowie die physiotherapeutischen und energetischen Heilwirkungen eine wichtige Rolle spielen, liegt der therapeutische Schwerpunkt der Snehana-Therapie lediglich in der Heilwirkung der Öle begründet. Verschiedene Kräuter- oder Basisöle werden in großen Mengen auf den Körper aufgetragen oder oral verabreicht. Die Snehana-Therapie wird auch als »Liebestherapie« bezeichnet. Die Zärtlichkeit des sanften Einölens des Körpers dringt dabei bis tief in die Seele des Empfängers vor und badet diese in Liebe.
Zu den Snehana-Therapien gehören auch der Stirnguß (Shirodhara) und der Ganzkörperguß (Pizzichili). Diese Ölbehandlungen lassen sich zu Hause weniger gut anwenden, da bestimmte Vorrichtungen und Gefäße benötigt werden sowie eine spezielle Holzliege, die das Öl auffängt und in einen Sammelbehälter leitet.

Khadi Vasti

Dieser lokale äußere Öleinlauf gehört zu den Snehana-Behandlungen und kann auch recht einfach zu Hause durchgeführt werden. Hierfür wird aus Mehl und Wasser eine Teigrolle geformt, die kreisförmig auf die betroffene Stelle des Körpers aufgelegt wird. Der Teigrahmen bildet einen Behälter für warmes Kräuteröl.
Khadi Vasti lindert Beschwerden bei Hexenschuß, Bandscheibenvorfällen, Gelenkschmerzen und lokal begrenzten Verspannungszuständen des Rückens. Er wird auch auf bestimmten Marmapunkten angewandt, um diese zu harmonisieren. Über Basti Marma am Unterbauch und Guda Marma am Kreuzbein reguliert diese Behandlung die Fortpflanzungsorgene und fördert die Fruchtbarkeit. Hierfür eignet sich vor allem die Verwendung von Maha Narayana Taila, Narayana Taila, Ashwagandha Taila, Sesamöl oder Ghee. Über Hridaya Marma angwandt, wirkt Khadi Vasti stark beruhigend bei psychisch bedingten Herzrhythmusstörungen, bei Streßzuständen und Bluthochdruck. Bei Bandscheibenproblemen wird der Teigring über den betroffenen Wirbeln plaziert. Hier helfen schmerzlindernde Öle wie Bala Taila, Vishgarbha Taila und Narayana Taila.
Behandlungen mit dem Teigring über den Augen nennt man auch **Netra Tarpana**. Hier bleiben die Augen zunächst geschlossen. Sie werden geöffnet, wenn das warme Ghee oder

Öl in den Teigrahmen gegossen wurde. Die Augenbehandlung stärkt die Sehkraft und wird bei unterschiedlichen Augenerkrankungen eingesetzt.

Der Klient sollte vor jeder Behandlung Darm und Blase leeren, und die letzte Mahlzeit sollte mindestens eine Stunde zurückliegen.
Stellen Sie einen Teigring her, indem Sie etwa zweihundert Gramm Mehl (idealerweise eine Mischung aus Kichererbsen- und Dinkel- oder Weizenmehl) mit warmem Wasser und einigen Tropfen Öl zu einem festen Teig kneten. Formen Sie daraus eine lange Rolle. Drücken Sie diese etwas in die Breite, bis sie etwa drei bis fünf Zentimeter hoch ist. Verbinden Sie die beiden Enden, so daß eine Art Behälter entsteht. Stellen Sie den Behälter auf den zu behandelnden Körperteil des Patienten und drücken Sie ihn am Körper an. Erhitzen Sie das Öl, bis es sehr warm ist. Prüfen Sie die Temperatur des Öls am eigenen Körper, bevor Sie es in den Teigring gießen, so vermeiden Sie Verbrennungen beim Klienten.
Das Öl sollte nun zwischen 25 (Kapha) und 50 (Vata) Minuten auf dem Körper verbleiben. Die Behandlungsdauer für Pitta liegt bei 35 bis 40 Minuten.
Vor allem wenn Vata und Kapha ausgeglichen werden sollen, muß das Öl erneuert werden, sobald es abgekühlt ist. Nehmen Sie hierfür das Öl mit einem Schwamm auf, und gießen Sie warmes Öl nach.

Medizinische Wickel (Picu/Lepa)

Eine weitere Alternative zu den aufwendigen Ölbehandlungen bieten einfache Ölwickel. Hierfür wird ein dünnes Baumwolltuch in ein medizinisches Öl getaucht und auf die betroffenen Körperstellen gelegt.
Neben den ölhaltigen Wickeln können auch Kräuterabkochungen verwendet werden. Diese eignen sich auch als Schwitzkur (siehe unten), sofern die Kräuter eine erhitzende und schweißtreibende Wirkung haben.
Als Lepa bezeichnet man Kräuterpasten, die aus einer Mischung aus Kräuterabkochungen, Getreidepulvern, Pflanzensäften und Ölen hergestellt werden.

Schwitzkuren (Swedana)

Durch das Schwitzen werden die Srotas geöffnet. Störungen in den Doshas werden verflüssigt und herausgelöst, und Ama kann ausgeschwemmt werden. Vor allem bei Vata- und Kapha-Disharmonien überwiegt die Kälte im Organismus, und beide Konstitutionen haben wenige natürliche Schweißabsonderungen.
Schwitzbehandlungen helfen gegen Steifheit und Kälte. Sie lindern Gelenkschmerzen,

indem überschüssiges Vata und Ama aus den Gelenken entfernt wird. Das oft träge Kapha-Dosha wird durch Schwitzen angeregt, weshalb Schwitzkuren Übergewicht und Lethargie beseitigen. Auch Agni wird durch Swedana aktiviert.

Wenn Sie die Schwitzbehandlung mit einer ayurvedischen Massage kombinieren, sollten Sie zunächst die Massage und anschließend die Schwitzkur durchführen. Die Ölmassagen entwurzeln die gestörten Doshas und lösen diese aus den betroffenen Körperbereichen heraus. Durch Swedana können diese dann vollends verflüssigt und über die geöffneten Poren ausgeschieden werden.

Bei Pitta-Dominanz, übermäßigem Durst und zu starkem Agni, bei Durchfall, Sodbrennen, Herzbeschwerden und allgemeiner Schwäche sollte keine Schwitzbehandlung durchgeführt werden. Für Vata, welches kalt und trocken ist, ist ein Dampfbad empfehlenswert. Dieses trocknet Vata nicht weiter aus. Kapha-Menschen sollten die trockene Sauna bevorzugen.

Weitere Methoden für Schwitzkuren zu Hause:

- Nehmen Sie ein heißes Bad, und legen Sie sich danach, in ein Handtuch eingewickelt und warm zugedeckt, ins Bett.
- Trinken Sie heißen Tee, der aus Pitta steigernden Kräutern (z.B. Rosmarin, Salbei, Ingwer, Zimt, Pfeffer, Kardamom) besteht und die Schweißbildung anregt. Machen Sie sich eine Wärmflasche, und decken Sie sich gut zu.
- Eine weitere Methode sind heiße Umschläge mit einer Ingwerabkochung. Reiben Sie dazu eine Handvoll frische Ingwerwurzeln, pressen Sie den Saft aus, und geben Sie den Ingwersaft in etwa drei Liter kochendes Wasser. Tauchen Sie ein Baumwollhandtuch in den Sud, und legen Sie dieses im Bereich der Nieren auf Ihren Rücken. Decken Sie sich anschließend gut zu. Wiederholen Sie dieses Verfahren mehrmals, und tränken Sie das Tuch erneut mit dem Sud, sobald die schweißtreibende Wirkung nachläßt.

Künstliches Erbrechen (Vamana)

Durch künstlich herbeigeführtes Erbrechen werden Beschwerden gelindert, die auf ein Übermaß an Kapha oder Pitta zurückgehen. Kapha-Menschen neigen ohnehin zu Übelkeit und übergeben sich leichter als Pitta- oder Vata-Menschen.

Vamana wird durch entsprechende Kräuterabkochungen eingeleitet. Personen mit Kapha-Prakrti haben in der Regel keine Schwierigkeiten, die eingenommene Flüssigkeit zu erbrechen. Vamana reinigt den oberen Verdauungstrakt und den Magen, stärkt das Immunsystem, reguliert die Verdauungssäfte und beseitigt Kapha im ganzen Körper.

Diese Behandlungsmethode sollte jedoch nur von erfahrenen Therapeuten durchgeführt werden. Leiden Sie jedoch an starker Übelkeit aufgrund von Vergiftungen, Migräne oder verdorbenen Speisen, so können Sie sich durch Einführen des Fingers in den Hals schnell Linderung verschaffen.

Reinigung durch Abführmittel/Purgiertherapie (Virechana)

Diese Methode dient der Reinigung der Verdauungsorgane und des Blutes sowie der Stärkung der Leber und der Förderung von Ojas. Die Purgiertherapie gleicht vor allem Pitta aus und wird im Anschluß an Ölmassage, Schwitztherapie und Vamana verabreicht. In manchen Fällen wird sie auch dafür eingesetzt, ein Übermaß an Kapha aus dem Magen zu leiten. Die ayurvedische Purgiertherapie ist jedoch nicht mit der Einnahme einfacher Abführmittel zu vergleichen, welche lediglich Verstopfung beseitigen sollen. Die bei einer Panchakarma-Behandlung verwendeten Abführmittel wirken um ein Vielfaches stärker und haben die Funktion, den kompletten Verdauungstrakt zu reinigen. Die Purgiertherapie sollte daher nur unter professioneller Aufsicht durchgeführt werden.
Mildere Kräuter mit leicht abführender Wirkung können auch zu Hause eingenommen werden. Triphala oder Aloe-Vera-Gel bewirken – wenn sie über längere Zeit verwendet werden – eine sanfte Reinigung des Verdauungstrakts und des ganzen Organismus. Rizinusöl reduziert Vata und beseitigt Verstopfung.
Nehmen Sie ayurvedische Abführmittel am besten abends, vor dem Schlafengehen, ein, um Verstopfung, Kopfschmerzen, Ama, Müdigkeit, Schmerzen und Schwellungen im Körper zu beseitigen.

Einlauf (Vasti)

Der Einlauf ist eine wichtige ayurvedische Therapiemethode zur Reinigung des Dickdarms sowie des gesamten Organismus und um Apana Vata zu regulieren. Die Vasti-Therapie heilt Vata-Störungen wie Verstopfung und Blähungen, Schmerzzustände, Arthritis, Schlaflosigkeit und innere Unruhe. Außerdem aktiviert sie Kapha und löst Ansammlungen von Kapha-Überschuß im Dickdarm.
Die Einlauftherapie wird sowohl mit Wasserabkochungen als auch mit Ölen durchgeführt. Insbesondere die ölhaltigen Einläufe haben entgiftende und tonisierende Wirkungen. Ölhaltige Einläufe werden vor allem bei Vata-Dominanz empfohlen. Sie werden nach Abhyanga, Snehana, Swedana, Vamana und Virechana durchgeführt.
Bei starker Müdigkeit, Krankheit, Schwäche, Durchfall, Hitze im Körper und starkem Durst, im hohen Alter und bei Kindern sollten keine Einläufe durchgeführt werden. Bei Fettleibigkeit, Diabetes und Störungen von Leber und Milz ist von Einläufen mit Öl abzuraten.
Fettfreie Einläufe können aus Salzwasser oder Kräuterabkochungen bzw. Kräutertees hergestellt werden. Verwenden Sie ein bis zwei Tassen Flüssigkeit, die, bei ölhaltigen Einläufen, etwa eine halbe Tasse Öl enthalten sollte. Bei Vata-Störungen können Sie auch etwas mehr Öl hinzufügen, bei Kapha-Dominanz etwas weniger.
Bei ölfreien Abkochungen darf es auch mehr Flüssigkeit sein, maximal jedoch vier Tassen. Eine Abkochung, die Vata reduziert, können Sie aus eineinhalb Tassen Wasser, einer halben Tasse Sesamöl und zwei Eßlöffeln Ashwagandha-Pulver herstellen. Kochen Sie das

Wasser mit dem Kräuterpulver zehn Minuten lang, seihen Sie die Flüssigkeit durch ein Baumwolltuch oder ein feines Sieb ab, und gießen Sie dann das erhitzte Öl dazu. Eine Pitta reduzierende Abkochung gewinnen Sie aus zwei Tassen Wasser, vier Eßlöffeln Süßholzpulver und drei Eßlöffeln Ghee.
Um Kapha zu vermindern, können Sie eineinhalb Tassen Wasser mit je einem Eßlöffel Ashwagandha- und Ajwan-Pulver oder derselben Menge Bilva- oder Trivrit-Pulver mischen und je nach Bedarf etwas Sesamöl hinzufügen.

Eine Abhyanga- und/oder Swedana-Behandlung ist gut dafür geeignet, den Organismus auf den Einlauf vorzubereiten. Das Klistierzubehör ist in jeder Apotheke erhältlich. Entleeren Sie Darm und Blase, bevor Sie mit dem Einlauf beginnen, und legen Sie sich auf ein Handtuch.
Der Klistierbehälter muß oberhalb und auf der linken Seite des Körpers, zum Beispiel an einer Türklinke, befestigt werden. Der Sud sollte weder kalt noch heiß sein, da beides Störungen in den Doshas erzeugt. Lassen Sie ihn in jedem Fall so lange abkühlen, bis er lauwarm ist. Entspannen Sie sich völlig, bevor Sie mit der Vasti-Therapie beginnen. Legen Sie sich auf die linke Seite, und winkeln Sie das linke Bein an. Ölen Sie die Klistierspritze mit Ghee oder Öl ein. Führen Sie die Klistierspritze nun in den zuvor eingeölten After ein. Öffnen Sie den Verschluß, und lassen Sie die Flüssigkeit in den Enddarm fließen. Schließen Sie den Verschluß wieder, kurz bevor der Behälter sich vollständig geleert hat, um zu verhindern, daß Luft in den Darm gelangt. Ruhen Sie nun, und versuchen Sie, die Flüssigkeit so lange wie möglich im Körper zu behalten.
Wasserabkochungen sollten mindestens 10 bis 15 Minuten im Darm verweilen, ölhaltige Abkochungen können länger im Körper behalten werden. Nach spätestens 45 Minuten sollte jedoch eine Darmentleerung erfolgen. Ruhen Sie auch nach der Darmentleerung noch einige Zeit.

Vaginalspülung (Uttara Vasti)

Bei Frauenleiden werden Vasti-Anwendungen auch in Form von Vaginalspülungen durchgeführt (Uttara Vasti). Dadurch werden Vagina und Gebärmutter gereinigt, Infektionen beseitigt, außerdem das hormonelle Gleichgewicht und eine regelmäßige Menstruation wiederhergestellt.
Vaginalspülungen sollten nicht während oder direkt nach der Menstruation, bei Blutungen, während der Schwangerschaft und bei Kindern durchgeführt werden.
Spülen Sie die Vagina ebenfalls mit einem Klistierzubehör aus. (Wenn Sie das gleiche verwenden wollen wie beim Einlauf, müssen Sie es zuvor gut desinfizieren.) Legen Sie sich bequem und entspannt auf den Rücken, stellen Sie die Füße auf, und heben Sie das Becken etwas an, da die Flüssigkeit sehr schnell wieder aus der Vagina herausfließt. Sie können diesen Vorgang mehrmals wiederholen.

Spülungen mit Kamillentee, Triphala, Neemblättern oder anderen bitteren Kräutern reinigen die Scheide und helfen, Infektionen zu behandeln und ihnen vorzubeugen. Um Vata und Trockenheit zu reduzieren sowie die Fruchtbarkeit und Ojas zu erhöhen, empfehlen sich ölhaltige Abkochungen mit Shatavari, Ashwagandha, Rosenblüten oder anderen süßen, wärmenden und stärkenden Kräutern.

Einführen von Arzneimitteln in die Nase (Nasya-Therapie)

Die Nasya-Therapie, bei der Arzneimittel in die Nasenlöcher geträufelt werden, steht am Ende aller Panchakarma-Behandlungen. Sie sollte deshalb, wenn mehrere Therapieformen kombiniert werden, zuletzt eingesetzt werden. Neben Ölen können Sie auch Kräuterabkochungen oder arzneiliche Pulver in die Nase einführen.

Die Nasya-Therapie sollte von einem ayurvedischen Arzt durchgeführt oder überwacht werden. Sie wirkt unmittelbar auf das Gehirn, entstaut Nase und Nebenhöhlen und reduziert Vata und Kapha. Eine Kopfmassage und Schwitzbehandlung unterstützen die Wirkung der Nasya-Therapie und dienen als vorbereitende Maßnahme, um Ansammlungen der Doshas und Ama im Kopfbereich zu lösen.

Eine einfache Variante besteht darin, die Nasenlöcher täglich mit etwas Ghee, Kräuter- oder Basisöl einzufetten. Dadurch wird die Nasenschleimhaut gestärkt und geölt und Sie erreichen eine Sensibilisierung Ihres Geruchssinns. Erkältungen, Haarausfall und vorzeitigem Ergrauen der Haare wird ebenfalls vorgebeugt, Kopfschmerzen und Schnupfen können gelindert werden.

Marmatherapie

Die Marmatherapie reguliert Störungen im Körper und entfernt Blockaden im Energiekörper. Akupressur und – in selteneren Fällen – Akupunktur sind die beiden Methoden, durch welche die Marmapunkte therapeutisch beeinflußt werden. Viele ayurvedische Kliniken beziehen die Marmatherapie in ihr Behandlungskonzept mit ein.

Die Marmatherapie wird durch Öle, Kräuter oder Aromaessenzen ergänzt, da diese unmittelbar auf bestimmte Organe, Gewebe und Körperfunktionen einwirken. Durch die Kombination von Ölen und Massagetechnik wird entweder eine reduzierende oder eine tonisierende Wirkung erzielt.

Die Heilung über die Marmapunkte kann als eigenständige Therapie angewendet oder in die ayurvedische Massage integriert werden. Die Akupressur der Marmapunkte ist auch selbständig zu Hause oder in Kombination mit der Selbstmassage durchführbar.

Ölziehen

Die Ölzieh-Methode dient der täglichen Reinigung. Das Ölziehen ist wunderbar dafür geeignet, den Kopf, die Nase, die Nebenhöhlen, den Hals und die Bronchien von Ama, Schleimansammlungen und Giftstoffen zu befreien. Es stärkt das Zahnfleisch und beugt Faltenbildung vor, beseitigt Karies, schlechten Atem, Geschmacksverlust, Halsschmerzen und eine trockene Gesichtshaut. Auch Viren, Bakterien und Pilze der Mundhöhle werden dadurch entfernt. Ölziehen stärkt die Sehkraft, schärft die Sinne und hilft gegen Erschöpfung und Dosha-Ansammlungen im Kopfbereich.

Diese Reinigungsmethode wird am besten morgens, vor oder nach dem Zähneputzen, angewandt. Sie kurbelt den Stoffwechsel im ganzen Körper an und scheidet Ama über die Speicheldrüsen aus.

Nehmen Sie ca. einen Eßlöffel biologisches Sesam- oder Sonnenblumenöl in den Mund. Bewegen Sie das Öl etwa drei bis zehn Minuten in der Mundhöhle, indem Sie es vor- und zurückschieben, durch die Zahnzwischenräume ziehen und in die Backentaschen saugen. Sie können auch einige Zeit damit gurgeln. Vermeiden Sie unbedingt, das Öl zu schlukken. Es wirkt hochtoxisch, sobald es die Giftstoffe aus dem Körper gezogen hat. Wenn Sie es nach einigen Minuten ausspucken, hat es seine Farbe und Konsistenz verändert, ist weiß und schaumig geworden.

Spülen Sie anschließend den Mund gut aus, und reinigen Sie die Zunge mit einem Teelöffel oder einem Zungenschaber, um zu verhindern, daß Reste des Öls im Mund zurückbleiben.

Fasten

Heilfasten kann hilfreich sein, um Ama aus dem Körper auszuleiten, die Verdauungsorgane zu regenerieren, geistige Kraft und Klarheit zu entwickeln und viele Erkrankungen zu lindern. Während des Fastens sollten Kräuter eingenommen werden, die das Verdauungsfeuer anregen, da Agni sonst – vor allem bei längeren Fastenzeiten – unterdrückt werden könnte.

Fasten ist bei starken Vata- oder Pitta-Zuständen nicht zu empfehlen, da es Vata noch weiter auszehren und Pitta-Störungen verschlimmern kann. Menschen mit Vata-Konstitution sollten nicht länger als drei Tage und Pitta-Typen maximal vier Tage fasten. Kapha-Dominanz wird durch Fasten reguliert, deshalb darf bei einer Kapha-Konstitution problemlos längere Zeit gefastet werden.

Ayurvedische Heildiät

Ein wichtiger Bestandteil aller ayurvedischen Therapien ist die richtige Wahl der Nahrungsmittel. Eine Heildiät wird aus Mahlzeiten zusammengestellt, die das gestörte Dosha ausgleichen. Dadurch werden Disharmonien in den Doshas ausgeglichen. Eine sattvische Ernährung heilt und stärkt vor allem den Geist.
Nahrungsmittel haben entweder eine entgiftende oder eine stärkende Wirkung.

- Um den Organismus zu entschlacken und Ama zu reduzieren sollten fettige, alte, süße, salzige und saure Nahrungsmittel vermieden werden. Bevorzugen Sie stattdessen bittere, herbe, rohe, frisch gekochte und leicht verdauliche Speisen. Diese Diät reduziert Kapha, erhöht jedoch Vata. Deshalb muß die individuelle Konstitution bei der Zusammenstellung der Mahlzeiten berücksichtigt werden.
- Um den Organismus zu stärken, wird eine Diät aus tonisierenden Speisen empfohlen. Dazu gehören Milch, süße Nahrungsmittel, Fleisch, Ghee, Honig, Öle, Nüsse und Samen. Diese nährende Diät ist vor allem bei Untergewicht, für alte und geschwächte Menschen, für Schwangere und Kinder sowie bei starken Vata-Störungen zu empfehlen.

Ayurvedische Kräuterheilkunde

Ayurvedische Kräuter können kurzfristig und gezielt zum Zwecke der Heilung eingesetzt oder als Rasayana (»Lebenselixier«) langfristig zur Reinigung und Stärkung eingenommen werden. Sie sind auf die Doshas und die entsprechenden Störungen abgestimmt und lindern Beschwerden auf sanfte Weise. Ayurvedische Medikamente und Nahrungsergänzungsmittel sind so zusammengestellt, daß sie ihre Wirkung entfalten, ohne die Doshas zu stören.

Spirituelle Therapien

Zu den spirituellen Heilverfahren des Ayurveda gehören Yoga, Meditation, Gebete, das Singen von Mantren, Farbtherapie, Energiearbeit, Pranaheilung sowie Klang- und Edelsteintherapie. Diese Methoden wirken sehr subtil, können aber einen starken Heileffekt haben. Sie werden bei Erkrankungen eingesetzt, die durch andere Therapien nicht gelindert werden konnten. Vor allem bei schweren Krankheiten, wie Krebs oder psychischen Störungen, sind oft spirituelle Verfahren notwendig, da sie am tiefsten in die Seele und das Bewußtsein des Menschen vordringen. Allerdings sind die Kompetenz und Heilkraft des Therapeuten für den Erfolg der spirituellen Therapie von größter Bedeutung.

Farbtherapie

Die Farbtherapie stellt eine Form der spirituellen Behandlung dar. Die ayurvedische Massage bedient sich der Wirkung von Farben über die Wahl der Flaschen, in welchen sich die Massageöle befinden. Besteht eine Flasche beispielsweise aus gelbem Glas oder wird sie mit gelbem Papier umwickelt, so nimmt das Öl die Schwingungsfrequenz der Farbe in sich auf. Diese Wirkung wird verstärkt, wenn die Flasche einige Zeit in die Sonne gestellt wird.
Eine weitere Möglichkeit, sich die Heilwirkung der Farben zunutze zu machen, besteht in einer direkten Energiearbeit, welche die ayurvedische Massage ergänzen kann. Durch Visualisation werden bestimmte Körperbereiche in einer bestimmten Farbe »gebadet«, wodurch sich die Schwingung der Organe oder Körperzonen der Frequenz der Farbe angleichen. Blockaden und Krankheiten, die eine niedrige Schwingung haben, werden dadurch aus dem Energiekörper herausgespült, und die betroffene Körperstelle pendelt sich im Frequenzbereich der entsprechenden Farbe ein.
Farben haben eine ausgleichende Wirkung auf die Chakren (siehe Kapitel 1.6) und Doshas. Allgemein sollten alle Farben sattvische Eigenschaften haben und nicht zu grell oder künstlich sein, damit sie ihre heilende Wirkung entfalten können.

- **Rot** gleicht das erste Chakra aus und wirkt darüber hinaus auf das Blut, den Kreislauf, die Haut und auf das Nervengewebe (Asthi Dhatu). Der Lebenswille und die Verbindung zur Erde werden durch Rot gestärkt. Rot ist heiß, energetisierend und erhöht Pitta, harmonisiert jedoch Vata und Kapha. Wenn Kälte im Körper vorherrscht, wirkt Rot wärmend und anregend.

- **Orange** gleicht das zweite Chakra aus und wirkt ebenfalls wärmend auf Vata und Kapha. Orange nährt, wärmt und harmonisiert die Unterleibsorgane, solange dort keine entzündlichen Prozesse im Gange oder Pitta-Ansammlungen vorhanden sind. Wenn Kältezustände, Blockaden oder Vata-Beschwerden vorliegen, gilt Orange als sehr heilende Farbe.

- **Gelb** gleicht das dritte Chakra aus und fördert die Intelligenz. Es erhöht Pitta und die Ansammlung von Galle im Verdauungstrakt. Gelb kann, wenn es im Übermaß eingesetzt wird, zu einer starken mentalen Anspannung und Kopflastigkeit führen. Auf spiritueller Ebene unterstützt Gelb die innere Transformation und bewirkt den Tod des Ego. Ein warmer Gelbton harmonisiert Vata, und Gelb allgemein wirkt ausgleichend auf Kapha.

- **Grün** gleicht das vierte Chakra aus und wirkt besänftigend auf Vata und Kapha. Es harmonisiert das Herz, den Geist und die Gefühle. Grün kann jedoch – wenn es im Übermaß eingesetzt wird – Pitta vermehren.

- **Blau** gleicht das fünfte Chakra aus und wirkt harmonisierend auf Pitta. Es beruhigt Körper, Geist und Seele und schafft inneren Frieden. Blau symbolisiert das reine Bewußtsein. Pitta-Störungen und Erkrankungen der Leber können durch Blau reguliert werden. Im Übermaß angewandt, kann Blau Vata und Kapha stören.

- **Violett/Indigo** gleicht das sechste Chakra aus, öffnet das Dritte Auge und fördert die Fähigkeit der Hellsichtigkeit. Violett öffnet die Tore zum kosmischen Bewußtsein, erhöht die Schwingungsfrequenz im Körper und wirkt harmonisierend auf Kapha und Pitta. Vata kann jedoch durch ein Übermaß an Violett gestört werden.

- **Weiß** ist eigentlich keine Farbe an sich, da es alle anderen Farben in sich vereint. Weiß gleicht das siebte Chakra aus und stellt eine Brücke zur geistigen Welt dar. Durch weißes Licht werden die Aura und das Innere eines Menschen gereinigt. Weiß harmonisiert alle Chakren, Organe und Doshas, da es das ganze Spektrum des Regenbogens anbietet. Die gestörten Bereiche können sich so die für ihre Harmonisierung notwendige Farbfrequenz herausfiltern. Daher gilt Weiß als wichtigste Heilfarbe, welche auch Schmerzzustände lindert und das Energiefeld vergrößert.

- **Gold** hilft, die Verbindung zur göttlichen Quelle herzustellen, und verleiht große Kraft und spirituelles Verständnis, zudem stärkt es alle Organe und Gewebe.

11. Ayurvedische Kräuter und Rasayanas

Kräuter sind in der ayurvedischen Medizin von großer Bedeutung, weil sie – ähnlich wie alle Nahrungsmittel – über ihre Eigenschaft und ihren Geschmack direkt auf die Doshas und Sub-Doshas wirken und diese ausgleichen. Sie besitzen die Fähigkeit, die Srotas zu reinigen, Ama zu beseitigen, die Dhatus zu nähren und die Organfunktionen zu beeinflussen. Rasayanas können als Tonikum täglich zur Nahrungsergänzung eingenommen werden. Neben den Kräuterpräparaten gelten Ghee, Honig und Milch als natürliche Rasayanas. Stärkere Rezepturen werden in der Regel nur über einen begrenzten Zeitraum eingenommen, um bereits vorhandene Störungen auszugleichen.
Die ayurvedische Heilkunde setzt einzelne Kräuter bevorzugt in Kombination mit anderen Pflanzen oder Substanzen ein. Dadurch wird eine Vielzahl unterschiedlicher Wirkungen erzielt. Außerdem kann durch die Wahl verschiedener Inhaltsstoffe in einem Präparat verhindert werden, daß bestimmte Doshas aus dem Gleichgewicht geraten, während andere reguliert werden. Auch die Art der Züchtung und Ernte der Kräuter sowie die Art und Weise der Verarbeitung bestimmen den Heileffekt einer Pflanze. Schließlich wird die Wirkung einer Substanz auch durch die Art der Einnahme beeinflußt.
Ghee, Milch oder Honig dienen als Trägersubstanzen, welche den therapeutischen Effekt einer Arznei verstärken. Ayurvedische Pflanzen werden als Tee, Pulver (Churnam), Tabletten (Vati), Öl (Taila), Ghee (Ghrita), Kräuterfruchtmus oder in Verbindung mit dem Harz einer reinigenden Pflanze, die der Myrrhe ähnelt (Guggulu), verabreicht. Die verschiedenen Kräuteröle (Tailas) werden im dritten Teil des Buches beschrieben.

- **Aloe Vera (Sanskr. Kumari)** ist bitter, süß, herb und kühl. Dadurch lindert sie ausgezeichnet Erkrankungen, die durch ein Übermaß an Pitta entstanden sind. Vata und Kapha werden ebenfalls durch Aloe Vera reguliert. Sie hat verjüngende und den Hormonhaushalt ausgleichende Wirkungen, reinigt das Blut und stärkt Leber, Galle und Milz. Fieber, Entzündungen, Verbrennungen und Hauterkrankungen werden durch Aloe Vera gelindert. Sie wirkt zudem gegen Pilze und Parasiten in Darm und Vagina und kann gut für Einläufe und Vaginalduschen verwendet werden. Aloe Vera wirkt leicht abführend, beseitigt Blähungen und reinigt den Verdauungstrakt. Vor allem wenn Pitta dominiert, ist Aloe Vera ein gutes Mittel, um das weibliche Fortpflanzungssystem zu harmonisieren.

- **Amalaki (lat. Emblica officinalis)** ist süß, sauer, scharf, bitter, herb und wirkt kühlend auf den Organismus. Die Früchte des Amla-Baumes haben den höchsten Vitamin-C-Gehalt aller Pflanzen und sind Bestandteile vieler Rasayanas. Amalaki erneuert, erhält und verjüngt alle Dhatus. Die Amla-Früchte stärken die Sehkraft und das Immunsystem, reinigen den Mund und die Zähne. Amalaki stärkt die Knochen, reinigt das Blut, beseitigt Anämie, Allergien, Erkältungen, Diabetes, Gicht, Hämorrhoiden, Verstopfung, Fieber, Lebererkrankungen und Verdauungsstörungen.

- **Arjuna (lat. Terminalia Arjuna)** wirkt regulierend auf alle drei Doshas und wird in Indien vor allem als Herztonikum eingesetzt. Es stärkt den Herzmuskel und die Herzkranzgefäße, senkt den Cholesterinwert und wirkt gegen Bluthochdruck. Darüber hinaus heilt Arjuna auch das emotionale Herz und hilft bei Einsamkeit, Traurigkeit und Frustration. Arjuna verjüngt den Organismus und kann nach Traumata und psychischem Streß die emotionale Stabilität wiederherstellen.

- **Arjunarishta (Terminalia Arjuna, fermentiert)** ist ein flüssiges Herztonikum, welches unter anderem Terminalia Arjuna enthält. Es beseitigt Herzrhythmusstörungen, Herzschwäche, Vergeßlichkeit und Schlaflosigkeit.

- **Asafoetida (Sanskr. Hingu)** hat einen stark erhitzenden Charakter und beseitigt dadurch Vata- und Kapha-Störungen. Es kurbelt Verdauung und Stoffwechsel auf starke Weise an und sollte daher nur sparsam verwendet werden. Es wirkt gegen Parasiten, stärkt die Darmflora und reinigt die Gedärme von Giftstoffen und Ablagerungen. Verstopfung, Blähungen und Völlegefühl werden durch Asafoetida ebenso beseitigt wie Arthritis, Bauchkrämpfe und Gelenkschmerzen.

- **Ashokarishta (lat. Saraca indica)** ist ein mit Alkohol angereichertes Präparat, welches Substanzen des Ashok-Baumes enthält und bei verschiedensten Frauenleiden – wie Ausfluß, starke Menstruationsblutung und PMS – Abhilfe schafft.

- **Ashwagandha (lat. Withania somnifera)** wird auch als »indischer Ginseng« bezeichnet und ist süß, herb, bitter und erhitzend. Es wirkt stärkend und beruhigend auf Vata und das Nervensystem, erhöht jedoch Pitta und Kapha leicht. Für ältere Menschen und in der Rekonvaleszenz stellt Ashwagandha ein hervorragendes Tonikum dar. Es gilt als eines der wichtigsten Mittel zur Förderung von Ojas. Es verleiht Stärke und Energie, fördert den Aufbau der Dhatus und regeneriert das Hormonsystem. Sexuelle Kraft und Fruchtbarkeit, vor allem bei Männern, werden durch Ashwagandha gestärkt. Es beseitigt Schlaflosigkeit, Streß, Unruhe und Erschöpfung.
  Ashwagandha enthält Alkaloide, Steroide und Eisen. Alkaloide haben eine aphrodisierende Wirkung. Steroide regen die Produktion der Sexualhormone Testosteron und Östrogen an. Ashwagandha vermindert die Anzahl freier Radikale und stärkt das Immunsystem. Arthritis, Entzündungen und Tumoren können mit Ashwagandha geheilt werden, solange keine massive Pitta- bzw. Kapha-Dominanz besteht.

- **Bala (lat. Sida cordifolia)** ist süß, kühlend und reguliert alle Doshas. Es ist Bestandteil vieler ayurvedischer Heilmittel und besänftigt Vata-Störungen aller Art. Dieses Rasayana stärkt alle Dhatus, insbesondere Majja Dhatu, es nährt die Nerven, kräftigt das Herz und beseitigt arthritische Schmerzen. Bala harmonisiert den Anteil des männlichen Geschlechtshormons Testosteron im Körper und aktiviert das sexuelle Verlangen.
  Bala Taila, ein aus Bala hergestelltes Öl, lindert Muskelschmerzen und Krämpfe.

- **Basilikum (Sanskr. Tulsi/lat. Ocimum spp.)** gilt in Indien als heilige und spirituelle Pflanze, welche die Aura reinigt und das Immunsystem stärkt. Sie hilft gegen Erkältungen, Husten, Asthma, Fieber, Leberstörungen und schlechte Verdauung, außerdem wirkt sie antibakteriell. Basilikum stärkt Rasa Dhatu, Rakta Dhatu, Majja Dhatu und Shukra Dhatu. Seine sattvischen Eigenschaften fördern Qualitäten wie Hingabe, Vertrauen, Mitgefühl, Klarheit sowie die Heilkraft eines Menschen.

- **Bibhitaki (lat. Terminalia belerica)** ist süß, herb und wirkt erhitzend. Es nährt Plasma-, Muskel- und Knochengewebe (Rasa Dhatu, Mamsa Dhatu und Asthi Dhatu). Bibhitaki hilft gegen Erkrankungen von Haut und Augen sowie gegen Haarausfall, Asthma, Entzündungen und Verstopfung. Es wird meist in Kombination mit Amalaki und Haritaki in Form des Rasayanas »Triphala« eingenommen.

- **Bilva (lat. Aegele marmelos)** hat einen zusammenziehenden Geschmack und beseitigt dadurch ein Übermaß an Flüssigkeit im Körper. Kapha- und Pitta-Störungen, wie Ödeme, Durchfall und übermäßige Schweißbildung, werden durch Bilva gelindert. Vata jedoch wird dadurch stark vermehrt.

- **Bockshornklee (Sanskr. Methi/lat. Trigonella foenumgraecum)** ist bitter, scharf und erhitzend. Es reduziert Kapha und Vata, erhöht jedoch Pitta. Bockshornklee stärkt das Nervensystem und beseitigt Schwäche und Schmerzen nach Krankheit oder Schwangerschaft. Zusammen mit Milch und Ghee eingenommen, fördert Bockshornklee die Milchbildung und den Haarwuchs. Äußerlich angewandt, lindert es fettige Haut, Furunkel und Abszesse.

- **Brahmi (lat. Herpestis monniera/Bacopa monnieri)** hat einen bitteren, scharfen, süßen und kühlenden Charakter. Zwei unterschiedliche, doch in ihrer Wirkung ähnliche Pflanzen, werden in den ayurvedischen Texten als Brahmi bezeichnet, wobei Bacopa monnieri auch als **Gotu Kola** bekannt ist. Brahmi ist ein Rasayana, das alle drei Doshas ausgleicht. Es dient als Tonikum für den Geist und ist vor allem für Pitta empfehlenswert. Es fördert Intelligenz, Verständnis, Gedächtnis, Konzentration und innere Ruhe. Nervosität, Epilepsie, Ängste; Streß und Geistesstörungen werden mit Brahmi, Brahmi Rasayanam oder Brahmi Ghrita (Brahmi mit Butterghee) behandelt.

- **Brahmi Rasayanam** enthält Brahmi und dient als Nerventonikum, welches in Zeiten von Streß und Überarbeitung nährend wirkt, außerdem stärkt es die Gedächtniskraft und Auffassungsgabe.

- **Brennessel (lat. Urtica dioica)** ist eine der wichtigsten westlichen Pflanzen zur Regulierung von Pitta-Zuständen. Sie hat einen kühlenden Charakter und ist hervorragend dazu geeignet, das Blut von Giftstoffen zu befreien. Sie hilft bei Beschwerden von Leber, Gallenblase und Milz. Die Brennessel beseitigt Blutarmut und lindert Hauterkrankungen, Akne und Ekzeme. Auch Geschwüre von Magen und Darm sowie Allergien werden durch die Brennessel gelindert. Weiterhin reguliert sie Kapha und hilft bei Verschleimung des Magens und der Atmungsorgane, bei Lungenerkrankungen und Ödemen. Die Brennessel mindert die Anfälligkeit für Erkältungen und regt die Durchblutung an, allerdings erhöht sie Vata.

- **Chili (lat. Capsicum frutescens)** vermindert durch seine scharfen und anregenden Eigenschaften Kapha, erhöht jedoch Pitta und Vata. Chili regt die Verdauung und den Appetit, den Kreislauf und die Schweißsekretionen stark an. Es hat die Fähigkeit, Keime, Würmer, Bakterien und Parasiten abzutöten. Aus diesem Grund wird Chili in Indien großzügig zum Würzen der Speisen verwendet. Es wirkt blutstillend, heilungsunterstützend und öffnet die Atemwege. Stauungen in Nase, Nebenhöhlen und Bronchien werden durch Chili beseitigt. Für Schwangere ist ein übermäßiger Verzehr von Chili nicht ratsam.

- **Chitraka (lat. Plumbago zeylanica)** ist sehr scharf, fördert die Verdauung und heilt Hautkrankheiten, Hämorrhoiden und Akne. Es hat eine antiseptische (gegen Keime), antibakterielle (gegen Bakterien) sowie antifungale (gegen Pilze) Wirkung und entschlackt den Körper. Chitraka gilt als Tonikum für Leber, Milz und Darm. Es leitet die Menstruation ein. Während der Schwangerschaft sollte Chitraka nicht eingenommen werden, da es eine Fehlgeburt auslösen kann.

- **Chitrakadi Vati** besteht unter anderem aus Chitraka und Pippali. Es ist eines der besten Mittel, um den Körper zu entschlacken, die Fettverbrennung anzuregen und Kapha zu reduzieren. Es hilft Menschen, die zu Fettleibigkeit neigen, indem es Agni anregt und die Enzymaktivität im Verdauungstrakt steigert. Es lindert darüber hinaus Erkrankungen des Zwölffingerdarms, Arthritis, Hautkrankheiten und Hämorrhoiden.

- **Chyawanprash** ist ein Kräuterfruchtmus, dessen Hauptbestandteil Amalaki ist. Es ist das bekannteste Rasayana, erhöht Ojas und nährt die sieben Dhatus. Es wirkt stärkend bei Untergewicht und Schwäche und hilft alten Menschen und Kindern. Es befreit von Husten, Heiserkeit, Herzerkrankungen, Störungen der Atmungsorgane, Gicht und Beschwerden des Harntrakts.

- **Dashamula** besteht aus einer Kombination von zehn Wurzeln und ist Bestandteil vieler ayurvedischer Präparate und Einlaufmischungen. Es beseitigt sehr wirksam Müdigkeit und Erschöpfung. Es reguliert alle drei Doshas, insbesondere Vata, zudem regeneriert und verjüngt es die Zellen. Es hilft gegen Polio, Husten und Menstruationsschmerzen.

- **Ghee (Sanskr. Ghrita)** ist reines Butterschmalz und gilt als natürliches Lebenselixier. Wenn es richtig hergestellt wird, lindert es verschiedenste Beschwerden und stärkt den Organismus. Ghee ist süß und kühlend, nährt Meda Dhatu und den Geist, aktiviert Agni und vermehrt Ojas und die Fruchtbarkeit. Es senkt Vata und Pitta und erhöht Kapha.

- **Gokshura (lat. Tribulus terrestris)** ist bitter und kühlend, stärkt die männlichen Genitalien und besänftigt Pitta. Gokshura stärkt und heilt den Harntrakt. Es hilft bei Rheumatismus, Gicht, Impotenz, Prostatabeschwerden, Blaseninfektionen und Nierensteinen. In Milch gekocht wirkt Gokshura als starkes Aphrodisiakum.

- **Gotu-Kola** (siehe **Brahmi**)

- **Guggulu (lat. Commiphora mukul)** wird vielen ayurvedischen Präparaten beigefügt. Man verwendet dafür das Harz der Pflanze, welches die Srotas reinigt und den Organismus verjüngt. Die Dhatus, insbesondere das Nervengewebe, werden regeneriert und die weißen Blutkörperchen vermehrt. Guggulu hilft außerdem bei Arthritis, Rheuma, Gicht, Diabetes, Nervenleiden, Fettleibigkeit, Geschwüren, Schwellungen und Hämorrhoiden.

- **Haritaki (lat. Terminalia chebula)** ist leicht, erhitzend und enthält alle Geschmacksrichtungen, außer die Geschmacksrichtung salzig. Haritaki fördert die Langlebigkeit, erhält die Jugendlichkeit und hat eine tonisierende Wirkung. Es beseitigt Anämie, Herzbeschwerden, chronische Fieberzustände, Durchfall, Magersucht, Rheuma, Hauterkrankungen, Augenleiden, Husten, Harnstörungen, Diabetes, Milzvergrößerung, Heiserkeit, Ödeme, Gelbsucht, Erbrechen, Trauer, Depression und Störungen des Gedächtnisses ebenso wie des Intellekts.

- **Honig (Sanskr. Madhu)** ist süß, herb, erhitzend und reguliert vor allem Kapha und Vata. Honig ist ein natürliches Rasayana und gilt als ausgezeichnete Trägersubstanz von Arzneimitteln, weil er deren Wirkung verstärkt. Honig stärkt die Sehkraft, wirkt schleimlösend und baut Fett ab. Darüber hinaus lindert Honig Diabetes, Asthma, Übelkeit, Durst, Halsschmerzen und Unentschlossenheit. Honig sollte immer kaltgeschleudert sein und darf nicht erhitzt werden, da dadurch Ama im Organismus erzeugt wird.

- **Ingwer (Sanskr. Ardra/lat. Zingiber officinalis)** ist eine wichtige Pflanze für die Verdauung; sie regt den Appetit an und gleicht Agni aus. Vata und Kapha werden durch Ingwer erwärmt, ohne daß Pitta dabei erhöht wird. Ingwer hilft bei Übelkeit, Erbrechen und Schwindel. Er reinigt den Organismus von Bakterien, Würmern und Pilzen, stärkt das Immunsystem und wird bei Erkältungen, Husten, Hals- und Kopfschmerzen erfolgreich eingesetzt. Auch Rheuma und Herz-Kreislauf-Störungen werden durch Ingwer gelindert. Er wirkt stärkend, anregend, aufheiternd und ausgleichend auf die Psyche. Ingwerabkochungen werden im Ayurveda auch äußerlich angewandt, um Schwitzbehandlungen durchzuführen oder Muskel- und Gelenkschmerzen zu lindern.

- **Kalmus** (siehe **Vacha**)

- **Kardamom (Sanskr. Ela/lat. Eletarria cardamomum)** ist süß, scharf, erhitzend und reduziert dadurch Vata und Kapha. Kardamom fördert die Verdauung und den Appetit und beseitigt Blähungen. Er reinigt und erfrischt die Mundhöhle und verhindert Ansammlungen von Kapha und Schleim. Pitta wird durch Kardamom leicht erhöht.

- **Khadiradi Vati** ist ein Präparat aus verschiedenen Kräutern. Es heilt Entzündungen im Mund- und Rachenraum und löst Schleimansammlungen in den Bronchien. Es reduziert Pitta und Kapha, erhöht jedoch Vata.

- **Knoblauch (Sanskr. Lashuna/lat. Allium sativum)** ist scharf, süß, bitter, herb, salzig und erwärmend. Er hilft, Vata und Kapha zu reduzieren. Pitta und Rajas werden durch Knoblauch allerdings stark erhöht, weshalb er bei Pitta-Dominanz nur in kleinen Mengen oder in Kombination mit Zucker eingenommen werden sollte. Auch kann er die Nadis verstopfen, weshalb er von Yogis und spirituell arbeitenden Menschen häufig gemieden wird. Auch während der Schwangerschaft wird Knoblauch nicht empfohlen. Wird er angedünstet, so nimmt ihm das einen großen Teil seiner Schärfe und seiner Rajas vermehrenden Eigenschaft.
  Knoblauch hat eine stark antibakterielle Wirkung; er vertreibt Pilze, Viren und andere Parasiten aus dem Organismus und dient der Malariaprophylaxe. Äußerlich angewandt, wirkt Knoblauch schmerzlindernd bei Muskel- und Gelenkschmerzen und hilft gegen Vaginalpilz. Er reguliert Vata und schützt vor Arthritis, Diabetes und einem hohen Cholesterinwert. Knoblauch stärkt Ojas und Immunsystem, regt die Verdauung an, senkt hohen Blutdruck, stärkt das Herz und hilft bei Erkältungen und Erkrankungen der Atemwege. Darüber hinaus beseitigt Knoblauch Ödeme und verjüngt das Knochen- und Nervengewebe (Asthi und Majja Dhatu).

- **Koriander (Sanskr. Dhanyaka/lat. Coriander sativum)** reduziert durch seine kalte Eigenschaft Pitta, ohne Vata und Kapha zu beeinflussen. Er beseitigt Durchfall und Blähungen und wirkt entzündungshemmend und appetitanregend. Hautkrankheiten, Ekzeme, Erkrankungen der Gallenblase und des Harnsystems, Rheuma, Gelenkschmerzen, Asthma und Allergien werden durch Koriander gelindert.

- **Kreuzkümmel (Sanskr. Cumin;Jira/lat. Cuminum cyminum)** ist scharf und hat eine erhitzende Wirkung, weshalb er Vata und Kapha ausgleicht und Pitta erhöht. Cumin hat blutreinigende und verdauungsfördernde Eigenschaften und stabilisiert die Darmflora. Blähungen, Übelkeit und Darmkoliken werden durch Cumin ebenfalls gelindert.

- **Kurkuma (Gelbwurz; Sanskr. Haldi/lat. Curcuma longa)** ist scharf, leicht säuerlich, herb und reduziert sowohl Kapha als auch Pitta, erhöht jedoch Vata. Es regt den Appetit und die Verdauung an, hat entzündungshemmende und leberschützende Eigenschaften. Kurkuma beugt Herzinfarkten und Schlaganfällen vor, indem es die Arterien vor Fettablagerungen schützt. Es reinigt das Blut, wirkt Hauterkrankungen entgegen und lindert Asthma, Heuschnupfen und Allergien.

- **Lashunadi Vati**
  Diese Mischung besteht unter anderem aus Knoblauch, Kreuzkümmel und schwarzem Pfeffer. Dadurch hat es stark erhitzende und Pitta-vermehrende Eigenschaften. Es fördert die Verdauung und ist wirksam gegen Blähungen, Durchfall, Darmkoliken, Erbrechen und Darmwürmer.

- **Löwenzahn (Sanskr. Dughdapheni/lat. Taraxacum officinale)**
  Löwenzahn ist eine der wichtigsten westlichen Pflanzen, mit denen man Pitta reduzieren, das Blut von Toxinen befreien und Leber sowie Galle heilen und stärken kann. Gallensteine können durch einen Sud aus frischen Stengeln der Pflanze aufgelöst werden. Löwenzahn lindert Gelbsucht und Milzleiden. Erkrankungen der Haut und Ausschläge können ebenfalls mit Löwenzahn behandelt werden. Er hilft auch gegen Gicht und rheumatische Schmerzen. Kapha wird durch Löwenzahn reduziert, Vata jedoch erhöht.

- **Madhuka (Süßholzwurzel/lat. Glycyrrhiza glabra)** ist süß, kalt und besänftigt Pitta. Es hilft bei Erkrankungen des Blutes sowie gegen Durst, Bronchitis, Husten und Heiserkeit. Süßholz wirkt wundheilend, entgiftend, vitalisierend, schmerzlindernd und kühlend. Es reduziert die männlichen Geschlechtshormone (Testosteron) und bildet – mit Milch eingenommen – ein tonisierendes Rasayana für Gedächtnis und Intelligenz. Süßholz harmonisiert auch Vata, vermehrt jedoch Kapha.

- **Manjishta (lat. Rubia cordifolia)** ist eine Pflanze mit vorwiegend kühlenden und blutreinigenden Eigenschaften, welche zur Heilung von Krankheiten eingesetzt wird, die auf ein Übermaß von Pitta zurückzuführen sind. Sie hilft bei Entzündungen, Fieber, unreinem Blut, Durchfall, Hauterkrankungen, Lebererkrankungen, Nieren- und Gallensteinen, Hepatitis, Herpes, rheumatoider Arthritis und Blutungen. Manjishta wirkt antibakteriell und beseitigt Würmer sowie Parasiten und wird deshalb auch bei Cholera, Syphilis und Malaria unterstützend eingesetzt.

- **Milch** ist süß, kühl, sanft, ölig und schwer. Sie stellt ein natürliches Rasayana dar, welches Pitta und Vata reduziert. Kuhmilch hat verjüngende, entgiftende, abführende, stärkende, nervenberuhigende und appetitanregende Eigenschaften. Sie erhöht Ojas und lindert Hitze und Durst. Bei Kapha-Dominanz sollte man Ziegenmilch vorziehen.

- **Minze (Sanskr. Gamathi phudina/lat. Mentha piperita)** reduziert Pitta und Kapha, hat jedoch keinen Einfluß auf Vata. Schmerzen werden durch Minze reduziert. Sie wirkt schweißtreibend und fiebersenkend. Rheumatische Beschwerden ebenso wie Kopf-, Nerven- und Magenschmerzen werden durch Minze gelindert. Darüber hinaus beseitigt Minze Übelkeit und Brechreiz.

- **Neem/Nimba (lat. Azadirachta indica)** wird aus den Blättern des Neembaumes gewonnen. Sie ist eine der am häufigsten verwendeten und wirkungsvollsten Pflanzen, um den Körper von Toxinen, Parasiten, Pilzen und Bakterien zu befreien. Neemblätter sind bitter, kühlend, scharf und beseitigen Pitta sowie Kapha, erhöhen allerdings Vata. Neem hilft gegen Hautkrankheiten, Entzündungen, Malaria, Gelbsucht, Fieber, Durst, Übelkeit, Rheumatismus und Fettleibigkeit.

- **Pippali (lat. Piper longum)** hat scharfe, heiße und süßliche Eigenschaften. Es wird in der ayurvedischen Medizin häufig zur Beseitigung von Kapha- und Vata-Störungen eingesetzt. Pippali eignet sich bestens dafür, die Verdauung, den Stoffwechsel und die Assimilation von Nährstoffen zu fördern. Es reinigt die Srotas und sorgt für den Abtransport von Abfallstoffen im Organismus. Dadurch kann ein gesunder Aufbau der Dhatus gewährleistet werden. Darüber hinaus stärkt Pippali die Nerven und fördert einen gesunden Schlaf.
  Zusammen mit schwarzem Pfeffer und Ingwer bildet Pippali das Präparat Trikatu, welches als wichtiges verdauungsförderndes Mittel gilt.

- **Punarnava (lat. Boerhavia diffusa)** ist bitter und kühlend. Es wird vor allem in tonisierenden Einläufen und als hustenlinderndes und verjüngendes Mittel verwendet. Punarnava reduziert Pitta und Kapha.

- **Rasna (lat. Vanda roxburghii)** lindert Fieber, Ohrenentzündungen, Rheuma, Tuberkulose, Bronchitis und hat darüber hinaus antibakterielle Eigenschaften. Rasna ist der Hauptbestandteil von Rasnadi Guggulu.

- **Rasnadi Guggulu** ist ein wichtiges Präparat, um rheumatische Erkrankungen, Gicht, Neuralgien und Steifheit zu beseitigen. Es wirkt entzündungshemmend und gilt als Nerventonikum bei Vata-Störungen.

- **Schwarzer Pfeffer (Sanskr. Maricha/lat. Piper nigrum)** ist ein stark verdauungsförderndes Gewürz. Er stärkt Agni und hilft dadurch, Ama zu beseitigen. Schwarzer Pfeffer löst Kapha und Stauungen im Körper. Er lindert Vata und hilft gegen Fettsucht, Bronchitis, Erkältungen und Nebenhöhlenbeschwerden. Darüber hinaus reinigt er den Organismus von Parasiten.

- **Shatavari (lat. Aspargus racemosus)** ist süß, bitter, kühlend und gilt als wichtigstes Mittel zur Tonisierung der weiblichen Fortpflanzungsorgane. Shatavari ist ein Rasayana und Tonikum für Vata und Pitta. Es reguliert das Hormonsystem, beseitigt Streßzustände und stärkt die Milch- und Samenbildung. Shatavari gewährleistet einen gesunden Aufbau der Dhatus, stärkt Shukra Dhatu, Sattva und Ojas. Es reguliert die Menstruation, reinigt das Blut und verleiht Stärke, Jugendlichkeit und Fruchtbarkeit. Shatavari enthält Phytohormone, die dem körpereigenen Östrogen ähneln. Deshalb ist es auch ein wichtiges Tonikum für die Wechseljahre. Shatavari kann von Frauen während des ganzen Lebens als Rasayana eingenommen werden und gilt auch für Männer als ausgezeichnetes Aphrodisiakum.

- **Shilajit (Asphaltum)** wird aus Auszügen von Himalaja-Eisenerz gewonnen und ist reich an Vitaminen und Mineralien wie Kalium, Magnesium und Eisen. Es ist ein wichtiges und häufig verwendetes Rasayana und Allheilmittel. Es verleiht Jugendlichkeit und schenkt ein langes und glückliches Leben, beseitigt Krankheiten und stärkt Körper, Intellekt und Gedächtnis. Zur Behandlung einer Vielzahl von Erkrankungen wird Shilajit in Kombination mit einer Milchdiät verordnet. Es lindert unter anderem Anämie, Asthma, Bronchitis, Diabetes, Verdauungsstörungen, Nierenprobleme, Fettleibigkeit, Rheuma, Nervosität, Unfruchtbarkeit, Prostatabeschwerden und Impotenz.

- **Trikatu** besteht aus Pippali, schwarzem Pfeffer und Ingwer. Es regt Agni an, stärkt und fördert die Verdauung. Darüber hinaus wird es verwendet, um Erkältungskrankheiten zu lindern.

- **Triphala** vereint die Wirkungen von Amalaki, Bibhithaki und Haritaki und dient als lebensförderndes Tonikum für alle drei Doshas. Es wirkt leicht abführend und kann über längere Zeit eingenommen werden, um den Verdauungstrakt von Toxinen und Ablagerungen zu reinigen. Es vitalisiert und aktiviert alle Stoffwechselvorgänge, stärkt die Sinne und verbessert die Verdauung sowie die Assimilation der Nährstoffe. Es nährt das Nervensystem, das Blut und die Muskeln. Triphala hilft gegen Anämie, Herzerkrankungen, chronisches Fieber, schwere Hauterkrankungen, Lepra, Diarrhöe, Anorexie, Husten, Heiserkeit, Harnstörungen, Ödeme, Gelbsucht, Vergrößerung der Milz, Erbrechen, Hämorrhoiden und Gedächtnisstörungen.

- **Triphala Guggulu** vereint die verjüngende Wirkung von Triphala mit dem reinigenden Effekt von Guggulu.

- **Vacha (Kalmuswurzel/lat. Acorus calamus)** ist scharf, bitter und erhitzend. Dadurch reduziert sie Vata und Kapha, erhöht jedoch Pitta. Kalmus löst Stauungen in den Bronchien und den Nebenhöhlen, löst Verschleimung und ist auswurffördernd. Vacha stärkt die Intelligenz und das Gedächtnis, klärt den Geist und öffnet das Bewußtsein. Kalmus gilt als Verjüngungsmittel, regt den Kreislauf an und hilft bei Rheuma, Hautausschlägen und Kopfschuppen.

- **Vidanga (lat. Embelia ribes)** ist erhitzend, scharf und herb. Dadurch hilft es, ein Übermaß an Kapha zu reduzieren und Fettleibigkeit zu beseitigen. Vidanga ist darüber hinaus ein ausgezeichnetes Mittel, um den Körper von Parasiten, Würmern und Toxinen zu befreien.

- **Yogaraja Guggulu** ist ein Rasayana und Allheilmittel, welches aus verschiedenen Pflanzen besteht, unter anderem aus Triphala, Trikatu, Pippali, Vacha, Kreuzkümmel und Koriander. Es reinigt den Organismus und regt Agni und alle Stoffwechselvorgänge an. Es heilt den Körper von hartnäckigen Vata-Störungen, selbst wenn diese in den Gelenken und dem Knochenmark lokalisiert sind. Yogaraja Guggulu hilft gegen Darmwürmer, Blähungen, Hämorrhoiden, schwache Verdauung, Gelenkschmerzen, Geschwüre und Milzvergrößerung.

- **Zimt (Sanskr. Tvak/lat. Cinnamomum zeylonica)** wirkt erwärmend und reduziert dadurch Vata und Kapha, erhöht jedoch Pitta. Zimt reguliert die Verdauung, beseitigt Blähungen und wirkt entgiftend, schweiß- und harntreibend. Er hat die Eigenschaft, Schmerzen zu lindern, die Nerven zu stärken und den Blutzuckerspiegel zu senken.

Teil 2
Grundlagen und Praxis der ayurvedischen Massage

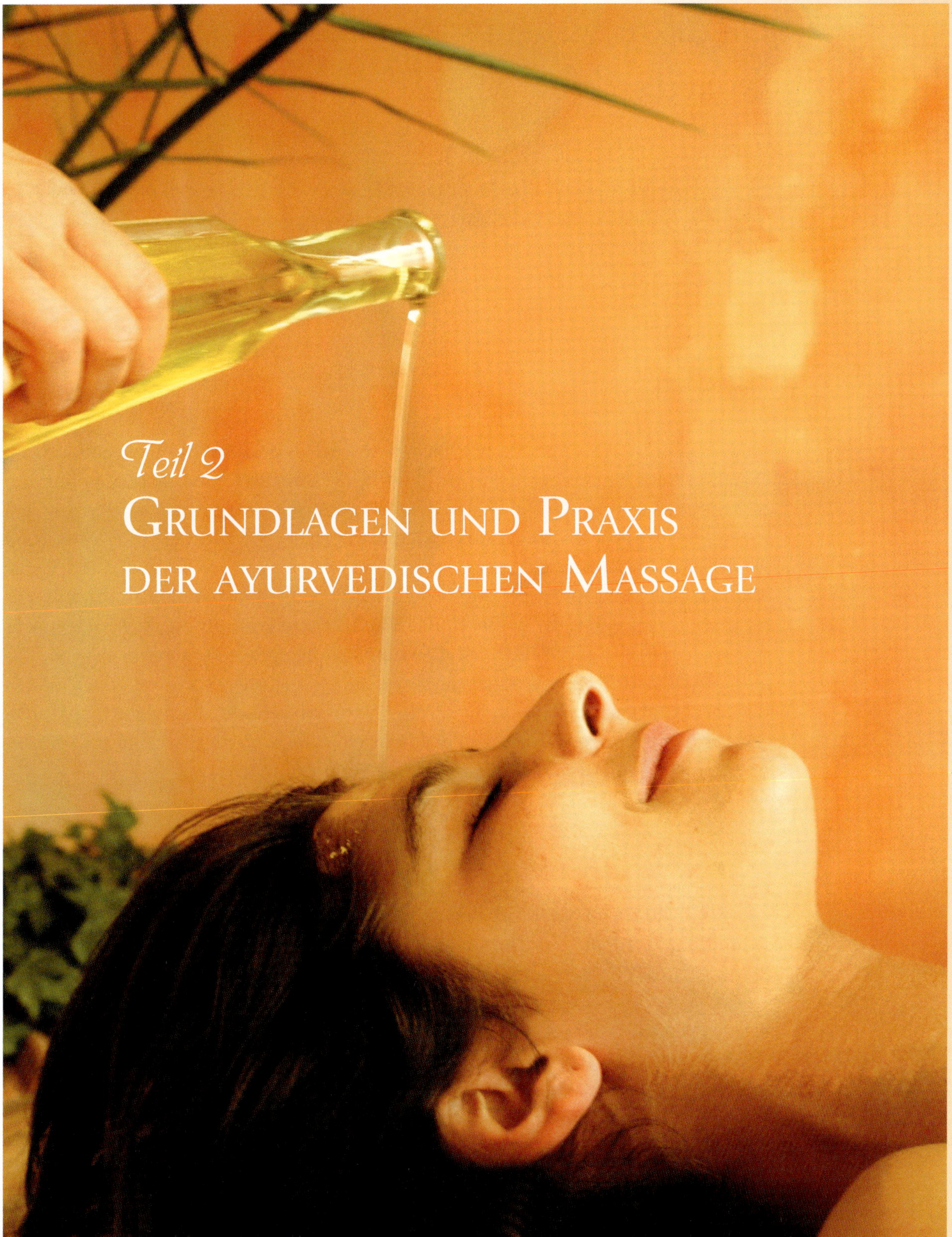

1. Die unterschiedlichen Wirkungsebenen der ayurvedischen Massage

Die ayurvedische Medizin arbeitet auf vielschichtige Weise mit der Verknüpfung von Körper und Bewußtsein. Die Wirkungsebenen der ayurvedischen Heilmassage umfassen sowohl körperliche Strukturen als auch feinstoffliche Faktoren.

Allgemeine Wirkung der Massage

Unabhängig von einer spezifischen Technik lösen Massagen zahlreiche Reaktionen im Organismus aus. Sie verbessern die Durchblutung der Gewebe, fördern den Lymphfluß und entfernen Verklebungen zwischen den Gewebeschichten. Massagen intensivieren den Fluß von Nährstoffen und den Abtransport der Stoffwechselendprodukte. Der Massagedruck und die Berührungen führen zur Ausschüttung von Endorphinen und Serotonin, welche die Schmerzempfindung im Körper hemmen. Bei regelmäßig massierten Personen konnte eine verminderte Freisetzung der Streßhormone Adrenalin und Kortison festgestellt werden, was sich unter anderem auch positiv auf die Wundheilung nach Verletzungen auswirkt. Das Immunsystem wird durch Massagen nachweislich gestärkt, allergische Reaktionen werden verringert. Weil jede einfühlsame Berührung Balsam für die Seele ist, verbessert sich das allgemeine Wohlbefinden massierter Menschen beträchtlich. Dadurch werden auch psychische Störungen, Ängste und depressive Streßzustände gelindert.

Die Wirkungen der Abhyanga: *Ausleitung von Ama, Stärkung der Gewebe und Harmonisierung der Doshas, Dhatus, Srotas, Nadis und Marmas*

Jede ayurvedische Massage hat die Funktion, die Dhatus zu entgiften und die Körperkanäle zu reinigen. Das erwärmte Öl löst Ansammlungen von Ama aus den Geweben. Durch die Massagebewegungen werden jene dann aus den Gewebezwischenräumen abtransportiert. Da die ayurvedische Massage auch den Stoffwechsel und die Nieren anregt, können die gelösten Giftstoffe schließlich über die Schweißdrüsen, die Hautporen, die Nieren und den Darm ausgeschieden werden. Auch Dosha-Ansammlungen werden auf diese Weise verflüssigt, gelöst und aus dem Körper ausgeleitet. Dies geschieht sowohl auf körperlicher als auch auf feinstofflicher Ebene. Die Öffnung der Srotas dient neben der Entgiftung auch

einer verbesserten Nährstoffversorgung der Dhatus. Das warme Öl hat übrigens eine stark tonisierende und nährende Wirkung. Es beseitigt vor allem Vata-Störungen.
Die klassische Abhyanga wird – je nach Konstitution der massierten Person – mit mittlerem oder leichtem Druck, mit speziellen Ölen und sanften Streichungen durchgeführt. Die Massage mit mittlerem Druck wirkt auf alle Gewebe, Nerven- und Blutgefäße, Lymphbahnen und Organe. Mit sehr sanftem Druck massiert man die Gelenke, die Knochen und die Wirbelsäule. Dies hat den Zweck, die Gelenke von Ama und Vata zu befreien und eine starke Knochensubstanz zu erhalten.
Über die Wahl der Massagetechnik werden die Doshas ausgeglichen. Durch eine bestimmte Richtung der Massagebewegungen kann Einfluß auf die fünf Pranas (Vatas) genommen werden. Die fließenden Massagebewegungen berühren auch die Marmapunkte, insbesondere die Gelenkmarmas. Auf diese Weise wird auch der Energiefluß in den Nadis reguliert. Dies ermöglicht einen ungehinderten Fluß von Prana im Organismus, wodurch alle Körperbereiche mit Lebenskraft versorgt werden.
Die massierte Person erfährt durch die Abhyanga Geborgenheit, Tiefenentspannung und eine Beruhigung der Gedanken. Das Immunsystem und die Bildung von Ojas werden angeregt. Die Abhyanga wird bei gesunden Menschen vor allem im Bereich der Vorsorge angewandt oder als tägliche Selbstmassage durchgeführt. Sie findet jedoch auch Anwendung im therapeutischen Bereich.

Die Wirkung der Entspannungsmassage (Samvahana): *Harmonisierung der Psyche und Stärkung des Nervensystems*

Eine reine Entspannungsmassage arbeitet mit leichtem Druck, viel Öl und sanften Streichungen. Sie soll lediglich ausgleichend auf das Nervensystem und auf die Psyche des Menschen wirken. Die Entspannungsmassage beruhigt hauptsächlich Vata und lindert Schlaflosigkeit und Nervosität. Durch den Abbau von Streß und Ängsten werden indirekt alle Körperfunktionen harmonisiert. Für diese Massageform ist in der Regel ein Massagetherapeut notwendig, weil hier die Selbstmassage nicht zu den erwünschten Wirkungen führt.

Die Wirkung der Marmapunktmassage: *Heilung der Organ- und Körperfunktionen durch Berührung des Körperbewußtseins*

Über die Marmapunkte werden die Doshas reguliert, außerdem alle Chakren, Nadis, Srotas, Dhatus, Organe und Körperfunktionen. Auf der Ebene des Körperbewußtseins wird hier direkt in den Bauplan des Körpers eingegriffen. Auf diese Weise können die Informationen zur Selbstheilung im Körper aktiviert werden. Bestimmte Marmas werden – je nach vorliegender Störung – länger und stärker gedrückt (Akupressur), als dies bei der Abhyanga möglich ist. Dadurch können spezifische Störungen gezielter therapiert werden. Die Marmapunktmassage kann auch als Selbstmassage durchgeführt werden, freilich nur solange sich die betreffenden Vitalpunkte an einer leicht zugänglichen Körperstelle befinden.

Die Wirkung der tiefen Muskelmassage (Vishesh): *Auflösung von muskulären Verspannungen und Befreiung von Wirbelblockaden*

Bei starken Muskelverspannungen ist eine tiefgehende Lockerung der Muskulatur dringend erfoderlich. Vishesh ist eine ayurvedische Massageform, die vor allem die tiefen Gewebeschichten berührt. Sie ist ideal bei Rücken- und Kopfschmerzen oder Beschwerden des Bewegungsapparates. Vor allem hier im Westen gelten starke Muskelverspannungen und Rückenleiden als Volkskrankheit und müssen in eine ganzheitliche Massagetherapie integriert werden.
Die Effekte der etwas weicher und subtiler ausgeführten Abhyanga sind gefährdet, wenn stark verklebte Muskelfasern nicht systematisch aufgelöst werden, da diese die Srotas verstopfen und Ama erzeugen. Während die Abhyanga mehr für die feinstofflichen Körperstrukturen konzipiert wurde, arbeitet Vishesh vorrangig auf körperlicher Ebene. Sie wirkt hier vor allem auf das Muskelsystem (Mamsa Vaha Srotas), das Fettsystem (Meda Vaha Srotas) und das Knochensystem (Asthi Vaha Srotas).
Durch Lockerung der Muskeln seitlich der Wirbelsäule werden außerdem Fehlstellungen der Wirbel korrigiert. Dadurch werden Störungen der Nervenversorgung beseitigt und Krankheiten und Blockaden in den Organen positiv beeinflußt. Hier wird mit mittlerem bis starkem Druck massiert, um die tiefen Ebenen des Bindegewebes und der Muskulatur zu entspannen.

Die ganzheitliche und psychische Wirkung der Tiefengewebemassage: *Befreiung von emotionalen und energetischen Prägungen und Reinigung des Energiekörpers*

Wenn wir unter psychischem oder körperlichem Streß stehen, nehmen wir unwillkürlich eine verkrampfte Körperhaltung ein, atmen flach und verspannen unsere Muskulatur.

In solchen Momenten werden Streßhormone ausgeschüttet, welche dem Körper signalisieren, daß er in Gefahr ist. In reellen Gefahrensituationen wird unserem Organismus dadurch die Energie bereitgestellt, die er benötigt, um zu kämpfen oder zu flüchten. Auch Blutdruck und Muskeltonus werden hierdurch erhöht. Wenn wir nun aber weder kämpfen noch um unser Leben laufen, weil wir Streß am Arbeitsplatz oder in Beziehungen erleben, findet die entstandene Spannung kein Ventil, durch welches sie abfließen kann. Der Streß sitzt uns in den Gliedern, und der Organismus speichert jede Erfahrung dieser Art sowohl körperlich als auch energetisch. Erfahrungen wie Schmerz, Streß, Trauer, Angst oder Wut werden in den Muskelzellen gespeichert.

Wenn durch die Vishesh Verspannungen im Tiefengewebe aufgelöst werden, können oft auch die emotionalen Prägungen den Körper verlassen. Der Energiekörper erfährt dadurch eine Reinigung von manchmal lang festgehaltenen Traumata. Werden diese traumatischen Erlebnisse nicht aus dem Energiekörper herausgelöst, so führen sie möglicherweise eines Tages zu körperlichen Erkrankungen. Der Masseur kann seinen Atem dazu einsetzen, diesen Prozeß zu unterstützen und die durch negative Emotionen entstandenen Blockaden zu lösen. Es besteht auch die Möglichkeit, daß er negative Prägungen energetisch aus dem Körper herauszieht und anschließend über die Hände ausschüttelt.

Heilung durch die Eigenschaft des Öles, durch Kräuterzusätze und Aromaöle

Öle haben eine heilende Wirkung auf den Körper. Sie werden vom Organismus ebenso verdaut wie die Nahrung und Medizin, die wir durch den Mund aufnehmen. Bestimmte Öle harmonisieren die einzelnen Doshas und haben eine lindernde Wirkung bei unterschiedlichsten Beschwerden. Kräuter- oder Aromaöle können dabei entweder für die Massage des ganzen Körpers verwendet oder auf bestimmte Körperteile, Nadis, Chakren oder Marmapunkte aufgetragen werden.

Heilung durch die Kraft der Gedanken

Das Bewußtsein und die Gedanken des Masseurs stellen eine weitere Kraft dar, die auf den Klienten einwirkt. Bei der Massage muß der Masseur selbst frei von Verspannungen sein. Er sollte positiv denken und sich die Wirkung seiner unterschiedlichen Massagetechniken bewußt machen. Der Masseur kann die Wirkung der Massage verstärken, indem er sich bildlich vorstellt, wie die Massage beispielsweise die Srotas öffnet, wie Ama ausgeschieden wird oder wie die Gewebe sich entspannen und durch das Öl genährt und gesättigt werden.

Heilung durch die Heilkraft des Masseurs

Die letzte Komponente der ayurvedischen Massage liegt in der direkten Heilkraft des Masseurs begründet, welche über die bloße Gedankenkraft hinausgeht. Die rein geistige Heilarbeit setzt eine intensive spirituelle (sattvische) Lebensweise des Masseurs voraus und kann durch Pranaheilung, Visualisierung, Gebete, Handauflegen (Reiki) oder andere spirituelle Methoden erfolgen. Wenn ein Masseur über ein hohes Maß an Prana und Heilkraft verfügt, so kann das Auflegen der Hände auf die Marmapunkte, Chakren oder auf den Scheitel des Patienten um ein Vielfaches wirkungsvoller sein als alle anderen Ebenen der ayurvedischen Massage.

Die oben angeführten Wirkungen und Methoden sind nur der Übersichtlichkeit und des besseren Verständnisses wegen getrennt dargestellt. Bei der praktischen Arbeit wirken fast immer alle Komponenten zusammen und ergänzen sich zur ganzheitlichen Wirkung der ayurvedischen Heilmassage.
Darüber hinaus gibt es noch eine Vielzahl anderer ayurvedischer Massage- und Ölbehandlungen, auf welche in diesem Buch jedoch nicht weiter eingegangen werden kann. Einzelne Elemente dieser traditionellen Behandlungsformen überschneiden einander und sind in unterschiedlichsten ayurvedischen Massagearten zu finden.

Weitere Formen der Massage

- Die **Babymassage** wird in Indien schon bei Säuglingen durchgeführt, um die Öffnung der Srotas, eine gesunde Ausbildung aller Dhatus und die Entwicklung großer Intelligenz zu garantieren.
- **Garshan** ist eine Massage, die mit einem Seidenhandschuh und meist mit kräftigem Druck ausgeführt wird. Sie wirkt anregend auf den Organismus und lindert durch ihren trockenen Charakter Kapha-Störungen. Garshan-Behandlungen eignen sich zur Reduktion von Fett, Ama und Cellulite. Sie beseitigen Müdigkeit und regen einen trägen Stoffwechsel an. Garshan stärkt das Nervensystem und kräftigt das Bindegewebe.
- **Karna Purna** ist eine Ölbehandlung der Ohren, die vor allem bei Tinnitus, Hörsturz und anderen Vata-Störungen hilft. Karna Purna hat außerdem eine stark verjüngende Wirkung auf den gesamten Organismus und wirkt kräftigend auf das Nervensystem. Neben dem Eingießen von Öl oder Ghee in die Ohren werden bei dieser Behandlung Ohren, Kiefer und Nacken ausgiebig massiert.
- **Kadhi Vasti** bezeichnet einen Ölstaudruck im Rückenbereich. Hier wird innerhalb eines Teigrings warmes Kräuteröl auf bestimmte Körperbereiche gegeben. Diese Behandlung eignet sich vor allem dafür, Bandscheibenprobleme oder Arthrose zu behandeln. (Siehe Kapitel 1.10)
- **Mukabhyanga** ist eine ayurvedische Gesichtsbehandlung, die neben der Massage mit

einem besonderen Öl auch einen Herzguß und eine Oberkörpermassage beinhaltet. Peelings und Masken können diese Gesichtsmassage ergänzen.

- **Nasya Karama** bezeichnet das Einfüllen von medizinischen Ölen in die Nase. Diese Behandlung lindert chronische Nebenhöhlenentzündungen, chronische Kopfschmerzen, Migräne, Gesichtslähmungen sowie andere Erkrankungen der Nase, der Augen und des Kopfes.
- **Netra Tarpana** ist die Bezeichnung für eine ayurvedische Augenbehandlung. Hierfür wird ein Teigring um die Augen gelegt, welcher mit körperwarmem Ghee gefüllt wird, in dem dann die Augen geöffnet werden. Diese Ölbehandlung stärkt die Sehkraft und das Nervensystem.
- **Padhangata** ist eine tiefe Gewebemassage, die mit den Füßen, Ellbogen und Händen ausgeführt wird. Hierbei kann ein besonders starker Druck auf verspannte Muskeln ausgeübt werden. Padhangata hat eine stark anregende Wirkung auf den Stoffwechsel und die Lymphe. Sie beseitigt Kapha-Störungen, Müdigkeit und Ama. Die Massage mit den Füßen wird auch als **Chavitti** bezeichnet.
- **Pinda Sweda** bezeichnet eine Massage mit heißen Reissäckchen. Diese Behandlung wird vor allem bei chronischer Arthritis, bei Genickstarre und Gliederschmerzen eingesetzt. Sie macht außerdem die Haut geschmeidig, weich und straff, darüber hinaus lindert sie Falten.
- **Pizzichili** ist die Bezeichnung eines Ganzkörperölgusses, bei welchem warmes Öl, ähnlich wie beim Stirnguß, über den gesamten Körper gegossen wird. Auch diese Ölbehandlung lindert vor allem Vata-Störungen. Sie wird bei Lähmungen, multipler Sklerose, Parkinson, Ischiasbeschwerden und Erkrankungen der Wirbelsäule eingesetzt.
- **Samvahana** kann wörtlich mit »die sanfte Bewegung« übersetzt werden. Neben der Entspannungsmassage wird auch eine ayurvedische Schönheitsbehandlung als Samvahana bezeichnet. Sie enthält Massagen mit Aromaessenzen, Seidentüchern, zarten Pinseln und Bürsten. Auch Ölmassagen und das Waschen des Körpers mit Rosenmilch gehören zu dieser Schönheitsbehandlung.
- **Shirodhara**, der Stirnguß, ist keine Massage im eigentlichen Sinn, wenngleich er meist im Zusammenhang mit ayurvedischen Massagen verabreicht wird. Aus einem großen Gefäß fließt über einen Zeitraum von mindestens 30 Minuten warmes Öl auf die Stirn des Patienten. Das ist zum einen sehr angenehm, zum anderen besänftigt es Vata-Störungen aller Art, heilt das Nervensystem und den Geist. Shirodhara wird bei Migräne, Streßzuständen, Schlaflosigkeit und Lähmungen verabreicht. Durch den Stirnguß wird auch das Stirn-Chakra harmonisiert und das Dritte Auge geöffnet.
- **Snehana:** Bei der im Rahmen einer Panchakarma-Kur durchgeführten Snehana-Therapie nehmen die Wahl des Öles und die Ölung des Körpers die wichtigste Stellung in der Behandlung ein. In diesem Fall wird den Massagetechniken wenig Bedeutung beigemessen. Heilung wird einzig über die Eigenschaft des Öle(n)s und bestimmter Kräuterzusätze erreicht.
- **Thalodal** ist eine aus Kerala stammende Druck- bzw. Sportmassage. Sie hat die Kräftigung der Muskulatur und die Öffnung der Srotas zum Ziel.

- **Udvartana** ist eine Massage mit feingemahlenen Pflanzenpulvern, welche – je nach gewünschter Wirkung – erwärmt oder mit Öl zu einer Paste verarbeitet verabreicht werden. Sie kann durch ihren trockenen und wärmenden Charakter bei verschiedenen Kapha-Beschwerden Linderung verschaffen.
- **Upanahasveda** wird eine ayurvedische Rückenbehandlung genannt, die neben Ölmassagen meist auch das Auftragen von Kräuterpasten (Lepa) und Wärmebehandlungen umfaßt. Vor allem Rückenbeschwerden werden mit der Upanahasveda behandelt.
- **Ushnasnaha**, die ayurvedische Seifenschaummassage, wird in Form einer Badezeremonie durchgeführt.

2. Die spirituelle Entwicklung des ayurvedischen Masseurs

Da der Ayurveda seine Wurzeln in Indien hat, basieren seine spirituellen Aspekte auf den philosophischen Traditionen Indiens. Einer der sechs Teile der vedischen Schriften beschreibt die dem Ayurveda zugrunde liegende Samkhya-Philosophie. Diese beruht auf einem dualistischen Weltbild und hat einen rationalen und wissenschaftlichen Charakter. In der Samkhya-Philosophie werden die beiden Urprinzipien Purusha (Bewußtsein) und Prakrti (Materie) unterschieden. Purusha ist reines Sein; es existiert jenseits jeder Bewegung und Substanz und verkörpert das männliche Prinzip. Prakrti stellt die Schöpfung dar, mit all ihren Ausprägungen, Bewegungen und materiellen Formen, sowie den Vorgang des Schöpfungsprozesses. Prakrti ist der erste Funke der materiellen Welt, die Wurzel jeder Evolution; sie verkörpert das weibliche Prinzip, und aus ihr gehen die drei Gunas Sattva, Rajas und Tamas hervor.

Purusha ist der Geist, der Schöpfer, das Subjekt. Prakrti ist die Schöpfung selbst, das Erschaffene, das Objekt. Jede Materie (Prakrti) enthält alle drei Gunas (Trigunas) in unterschiedlichen Anteilen, während Purusha ohne Eigenschaften ist. Durch die Trigunas werden Buddhi (Intellekt) und Mahat (Weisheit) gebildet, aus welchen wiederum Ahamkara, (das Ichbewußtsein oder Ego) hervorgeht. Evolution entsteht durch die Interaktion der drei Gunas. Wenn das tamasische Prinzip sich mit Hilfe von Rajas transformiert und sattvische Eigenschaften entwickelt, kann sich Purusha in Prakrti widerspiegeln und erkennen.

Spiritualität wird im Ayurveda wissenschaftlich betrachtet. Sie unterliegt erklärbaren Gesetzmäßigkeiten und stellt einen wichtigen Bestandteil der ayurvedischen Medizin dar. Bereits in den alten ayurvedischen Werken wurde beschrieben, daß die Person des Arztes oder Therapeuten den größten Einfluß auf den Heilerfolg hat. Die Charaka Samhita weist ausdrücklich darauf hin, daß ein Therapeut sich um die Einhaltung spiritueller Regeln bemühen sollte. Ayurvedische Ärzte wurden bis vor einiger Zeit nur dann zum Medizinstudium zugelassen, wenn sie bereits eine intensive spirituelle Schulung vorweisen konnten. Die ayurvedischen Gelehrten haben erkannt, daß sich Bewußtsein und Prana des Therapeuten in gewisser Hinsicht auf den Patienten übertragen. Die ayurvedische Medizin hat nicht das Kurieren von Symptomen zum Ziel, sondern die Beseitigung der Ursache einer Erkrankung. Dies ist nur möglich, wenn sowohl Therapeut als auch Patient die Qualität Sattva suchen und stärken.

Oft werde ich gefragt, was an der ayurvedischen Massage nun »ayurvedisch« sei, und worin der Unterschied zu einer klassischen Massage bestehe. Tatsächlich sind viele Techniken, Griffe und Streichungen denen der westlichen Massagen ähnlich. Neben der Auswahl von bestimmten Ölen und der Arbeit mit den Vitalpunkten ist eine weitere Wirkung der ayurvedischen Massage zunächst »unsichtbar«. Es sind in vielen Fällen die subtile Energiearbeit und die geistige Kraft des Therapeuten, welche die eigentliche Transformation und Heilung im Patienten bewirken. Es ist jene Kraft, die über jegliche Technik und rein körperli-

che Stimulation hinausgeht und die das Innere des Klienten berührt und verändert.
Heute gibt es jedoch Lehren, die uns glauben machen wollen, daß jeder auf einfachste Weise durch die Kraft seiner Gedanken heilen kann. Dies entspricht nicht der Realität. Einigen Menschen wurde durch die Gnade Gottes eine Heilkraft geschenkt, die sie von Geburt an in sich tragen, ohne überhaupt davon zu wissen. Andere werden durch spirituelle Meister, Schamanen, Heilige, Avatare oder hohe Geistwesen zu Eingeweihten, die eine solche Kraft zu nutzen wissen. Diese Heiler sind in der Lage, auch schwerste oder unheilbare Erkrankungen zu besiegen. In einem solchen Fall spricht man im Ayurveda von einer übernatürlichen Heilung *(Daiva Vyapasraya)*.
Wenn Sie nicht zu diesen Menschen gehören, was bei den meisten von uns der Fall sein dürfte, können Sie dennoch daran arbeiten, das Prana in Ihrem Organismus zu stärken und negative Denkstrukturen zu beseitigen. Auf diese Weise können Sie die Fähigkeit erlangen, auf subtile Weise, wie z.B. durch Energiearbeit oder Visualisierung, harmonisierend und gesundheitsfördernd auf den Körper einzuwirken. Diese subtilen Heilweisen werden im Ayurveda *Sattvavajaya* genannt.

Obwohl die spirituelle Entwicklung und eine innere Transformation des ayurvedischen Masseurs nicht von einer umfassenden und ganzheitlichen Massagearbeit zu trennen sind, ist die Spiritualität als solche wesentlicher als die Art des Weges. Es ist nicht zwingend notwendig, die dem Ayurveda zugrunde liegenden philosophischen Ansichten zu teilen. Jede religiöse oder spirituelle Lebensweise nährt die Qualität Sattva, reinigt den Energiekörper und stärkt Prana – und dadurch in gewisser Hinsicht die Heilkraft des Masseurs. Um den spirituellen Aspekt des Ayurveda zu leben und das eigene Innere zu entwickeln, ist es wichtig, sich einmal ganz für einen spirituellen Weg zu entscheiden und diesen dann mit völliger Hingabe zu gehen.
Alle spirituellen Wege und Religionen lehren mit unterschiedlichen Worten letztlich ein und dieselbe Wahrheit, beschreiben dieselben menschlichen Qualitäten, welche angestrebt und gestärkt werden sollten, um eine Verbindung zu lichtvollen Kräften herstellen zu können. Meiner Erfahrung nach müssen wir nicht notwendigerweise den Weg der Meditation wählen, um innere Ausgeglichenheit oder einen Zustand der Stille zu erlangen. Die Hingabe an Gott und die Kraft eines Gebetes können unseren Geist auf ähnliche Weise mit Bewußtheit und Positivität durchdringen oder einen höheren Bewußtseinszustand hervorrufen.
Damit die Ordnung in unserem Körper bewahrt (oder wiederhergestellt wird), muß Ordnung in unseren Gedanken und Gefühlen herrschen. Innerer Frieden, innere Ruhe, Harmonie und Ausgeglichenheit sind die Voraussetzung für die Gesundheit des Körpers und für positive Lebensumstände und Beziehungen. Jede Bewegung, jeder Gedanke und jede Tat, die wir ausführen, nährt entweder die Qualität des Lichtes (Sattva) oder die Qualität der Dunkelheit (Tamas) in uns selbst und in unserem Umfeld. Alle leidenschaftlichen Gefühle (Rajas) verursachen ebenfalls Schmerz und Negativität, solange der Mensch nicht Meister seiner Leidenschaften und Wünsche ist. Durch Rajas kann jedoch auch der positive Impuls und Wille entstehen, eine innere Transformation einzuleiten und diese durch die Kraft der Ausdauer zu Ende zu bringen.

Alle Religionen und spirituellen Schulen beschreiben diese eine Wahrheit, wenn auch jede in anderen Worten. Wir können sie in den vedischen Schriften ebenso finden wie in der Bibel, dem Koran oder in buddhistischen Werken.

Auch wenn Sie keine direkten Heilkräfte entwickeln wollen, ist es wichtig, daß Sie als ayurvedischer Therapeut einen möglichst sattvischen Lebensstil führen. Das bedeutet, daß Sie Ihre Gedanken so ruhig und positiv wie möglich gestalten sollten. Solange ein Therapeut selbst negative Gedanken und Energien in sich trägt, wird er einen anderen Menschen nicht heilen können. Ein Heiler, Yogi oder Schamane ist ein Mensch, der sein Inneres *vollständig* meistert. Er hat die vollkommene Kontrolle über seinen Geist. Dadurch ist er auch in der Lage, auf die Materie einzuwirken, d.h. das Innere eines anderen Menschen zu verändern oder dessen Körper zu heilen.
Wenn wir beginnen, unsere Gedanken zu beobachten, werden wir, angesichts der vielen negativen Regungen, die in jedem Augenblick in uns sind, erschrecken. Wir sind jedoch nicht Opfer unserer Gedanken, sondern diejenigen, die sich bewußt entscheiden, Dinge auf die eine oder andere Weise zu sehen. Ein ayurvedischer Masseur sollte sich um positive Gedanken bemühen. Dies bedeutet nicht, negative Impulse zu unterdrücken, sondern die Negativität zu transformieren, indem die innere Einstellung grundlegend verändert wird. Jeder negative Gedanke zieht weitere Negativität an. Dasselbe gilt natürlich auch für positive Gedanken. Wir haben im Außen immer Anziehungskraft auf das, was auch in uns ist. Wir sind umgeben von einem Meer an Energien, Kräften und Geistwesen, die sowohl positiv als auch negativ sein können. Lichtvolle und dunkle Kräfte befinden sich in einem permanenten Kampf miteinander. In den Veden wird dieser als Krieg zwischen den Göttern des Lichts (Devas) und den Göttern der Dunkelheit (Asuras) beschrieben. Die Devas entsprechen den Engeln, die Asuras den Dämonen.
Wenn wir negative Gedanken in uns zulassen, öffnen wir eine Tür zu Energien, die eine ähnliche Schwingung aufweisen. Diese verstärken sich und ziehen noch weitere negative Energien an, usw. Auf diese Weise entstehen irgendwann Zustände von Resignation, Hoffnungslosigkeit oder Krankheit. Jede Niedergeschlagenheit, Traurigkeit, Gereiztheit oder »schlechte Laune« hatte ihren Ursprung in einem einzigen negativen Gedanken. Wird diesem Impuls nicht sofort Einhalt geboten, so kann er sich zu einer Kette von destruktiven Gedanken und Gefühlen weiterentwickeln. Weil wir uns unserer Gedankengänge meist nicht bewußt sind, mag der Eindruck entstehen, als wäre eine traurige oder gereizte Stimmung ganz plötzlich über uns gekommen. Tatsächlich haben wir sie jedoch selbst erschaffen, und zwar durch die Wahl unserer Gedanken.
Eine spirituelle Lebensweise ist uns, vor allem hier im Westen, fast vollständig verlorengegangen. Die meisten Menschen leben ohne jegliche religiöse oder spirituelle Richtschnur. Unser Denken wird beherrscht von materiellen Wünschen und Problemen, die wiederum negative Gedanken in uns hervorrufen. Solange materielle Interessen und irdische Gedanken und Anhaftungen die erste Priorität in unserem Leben einnehmen, führen sie früher oder später in einen Zustand des Leidens. Sie entsprechen im Ayurveda der Qualität Tamas. Alles Leiden auf Erden wird durch diese dunklen Kräfte, durch materielle Begierden und Gefühle erzeugt. Kriege und Hungersnöte entstehen durch Hab-

gier, Egoismus, Wut oder Aggressionen. Menschen töten sich selbst oder andere aufgrund von Hoffnungslosigkeit, Angst, Eifersucht, Gier, Neid oder Haß. Auch unsere Beziehungen zerbrechen aufgrund negativer Gedanken und Gefühle. Tatsächlich bewegt sich unsere Seele jedoch weit über die Grenzen unseres irdischen Bewußtseins hinaus. Ziel eines jeden Erdenlebens sind die Rückbindung an und die Vereinigung mit unserer göttlichen Quelle. Innere Freiheit, Gesundheit und dauerhaftes Glück können einzig durch die Entwicklung positiver Gedanken und in der Loslösung von einer rein materiellen Weltsicht gefunden werden.

In dem Maße, wie eine spirituelle Sicht- und Lebensweise gesucht und verwirklicht wird, können negative Denk- und Verhaltensstrukturen umgewandelt werden. Dies kann dadurch geschehen, daß wir uns unsere Gedanken bewußt machen und jeden negativen Gedanken durch sein positives Gegenteil ersetzen. Dies erfordert absolute Konsequenz und Disziplin. Spirituell zu leben bedeutet, das Bewahren des inneren Friedens vor alle anderen Interessen, Wünsche und Gefühle zu stellen. Schlagen Sie diesen Weg ein, dann achten Sie unbedingt darauf, ehrlich mit sich selbst zu sein. Wenn Ihr Wunsch nach einer positiven Lebensweise nicht wahrhaftig ist, werden negative Impulse nicht transformiert, sondern unterdrückt. Dies könnte fatale Folgen für Ihre psychische und körperliche Gesundheit haben. Jegliche negativen Gefühle wie Zorn, Haß, Ungeduld, Eifersucht, Neid, Traurigkeit, Angst, Hoffnungslosigkeit, Egoismus, Eitelkeit, Hochmut, Gewalt, Gier und mangelnder Glaube vergiften den Menschen seelisch und körperlich.

Zu den positiven Eigenschaften, die der ayurvedische Masseur sowie jeder Mensch, der gesund und glücklich sein will, entwickeln sollte, gehören: Gelassenheit, Ausgeglichenheit, Ehrlichkeit, Gerechtigkeit, Vertrauen, Glaube, innere Ruhe, Losgelöstheit von materiellen Wünschen und Gütern, Liebe, Treue, Mitgefühl, Demut, Friedfertigkeit, Geduld und Respekt. Indem ein ayurvedischer Masseur diese Qualitäten verinnerlicht und lebt, erhöht er seine energetische Schwingung. Sein Energiefeld klärt sich, wird gereinigt und schwingt höher und feiner. Auf diese Weise können lichtvolle universelle Energien angezogen werden. Der Fluß von Prana im Körper des Heilers wird verstärkt. Dadurch wiederum erwirbt er die Fähigkeit, auf den Energiefluß des Klienten einzuwirken.

Was immer wir nähren, ist das, was in uns wachsen und gedeihen wird. Wenn wir uns vorrangig um unseren Körper und materielle Dinge sorgen, so wird es die Materie (Tamas/Dunkelheit) sein, die in unserem Leben an Macht gewinnt. Wenn wir uns um den Geist bemühen und darum, geistige Qualitäten zu entwickeln, so nähren wir das sattvische, lichtvolle Prinzip. Wenn Rajas oder Tamas in uns vorherrschen, so können wir uns ausschließlich der grobstofflicheren Techniken der Massage bedienen. Je mehr die Qualität Sattva in uns wirkt, desto subtiler und feiner sind die Ebenen, durch welche wir zu heilen in der Lage sind.

3. Heilung über die Marmapunkte

Im Kapitel 1.5 wurden die Marmapunkte oder Marmas bereits einführend beschrieben. Um die Marmas zum Zwecke der Heilung nutzen zu können, ist es notwendig, ihre Lage im Körper und ihre Wirkung auf den Organismus zu kennen. Schauen Sie sich hierzu bitte die Skizzen auf den folgenden Seiten an.

Eine Grundeinteilung der Marmas erfolgt über die Art des Gewebes, durch welches sie hauptsächlich gebildet werden:

- **Muskel-Marmas**: Indrabasti, Talahridaya, Stanarohita, Guda
- **Gefäß-Marmas**: Brihati, Sira Matrika, Nila, Manya, Phana, Hridaya, Nabhi, Parshvasandhi, Stanamula, Apalapa, Sthapani, Urvi, Bahvi, Apastambha, Lohitaksha, Apanga, Shringataka
- **Sehnen-Marmas**: Ani, Kurcha, Kurchashira, Kshipra, Amsa, Utkshepa, Basti, Vitapa, Kakshadhara, Vidhura
- **Knochen-Marmas:** Katikataruna, Nitamba, Amsaphalaka, Shankha
- **Gelenk-Marmas:** Janu, Kurpara, Simanta, Adhipati, Gulpha, Manibandha, Kukundara, Avarta, Krikatika

Darüber hinaus unterscheidet man die Marmapunkte nach den Symptomen und Auswirkungen, die ihre Verletzung verursacht. Ayurvedische Chirurgen würden bei Operationen niemals die Marmapunkte durchschneiden, da dies verheerende Folgen für den Patienten haben könnte. Diese Klassifizierung ist daher für die Chirurgie wesentlich, hat jedoch für die Massagearbeit eine geringere Bedeutung, es sei denn, ein Marmapunkt wurde verletzt. Für Therapeuten, die vorwiegend Patienten mit Sportverletzungen behandeln, kann die Einordnung dennoch wichtig sein.
Denken Sie als ayurvedischer Therapeut immer daran, daß körperliche Störungen ihre Ursache auch in Verletzungen der Marmapunkte haben können. So kann beispielsweise die Verletzung der Amsaphalaka Marmas auf den Schulterblättern eine Gefühllosigkeit oder Muskelatrophie der Arme zur Folge haben. Eine meiner Klientinnen hatte sich einmal den rechten Ellbogen gestoßen. Daraufhin litt sie wochenlang unter Schmerzen und Bewegungseinschränkungen im rechten Arm. Westliche Ärzte, welche die Funktionsweisen der Marmapunkte nicht kennen, würden hier möglicherweise keinen direkten Zusammenhang erkennen. Der ganze Ellbogen bildet jedoch Kurpara Marma. Seine Verletzung kann zu Invalidität und dauerhaften Beschwerden führen.
Achten Sie deshalb beim Massieren immer auf Narben, die sich im Bereich der Marmas befinden, und fragen Sie Ihren Klienten nach eventuellen Verletzungen.

- **Sadya Pranahara Marmas** bewirken bei Verletzung den sofortigen Tod und haben die Eigenschaft des Feuers. Zu diesen Marmas gehören: Shringataka, Adhipati, Shankha, Sira Matrika, Guda, Hridaya, Basti, Nabhi
- **Kalantara Marmas** können bei Verletzung auf längere Sicht tödlich wirken und ha-

ben die Eigenschaften von Feuer, Wasser und Erde. Zu diesen Marmas gehören: Talahridaya, Kshipra, Indrabasti, Apalapa, Apastambha, Stanarohita, Stanamula, Simanta, Katikataruna, Parshvasandhi, Brihati, Nitamba

- **Vishalyaghna Marmas** bewirken starke Verletzung oder Tod, wenn sie von einem Fremdkörper durchstochen werden, und haben die Eigenschaften von Luft und Äther. Zu diesen Marmas gehören: Utkshepa, Sthapani
- **Vaikalyakara Marmas** bewirken bei Verletzung Invalidität und haben die Eigenschaft des Wassers. Zu diesen Marmas gehören: Lohitaksha, Ani, Janu, Urvi, Bahvi, Kurcha, Vitapa, Kurpara, Kukundara, Kakshadhara, Vidhura, Krikatika, Amsa, Amsaphalaka, Apanga, Nila, Manya, Phana, Avarta
- **Rujakara Marmas** erzeugen bei Verletzung starke Schmerzen und haben die Eigenschaften des Feuers und der Luft. Zu diesen Marmas gehören: Manibandha, Kurchashira, Gulpha

Viele Marmapunkte sind sowohl an den Armen als auch an den Beinen bzw. an der rechten als auch an der linken Körperhälfte zu finden. Obwohl insgesamt 107 Marmapunkte gezählt werden können, gibt es nur 43 *unterschiedliche* Marmas.
Einige Marmapunkte liegen tief im Gewebe des Körpers verborgen. Dennoch ist es möglich, sie über Berührung der Haut zu beeinflussen. Marmas sind – ähnlich wie die Chakren – Zentren der Energie und des Bewußtseins. Außerdem regulieren sie die Funktionen der Doshas und Sub-Doshas, und es besteht auch ein Zusammenhang der Marmas mit den Srotas, Dhatus, Chakren und Nadis. Obwohl alle drei Doshas in jedem Marma aktiv sind und über jeden Marmapunkt beeinflußt werden, gibt es für jedes Dosha spezifische Marmas, durch welche es besonders gut ausgeglichen werden kann. In den unterschiedlichen Werken der ayurvedischen Literatur weichen die Angaben über die Lage und Funktionen einzelner Marmas leicht voneinander ab. Bei einigen Marmapunkten habe ich zwei unterschiedliche Lokalisationen angegeben, die beide verwendet werden können. Lassen Sie sich beim Aufspüren der Marmas von Ihrer Sensitivität und Intuition und der Schmerzempfindlichkeit der Klienten leiten. Fassen Sie die folgende »Landkarte« als Orientierungshilfe auf, die es Ihnen erleichtern soll, die entsprechenden Punkte bei jeder Person individuell zu ertasten. Die Größe der Marmas wird in Querfingern/Anguli (a) angegeben, wobei als Maß immer die Querfinger des Patienten gerechnet werden. Die Wirkung bei der Massage der Marmapunkte kann sich bei jedem Menschen allerdings unterschiedlich entfalten.
Die nun folgenden Schaubilder vermitteln einen Überblick über die wichtigsten Marmapunkte. Die Tabelle der nächsten Seiten gibt Aufschluß über Anzahl, Lage, Größe und die Wirkungen, die durch Massage der Marmas entstehen.

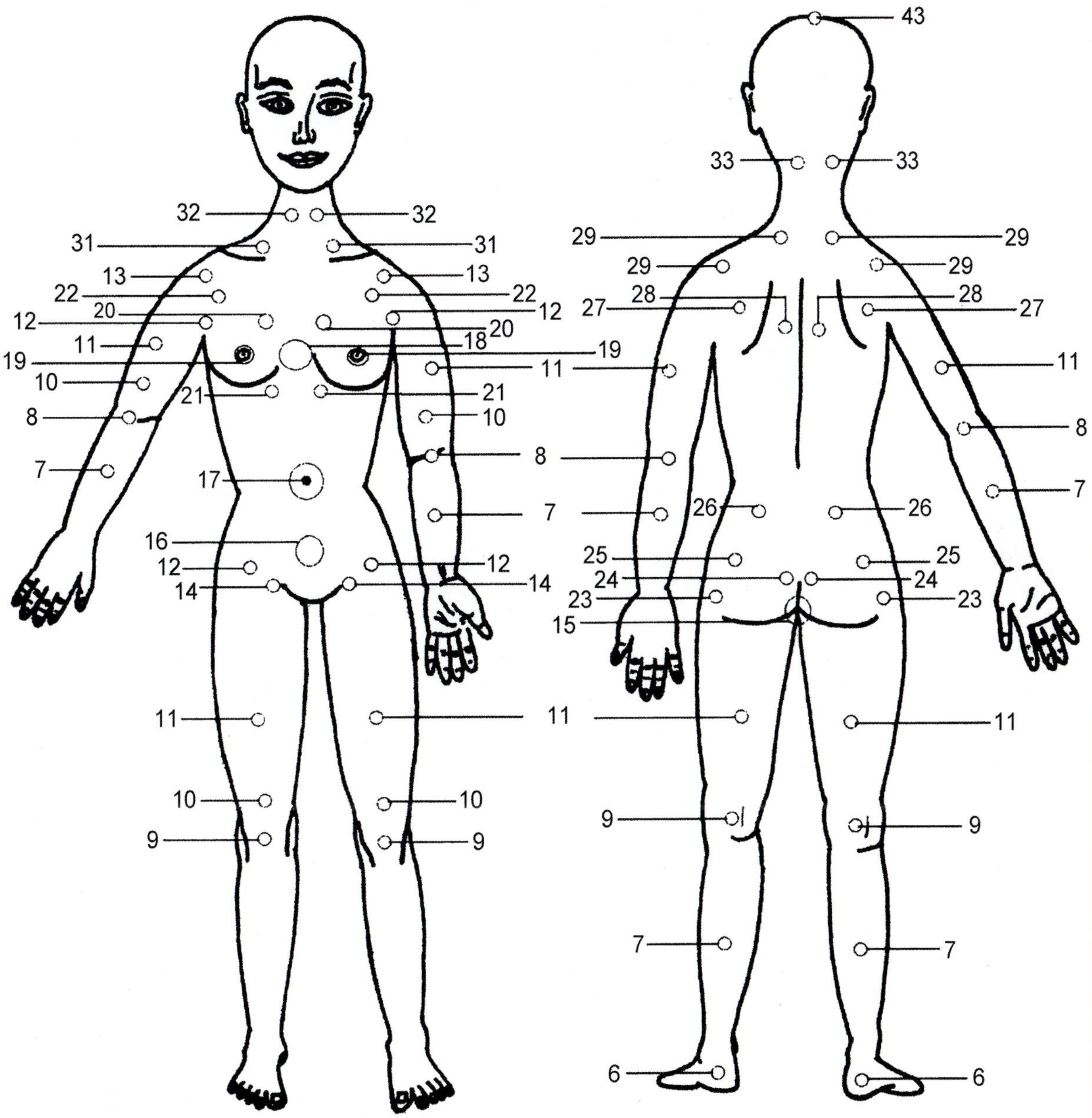

DIE MARMAPUNKTE IN NUMERISCHER REIHENFOLGE

(1) Talahridaya	(10) Ani	(19) Stanamela	(28) Brihati	(37) Avarta
(2) Kshipra	(11) Urvi (Bahvi)	(20) Stanarohita	(29) Amsa	(38) Shankha
(3) Kurcha	(12) Lohitaksha	(21) Apasthamba	(30) Manya	(39) Utkshepa
(4) Kurchashira	(13) Kakshadara	(22) Apalapa	(31) Nila	(40) Sthapani
(5) Manibandha	(14) Vitata	(23) Katikataruna	(32) Sira Matrika	(41) Shringathaka
(6) Gulpha	(15) Guda	(24) Kukundara	(33) Krikatika	(42) Simanta
(7) Indrabasti	(16) Basti	(25) Nitamba	(34) Vidhura	(43) Adhipati
(8) Kurpara	(17) Nabhi	(26) Parshvasandhi	(35) Phana	
(9) Janu	(18) Hridaya	(27) Amsaphalaka	(36) Apanga	

Die Marmapunkte in alphabetischer Reihenfolge

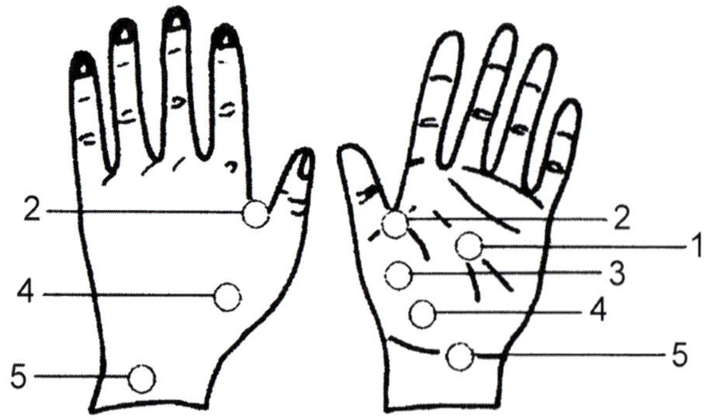

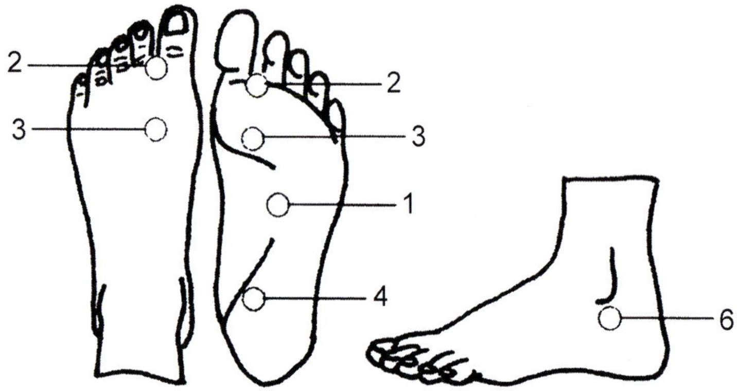

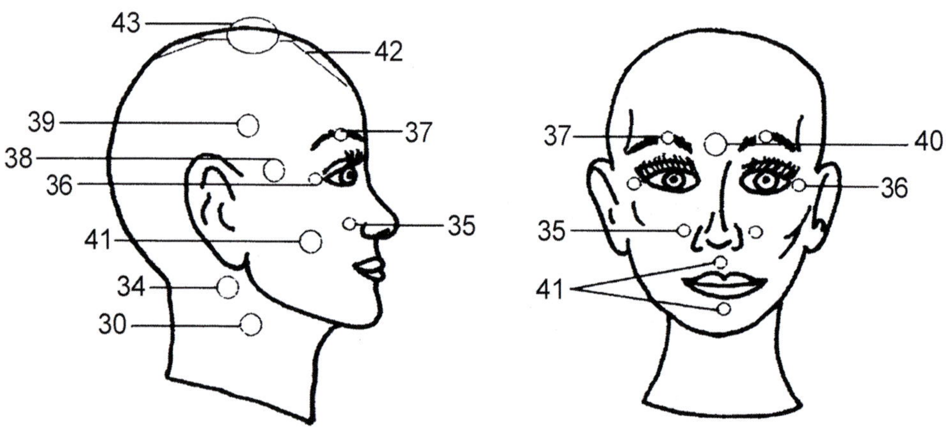

Adhipati (43)
Amsa (29)
Amsaphalaka (27)
Ani (10)
Apalapa (22)
Apanga (36)
Apasthamba (21)
Avarta (37)
Bahvi /Urvi (11)
Basti (16)
Brihati (28)
Guda (15)
Gulpha (6)
Hridaya (18)
Indrabasti (7)
Janu (9)
Kakshadara (13)
Katikataruna (23)
Krikatika (33)
Kshipra (2)
Kukundara (24)
Kurcha (3)
Kurchashira (4)
Kurpara (8)
Lohitaksha (12)
Manibandha (5)
Manya (30)
Nabhi (17)
Nila (31)
Nitamba (25)
Parshavasandhi (26)
Phana (35)
Shankha (38)
Shringathaka (41)
Simanta (42)
Sira Matrika (32)
Stanamula (19)
Stanarohita (20)
Sthapani (40)
Talahridaya (1)
Urvi/ Bahvi (11)
Utkshepa (39)
Vidhura (34)
Vitapa (14)

Marma (Anzahl):	Lage (Größe in a*):	Kontrollbereiche:	Auswirkung bei Akupressur/regulierte Bereiche:
1.Talahridaya (4)	im Zentrum der Handflächen und Fußsohlen (1/2a)	Prana Vaha Srotas Bhrajaka Pitta Avalambaka Kapha Prana, Vyana & Apana Vata Yashasvati &Hastijihva Nadi	- Respirationstrakt, Herz - Wärmeempfindung der Haut - Schmierung von Herz und Lungen - Kreislauf - Hand: aktiviert die Heilkraft - Fuß: Erdelement im Körper
2. Kshipra (4)	zwischen Daumen und Zeigefinger und erster und zweiter Zehe (1/2a)	Alochaka Pitta Rasa Vaha Srotas Prana Vaha Srotas Prana Vata Vyana Vata Avalambaka Kapha	- Augen, Sehkraft - Schärfe der Sinne - Plasma und Lymphe - Herz-Kreislauf - Schmierung von Herz und Lungen
3. Kurcha (4)	-Hand: am Ansatz des Daumengelenks -Fuß: 2a unterhalb von Kshipra (4a)	Alochaka Pitta Prana Vata	- Augen, Sehkraft - Schärfe der Sinne - Fluß von Prana und Nervenenergie
4. Kurchashira (4)	-Hand: zwischen Kurcha und Manibandha, an der Daumenwurzel oberhalb des Handgelenks -Fuß: am Fersengelenk auf Höhe der 2. Zehe: (1 a)	Alochaka Pitta Pachaka Pitta Vata Samana Vata Kledaka Kapha Mamsa Vaha Srotas	- Augen, Sehschärfe - Verdauung, Agni - Beruhigt Nervensystem und nervöse Verdauungsstörungen - Muskelspannung in Händen und Füssen - Fuß: Körperhaltung
5. Manibandha (2)	das ganze Handgelenk mit dem Hauptpunkt unterhalb der Daumenwurzel (1a)	Sleshaka Kapha Vyana Vata Asthi Vaha Srotas	- Schmierung der Gelenke - Kreislauf - Skelett und Beweglichkeit der Hände

*a = Anguli/Querfinger

Marma (Anzahl):	Lage (Größe in a):	Kontrollbereiche:	Auswirkung bei Akupressur/regulierte Bereiche:
6. Gulpha (2)	das ganze Fußgelenk mit dem Punkt unterhalb des Knochens, innen und außen (2a)	Meda Vaha Srotas Asthi Vaha Srotas Shukra Vaha Srotas Vyana Vata Sleshaka Kapha	- (reduziert) Fettgewebe - Knochen, bei Arthritis und Ischias - Fortpflanzungsorgane (Eierstöcke, Uterus) - Kreislauf - Schmierung d. Gelenke
7. Indrabasti (4)	Mitte der Unterarme und Mitte der Unterschenkel (1/2a)	Pachaka Pitta, Agni Anna Vaha Srotas Samana Vata Rasa Dhatu	- Verdauungssystem, Agni, Dünndarm, Verdauung - Plasmagewebe
8. Kurpara (2)	das ganze Ellbogengelenk und der Hauptpunkt an der Außen- bzw. Oberseite des Armes (3a)	Ranjaka Pitta Rakta Vaha Srotas Samana Vata rechts: Ranjaka Pitta links: Udaka Vaha Srotas	- Blut, Leber und Galle - Blut, Zirkulation - Prana - *rechts:* Leber; *links:* Milz, Pankreas
9. Janu (2)	das ganze Kniegelenk sowie alle sensitiven Punkte um das Knie herum (3a)	Sleshaka Kapha Rakta Vaha Srotas Samana Vata rechts: Ranjaka Pitta links: Udaka Vaha Srotas Asthi Vaha Srotas	- Schmierung d. Gelenke - Blut; Prana - Leber, Blut, Galle - Milz, Pankreas - Knochen
10. Ani (4)	über Ellbogen und Knie (3a)	Udaka Vaha Srotas Apana Vata	- Wasserstoffwechsel, Pankreas, Nieren, Blase - Bein: Abwärtsbewegung der Flüssigkeit
11. Urvi (Bahvi) (4)	Mitte der Oberarme und Oberschenkel (1a)	Udaka Vaha Srotas Rasa Vaha Srotas Kapha Arm: Vyana Vata Apana Vata	- Wasserstoffwechsel - Plasma/Lymphfluß - Reguliert Fettgewebe - Arm: Kreislauf - Blase

Marma (Anzahl):	Lage (Größe in a):	Kontrollbereiche	Auswirkung bei Akupressur/regulierte Bereiche:
12. Lohitaksha (4)	im Zentrum der Achselhöhle und Schulter (2a) und seitlich des Schambeins am Ansatz des Oberschenkels (1/2a)	Rasa Vaha Srotas Rakta Vaha Srotas Vyana & Apana Vata	- Plasma u. Lymphfluß - Blut - Kreislauf/Blutversorgung der Beine; löst Muskelverspannung der Arme
13. Kakshadhara (2)	über Lohitaksha am Ansatz des Schultergelenks (1/2a)	Mamsa Vaha Srotas Vyana Vata	- Muskeln und Muskelspannung in den Schultern, Körperhaltung - Kreislauf
14. Vitapa (2)	in der Leiste am Übergang von Oberschenkel und Schambein (1a)	Shukra Vaha Srotas Arta Vaha Srotas Apana Vata Ojas	- Fortpflanzungssystem - Reguliert Menstruation, Eierstöcke, Uterus - Erhöht Fruchtbarkeit
15. Guda (1)	um den Anus (4a)	Wurzel-Chakra Alambusha Nadi Purisha Vaha Srotas Mutra Vaha Srotas Shukra Vaha Srotas Artava Vaha Srotas Apana Vata Mamsa Vaha Srotas	- Erdung, Nebennieren - Anus - Ausscheidungssystem - Harntrakt - Fortpflanzungssystem: Menstruation, Hoden, Eierstöcke, Uterus - Muskelsystem
16. Basti (1)	zwischen Schambein und Nabel (4a)	Kapha Sakral-Chakra Mamsa Vaha Srotas Meda Vaha Srotas Mutra Vaha Srotas Shukra Vaha Srotas Udaka Vaha Srotas Kuhu Nadi Apana Vata Artava Vaha Srotas	- Ojas/Immunsystem - Östrogen, Testosteron - Muskelsystem - Fettgewebe - Harntrakt - Fortpflanzungssystem, Menstruation - Wasserstoffwechsel - erhöht Fruchtbarkeit reduziert Vata u. Streß

Marma (Anzahl):	Lage (Größe in a):	Kontrollbereiche:	Auswirkung bei Akupressur/regulierte Bereiche:
17. Nabhi (1)	um den Nabel (4a)	Solarplexus-Chakra Rakta Vaha Srotas Anna Vaha Srotas Pachaka Pitta, Agni Vishvodhara Nadi Ranjaka Pitta Samana Vata Artava Vaha Srotas	- Pankreas, Insulin - Blut, Zirkulation - Verdauungssystem, Verdauungssäfte, Agni - Blut und Galle - Prana- u. Nervenenergie - Menstruation
18. Hridaya (1)	Mitte des Brustbeins (4a)	Herz-Chakra Varuna Nadi Ojas Rasa Vaha Srotas Rakta Vaha Srotas Stanya Vaha Srotas Sadhaka Pitta Prana Vata Prana Vaha Srotas Vyana Vata Tarpaka Kapha Avalambaka Kapha	- Liebe, Thymusdrüse - Immunität - Plasma u. Lymphe - Blut u. Zirkulation - Fluß der Muttermilch - Mentale Kraft - Prana- u. Nervenenergie - Kreislauf - Schmierung von Gehirn, Herz u. Lungen
19. Stanamula (2)	Brustwarzen und der Punkt direkt darunter (2a)	Mamsa Vaha Srotas Stanya Vaha Srotas Rasa Vaha Srotas Prana Vata Vyana Vata Avalambaka Kapha	- Muskelsystem - Fluß der Muttermilch - Plasma u. Lymphe - Prana- u. Nervenenergie - Kreislauf - Schmiert Herz u. Lungen
20. Stanarohita (2)	über Stanamula, in Richtung des Brustbeins am Ansatz der Muskulatur (1/2a)	Mamsa Vaha Srotas Majja Vaha Srotas Stanya Vaha Srotas Prana Vata Vyana Vata Sveda Vaha Srotas	- entspannt Armmuskeln - Nervensystem - Fluß der Muttermilch - Prana- u. Nervenenergie - Kreislauf - Schweißsystem

Marma (Anzahl):	Lage (Größe in a):	Kontrollbereiche:	Auswirkung bei Akupressur/regulierte Bereiche:
21. Apasthamba (2)	unterhalb der Brustwarzen direkt neben dem Brustbein (1/2a)	Kledaka Kapha Asthi Vaha Srotas Meda Vaha Srotas Udaka Vaha Srotas Pachaka Pitta Samana Vata Majja Vaha Srotas	- Verdauungsflüssigkeit - Knochen - Fettgewebe - Wasserstoffwechsel - Verdauung - Prana - Nervensystem
22. Apalapa (2)	unterhalb von Kakshadhara am Ansatz des kleinen Brustmuskels (1/2a)	Majja Vaha Srotas Vyana Vata	- Nervensystem (Sympathikus u. Parasympathikus) - Blutversorgung d. Arme - löst Muskelspannung
23. Katikataruna (2)	am Hüftgelenk an der Verbindungsstelle zum Oberschenkelknochen, im äusseren, unteren Bereich der Pobacken (1/2a)	Asthi Vaha Srotas Sweda Vaha Srotas Sleshaka Kapha Bhrajaka Pitta Meda Vaha Srotas Artava Vaha Srotas	- Knochen/ Hüftgelenk - Schweißdrüsen - Schmierung d. Gelenke - löst Spannung im Becken - Wärme der Haut - Fettgewebe - Menstruation
24. Kukundara (2)	seitlich des Steißbeins oberhalb der Pobacken (1/2a)	Sakral-Chakra Apana Vata, Artava Vaha Srotas Ojas Rakta Vaha Srotas Rakta Dhatu Ranjaka Pitta Asthi Vaha Srotas Mutra Vaha	- Sexualhormone - Menstruation - Fruchtbarkeit - Blut und Zirkulation - Produktion der roten Blutkörperchen - Knochen - Harntrakt
25. Nitamba (2)	in der Mitte der Pobacken auf Höhe der Poritze (1/2a)	Meda Vaha Srotas Kapha Rasa Vaha Srotas Asthi Vaha Srotas Mutra Vaha Srotas	- Fettgewebe - Gewichtsreduktion - Plasma u. Lymphfluß - Knochen - Harntrakt, Nieren

Marma (Anzahl):	Lage (Größe in a):	Kontrollbereiche:	Auswirkung bei Akupressur/regulierte Bereiche:
		Stanya Vaha SrotaMeda	- Fluß der Muttermilch - löst hormonell bedingte Migräne
26. Parshvasandhi (2)	oberhalb von Kukundhara *oder: an den Außenseiten der Taille*	Sakral-Chakra Anna Vaha Srotas Purisha Vaha Srotas Prana Vaha Srotas Ojas in Beinen	- Keimdrüsen, Eierstöcke - Verdauung - Ausscheidung - Atmung
27. Amsaphalaka (2)	auf dem Schulterblatt (1/2a)	Herz-Chakra Prana Vaha Srotas Sleshaka Kapha Prana Vata Vyana Vata	- Atmungssystem - Schmierung d. Gelenke - Prana- und Nervenenergie und Zirkulation in Armen, Lungen u. Brustkorb - Plasma u. Lymphe
28. Brihati (2)	zwischen den Schulterblättern unter Amsaphalaka (1/2a)	Rasa Vaha Srotas Solarplexus-Chakra Sweda Vaha Srotas Bhrajaka Pitta Vyana Vata Rasa Vaha Srotas	- Schweißdrüsen - Wärme der Haut - Kreislauf - Plasma u. Lymphfluß - löst Spannung in Schultern u. Herz - Blut, Zirkulation
29. Amsa (2)	Hals auf Höhe des Schulteransatzes (1/2a) *oder: zwischen Schulter und Nacken, über Amsaphalaka (4a)*	Rakta Vaha Srotas Kehl-Chakra Bhrajaka Pitta Udana Vata	- Schilddrüse - Wärme der Haut - Aufwärtsbewegung von Prana, Gedächtnis - löst Muskelspannung in Schultern u. Nacken

Marma (Anzahl):	Lage (Größe in a):	Kontrollbereiche:	Auswirkung bei Akupressur/regulierte Bereiche:
30. Manya (2)	seitlich der Kehle (4a)	Rasa Vaha Srotas Rakta Vaha Srotas Bodhaka Kapha Udana Vata	- Plasma u. Lymphfluß - Blut u. Zirkulation - Geschmackssinn u. Befeuchtung der Zunge - Aufwärtsbewegung von Vata
31. Nila (2)	Vordere, untere Seite der Kehle (4a), direkt neben der Luftröhre oder: 1 Nila-Marma direkt auf der Kehle über der Luftröhre	Bhrajaka Pitta Sveda Vaha Srotas Bhrajaka-Pitta Udana-Vata Rasa Vaha Srotas Sweda Vaha Srotas	- Wärme der Haut - Schweißsystem - Wärme der Haut, Sprache - Schilddrüse, - Blutzirkulation in Kopf und Gehirn - Plasma u. Lymphe - Schweißsystem
32. Sira Matrika (8)	(4) Arterien an jeder Seite des oberen Halses (1/2a). seitlich der Luftröhre (werden als je ein großer Marma behandelt)	Rakta Vaha Srotas Majja Vaha Srotas Udana Vata	- Kopfdurchblutung - Nervensystem - Pranafluß aufwärts
33. Krikatika (2)	am Übergang von Hals und Kopf, seitlich der Wirbelsäule (1/2a)	Tarpaka Kapha Udana Vata	- Schmierung d. Gehirns - Pranafluß aufwärts
34. Vidhura (2)	hinter und unter den Ohren (1/2a)	Payasvini Nadi Shankhini Naid Prana Vata	- Ohr und Höhrsinn - löst Stauungen im Ohr - reduziert Streßzustände
35 Phana (2)	seitlich der Nasenflügel (1/2a)	Ida & Pingala Nadi Prana Vata Prana Vaha Srotas Tarpaka Kapha Bodhaka Kapha	- beruhigt/aktiviert - reduziert Streßzustände - Atmung - löst Stauungen in Nebenhöhlen , Nase und Bronchien

Marma (Anzahl):	Lage (Größe in a):	Kontrollbereiche:	Auswirkung bei Akupressur/regulierte Bereiche:
36. Apanga (2)	seitlich der Augen an den äußeren Augenwinkeln (1/2 a)	Alochaka Pitta, Pitta Pusha & Gandhari Nadi Prana Vata	- Geruchssinn - Geschmackssinn - Sehsinn, Augen - löst gestaute Stirnhöhlen - reduziert Streßzustände
37. Avarta (2)	in de Mitte der Augenbrauen (1/2a)	Prana Vata, Vata Alochaka Pita	- Vata & Prana - Sehsinn - kontrolliert die Körperhaltung
38. Shankha (2)	zwischen Ohr und Augenbraue (1/2a)	Apana Vata Purisha Vaha Srotas	- Dickdarm - Tastsinn - lindert Schlaflosigkeit und Unruhe - Ausscheidung
39. Utkshepa (2)	über Shankha (1/2a)	Samana Vata Apana Vata	- lindert mentale Unruhe Dickdarm - Geruchssinn
40. Sthapani (1)	zwischen den Augenbrauen (1/2a)	Stirn-Chakra Prana Vaha Srotas Prana Vata die 6 Nadis des Kopfes Alochaka Pitta Majja Vaha Srotas	- Hypophyse, Hypothalamus - Atmung, Herz - stärkt den Geist - Sinnesorgane - Sehkraft - Nervensystem
41.Shringathaka (4)	im Innern des Mundes, am Gaumen, kann äußerlich stimuliert werden: in der Mitte, oberhalb der Oberlippe, unterhalb der Unterlippe und an den Wangen; auch auf der Nasenspitze (4a)	Prana Vata Bodhaka Kapha Ojas Tarpaka Kapha Majja Vaha Srotas	- nährt Prana u. Geist - Befeuchtung der Zunge, die Sinnesorgane - schmiert das Gehirn - Nervensystem

Marma (Anzahl):	Lage (Größe in a):	Kontrollbereiche:	Auswirkung bei Akupressur/regulierte Bereiche:
42. Simanta (5)	die fünf Nahtstellen der Schädelknochen	Kronen-Chakra Prana Vata Majja Vaha Srotas Rasa Vaha Srotas Rakta Vaha Srotas Sadhaka Pitta Tarpaka Kapha Asthi Vaha Srotas	- Zirbeldrüse - stärkt den Geist - Nervensystem - Plasma u. Lymphfluß - Blut u. Zitkulation - Denkkraft - schmiert das Gehirn - Knochen
43. Adhipati (1)	Mitte der Oberseite des Kopfes (1/2a)	Kronen-Chakra Prana Vata Majja Vaha Srotas Tarpaka Kapha Sadhaka Pitta Ojas	- Zirbeldrüse - stärkt den Geist, kontrolliert Gefühle - Nervensystem - schmiert das Gehirn - Denkkraft - Immunität und Lebenskraft

4. Massage der Marmapunkte

Marmapunkte haben die Kraft, Leben zu retten oder den Tod herbeizuführen. Ayurvedische Marmatherapeuten arbeiteten früher als Ärzte in indischen Königshäusern. Wegen der machtvollen Wirkungen der Vitalpunkte wurde die Marmatherapie schließlich verboten, und fast wäre sie in Vergessenheit geraten. Bis heute arbeiten weltweit nur wenige Ärzte und Therapeuten mit den in Indien als heilig angesehen Vitalpunkten.
Wegen ihrer machtvollen Wirkung muß daher äußerst bewußt und vorsichtig mit den Marmas umgegangen werden. Idealerweise sollten Sie die Marmatherapie von einem erfahrenen Lehrer vermittelt bekommen. Üben Sie anfangs nur einen leichten Druck auf die Marmapunkte aus, und testen Sie ihre Wirkung zunächst am eigenen Körper.
Die Massage bzw. Akupressur (Mardana) der Marmas wird am besten in die Ölmassage integriert. Die Marmapunkte können, je nach Lage und dominanten Doshas, mit kräftigem Druck akupressiert oder durch kleine Kreise mit dem Daumen bzw. großflächig mit der ganzen Hand massiert werden. Um ein Organ oder Gewebe zu stärken und den Gewebeaufbau zu fördern, empfiehlt es sich, den Punkt mit kreisenden Bewegungen im Uhrzeigersinn zu massieren. Kreisen Sie gegen den Uhrzeigersinn, um überschüssiges Gewebe abzubauen und die Ausscheidung von Giftstoffen einzuleiten. Durch sanftere Streichungen wird das Gewebe gelockert und erwärmt, was die Akupressur der Marmas erleichtert. Auch das Öl wirkt sich – je nach Beschaffenheit – positiv auf die Marmapunkte aus und kann bei richtiger Wahl Blockaden in den Marmas lösen.

Massieren Sie Marmapunkte, die einen größeren Durchmesser haben, durch großflächige Massagestriche der ganzen Hand. Oft finden Sie innerhalb größerer Marmas bestimmte Triggerpunkte (trigger, engl. für: Auslöser), die punktuell wahrgenommen und mit Akupressur behandelt werden können.

Bei Marmas, die sich an sehr empfindlichen Körperstellen, wie zum Beispiel der Vorderseite des Halses, befinden, darf nur mit leichtem Druck massiert oder Akupressur angewandt werden. Eine weitere Möglichkeit, diese empfindsamen Marmas zu harmonisieren, besteht darin, sie ausschließlich energetisch zu behandeln, zum Beispiel durch Auflegen oder Darüberhalten der Hand.

Sobald der Patient durch Druck auf die Marmapunkte Schmerz empfindet, können Sie davon ausgehen, daß der freie Fluß von Prana in diesem Marma gestört ist. Dadurch dient die Marmapunktmassage nicht nur der Therapie, sondern auch der Diagnose von Störungen und Erkrankungen. Wenn ein Marma sehr schmerzempfindlich ist oder spontan Ihre Aufmerksamkeit erregt, können Sie davon ausgehen, daß die dem Punkt zugeordneten Funktionen blockiert sind.

Eine weitere Methode, den Energiefluß der massierten Person zu lenken, besteht im gezielten Einsatz der unterschiedlichen Finger bei der Akupressur der Marmas.

Die **fünf Pranas (Vatas/Vayus)** werden den einzelnen Fingern wie folgt zugeordnet:

- Im *Daumen* zirkuliert *Prana*.
- Im *Zeigefinger* zirkuliert *Udana*.
- Im *Mittelfinger* zirkuliert *Vyana*.
- Im *Ringfinger* zirkuliert *Samana*.
- Im *kleinen Finger* zirkuliert *Apana*.

Nutzen Sie die Akupressur mit dem Daumen (Prana), wenn Sie den Fluß von Prana in bestimmten Marmapunkten und im ganzen Körper verstärken wollen. Wird mit dem Zeigefinger (Udana) Akupressur praktiziert, so wird der Aufwärtsfluß von Prana angeregt und harmonisiert. Dies kann hilfreich sein, wenn beispielsweise Blockaden im Hals-Chakra bestehen und die Energie nicht aufsteigen kann. Die Kreativität und die Kommunikationsfähigkeit des Klienten können durch diese Akupressur wieder angeregt werden. Akupressur mir dem Mittelfinger (Vyana) aktiviert die Bewegung von Prana vom Zentrum zur Peripherie und wirkt ausdehnend und befreiend. Wenn die Durchblutung oder Nervenversorgung der Extremitäten gestört ist, kann mit dem Mittelfinger Akupressur ausgeübt werden, um den Fluß von Vyana zu verstärken. Auch die Freisetzung negativer Energien und Blockaden wird durch die Akupressur mit dem Mittelfinger unterstützt. Der Ringfinger (Samana) bewegt den Energiefluß zum Zentrum hin und konzentriert die Energie in einem Punkt. Machen Sie Akupressur mit dem Ringfinger, um bestimmte Punkte zu tonisieren. Der kleine Finger (Apana) bewirkt den Abwärtsfluß von Prana. Er kann zur Akupressur verwendet werden, wenn Prana im Beckenbereich nicht ungehindert in die untere Körperhälfte fließt oder wenn die Ausscheidungs- und Fortpflanzungsfunktionen gestört sind.

Im Laufe der Jahre stellte ich durch das Massieren vieler Frauen fest, daß jeder Mensch neben den 107 Marmas unzählige weitere Energiepunkte besitzt, in welchen sich energetische Blockaden manifestiert haben. Diese lassen sich durch Absuchen des Körpers mit den Händen leicht finden, denn sie sind ähnlich schmerzempfindlich wie die Marmas. Bei jedem Menschen befinden sie sich an unterschiedlichen Stellen, je nachdem, wo der Pranafluß gestört ist.

Einige Zeit nachdem ich das herausgefunden hatte, erfuhr ich, daß bereits Vaghbata, der Autor der *Asthanga Hridaya*, dokumentiert hatte, daß alle sensitiven Körperstellen einen potentiellen Marmapunkt darstellen. Laut Vaghbata sollten alle Punkte, die empfindlich und schmerzhaft auf Druck reagieren, unabhängig von ihrer Lage, als Marmapunkte angesehen werden. Dieser Erkenntnis kann ich aus eigener Erfahrung zustimmen. Zusätzlich zur Massage der bekannten Marmas ertaste ich deshalb bei jedem Menschen seine individuellen Energiepunkte.

Alle Marma- und Energiepunkte sind unmittelbar mit dem Bewußtsein des Menschen verbunden. Wird die Blockade in einem Marmapunkt aufgelöst, so kann auch die dort festgehaltene Emotion freigesetzt werden. Marmas sind darüber hinaus Vitalpunkte, deren

Lage im Körper nicht unbedingt dem Ort ihrer Wirkung entspricht. Die ayurvedische Massage wirkt dadurch auch im Gewebe, in Organen und Körperteilen, die nicht direkt berührt werden. Auf diese Weise kann der Lymphfluß angeregt werden, ohne daß eine klassische Lymphdrainage durchgeführt werden muß. Oft befinden sich Marmas mit einer ähnlichen Wirkung auf bestimmte physiologische Funktionen sowohl am Rücken als auch an den Beinen oder Armen. Dadurch können auch während einer Teilkörper- oder Selbstmassage, durch die richtige Wahl der Marmapunkte, (beinahe) alle gestörten Bereiche therapiert werden. So wird z.B. durch die Berührung der Fußmarmas die Durchblutung der Beine aktiviert.

Zur Gesunderhaltung des Körpers empfiehlt sich eine Ganzkörpermassage unter Einbeziehung aller wichtigen Marmapunkte bei allen Klienten. Daraus ergibt sich jedoch, daß die einzelnen Punkte aus Zeitgründen nur relativ kurz massiert werden können. Wenn Sie dabei Blockaden in den Marma- und Energiepunkten spüren, sollten Sie diesen Bereichen mehr Aufmerksamkeit widmen. Massieren Sie den Punkt dann so lange, bis der natürliche Energiefluß wiederhergestellt ist. Auf diese Weise lassen sich Störungen auch dann regulieren, wenn der Klient sie nicht erwähnt hat oder sich ihrer nicht bewußt ist. Sollte Ihr Klient mit bestimmten Verspannungen oder Beschwerden zu Ihnen kommen, so sollten Sie gezielt die Marmas, Muskeln und Gewebe massieren, die zur Heilung der Störung beitragen.
Richten Sie sich bei der Stärke des Drucks, den Sie auf die Marmapunkte ausüben, in jedem Fall nach der Konstitution und Sensibilität der massierten Person. Sehr feine und energetisch offene Menschen benötigen in der Regel nur einen leichten Massagedruck, und es sollte sehr sachte und zart mit Akupressur behandelt und massiert werden. Zu fester Druck kann einen solchen Menschen geradezu in Schock versetzen und sein Energiefeld durcheinanderbringen. Auch Kinder und junge Menschen weisen meist eine solche energetische Offenheit auf. Sie tragen wenige Blockaden in sich, weshalb sanfte Berührungen vollkommen ausreichen, um das Körperbewußtsein zu aktivieren. Bei Personen, deren Energiefeld grobstofflicher ausstrahlt und deren Muskulatur im Bereich des Energiepunktes stark verspannt ist, ist unter Umständen ein sehr starker Druck notwendig. Dieser wird vom Klienten in der Regel auch als angenehm empfunden.
Mit einiger Übung werden Sie Ihre Intuition nach und nach so verfeinern, daß Ihre Hände und Finger bei einer Massagesitzung intuitiv zu den blockierten Energiepunkten wandern. So kommt es hin und wieder vor, daß meine Hände gleich bei Massagebeginn einen Punkt berühren, welcher der auslösende Schlüsselpunkt für Rückenschmerzen oder andere Beschwerden ist. Häufig stellt sich dann heraus, daß diese Stelle meiner Klientin schon seit längerer Zeit Schmerzen bereitet; die dem Marmapunkt entsprechenden Funktionen und Wirkungen stimmen in den meisten Fällen fast vollständig mit den Beschwerden der Klientinnen überein.
Ein Beispiel: Als ich nach Jahren einmal wieder eine gute Freundin massierte, war das Gewebe ihres ganzen Körpers relativ weich und entspannt. Nur die Marmas am Becken, insbesondere Nitamba Marma, wiesen eine komplette Abwehrspannung auf, wie ich es in dieser Intensität äußerst selten erlebt habe. Meine Freundin litt seit Jahren unter sehr starker Migräne, welche hormonell verursacht war und immer kurz vor oder während ihrer

Menstruation auftrat. Verschiedene Therapien waren ohne Erfolg geblieben, und die Migräneattacken beeinträchtigten meine Freundin massiv. Sie konnte während dieser Tage oft nicht zur Arbeit gehen, und auch starke Schmerzmittel brachten keine Linderung. Als ich die Verhärtung des Gesäßes und die Blockade in den Marmas ertastete, konnte ich erahnen, worauf ihre Migräne zurückzuführen war. Apana Vata war bei ihr vollkommen aus dem Gleichgewicht geraten. Ihre chronischen Schmerzzustände waren eine Folge der starken Blockade in diesem Bereich.

Vermutlich bestand die Blockade des Beckens bereits seit langer Zeit, und sie wurde bei keiner der übrigen Behandlungsmethoden berücksichtigt. Nach einer einzigen Massagesitzung war ein großer Teil der blockierten Energie bereits gelöst. Ich zeigte meiner Freundin die Punkte, und wie sie sie selbst massieren konnte. Ich erklärte ihr auch die Funktionsweise der Marma- und Energiepunkte. Sie verbrachte einen Monat damit, täglich die Punkte am Gesäß zu massieren. Die Migräneanfälle waren bei der nächsten Menstruation bereits um ein Vielfaches schwächer, so daß sie zur Arbeit gehen konnte und kaum mehr Schmerzmittel benötigte. Außerdem machte sie die Entdeckung eines eigenen individuellen Energiepunktes an den Seiten der Oberschenkel unterhalb des Gesäßes. Sie konnte ertasten, daß dieser Punkt sehr empfindlich war und bei Berührung weit ausstrahlte. Zusammen mit den Nitamba Marmas akupressierte sie diese Punkte. Sie stellte nach einigen Wochen völlig verblüfft fest, daß ihre Cellulite an den Beinen, die sie durch die Einnahme der Pille bekommen hatte, um die Hälfte zurückgegangen war. Die Blockade innerhalb dieses Energiepunktes hatte den Stoffwechsel ihres Bindegewebes erheblich beeinträchtigt.

Dies ist nur eines von vielen Beispielen dafür, wie uns unser Körper genau aufzeigt, welche Bereiche blockiert sind und Heilung bedürfen. Hier ein weiteres:

Bei einer anderen Klientin führte ich eine Ganzkörpermassage durch. Als ich beim linken Fuß angekommen war, ertastete ich unwillkürlich den Knöchel und Gulpha Marma. Ich fragte meine Klientin, ob sie irgendwelche Probleme mit dem Unterleib habe. Sie antwortete, daß ihr tags zuvor eine Spirale eingesetzt worden war. Ganz offensichtlich war ihr Organismus immer noch dabei, sich auf diese Veränderung einzustellen. Die in ihm entstandene Irritation konnte ich über den Marmapunkt erfühlen.

5. Heilung über die Wirbelsäule

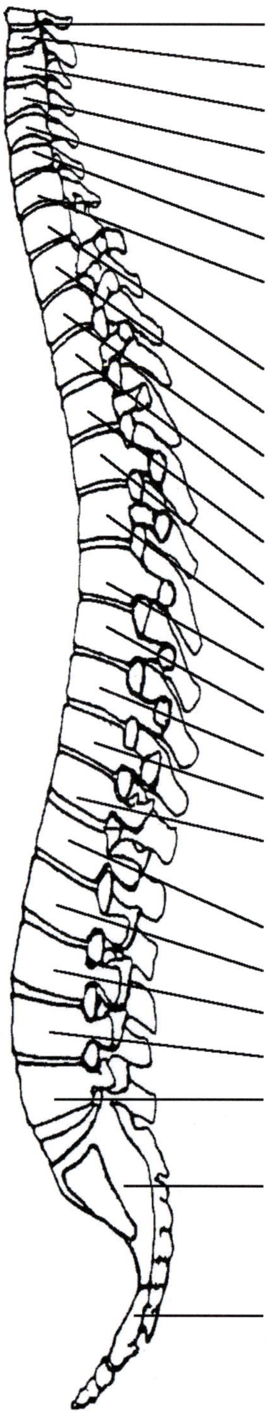

Eine gesunde Wirbelsäule ist für den Menschen von zentraler Bedeutung. Die Wirbelsäule ist aus 24 beweglichen Wirbeln zusammengesetzt, die sich in sieben Halswirbel (C1–C7), zwölf Brustwirbel (TH1-TH12) und fünf Lendenwirbel (L1-L5) unterteilen lassen. Neun unbewegliche Wirbel bilden das Kreuz- und Steißbein. Schauen Sie sich hierzu die Skizze auf dieser Seite an.

Zwischen den einzelnen Wirbeln befinden sich kleine Zwischenwirbellöcher, durch welche die Rückenmarksnerven heraustreten und zu den einzelnen inneren Organen führen. Die Organe von Bauchraum und Brustkorb sowie unterschiedliche Muskeln sind durch diese Spinalnerven mit dem Gehirn verbunden und werden von diesem über Nervenimpulse gesteuert. Wenn eine verspannte Muskulatur auf die Wirbelkörper drückt, können die Nerven eingeklemmt oder gereizt werden. Dadurch wird das dem Wirbel zugeordnete Organ nicht mehr ausreichend mit Nervenimpulsen versorgt, und es kann zu Beschwerden in den Organen kommen.

Umgekehrt kann sich die Erkrankung eines Organs negativ auf die Wirbelsäule auswirken und im entsprechenden Bereich des Rückgrats Schmerzen, Verspannungen oder Wirbelfehlstellungen verursachen. Häufig läßt sich nicht genau festlegen, ob eine Störung zuerst an der Wirbelsäule oder in den inneren Organen ihren Ursprung hatte. Im Ayurveda wird der Wirbelsäule eine große – wenn nicht sogar die wichtigste – Bedeutung beigemessen.

Sushumna, Pingala und Ida Nadi bilden einen zentralen Energiekanal, über welchen Prana entlang der Wirbelsäule vom Wurzel-Chakra bis zum Scheitel-Chakra gelenkt wird. Diese fundamentale Lebenskraft, die die Wirbelsäule aufwärts fließt, wird auch als Kundalini bezeichnet. Nur wenn der ungehinderte Energiefluß im Bereich der Wirbelsäule gewährleistet ist, können alle Chakren optimal arbeiten. Auch die gesunde Funktion der fünf Pranas hängt von einer spannungsfreien Wirbelsäule ab.

Muskelverspannungen und kleinste Fehlstellungen der Wirbel blockieren den Pranafluß im ganzen Körper und führen dadurch zu einer Vielzahl von organischen oder psychischen Störungen. Beispielsweise stehen Blockaden im Bereich der

Lendenwirbelsäule mit einem gestörten Fluß von Apana Vata in Verbindung. Bandscheibenvorfälle gehen hier nicht selten mit Unterleibsbeschwerden oder Verstopfung einher. Udana Vata kann durch Wirbelfehlstellungen an der Halswirbelsäule nicht mehr frei zirkulieren.

Über die Begradigung der Wirbelsäule können zahlreiche Störungen verschiedenster Organe und Körperfunktionen gelindert oder beseitigt werden. Ein Beispiel:

Vor einiger Zeit wandte sich eine junge Frau an mich und bat um einen Termin für eine Yogastunde. Sie war erst Anfang 20 und litt bereits an einem sehr schmerzhaften Bandscheibenvorfall der Lendenwirbelsäule. Die klassischen Therapien, die sie bereits versucht hatte, brachten ihr keine Linderung. Entsprechend der akuten Symptomatik, zeigte ich ihr ausschließlich Entspannungshaltungen für den unteren Rückenbereich. Im Laufe der Yogastunde erzählte mir die junge Frau, daß sie seit Jahren unter starken Menstruationsschmerzen litt. Ich konnte beobachten, daß sie Probleme hatte, entspannt und tief zu atmen. Ihr Atemfluß war völlig blockiert, und Apana Vata im Bereich des Beckens konnte nicht frei zirkulieren. Darüber hinaus litt sie unter einer großen inneren Unruhe und weiteren Vata-Symptomen.

Ich übte mit ihr, richtig zu atmen. Sie ließ während der Übungen den Atem bis in das Bekken und in den unteren Rückenbereich fließen. Plötzlich erzählte sie mir, daß sie vor einigen Jahren vergewaltigt worden war. Sie hatte sich einer psychotherapeutischen Behandlung unterzogen und war der Meinung, daß sie das traumatische Erlebnis verarbeitet hatte. Dennoch hatte ihr Körper dieses Erlebnis aufbewahrt. Das im Becken gespeicherte Trauma führte zu einer Blockade des zweiten Chakras, einer Störung von Apana Vata und schließlich zu einer Vielzahl körperlicher Beschwerden. Der Bandscheibenvorfall trat dann im Winter auf, als Vata auch in der Natur stark vermehrt war. Meine Klientin hatte durch eine flache Atmung den Energiefluß zum Becken vollkommen abgeschnitten. Die Atmung in das Becken half ihr, die blockierte Energie wieder sanft zu aktivieren und ihr Bewußtsein in diesen Bereich zu lenken. Die Entspannung des Beckens führte bereits nach der ersten Yogastunde zu einer leichten Linderung der Schmerzen.

Ein anderer Fall zeigt auf ähnlich prägnante Weise den unmittelbaren Zusammenhang von Wirbelblockaden und körperlichen Beschwerden:

Anfang November litt meine Schwägerin plötzlich unter starken Kopfschmerzen, die mit Sehstörungen, Übelkeit, Schwindel und Bewußtseinsstörungen einhergingen. Die Symptome wurden so schlimm, daß sie mehrmals das Bewußtsein verlor und nicht mehr allein gehen konnte. Nachdem ihr Hausarzt keine Ursache feststellen konnte und sich die Beschwerden auch nach Wochen nicht gebessert hatten, wurde sie nach einem erneuten Ohnmachtsanfall in die Notaufnahme eines Krankenhauses gebracht. Gründliche Untersuchungen kamen jedoch zu keiner Diagnose. Sie wurde am nächsten Tag aufgefordert, die Klinik wieder zu verlassen, obwohl ihr Gesundheitszustand sich nicht verbessert hatte. Meine Schwägerin äußerte mir gegenüber die Vermutung, daß ihre Beschwerden möglicherweise von der Wirbelsäule kommen könnten. Ich massierte sie vorsichtig und konnte starke Blockaden im Bereich der Halswirbelsäule ertasten. Aber auch im unteren Rückenbereich lagen Verspannungen vor. Vor etwa 15 Jahren hatte sie einen Reitunfall gehabt,

durch den ein Wirbel der Brustwirbelsäule verletzt worden war. Nach einer Operation entstanden außerdem eine Beinlängendifferenz und dadurch ein Hüftschiefstand. Ihre Wirbelsäule muß seither dieses Ungleichgewicht beständig ausgleichen, was eine starke Belastung darstellt.
Meine Schwägerin hat eine zarte Vata-Natur. Dem Zeitpunkt der Erkrankung war eine Phase von ständigem Streß vorangegangen. Sie schlief schlecht und konnte sich kaum mehr entspannen. Alle Symptome stellten sich zu Beginn des Herbstes ein, wenn Vata generell vermehrt ist. Die körperlichen Beschwerden entstanden durch die große Belastung der Wirbelsäule und die Anhäufung von Vata. Bereits nach der ersten Massage, bei der ich eine Fehlstellung des ersten Halswirbels sanft lösen konnte, hatten sich die Symptome stark gebessert. Meine Schwägerin nahm einige Zeit Ashwagandha ein und fand nach wenigen Massagen in einen Zustand der inneren Harmonie und Schmerzfreiheit zurück.

Ein anderes Mal kam eine junge Frau zur Massage, die sehr schlank und zierlich war. Doch vom Becken abwärts wirkte sie außergewöhnlich stabil. Massive Wassereinlagerungen in den Beinen ließen ihren Unterkörper stämmig und kräftig erscheinen. Ärzte konnten keine organische Ursache feststellen. Ganz nebenbei erwähnte sie einen Gleitwirbel im Bereich des vierten und fünften Lendenwirbels, der ihr immer wieder Probleme bereitete. Vom fünften Lendenwirbel gehen jedoch genau die Nerven aus, welche die Beine mit Energie versorgen. Blockaden können hier unter anderem zu Ödemen an den Beinen führen.

Die folgende Aufzählung gibt Ihnen Auskunft darüber, welche Organfunktionen und Beschwerden den einzelnen Wirbeln zugeordnet sind:

- **HW1** steht in Verbindung mit dem Kronen-Chakra, mit der Blutversorgung von Kopf, Ohren und Gehirn und mit der Nackenmuskulatur. Eine Fehlstellung des Wirbels kann Schwindel, Kopfschmerzen, Migräne, Müdigkeit, Ohrenschmerzen, Nervosität, Epilepsie und Bluthochdruck verursachen.
- **HW2** steht in Verbindung mit dem Stirn-Chakra, mit den Augen, der Zunge, den Nebenhöhlen und dem Bizepsmuskel. Eine Fehlstellung des Wirbels kann Nebenhöhlenbeschwerden und Augenleiden verursachen.
- **HW3** steht in Verbindung mit dem Gesicht, den Zähnen, dem Mund und dem Bizeps- und Trizepsmuskel. Eine Fehlstellung des Wirbels kann Neuralgien, Zahnerkrankungen und Akne verursachen.
- **HW4** steht in Verbindung mit dem Trizepsmuskel, der Nase und dem Innenohr. Eine Fehlstellung des Wirbels kann chronischen Schnupfen, Heuschnupfen, Gehörverlust und Polypen verursachen.
- **HW5** steht in Verbindung mit dem Hals-Chakra, mit dem Kehlkopf und den Stimmbändern. Eine Fehlstellung des Wirbels kann chronische Erkältungen, Halsschmerzen, Heiserkeit und Kehlkopfentzündungen verursachen.
- **HW6** steht in Verbindung mit dem Hals-Chakra, mit den Tonsillen, Schultern und

Halsmuskeln. Eine Fehlstellung des Wirbels kann Mandelentzündungen, Keuchhusten, einen steifen Nacken oder einen Kropf verursachen.

- **HW7** steht in Verbindung mit der Schilddrüse, den Schleimbeuteln, den Schultern, den Ellbogen und dem oberen Bereich der Lungenflügel. Eine Fehlstellung des Wirbels kann eine Schilddrüsenerkrankung, Erkältung oder Schleimbeutelentzündung sowie Schulterbeschwerden und Depressionen verursachen.
- **BW1** steht in Verbindung mit den Unterarmen, Handgelenken und Händen sowie mit der Luft- und Speiseröhre. Eine Fehlstellung des Wirbels kann Asthma, Husten, Atemprobleme, Schulterschmerzen, Verspannungen des Nackens, Sehnenscheidenentzündungen oder Taubheitsgefühle der Finger verursachen.
- **BW2** steht in Verbindung mit dem Herz-Chakra, dem Herzen, den Herzkranzgefäßen und den Bronchien. Eine Fehlstellung des Wirbels kann Schmerzen im Brustbein, Herzbeschwerden und Herzrhythmusstörungen verursachen.
- **BW3** steht in Verbindung mit den Bronchien, dem Rippenfell, dem Brustkorb und den Brüsten. Eine Fehlstellung des Wirbels kann Grippe, Lungenentzündung, Bronchitis, Rippenfellentzündung und Atemnot verursachen.
- **BW4** steht in Verbindung mit der Gallenblase. Eine Fehlstellung des Wirbels kann Gallenleiden, Gallensteine, Gelbsucht und Gürtelrose verursachen.
- **BW5** steht in Verbindung mit Leber und Milz, dem Solarplexus und dem Blut. Eine Fehlstellung des Wirbels kann Leberbeschwerden, Hypotonie, Durchblutungsstörungen, Anämie und Arthritis verursachen.
- **BW6** steht in Verbindung mit dem Solarplexus-Chakra und dem Magen. Eine Fehlstellung des Wirbels kann (nervöse) Magenbeschwerden, Verdauungsprobleme und Sodbrennen verursachen.
- **BW7** steht in Verbindung mit dem Zwölffingerdarm und der Bauchspeicheldrüse. Eine Fehlstellung des Wirbels kann Magen- und Zwölffingerdarmgeschwüre und Diabetes verursachen.
- **BW8** steht in Verbindung mit Milz und Bauchspeicheldrüse (links) und der Gallenblase (rechts). Eine Fehlstellung des Wirbels kann Beschwerden von Milz, Galle und Pankreas sowie Abwehrschwäche verursachen.
- **BW9** steht in Verbindung mit den Nebennieren. Eine Fehlstellung des Wirbels kann Allergien und Nesselausschläge verursachen.
- **BW10** steht in Verbindung mit den Nieren. Eine Fehlstellung des Wirbels kann Nierenbeschwerden, Arterienverkalkung und chronische Müdigkeit verursachen.
- **BW11** steht in Verbindung mit den Nieren und der Harnröhre. Eine Fehlstellung des Wirbels kann Hautprobleme, Ekzeme, trockene oder unreine Haut und Schuppenflechte verursachen.
- **BW12** steht in Verbindung mit dem Dünndarm, den Eileitern und dem Lymphsystem. Eine Fehlstellung des Wirbels kann Dünndarmbeschwerden, Rheuma, Blähungen und Unfruchtbarkeit verursachen.
- **LW1** steht in Verbindung mit dem Dickdarm. Eine Fehlstellung des Wirbels kann Erkrankungen des Dickdarms, Verstopfung, Blähungen, Durchfall und Hernien verursachen.

- **LW2** steht in Verbindung mit dem Dickdarm, dem Blinddarm und den Oberschenkeln. Eine Fehlstellung des Wirbels kann Blinddarmentzündungen, Bauchkrämpfe und Krampfadern verursachen.
- **LW3** steht in Verbindung mit dem Sakral-Chakra, der Blase, den Sexualorganen, den Eierstöcken und Hoden und den Knien. Eine Fehlstellung des Wirbels kann Blasenprobleme, Menstruationsbeschwerden, Fehlgeburten, Impotenz und Knieprobleme verursachen.
- **LW4** steht in Verbindung mit dem Sakral-Chakra, der Prostata, den Muskeln des unteren Rückenbereichs und dem Ischiasnerv. Eine Fehlstellung des Wirbels kann Ischiasprobleme, Hexenschuß, Prostatabeschwerden und Schmerzen im unteren Rückenbereich verursachen.
- **LW5** steht in Verbindung mit dem Sakral-Chakra, den Unterschenkeln, den Fußgelenken und den Füßen. Eine Fehlstellung des Wirbels kann Wadenkrämpfe, kalte Füße, Ödeme in Füßen und Beinen und Durchblutungsstörungen verursachen.
- Das **Kreuzbein** steht in Verbindung mit den Hüftknochen und dem Gesäß. Eine Fehlstellung des Wirbels kann Hüftprobleme, Unterleibsbeschwerden und eine Rückgratverkrümmung verursachen.
- Das **Steißbein** steht in Verbindung mit dem Wurzel-Chakra, dem Enddarm und dem Anus. Eine Fehlstellung der Wirbel kann Hämorrhoiden, Juckreiz des Afters und Schmerzen beim Sitzen verursachen.

Verfahren Sie beim Aufspüren der blockierten Wirbelpunkte auf dieselbe Weise, wie Sie bei Erforschung der Marma- und Energiepunkte vorgegangen sind. Massieren Sie dabei zunächst den Rücken, um die Muskulatur etwas aufzuwärmen. Beginnen Sie am Kreuzbein, und legen Sie die Daumen oder Finger unmittelbar neben die Wirbelsäule. Gleiten Sie nun mit den Fingern oder Daumen aufwärts. Sie können beide Seiten gleichzeitig absuchen oder die rechte und linke Körperseite einzeln behandeln. Wenn die Muskulatur sehr verspannt ist, werden Sie anfangs vermutlich nicht sehr tief in das Bindegewebe vordringen können. Entsprechend ist es sehr schwierig, blockierte Bereiche zu identifizieren. Wenn das Gewebe weicher und durchlässiger wird, lassen sich die Wirbelsäulenpunkte einfach ertasten. Dies kann – je nach Festigkeit und Spannung des Gewebes – mehrere Massagesitzungen in Anspruch nehmen. Wenn keine sehr starken Verspannungen vorhanden sind, werden Sie die Punkte schon bei der ersten Massagestunde spüren.
Wann immer Blockaden auftauchen, werden Sie mit den Fingern eine Art Vertiefung ertasten. Wenn Sie diesen Punkt in der Tiefe akupressieren, wird er, genauso wie die Marmas, schmerzempfindlich sein und zugleich eine starke Erleichterung und Entspannung im Klienten bewirken. Nachdem diese Punkte einige Minuten behandelt wurden, ist in den meisten Fällen fühlbar, wie der verschobene Wirbel zurück in seine Ausgangsposition gleitet. Auf diese Weise können Verspannungen und Blockaden sanft gelöst werden.
Bitten Sie den Klienten, sich auf den Rücken zu legen, damit Sie die Fehlstellungen der Halswirbelsäule lösen können. Gehen Sie nun besonders vorsichtig vor. Halten Sie sich an die allgemeinen Massagehinweise für den Nacken (siehe Kapitel 2.13), um die Muskulatur zunächst zu erwärmen und zu lockern. Plazieren Sie Ihre Finger dann sanft neben

der Wirbelsäule, ertasten Sie eventuelle Fehlstellungen oder Vertiefungen, und üben Sie ganz sanft Akupressur aus. In diesem Bereich sollten Sie keinesfalls starken Druck ausüben!

Sie können sich für eine Lokalisation der Wirbel am siebten Halswirbel (Vertebra prominens) orientieren, dieser springt im Vergleich zu den anderen Wirbeln stark hervor. Von hier aus können Sie nun die Wirbelsäule auf- und abwärts zählen, um bestimmte Wirbel zu finden.

Diese Bilder veranschaulichen, wie die Bereiche neben der Wirbelsäule nach Vertiefungen und Wirbelfehlstellungen abgesucht werden. Im zweiten Bild wird eine Blockierung der Brustwirbelsäule im Bereich des Herz-Chakras ertastet und mit dem Mittelfinger der rechten Hand Akupressur ausgeübt. Dadurch wird die blockierte Energie freigesetzt.

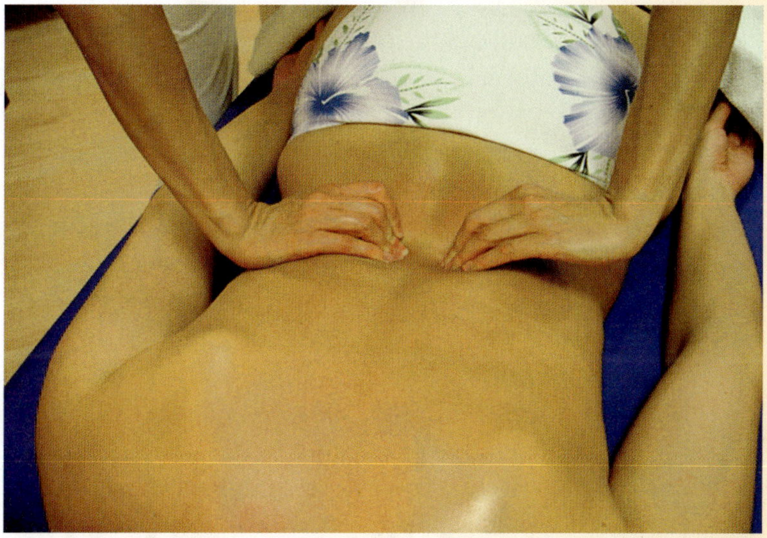

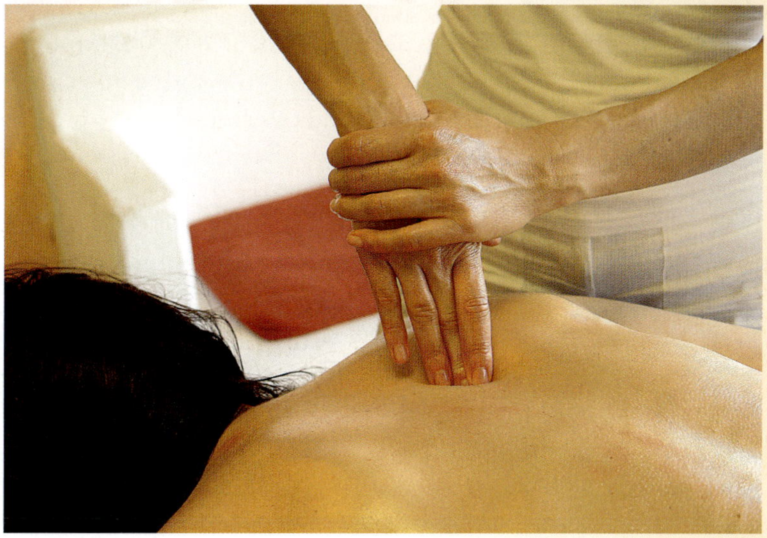

6. Die Heilwirkungen der Öle

In den Kapiteln über die Eigenschaften und den Geschmack von Substanzen habe ich bereits erwähnt, wie wichtig die Wahl des richtigen Öles ist. Das verwendete Öl und seine richtige Dosierung wirken direkt auf die Doshas ein und können diese stören oder ausgleichen. Darüber hinaus erleichtert die flüssige, fettige Qualität des Öls die Ausführung fließender, angenehmer Massagebewegungen.

Um die therapeutische Wirkung der Massage zu verstärken, kann auf Öle zurückgegriffen werden, die ein Dosha konkret vermehren oder vermindern. Allerdings sollte man genau diagnostizieren, welche Störung dominiert und welches Dosha am dringendsten der Heilung bedarf.

Die Basisöle, Aroma-Essenzen und Tailas (Kräuteröle) können auch gezielt eingesetzt werden, um bestimmte Heilwirkungen durch die Massage der Marmapunkte zu erzielen.

Verwenden Sie ausschließlich kaltgepreßte Öle aus kontrolliert biologischem Anbau, um die nährende und entgiftende Wirkung der Massage sicherzustellen und den Körper nicht noch mehr mit Toxinen zu belasten.

Das Öl wird von der Haut aufgenommen und nährt das Gewebe. Dieser Aspekt ist vor allem bei Vata-Störungen wesentlich. Eine weitere Funktion des Öls liegt in seiner Fähigkeit, Giftstoffe aus dem Körper herauszuziehen.

Vata-Dosha wird durch große Mengen von wärmenden, schweren Ölen ausgeglichen. Pitta benötigt eine mittelgroße Menge kühlender Öle, um besänftigt zu werden. Kapha kommt mit einer kleinen Menge an leichten, würzigen Ölen aus.

Besteht eine Pitta- oder Kapha-Störung, so können diese aus einer ursprünglichen Vata-Disharmonie entstanden sein. In einem solchen Fall sollte zuerst Vata ausgeglichen werden, bevor an die Harmonisierung der anderen Doshas gedacht wird. Zudem kann ein Mensch mit einer Vata- oder Kapha-Prakrti an einem heißen Sommertag um die Mittagszeit und nach dem Genuß eines scharf gewürzten Mittagessens eine momentane Pitta-Störung aufweisen. Deshalb ist es wichtig, abzuwägen, welche Wirkung vorrangig erzielt werden soll.

Sollten Sie anfangs Schwierigkeiten haben, die Prakrti oder vorliegende Störung eines Klienten korrekt zu erkennen, so sollten Sie *Sonnenblumenöl* verwenden, da es alle drei Doshas harmonisiert. Geruch und Geschmack von Sonnenblumenöl sind ebenfalls eher neutral, weshalb es von den meisten Menschen als recht angenehm empfunden wird.

Folgende Öle dienen als **Basisöle** und sind besonders gut zur Harmonisierung der Doshas geeignet:

Vata-Dosha

- Am besten wirkt *Sesamöl*, da es erwärmend, ölig, schwer, süß, kräftigend und geschmeidig ist.
- *Rizinusöl* ist süß, bitter, erwärmend, schwer und ölig und ebenfalls gut für Vata.
- *Mandelöl* ist süß, schwer und erwärmend und wird vor allem bei sehr schwachen und

alten Menschen, in der Rekonvaleszenz und bei kleinen Kindern empfohlen.

- *Ghee* ist ideal zum Ausgleich von Vata, da es aufbauend, ölig und stärkend ist.

Pitta-Dosha

- *Kokosöl* ist das wichtigste Öl zum Ausgleich von Pitta. Es ist süß, leicht und kühl.
- *Ghee* ist durch seine kühlende, stärkende und ausgleichende Wirkung ebenfalls gut für Pitta.
- *Sonnenblumenöl* hat kühlende, ausgleichende und entzündungshemmende Eigenschaften; es ist besonders gut geeignet, den Körper von Giftstoffen zu befreien.

Kapha-Dosha

- *Senföl* ist das wichtigste Öl für Kapha. Es wird vor allem in Indien häufig verwendet, um Kapha auszugleichen. Es ist bitter, scharf, leicht und erwärmend.
- *Sesamöl* wirkt aufgrund seiner erwärmenden und ausgleichenden Eigenschaften ebenfalls harmonisierend auf Kapha, solange es sparsam dosiert wird.

Mischkonstitutionen

Wenn mehrere Bioenergien bei einem Menschen dominieren, sollte ein Öl ausgewählt werden, welches das im Augenblick überwiegende Dosha ausgleicht.

- Für Vata/Pitta-Konstitutionen eignen sich *Ghee* und *Sonnenblumenöl* besonders gut. Im Herbst und Winter ist *Sesamöl* empfehlenswert.
- Kapha/Vata-Konstitutionen benötigen vor allem wärmende Öle. *Sesamöl* ist für diese Misch-Prakrti am besten geeignet. Wenn Kapha überwiegt, kann auch *Senföl* verwendet werden.
- Eine Pitta/Kapha-Konstitution wird am besten durch *Sonnenblumenöl* harmonisiert. Wenn Pitta dominiert, ist *Ghee* ideal; es sollte jedoch nicht im Übermaß verwendet werden.

Basisöle

- **Sesamöl** ist süß, schwer, geschmeidig und erwärmend. In Indien ist es das wichtigste und am häufigsten verwendete Massage- und Basisöl. Es nimmt mehr Prana in sich auf als alle anderen Öle und ist das einzige Öl, welches alle sieben Dhatus durchdringt. Vor allem bei Vata-Störungen jeder Art wird Sesamöl zur Linderung der Symptome und als Basisöl für Ölmischungen empfohlen. Bei Pitta- und Kapha-Konstitutionen sollte es jedoch sparsam dosiert werden. Sesamöl reduziert Vata, kann aber Pitta erhöhen (vor allem im Sommer), und darf bei Kapha-Dominanz nur in kleinen Mengen verwendet werden.
  Sesamöl ist reich an Mineralien wie Kalzium, Magnesium und Spurenelementen. Es versorgt die Haut und das Gewebe mit wichtigen Nährstoffen. Durch seine erwärmende Wirkung werden alle Stoffwechselprozesse beschleunigt. Sesamöl wirkt der Entste-

hung und Vermehrung von Krebszellen entgegen und fängt freie Radikale ab. Sesamöl hilft zudem sehr gut, emotionale Vata-Zustände wie Ängste oder Ruhelosigkeit zu lindern. Es nährt Gehirn, Nerven, Haut, Haare, Zähne, Augen, Ohren, Knochen und stärkt die weiblichen Fortpflanzungsorgane. Es schenkt Erleichterung bei rheumatischen Schmerzen, Muskelschmerzen, Gicht, trockener Haut und Steifheit des Körpers. Obwohl Sesamöl Giftstoffe aus dem Körper ausleitet, sollte bei massiven Ama-Ansammlungen nicht damit massiert werden. Dann können Sie bei allen Doshas auf Sonnenblumenöl ausweichen.

- **Kokosöl** ist kühl, süß, geschmeidig und relativ leicht. Seine Verwendung ist bei Pitta-Dominanz und im Sommer sehr empfehlenswert. Kokosöl lindert Hautpilze und Hauterkrankungen, die auf ein Ungleichgewicht von Pitta zurückzuführen sind. Es hat außerdem eine antiseptische Wirkung. Es hilft gegen Entzündungen und nährt vor allem die Lungen und die Haut. Kokosöl reduziert Pitta und Vata, erhöht jedoch Kapha.

- **Senföl** ist scharf, leicht und erhitzend. Es hilft bei Schmerzen und Schwellungen und wirkt gegen Pilz- und Parasitenbefall. Kapha-Symptome wie Stauungen und Schweregefühl werden durch die anregende Wirkung von Senföl gelindert. Es vermindert Kapha und Vata, erhöht jedoch Pitta.

- **Ghee**, Butterschmalz, ist süß, leicht, geschmeidig und kühl. Es besitzt eine tonisierende und verjüngende Wirkung, und vermindert Falten. Es nährt alle Dhatus, vermehrt Ojas und stärkt Gehirn, Nervensystem, Leber und Nieren. Die Fruchtbarkeit wird durch Ghee verbessert, und die weiblichen Fortpflanzungsorgane werden gestärkt. Ghee besänftigt Vata und Pitta, außerdem erhöht es Kapha in geringem Maße.

- **Sonnenblumenöl** ist süß, kühl, geschmeidig, leicht und kräftigend. Die Lungen und das lymphatische System werden durch Sonnenblumenöl gestärkt, Hautkrankheiten und Entzündungen gelindert. Sonnenblumenöl eignet sich besonders gut dafür, den Organismus von Toxinen zu befreien. Es kühlt Pitta und kann – vor allem im Sommer – für alle drei Doshas verwendet werden.

- **Rizinusöl** ist scharf, süß, herb, stechend, schwer und ölig. Äußerlich angewandt wirkt es stark entgiftend. Es regt den Stoffwechsel und die Verdauung an, lindert Krämpfe, Schmerzen, Steifheit, Lähmungen und Schwellungen. Rizinusöl dringt tief in die Haut ein, hilft hier gegen Trockenheit und verbessert die Hautstruktur. Es vermindert Vata und Pitta und erhöht Kapha.

- **Mandelöl** ist süß, etwas bitter, schwer und erhitzend. Es tonisiert und nährt den Körper und beruhigt dadurch Vata. Vor allem eignet es sich für Kinder und alte Menschen. Mandelöl stärkt die Nieren und Lungen. Es lindert Muskelschmerzen und Verspannungen, außerdem nährt es die Haut. Mandelöl reduziert Vata und erhöht Pitta und Kapha.

- **Olivenöl** hat schwere, ölige, kräftigende und kühle Eigenschaften. Es enthält, ähnlich wie Sesamöl, Substanzen, welche der Entstehung von Krebszellen vorbeugen. Es senkt den Blutdruck, reinigt und stärkt Leber und Galle und nährt die Haut. Olivenöl ist gut für Pitta und Vata, erhöht jedoch Kapha.

TAILAS

Neben den Basisölen können auch **ayurvedische Ölmischungen (Tailas)** hergestellt oder bereits zubereitet gekauft werden. Tailas werden durch Ölabkochungen gewonnen. Für diesen Zweck werden Basisöle mit verschiedenen Kräutern kombiniert. Die Tailas werden gezielt therapeutisch eingesetzt, haben jedoch manchmal einen sehr bitteren oder unangenehmen Geruch. Nachfolgend stelle ich Ihnen einige bekannte ayurvedische Tailas vor:

- **Anu Taila:** Diese Mischung wird aus Ziegenmilch, Sesamöl und einer Vielzahl ayurvedischer Kräuter hergestellt. Es wird für Nasya-Behandlungen (Reinigung der Nasengänge) verwendet, welche indirekt die Phana Marmas harmonisieren. Anu Taila erhält die geistige Klarheit, verhindert vorzeitiges Ergrauen und Haarausfall. Es stärkt die Sinnesorgane und beseitigt Steifheit im Nacken, außerdem lindert es Kopfschmerzen und chronischen Schnupfen.

- **Bhringamalakadi Taila:** Diese Mischung enthält zu großen Teilen Bhringaraj, Amalaki und Süßholz. Es reduziert Pitta und wird vor allem für die Kopfmassage eingesetzt. Es beugt frühzeitigem Ergrauen und Haarausfall vor.

- **Bhringaraja Taila:** Diese Mischung hat einen süßen, kühlenden und Pitta reduzierenden Charakter. Es hilft gegen Schlaflosigkeit. Es verhindert frühzeitiges Ergrauen und Ausfallen der Haare und ist deshalb zur Massage des Kopfes gut geeignet. Hierbei wirkt es über die Kopf-Marmas harmonisierend und entspannend auf den ganzen Organismus. Es dient als Nerventonikum und reinigt das Blut.

- **Brahmi Taila:** Diese Mischung wird aus Brahmi und Kokos- oder Sesamöl hergestellt. Es lindert Streß, kühlt Pitta und nährt Vata. Schlaflosigkeit und Kopfschmerzen können durch Brahmi Taila ebenfalls beseitigt werden.

- **Chandanadi Taila:** Diese Mischung besteht vorwiegend aus Sandelholz und anderen Pitta reduzierenden Substanzen wie Neem, Brahmi, Zuckerrohr und Aloe Vera. Dadurch ist es das beste Öl, um Pitta zu besänftigen. Es wirkt kühlend und reduziert Entzündungen, starke Kopfschmerzen, Hitze und Fieber.

- **Karpuradi Taila:** Diese Mischung, dessen Hauptbestandteil Kampfer ist, besänftigt alle drei Doshas. Es beseitigt vor allem Muskel- und Nervenschmerzen, Gewebsverhärtungen und Muskelkrämpfe.

- **Maha-Marichadi Taila:** Diese Mischung wird auf der Basis von Senföl hergestellt. Es kann bei Hautkrankheiten eingesetzt werden, die durch unreines Blut verursacht wurden. Es sollte nur gezielt auf die betroffenen Hautpartien aufgetragen werden, hilft bei Ekzemen, Schuppenflechte, Akne, Juckreiz und Pilzinfektionen.

- **Maha-Narayana Taila:** Diese tonisierende Mischung besänftigt Vata und wirkt nervenstärkend und entzündungshemmend. Es fördert die Ausbildung der Gewebe. Maha-Narayana Taila hilft bei verschiedensten Vata-Störungen wie Ängsten, Depressionen, Altersbeschwerden, Gicht, Lähmungen, Arthritis, Schmerzen, Unfruchtbarkeit, Errektionsstörungen und allgemeiner Schwäche.

- **Narayana Taila:** Diese Mischung beruhigt ebenfalls Vata und dient als Nerventonikum. Es fördert die Durchblutung und hilft bei Gliederschwäche, Schmerzen und rheumatischen Störungen, die vor allem in den Bereichen unterhalb des Nabels lokalisiert sind. Bei der Massage von Talahridaya Marma hilft es, die Heilkraft der Hände zu aktivieren. Auf Basti Marma angewandt, fördert es Ojas, tonisiert die Fortpflanzungsorgane und beseitigt durch Vata bedingte Störungen wie Blähungen und nervöse Erschöpfungszustände.

- **Shadvindu Taila:** Diese Mischung wird weniger als Massageöl, sondern in der Regel nasal angewandt. Es hilft gegen Erkältungen und Schnupfen.

- **Vishgarbha Taila:** Diese Mischung hilft bei Vata-Störungen des Bewegungsapparats. Es lindert Steifheit, Neuralgien, Lähmungen sowie Schmerzen und Schwellungen in Knochen und Gelenken. Es fördert auch die Heilung von Knochenbrüchen.

Ätherische Öle

Eine weitere Möglichkeit, ein Basisöl in seiner Wirkung zu unterstützen, besteht in der Verwendung von ätherischen Ölen, die dem Massageöl beigemischt werden. Achten Sie aber darauf, das Sie das Öl nicht zu stark erhitzen, wenn Sie es mit Aromaölen gemischt haben, denn die Aroma-Essenz kann durch die Hitze schnell verdunsten. Anstatt das Basisöl mit einigen Tropfen des ätherischen Öles zu vermischen, besteht auch die Möglichkeit, das Aromaöl während der Massage in eine Duftlampe zu geben. Dies ist vor allem bei Vata-Dominanz empfehlenswert. Eine intensivere Marmabehandlung kann durch leichtes Einreiben einiger Tropfen ätherischen Öles in einen bestimmten Marmapunkt erzielt.
Das Mischen ätherischer Öle mit Massageölen ist bei Vata-Störungen nicht empfehlens-

wert. Vata-Dosha, das seiner Natur nach leicht zu irritieren ist, kann durch jedes Aromaöl noch weiter gestört werden; selbst dann, wenn das ätherische Öl Vata reduzierende Eigenschaften besitzt. Bei Kapha-Dominanz sind anregende Aromaöle hingegen sehr hilfreich, da sie Stauungen und Blockaden lösen und die für Kapha typische Trägheit überwinden. Auch bei Pitta-Störungen bewirken kühlende Aroma-Essenzen eine zusätzliche Linderung.

Nachfolgend aufgelistet finden Sie die Doshas und die besänftigend auf sie einwirkenden ätherischen Öle:

- **Vata:** Basilikum, Fenchel, Jasmin, Kardamom, Lavendel, Muskatellersalbei, Myrrhe, Rose, Salbei, Weihrauch, Zimt, Zitrone

- **Pitta:** Fenchel, Flieder, Jasmin, Kamille, Lavendel, Limone, Minze, Myrrhe, Orange, Rose, Sandelholz, Zitronengras

- **Kapha:** Basilikum, Eukalyptus, Geranie, Kampfer, Kardamom, Limone, Myrrhe, Neroli, Patschuli, Pfefferminze, Rosmarin, Salbei, Teebaum, Zeder, Zimt, Zitrone

- **Vata/Pitta:** Fenchel, Jasmin, Lavendel, Myrrhe, Rose

- **Vata/Kapha:** Basilikum, Kardamom, Myrrhe, Salbei, Zimt, Zitrone

- **Pitta/Kapha:** Eukalyptus, Limone, Myrrhe, Pfefferminze

- **Vata/Pitta/Kapha:** Myrrhe, Zitrone

Rezepturen

Rezept für die Ghee-Zubereitung

Ghee kann man sehr einfach selbst herstellen, Sie können es aber auch in Naturkostläden oder Reformhäusern fertig zubereitet kaufen.
Nehmen Sie 500 g mild gesäuerte Biobutter. Lassen Sie sie auf kleiner Flamme in einem möglichst schweren Topf schmelzen. Die zerlassene Butter köchelt nun weiter, bis alle Wasseranteile verdampft sind. Dies kann 20 bis 30 Minuten oder länger dauern. Lassen Sie die Butter nicht aus den Augen, da sie auf keinen Fall anbrennen darf. Wenn die knisternden Kochgeräusche nicht mehr zu hören sind, ist das Ghee fertig. Um zu überprüfen, ob es fertig ist, können Sie auch einige Tropfen Wasser hineinspritzen: Zischt es, so ist das Ghee rein, und alle Wasseranteile sind verkocht. Sobald das Ghee fertig ist, beginnen zudem die

Butterflocken am Topfboden bräunlich zu werden. Dann muß das Ghee sofort von der Kochstelle genommen und abgeseiht werden.

Das Ghee darf weder anbrennen, noch darf der Kochvorgang zu früh beendet werden. Falls noch Wasser im Ghee zurückbleibt, ist dieses nicht rein und entfaltet nicht seine volle Heilwirkung. Außerdem wird es dann schnell ranzig.

Gießen Sie das Ghee durch ein Sieb ab, in welches Sie ein sauberes, dünnes Baumwolltuch gelegt haben. Bewahren Sie es anschließend in einem sauberen Gefäß auf; ein verschließbares Glas ist ideal. Kleinere Mengen, welche schnell verbraucht werden, können auch in eine mit einem Teller abgedeckten Porzellanschüssel gegeben werden. Bei Zimmertemperatur ist Ghee unbegrenzt haltbar. Bei verschiedenen Beschwerden nimmt die heilende Kraft des Ghees zu, je älter es ist.

Rezept für Kräuteröle und Kräuter-Ghee

Stellen Sie zunächst einen Kräutersud her, indem Sie etwa eine halbe Tasse Kräuter oder Kräuterpulver zusammen mit vier Tassen Wasser erhitzen. Lassen Sie die Flüssigkeit auf ein Viertel ihrer Ursprungsmenge einkochen. Seihen Sie nun den Sud ab, und vermengen Sie diesen mit derselben Menge Basisöl oder Ghee. Lassen Sie diese Mischung nun auf kleiner Flamme so lange köcheln, bis alles Wasser verdampft ist.

Füllen Sie das Kräuteröl anschließend in saubere Glasflaschen ab. Durch die Wahl der Glasfarbe können Sie eine weitere, subtile Heilwirkung des Öles erzielen. Im Kapitel 1.10 können Sie unter dem Abschnitt »Farbtherapie« die unterschiedlichen Wirkungen der Farben nachschlagen.

7. Wichtige Hinweise (nicht nur) für Massageanfänger

Die in diesem Buch beschriebenen Massagen verbinden die klassische Abhyanga mit der ayurvedischen Tiefengewebsmassage (Vishesh) und der Marmatherapie. Wird die ayurvedische Massage nicht als Teil einer Panchakarma-Behandlung angewandt, sondern soll statt dessen ihre eigene Heilkraft entfalten, so ist es notwendig, daß jede Massagesitzung die individuellen und momentanen Bedürfnisse des Klienten berücksichtigt.
Während innerhalb der Panchakarma-Therapien die einzelnen Massageabläufe strikt festgelegt werden, läßt die ayurvedische Heilmassage dem Therapeuten mehr Spielraum in bezug auf die gewählten Massagegriffe und -abläufe. Weist ein Klient starke Verspannungen auf, so steht die Arbeit mit den körperlichen und grobstofflichen Gewebsstrukturen im Vordergrund der Behandlung. Eine sanftere Abhyanga würde dann nicht ausreichen, um die stark verklebten Muskelfasern voneinander zu lösen. So üben beispielsweise Verspannungen im Nacken Druck auf die Halswirbelsäule aus und blockieren dadurch die Muskel- und Knochenkanäle. Außerdem wird dadurch der Aufwärtsfluß von Prana (Udana Vata) im Körper behindert. In diesem Fall ist zunächst die Lockerung der Muskulatur notwendig, bevor auf subtilere Art gearbeitet werden kann. In den folgenden Kapiteln werden Sie erfahren, wie Sie einschätzen lernen, welche Art der Massage Ihr Klient benötigt, und auf welche Weise Sie massieren können, um die körperliche und seelische Harmonie Ihres Klienten wiederherzustellen.

Je nachdem, ob Sie bereits Erfahrung im Massieren haben oder ob Sie die Kunst der Massage erst erlernen wollen, ist es mehr oder weniger notwendig, sich mit den verschiedenen Massagetechniken auseinanderzusetzen. Massageanfänger werden zu Beginn sicherlich viel Energie darauf verwenden, sich die gezeigten Massagegriffe anzueignen. Jeder Körper wird sich anders anfühlen. Die Körperstrukturen und das Gewebe, die Muskulatur und der Knochenbau verschiedener Personen unterscheiden sich ebenso stark voneinander wie die Menschen selbst. Es kann passieren, daß Sie bei bestimmten Personen die gezeigten Massagegriffe anfangs gut durchführen können. Bei einem anderen Menschen haben Sie dann möglicherweise den Eindruck, daß Ihnen bestimmte Griffe nicht gelingen oder daß Sie alles zuvor Gelernte an einem anderen Körper nicht mehr ausführen können.

Wenn Sie die Massage nicht nur bei sich selbst oder Ihrer Familie anwenden wollen, ist es wichtig, so oft wie möglich zu üben und möglichst viele unterschiedliche Personen zu massieren. Im Laufe der Zeit werden Sie die anfängliche Unsicherheit verlieren.
Beginnen Sie damit, sich selbst zu massieren, um ein Gefühl für die Massagetechniken, den Massagedruck, für die Empfindlichkeit von Marmapunkten und die Beschaffenheit von Muskeln und Geweben zu bekommen. Probieren Sie alle im Kapitel 2.11 beschriebenen Massagetechniken zuvor an sich selbst aus. Auch die genaue Lage der Marmapunkte –

ausgenommen derer am Rücken – können Sie am besten am eigenen Körper ausfindig machen. Durch die Druckempfindlichkeit der Marmas erhalten Sie ein direktes Feedback Ihres Körpers. Später werden Sie feststellen, daß Sie die Punkte auch bei anderen Personen alle sehr leicht finden können.

Es ist wichtig für Sie, zu wissen, daß hier zwar verschiedene Massagetechniken gezeigt und beschrieben werden, die unterschiedlichen Griffe und Bewegungen aber ein und dieselbe Wirkung haben können. Es ist ratsam, sich anfangs an die hier vorgestellten Anweisungen zu halten. Im Laufe der Zeit können Sie dann die Technik etwas vernachlässigen und aus Ihrer Intuition heraus arbeiten.

Wie ich bereits in den vorangegangenen Kapiteln erwähnte, ist der Masseur selbst am meisten für den Heilerfolg der Massage verantwortlich. Deshalb ist die Schulung Ihrer Sensitivität und Intuition sehr wichtig für die Arbeit. Energetische Blockaden zu erspüren und den eigenen Atem dazu zu nutzen, diese aufzulösen, kann nicht durch Lesen eines Buches erlernt werden. Hierfür ist die Entwicklung Ihrer Wahrnehmungsfähigkeit notwendig. Diese kann beispielsweise durch regelmäßiges Praktizieren von Yoga ausgebildet werden. Wenn wir es ständig üben, befähigt Yoga uns, die subtilen, energetischen Bewegungen im eigenen Körper wahrzunehmen, Blockaden zu erspüren und den Energiefluß zu lenken. Aber auch regelmäßige Massagepraxis wird Sie im Laufe der Zeit für die Beschaffenheit der körperlichen und energetischen Strukturen Ihrer Klienten sensibilisieren.

Heilung kann, wie bereits erwähnt, auf vielen verschiedenen Ebenen herbeigeführt werden. Akupressur der Marmapunkte oder eine gut ausgeführte Ölmassage bewegen bereits viel im Patienten. Es ist jedoch möglich, diese durch den Masseur herbeigeführten Veränderungen um ein Vielfaches zu verstärken, wenn dieser seine Intuition, Sensibilität, Gedanken- oder Heilkraft ergänzend einsetzt.

Wann sollte nicht massiert werden?

Bei bestimmten Erkrankungen darf keine ayurvedische Massage durchgeführt werden. Gegenanzeigen sind:

- ansteckende Krankheiten (Arztbesuch ist notwendig!)
- starke Herzbeschwerden oder akute Herzinfarktgefahr
- offene Wunden, blaue Flecken, Schwellungen, Krampfadern (in einem solchen Fall kann aber um die betroffenen Stellen herum massiert werden)
- Thrombosen und Venenprobleme
- Krebs und Leukämie (Massagen eventuell mit dem Arzt absprechen!)
- Erkrankungen der Halswirbelsäule
- Fieber und Entzündungen

Die Einnahme diverser Medikamente kann den Effekt einer Massage verstärken oder vermindern. Entsprechend kann durch die Massage auch die Wirkung von Arzneimitteln verändert werden. Verschiedene Massagetechniken, wie die Tiefengewebsmassage oder eine

kräftige Akupressur von Energiepunkten, können unter Einnahme bestimmter Medikamente kontraindiziert sein. Beachten Sie deshalb unbedingt die im Teil 3 des Buches angegebenen Warnhinweise, falls Sie oder Ihre Klientin Medikamente einnehmen sollten. Wenn entzündliche Prozesse vorliegen, muß die entzündete Stelle ausgespart werden. Bei ernsten Halswirbelsäulenerkrankungen sollte der Patient einen Arzt aufsuchen. Bei Schwangeren dürfen Sie den Bauch und den unteren Bereich des Rückens nicht massieren. Während der Menstruation sollte der Unterbauch ausgelassen werden, da die Massage die Blutung verstärkt. Wenn die Menstruation jedoch zu schwach ist, kann eine anregende Bauchmassage hilfreich sein.
In allen obengenannten Fällen darf energetisch geheilt werden, sofern der Masseur Heilkräfte besitzt.

Die Gesundheit des Masseurs ist unbedingte Vorraussetzung für jede Massagesitzung, weil ansonsten negative Energie vom Masseur auf den Patienten übertragen werden kann. Außerdem sollte der Masseur darauf achten, sich selbst und die eigenen Kräfte nicht zu überfordern. Masseurinnen sollten während der ersten Tage ihrer Menstruation möglichst nicht massieren.
Traditionellerweise werden im Ayurveda Frauen von Frauen und Männer von Männern massiert. Wenn Sie ein spirituelles Leben führen, ist die Einhaltung dieser Regel sehr empfehlenswert, es sei denn, Sie massieren Familienmitglieder. Durch die Massage entsteht eine große Intimität und Nähe zwischen Masseurin und Empfänger, und energetische Blockaden werden gelöst. Dies kann im Klienten sexuelle Energie freisetzen und zur Fehlleitung der Heilenergien oder zu Mißverständnissen führen. Um dies zu vermeiden und den eigenen inneren Frieden zu bewahren, ist es deshalb ratsam, nur Menschen des eigenen Geschlechts zu massieren.

8. Vor der Massage

Die innere Vorbereitung des Masseurs

Bei jeder Massage und bei jedem Akt des energetischen oder geistigen Heilens verbinden Sie sich auf einer tiefen Ebene mit Ihrem Klienten. Achten Sie deshalb unbedingt darauf, Ihr eigenes Energiefeld zu reinigen und sich innerlich abzugrenzen und zu schützen.
Als ich anfing, mit Massage zu arbeiten, habe ich mich oft so tief in meine Klientinnen eingefühlt, daß unsere Energiefelder komplett miteinander verschmolzen. Ich *wurde* zu meiner Klientin und war dabei erfüllt von tiefster Liebe und Mitgefühl. Dies ermöglichte mir, ihr Energiefeld zu lesen und ihre Blockaden zu erspüren. Häufig habe ich dabei die Symptome der Klientin in meinem eigenen Körper wahrgenommen. Von meinem jetzigen Lehrer habe ich gelernt, daß dies jedoch für den Heiler sehr gefährlich sein kann, da er dadurch nicht nur die körperlichen Störungen eines Klienten aufnimmt. Es kann geschehen, daß gewissermaßen das komplette »Karma« des Klienten gegen das des Therapeuten ausgetauscht wird. Dies kann finanzielles Glück, die Liebe oder die sozialen und familiären Bedingungen betreffen. Viele Menschen, die in Heilberufen tätig sind, ziehen sich früher oder später selbst schwere Krankheiten zu. Das liegt daran, daß sie permanent den energetischen »Abfall« anderer Personen übernehmen und diese dafür mit ihrer eigenen Kraft nähren.

Einmal geschah es, daß ich zu einer Frau, mit der ich arbeitete, eine ungewöhnlich innige Verbindung spürte. Sie hatte eine zutiefst traumatische Kindheit und Vergangenheit hinter sich. Sie war psychisch sehr krank und befand sich in einer durch und durch destruktiven und von Abhängigkeit geprägten Liebesbeziehung. Es war ihr unmöglich, ihren unzuverlässigen und brutalen Lebensgefährten zu verlassen, obwohl sie dies schon seit Jahren versuchte. Ihren Alltag konnte sie nur noch mit Hilfe von Psychopharmaka meistern. Ihre Situation schien ausweglos zu sein. Mich erfaßte so tiefes Mitgefühl mit dieser Frau, daß ich täglich innigst für sie betete und energetisch mit ihr arbeitete. Nach einigen Wochen geschah dann das Wunder: Sie fand die Kraft, die Beziehung zu beenden. Schon kurze Zeit später hatte sie einen neuen Partner, der sie achtete, liebte und umsorgte. Kurz darauf begann ich krank zu werden. Jede Nacht hatte ich schlimmste Alpträume, und ich fing an, in allen Bereichen des Lebens negative Umstände anzuziehen. Ich konnte damals nicht verstehen, was in meinem Leben vor sich ging, da ich einen solchen Zustand der Negativität bis dahin nicht kannte. Ich fühlte mich vollkommen kraftlos, als würde mir ständig Energie entzogen. Mein Lehrer sagte später dazu: »Du hast dich geopfert. Du hast das Karma jener Frau auf dich genommen und ihr das deine geschenkt.«
Seit diesem Erlebnis weiß ich, wie wichtig es ist, sich innerlich abzugrenzen und vor jeder Massage Maßnahmen zum eignen Schutz zu ergreifen.

Die Arbeit mit dem Energiefeld eines Menschen hat die gleichen Folgen wie eine Operation oder eine Krankheit auf der physischen Ebene. Jeder Arzt schützt sich vor Krankheitserregern im Blut oder in der Atemluft eines Patienten, da diese auf andere Menschen übertragen werden können. Dasselbe gilt für die negativen Energien, die den Patienten bei einer Heilarbeit verlassen und welche die unsichtbare Entsprechung der sichtbaren Erreger oder Krankheitsfaktoren sind.

Liebe und Mitgefühl sind die Brücken, die uns energetisch mit dem Energiefeld anderer Menschen verbinden. Natürlich ist Mitgefühl immer notwendig, um zu heilen, und auch für jede Interaktion mit unseren Mitmenschen ist Mitgefühl wichtig. Bei jeder Massage oder Heilarbeit entsteht unwillkürlich eine Energieverbindung zwischen Masseur und Klient. Wenn wir uns jedoch mit den Sorgen und Beschwerden einer anderen Person identifizieren und sie übernehmen, steigen wir mit diesem Menschen in seine Negativität und Hilflosigkeit hinab. Auf diese Weise geht jede Heilkraft verloren.
Mitgefühl bedeutet, sich dazu bereit zu erklären, mit einem anderen Menschen zu arbeiten, und ihm dabei zu helfen, sich von seinen Beschwerden zu befreien. Es bedeutet jedoch *nicht*, sich während der Massage oder Heilarbeit ganz und gar mit dem Klienten zu identifizieren, seine Emotionen in der Tiefe *mit* zu fühlen und das eigene Energiefeld mit dem des Klienten zu vermischen. Die Charaka Samhita legt dem ayurvedischen Arzt nahe, »Sorge um den Heilbaren und Gleichgültigkeit gegenüber dem Unheilbaren« zu entwikkeln. Auch dies ist eine Warnung davor, sich mit dem Leid des Patienten zu identifizieren. Achten Sie deshalb darauf, sich während der Massage emotional und energetisch von Ihrem Klienten abzugrenzen und Ihr Energiefeld und Ihre Kraft zu schützen. Machen Sie sich bewußt, daß Sie nur dann effektiv helfen können, wenn Sie selbst gesund und klar bleiben. Denken Sie während des Massierens weder an Ihre eigenen Probleme noch an die Ihres Klienten. Lassen Sie nur positive Gedanken und Gefühle zu.
Wie bereits erwähnt, erhalten manche Menschen durch Gott oder einen Eingeweihten die Kraft, zu heilen. Gehören Sie nicht zu diesen Menschen, so arbeiten Sie, wenn Sie geistig oder energetisch heilen, aus Ihrer eigenen Kraft heraus. Das heißt, Sie geben dem Patienten im Augenblick des Heilens etwas von Ihrer eigenen Energie. Dies trifft nicht so sehr auf die Massagearbeit, sondern hauptsächlich auf das geistige Heilen zu.
Die Kraft der eigenen Gedanken oder Visualisierungen können, je nachdem, wie stark Prana in einem Menschen fließt, den Heilungsprozeß herbeiführen oder fördern. Es ist aber unbedingt notwendig, daß der Therapeut Methoden kennt, mit deren Hilfe er sich selbst wieder regeneriert und mit Energie versorgt. Dies kann durch ein spirituell ausgerichtetes Leben geschehen, durch regelmäßige Gebete oder durch Meditationen.
Wenn Sie ausschließlich die herkömmlichen Heilkräfte der ayurvedischen Massage nutzen wollen, genügt es, vor der Massage eine Schutzmeditation durchzuführen, ein Schutzgebet zu sprechen oder das Schutzmantra Om zu singen. Wählen Sie sich eine Methode aus, die Ihrem Glauben entspricht oder die sich für Sie richtig anfühlt.

Visualisierungsübung als Beispiel für eine Reinigungs- und Schutzmeditation

Nehmen Sie eine bequeme Sitzposition ein. Richten Sie die Wirbelsäule gerade auf, so daß sie im rechten Winkel zum Boden steht. Schließen Sie die Augen, und lassen Sie Ihren Atem tief und weich in den Bauch ein- und aus ihm hinausströmen. Visualisieren Sie ein weißes oder goldenes Licht in der Mitte des Kopfes, und konzentrieren Sie sich auf diesen Lichtball, während Sie den Atem weiterfließen lassen. Nehmen Sie nun wahr, wie der Lichtball sich ausdehnt und Ihren ganzen Kopf ausfüllt. Spüren Sie, ob im Bereich Ihres Kopfes dunkle Stellen oder energetische Blockaden vorhanden sind. Erlauben Sie dem goldenen Licht, diese dunklen Stellen aus Ihrem Körper und Energiekörper hinauszuspülen. Lassen Sie das Licht dann langsam in den Hals hineinfließen. Von hier aus strömt das Licht weiter in die Schultern und Arme, in den Brustkorb und Rücken, in den Bauch, die Hüften, die Beine und Füße. Verweilen Sie bei jedem Körperteil, und lassen Sie das goldene Licht jegliche Blockaden und Verdunkelungen aus Ihrem energetischen Körper hinausspülen. Auf diese Weise reinigen Sie Ihren Astralkörper von allen negativen Schwingungen.

Dehnen Sie nun den Lichtball weiter aus, so daß er Ihre Aura umfaßt; sie wird auf diese Weise gereinigt. Nehmen Sie wahr, wie das goldene Licht außerhalb Ihres Körpers immer feiner und durchlässiger wird. Je weiter sich Ihre Aura vom Körpermittelpunkt entfernt, desto subtiler wird ihre Beschaffenheit. Stellen Sie sich Ihre Aura wie feinen goldenen Blütenstaub vor, der Sie vollständig schützend umgibt. Stellen Sie fest, wie weit Ihre Aura reicht, ob sie sich nach allen Seiten gleichermaßen ausdehnt oder ob sie sich mehr vor, hinter, neben oder über Ihrem Körper befindet. Lassen Sie nun Ihre goldene Aura gleichmäßig Ihren Körper und Energiekörper umhüllen. Trotz ihrer subtilen Struktur stellt sie einen Schutzschild dar, der Ihren Körper und Ihre Seele umgibt. Jegliche negativen Energien prallen an der Oberfläche dieser schützenden Aura ab und können nicht mehr zu Ihnen durchdringen. Geben Sie Ihrer Aura nun bewußt die Anweisung, Sie während der ganzen Massagesitzung bzw. während des ganzen Tages vor negativen Energien aller Art zu schützen.

Lassen Sie den Atem erneut bewußt und tief fließen. Beginnen Sie, Ihren Körper wieder wahrzunehmen, und kehren Sie mit Ihrem Bewußtsein zurück in den Raum. Öffnen Sie die Augen.

Es kann passieren, daß Sie während der Massage das Gefühl haben, daß (negative) Energie vom Klienten auf Sie überfließt, Sie verspüren dann z.B. ein starkes Kribbeln in Ihren Händen, welches sich bis in die Arme hinaufbewegt. Schützen Sie sich dann unbedingt, indem Sie eine energetische Lichtbarriere im Bereich der Handgelenke visualisieren.

Wenn Sie sich während der Massage plötzlich grundlos traurig und unruhig fühlen oder sich auf andere Weise emotional verändern, haben Sie vermutlich die Energie des Klienten aufgenommen. Machen Sie sich dann bewußt, daß diese Gefühle nicht die Ihren sind, und grenzen Sie sich innerlich ganz klar vom Klienten ab.

Es ist auch möglich, daß Sie während des Massierens Störungen des Klienten in Ihrem eigenen Körper wahrnehmen. Verdauungsstörungen meiner Klientinnen fühle ich oft als

Irritation in meinem absteigenden Dickdarm. Blockaden des Hals-Chakras meiner Klientin äußern sich durch ein Gurgeln in meiner Kehle. Wenn Sie sich zuverlässig geschützt haben, werden Sie diese Beschwerden nicht in Ihren Körper aufnehmen. In diesem Fall können Sie Ihre Sensibilität zum Zweck der Diagnose nutzen. Begeben Sie sich stets in die Rolle des Beobachters, und identifizieren Sie sich niemals mit den Emotionen und Symptomen der anderen Person.

Die Vorbereitung des Massageraums

Wählen Sie für die Massage einen ruhigen Raum aus, in dem Sie Störungen jeder Art vermeiden können. Der Massageraum sollte angenehm warm sein, außerdem sollte er vor und nach jeder Massage gut gelüftet werden.

Wer längere Zeit stilliegt, kühlt leicht aus. Halten Sie deshalb Handtücher oder Decken bereit, damit Ihre Klienten sich zudecken können. Auch im Sommer ist es ratsam, die Klienten mit dünnen Laken zuzudecken. Dies vermittelt ein Gefühl der Geborgenheit, und die Klienten können sich leichter entspannen.

Wählen Sie bei Bedarf ein passendes Aromaöl für die Duftlampe aus. Achten Sie darauf, daß die Massageliege so eingestellt ist, daß Sie bequem und entspannt arbeiten können. Falls Sie auf dem Boden massieren, sollte dieser warm sein. Legen Sie einige Decken übereinander, auf die sich der Patient legen kann. Eine Matratze eignet sich nicht als Massageunterlage, da diese zu weich ist und den Massagedruck abfedern würde.

Erwärmen Sie das Massageöl möglichst 10 Minuten vor Massagebeginn. Ein Stövchen ist dafür wunderbar geeignet, zudem kann das Öl während der gesamten Massage darauf warm gehalten werden. Überprüfen Sie während der Massage jedoch immer wieder vorsichtig die Wärme des Öls. Geben Sie es nie direkt auf den Körper des Klienten, sondern immer erst in Ihre eigenen Hände. Für Pitta-Menschen ist es – vor allem im Sommer – ratsam, das Öl auf Raumtemperatur abkühlen zu lassen.

Achten Sie auch auf die Beleuchtung im Raum. Für den erhitzten Pitta-Typ sollten Sie nicht zu helles Licht wählen; Vata wird durch warmes Licht beruhigt, während für eine Kapha-Prakrti anregendes, helleres Licht durchaus geeignet sein kann. Bei Bedarf kann eine sanfte Entspannungsmusik die Massage begleiten, beachten Sie jedoch, daß sich Vata durch sehr ruhige und leise Musik gestört fühlen könnte.

Neben der grobstofflichen Reinigung des Raumes sollte er immer auch energetisch gereinigt und geschützt werden. Genauso wie Sie selbst die negativen Schwingungen einer anderen Person in sich aufnehmen können, besteht die Möglichkeit, daß in einem Raum negative Energien zurückbleiben. Sicherlich kennen Sie das Gefühl, ein Zimmer zu betreten, in dem Sie sich sofort unwohl fühlen. Man kann die »dicke Luft« in Räumen, in welchen kurz zuvor gestritten wurde, mitunter regelrecht spüren oder riechen. Umgekehrt fühlt man sich an Orten mit positiver Energie sofort wohl.

Feinfühlige Menschen können die Anwesenheit von Geistwesen spüren, welche sich manchmal in Häusern oder Räumen aufhalten. Eine meiner Klientinnen, eine sehr sensible Frau, litt wochenlang unter Alpträumen und dem Gefühl, daß »jemand« in ihrem Hause sei. Nachdem ich das Haus gereinigt hatte, waren die Wesenheiten und die Alpträume verschwunden.
Bei der Massage werden energetische Blockaden gelöst, und negative Energien verlassen das Energiefeld und den Körper des Patienten. Damit diese Energien sich nicht festsetzen oder den nächsten Patienten beeinträchtigen, sollte der Raum nach jeder Bahndlung gereinigt und vor der nächsten geschützt werden. Sie können dies mit jeder Form von Energiearbeit (z.B. Reiki) tun. Die oben beschriebene Technik zum Schutz der eigenen Person läßt sich auch auf den gesamten Behandlungsraum ausweiten.
Räucherwerk aus Weihrauch oder Salbei hilft, einen Ort von negativen Energien zu befreien. Zur energetischen Reinigung des Raumes geben Sie etwas Salz in eine große Schüssel mit Wasser und verteilen einige Tropfen dieses Salzwassers im ganzen Raum und in allen Ecken. Sie können auch während der Massagearbeit eine große Schüssel mit Wasser aufstellen. Dieses zieht die negativen Schwingungen des Raumes an sich, welche sich dann im Wasser konzentrieren. Vergessen Sie aber nicht, das Wasser nach jeder Massage zu wechseln.

Die Begegnung mit der Klientin

- *Wie können Sie Informationen über die Prakrti der Klientin erhalten?*
  Machen Sie sich ein erstes Bild über die Konstitution der Klientin. Eventuell werden Sie schon bei der ersten Begegnung mit einem Menschen Kriterien bemerken, die Ihnen Hinweise darauf geben, welches Dosha in ihm dominiert.
  Beobachten Sie, ob die Person pünktlich (Pitta) oder unpünktlich (Vata, evtl. Kapha) ist; ob sie gelassen (Kapha) oder gestreßt (Pitta, Vata) wirkt; ob sie selbstsicher (Kapha, Pitta) oder ängstlich (Vata) auftritt. Auch Haut-, Haar- und Augenfarbe, sowie Körpergröße und -struktur können wichtige Merkmale sein, welche auf die Prakrti eines Menschen hinweisen.

- *Anamnese und Abklärung eventueller Beschwerden*
  Wenn Sie die Massage zum Zweck der Heilung von Krankheiten anwenden, ist vor Beginn der Massage eine ausführliche Anamnese notwendig. Führen Sie in diesem Fall die im ersten Teil des Buches vorgestellten Diagnosemethoden durch, um genaue Informationen über die Konstitution und die vorliegende Störung zu erhalten.
  Wenn die Massage nur der Gesundheitsvorsorge dient, sollten Sie dennoch in jedem Fall ein kurzes Gespräch mit dem Klienten führen, bevor Sie mit dem Massieren beginnen. Klären Sie vor allem ab, ob ernsthafte Erkrankungen vorliegen. Fragen Sie nach Rückenproblemen und danach, ob beispielsweise ein Bandscheibenvorfall existiert.

Bei Frauen sollte eine Schwangerschaft ausgeschlossen werden. Schließen Sie auch die im Kapitel 2.7 genannten Gegenanzeigen aus. Erkundigen Sie sich danach, ob die Klientin Medikamente nimmt und ob sie bei eventuellen starken Rückenbeschwerden bereits einen Arzt aufgesucht hat.

- *Auf welche Weise und wie lange soll massiert werden?*
  Besprechen Sie mit Ihrer Klientin, wie lange und welche Körperbereiche massiert und ob Beschwerden therapiert werden sollen.
  Klientinnen, die zum ersten Mal von Ihnen massiert werden, haben anfangs eventuell etwas Scheu davor, sich gleich vollständig auszuziehen. In solchen Fällen massieren Sie zunächst nur den Rücken. Erspüren Sie die individuellen Grenzen jedes Menschen. Selbst wenn Sie es aus therapeutischen Gründen als sinnvoll erachten, bestimmte Körperbereiche zu massieren, sollte letztlich die Klientin die Entscheidung über die Art der Massage treffen.

Für eine Rückenmassage bzw. Teilkörpermassage empfiehlt sich eine Massagezeit von 45 Minuten. Bei starken muskulären Verspannungen in Rücken und Nacken können auch 60 Minuten erforderlich sein. Für eine Ganzkörpermassage sind 60 bis 90 Minuten ratsam, je nachdem, ob Rückenverspannungen oder andere Beschwerden bestehen, die längerer Aufmerksamkeit bedürfen.
Eine Kreislaufmassage, die der Entlastung des Herzens dienen soll, beginnt beim rechten Fuß, welcher am weitesten vom Herzen entfernt ist. Es wird aufwärts bis zum Kopf massiert. Diese Massage wirkt aktivierend, regt den Kreislauf an und fördert den Rückfluß des venösen Blutes zum Herzen.
Wollen Sie den Patienten beruhigen, so beginnen Sie mit einer Kopfmassage und massieren vom Kopf abwärts bis zu den Füßen. Dies wirkt vor allem besänftigend auf Vata, harmonisiert einen unruhigen Geist und hilft auch bei Migräne und Kopfschmerzen. Pitta wird ausgeglichen, indem von der Hüfte aufwärts in Richtung Kopf und dann wieder abwärts in Richtung Füße massiert wird. Bei Vata-Störungen aller Art und bei alten Menschen ist es wichtig, alle Gelenke ausführlich zu massieren. Bei starken Muskelverspannungen ist es ratsam, mit der Rückenmassage zu beginnen, da sonst die durch die Verspannungen verstopften Srotas und Nadis des Muskelgewebes die Massagewirkung beeinträchtigen könnten. Bei Schlaflosigkeit sind Fuß- und Kopfmassagen zu empfehlen.
Einige klassisch ayurvedische Schulen raten dazu, die Massage beim Nabel zu beginnen, da dieser das Zentrum des Körpers darstellt. Ich habe die Erfahrung gemacht, daß Klientinnen, vor allem wenn sie zum erstenmal zur Massage kommen, eine tiefere Entspannung finden, wenn die Massage mit der Rückseite des Körpers beginnt. Die Körpervorderseite ist in der Regel sensibler, und es erfordert mehr Mut und Vertrautheit der Klientin, sich auf dieser Seite zu öffnen.

Die Qualitäten Sattva, Rajas und Tamas im Klienten

Es ist hilfreich, wenn Sie neben der Konstitution eines Menschen auch erfassen, ob im Moment die Qualitäten Sattva, Rajas oder Tamas in ihm vorherrschen. Menschen mit vorrangig sattvischen Eigenschaften kommen vermutlich zur Massage, um sich wohl zu fühlen, zu entspannen und Krankheiten vorzubeugen. Sie sind gesundheitsbewußt und kümmern sich auch dann um ihr körperliches und seelisches Wohlbefinden, wenn sich noch keine Störungen manifestiert haben. Menschen mit sattvischen Qualitäten sind sehr offen, und Sie werden gut mit ihnen arbeiten und ihren Energiekörper fühlen können. Disharmonien lassen sich bei ihnen leicht ausgleichen, und Sie werden Blockaden intuitiv erspüren. Weiche, fließende Massagebewegungen mit wenig Druck reichen aus, um die vollständige Harmonie von Körper, Geist und Seele wiederherzustellen.

Herrscht Rajas in einem Menschen vor, so haben sich oft schon Beschwerden eingestellt. Eventuell sind diese Klienten mißtrauisch und beobachten kritisch Ihre Kompetenz oder Arbeitsweise, vor allem wenn Pitta dominiert. Dadurch blockiert sich der Klient selbst und damit auch die umfassende Wirkung der Massage. Herrscht Vata in Kombination mit Rajas vor, verschließt sich ein Klient vielleicht aus Ängstlichkeit oder kann sich aufgrund seiner inneren Ruhelosigkeit nicht entspannen. Ein Kapha-Klient wird Ihnen durch Rajas eventuell sehr grobstofflich erscheinen, und Sie werden zunächst hauptsächlich auf körperlicher Ebene arbeiten. Zwar wirkt die ayurvedische Massage auch unabhängig von der inneren Einstellung des Empfängers, doch wenn dieser verschlossen oder kritisch ist oder eine sehr grobstoffliche Schwingung aufweist, werden Sie eventuell Schwierigkeiten haben, sein Energiefeld genau zu erspüren. Sie brauchen dann vermutlich sehr viel länger oder mehrere Massagesitzungen, um eine ganzheitliche Wirkung zu erzielen. Es ist auch möglich, daß die Heilkräfte eines Heilers automatisch blockiert werden, wenn der Klient seinen Therapeuten innerlich ablehnt oder negativ über ihn denkt. Hat ein Klient jedoch einmal Vertrauen zu Ihnen und der Massagearbeit gefaßt, dann kann Rajas ihm den Antrieb verleihen, konsequent und diszipliniert an der eigenen Genesung mitzuarbeiten. Die Klienten werden dann so lange und regelmäßig zur Massage kommen, bis eine Linderung der Symptomatik eingetreten ist.

Ein Mensch, bei dem Tamas vorherrscht, wird vermutlich nicht aus eigenem Antrieb heraus zur Massage erscheinen. Diese Klienten werden von Angehörigen dazu gebracht, sich helfen zu lassen. Entsprechend schwierig kann es sein, eine vollständige Heilung zu bewirken. Es geht bei ayurvedischen Therapien nicht darum, ein Symptom zu unterdrücken, sondern die Ursache für eine Störung zu finden und zu beseitigen. Diese ist immer mit der inneren Einstellung und dem Denken des Menschen verknüpft. Wenn der eigene innere Antrieb zum Gesundwerden fehlt, dann wird selbst der beste Therapeut Schwierigkeiten haben, einen Menschen zu heilen.

Heilung bedeutet in vielen Fällen das Zurechtrücken von negativen und destruktiven Verhaltensweisen und Gedanken, eine Rückbindung an unsere ursprüngliche seelisch-körperliche Ganzheit. Dies erfordert im Patienten die Einsicht, daß er sich in einem oder mehreren Bereichen seines Lebens von einem harmonischen Zustand entfernt hat und daß er diese Aspekte verändern muß, um gesund zu werden und zu bleiben. Werden die

alten negativen Gewohnheiten aber unverändert weitergeführt, ist das Wiederkehren der Erkrankung unvermeidlich. Dies erklärt auch die zahlreichen chronischen Erkrankungen vieler Menschen, welche von der Schulmedizin nicht geheilt werden können, weil das zugrunde liegende geistige Muster nicht verändert wird. Aus diesem Grund ist es auch wichtig, daß jeder Klient für die Massage einen bestimmten Betrag bezahlt. Die Bereitschaft, eine gewisse (finanzielle) Energie aufzubringen, um Heilung zu erfahren, zeigt an, daß genügend innerer Antrieb zum Gesundwerden (Rajas) vorhanden ist.
Ist in einem Menschen der Wunsch nach Harmonie und Gesundheit präsent, so erfährt er durch alle Aspekte der ayurvedischen Massage die nötige Unterstützung, die innere Balance wiederherzustellen. Negative Energien, Gedanken, Giftstoffe und Blockaden, die sich in Körper und Geist des Klienten angesammelt haben, können es ihm schwermachen, aus eigener Kraft wieder gesund zu werden. Wenn die Qualität Tamas zu sehr in unser Wesen eingedrungen ist, benötigen wir die Hilfe einer sattvischen, lichtvollen Kraft, um die Negativität zu überwinden. Die ayurvedische Massage entfernt idealerweise – und vor allem, wenn sie mit spirituellen Heilweisen kombiniert wird – alle materiellen und energetischen Schlackenstoffe. Der Klient wird körperlich und seelisch gereinigt, negative Muster und Prägungen werden aufgelöst, woraufhin er das »alte Karma«, wenn man so sagen will, loslassen kann. (Karma bedeutet, daß alles, was wir tun, eine Folge hat und daß jede unserer Aktionen eine Reaktion hervorruft. Dies ist ein universelles Gesetz, welches im ganzen Universum und in jedem Menschen wirksam ist.)

Eine gut ausgeführte, umfassende ayurvedische Therapie reinigt den Patienten von den negativen Folgen seiner körperlichen und seelischen »Übertretungen«, durch welche er seine innere Harmonie verloren hat.

9. Während der Massage

Weitere Hinweise auf die Prakrti des Klienten

Während der Massage werden Sie noch weitere Informationen über die Konstitution Ihres Klienten erhalten. Beobachten Sie die Körperstruktur, das Gewebe und die Beschaffenheit der Haut.

Vata- und Kapha-Typen frieren leicht und bekommen schnell kalte Hände und Füße, während Pitta-Menschen in der Regel einen warmen Körper haben. Die Haut von Vata-Typen fühlt sich sehr trocken und rauh an. Oft wird das Öl von ihrem Körper geradezu aufgesaugt. Häufig werden Sie aufgrund großer Trockenheit starke Hornhaut an den Füßen beobachten können. Die Sehnen und Blutgefäße von Vata-Menschen sind gut sichtbar, und die Haut kann dunkel, gebräunt, gräulich oder schuppig wirken. Die Gliedmaßen sind lang und zart, oder aber der Körperbau ist sehr groß oder klein und zierlich. Selbstverständlich können auch Personen mit Vata-Dominanz im Laufe ihres Lebens übergewichtig werden. Dann überwiegt neben Vata jedoch meist auch noch ein anderes Dosha, und es liegt eine Misch-Prakrti vor.

Wenn Kapha-Menschen Übergewicht haben, ist ihr Gewebe straff und fest, und ihr Körper wirkt wohlproportioniert. Fettablagerungen können sich dann wie kleine Kügelchen unter der Haut anfühlen. Bei Pitta-Dominanz weist das Bindegewebe eines übergewichtigen Menschen hingegen eine eher schwammige Struktur auf, während die Muskulatur gut ausgeprägt sein kann. Die Haut von Pitta-Menschen rötet sich schnell durch den Massagedruck, und häufig ist sie hell und besitzt viele Muttermale. Sehnen und Venen sind bei ihnen mäßig gut sichtbar, während sie bei Kapha-Typen in deren starkem Gewebe eingebettet liegen und dadurch nicht gesehen werden können. Bei Klienten mit Kapha-Dominanz wird sich das Massageöl unter Umständen klebrig anfühlen, und zuviel Öl kann die Massage der Muskulatur und der Marmapunkte erschweren, weil sich die Muskeln dadurch nicht mehr greifen lassen.

Bei vielen Menschen läßt sich eine unterschiedliche Körperspannung in der rechten und linken Körperseite beobachten, oft ist eine der beiden Seiten deutlich verspannter als die andere. Dies kann auf eventuelle Verschiebungen des Beckens oder auf eine Beinlängendifferenz hinweisen. Unterschiedlich lange Gliedmaßen kommen bevorzugt bei Vata-Menschen vor. Die rechte Körperseite verkörpert die männliche Energie und steht mit Pitta in Verbindung, während die linke Seite weibliche Eigenschaften hat und die Qualität von Kapha trägt. Menschen, die hauptsächlich rechts verspannt sind, blockieren ihre männliche Energie und leiden eventuell an einem Übermaß oder Mangel an Pitta. Verspannungen der linken Körperseite weisen auf Probleme mit den eigenen weiblichen Anteilen und den Eigenschaften von Kapha hin.

Im Laufe der Massagestunde werden Sie aufgrund all dieser Kriterien auf die dominanten gestörten Doshas Ihrer Klienten schließen können und dadurch weitere Informationen über die Art der benötigten Maßnahmen und Massagetechniken erhalten. Beachten Sie jedoch, daß bei vielen Menschen zwei Doshas überwiegen. So kann beispielsweise ein Vata/Kapha-Typ durchaus die stabile Körperstruktur von Kapha besitzen, während sein Wesen durch die Sensibilität und Empfindlichkeit von Vata geprägt wird.

Was braucht der Klient?

Ein Mensch mit Vata-Dominanz benötigt vor allem Ruhe, Wärme und ein Gefühl der Geborgenheit während der Massage. Es geht darum, seine überaktiven Gedanken zu beruhigen und den Menschen mit reichlich warmem Öl zu nähren. Er sollte gut zugedeckt sein und während der Massage zur Ruhe kommen. Die Massage sollte ruhig und einfühlsam sein. Dennoch benötigt ein Vata-Typ manchmal einen gewissen Druck, der ihm Festigkeit schenkt. Zu sanftes Massieren kann einige Vata-Menschen irritieren und noch unruhiger machen, da es ja gerade das Feste und Stabile ist, was ihnen fehlt. Es kommt aber auch vor, daß ein Klient so sensibel und zerbrechlich wirkt, daß von ihm jeder feste Massagegriff als beängstigend empfunden wird.
Bei Pitta-Typen ist es unter Umständen hilfreich, das Massageöl nicht oder nur wenig zu erwärmen. Die Massage sollte den aufgeladenen Pitta-Menschen beruhigen und sein überhitztes Gemüt abkühlen. Beruhigende Worte können helfen, da ein Mensch mit dominantem Pitta dazu neigt, unter Spannung zu stehen und vielleicht einige Zeit benötigt, um innerlich loszulassen.
Kapha-Menschen entspannen sich schnell und mühelos. Sie machen einen ausgeglichenen, gemütlichen und ruhigen Eindruck. Kapha-Typen benötigen im allgemeinen einen festen Massagedruck; schnellere Massagestriche wirken anregend und belebend auf sie. Das Öl sollte warm und der Klient gut zugedeckt sein, weil Kapha, ebenso wie Vata, leicht friert. Allerdings darf nur wenig Öl verwendet werden, da die Haut bereits von Natur aus sehr ölig ist.
Auch ohne die genaue Konstitution eines Menschen zu kennen, kann man durch die Wahrnehmung des Energiefeldes einer Person genau erspüren, welche Berührungen, welcher Druck und welche Geschwindigkeit heilsam wirken. Es bedarf einiger Übung und Intuition, um herauszufinden, was jeder Mensch benötigt, damit er sich wohl fühlt und Heilung zulassen kann. Es gibt keine einzige Massage, die der anderen gleicht. Bei jeder Massage gilt es, sich auf den einzelnen Menschen und die jeweilige Situation erneut einzustellen.

Die Praxis der ganzheitlichen Massagearbeit

Legen Sie zu Beginn der Massage Ihre Hände auf den Körper des Patienten, während Sie ihm erklären, wie Sie arbeiten werden. Obwohl es nicht ratsam ist, während der Massage viel zu sprechen, kann ein kurzer Wortwechsel zu Beginn der Massage eine innere Beziehung zur massierten Person herstellen und ihr dabei helfen, Ihnen zu vertrauen und innerlich loszulassen.

Achten Sie darauf, während des Massierens tief und gleichmäßig zu atmen. Idealerweise entspannt sich der Masseur während der Massage auf dieselbe Weise wie der Massierte. Durch einen ruhigen Atemfluß sparen Sie viel Kraft. Durch die Abstimmung von Atmung und bewußter Bewegung arbeiten Sie nicht nur aus der Kraft Ihrer Arme und Hände heraus, sondern können sich Ihr ganzes Körpergewicht zunutze machen, um starken Druck auf Marma- oder Energiepunkte auszuüben. Vor allem bei Kapha- oder Pitta-Menschen können die Muskulatur und das Gewebe des Klienten sehr stark ausgeprägt sein. Dann ist unter Umständen ein enormer Kraftaufwand notwendig, um die Punkte in der Tiefe zu stimulieren und die mit ihnen verbundenen muskulären Verspannungen zu lösen. Arbeiten Sie mit Ihrem ganzen Körper, achten Sie darauf, keine ungesunde Körperhaltung einzunehmen, und bleiben Sie entspannt.

Häufig wird bei der Massage durch die Arbeit mit dem Körpergewebe des Klienten ein starker Geruch freigesetzt. Dies weist darauf hin, daß sich Ama im Organismus abgelagert hat, welches nun durch die Öffnung der Srotas freigesetzt wurde und den Körper verläßt. Wenn durch die Bauch- oder Rückenmassage Darmgase frei werden, ist dies eine reinigende und positive Folge der Massage, daher sollte dies nicht unterdrückt werden.

Grundsätzlich darf bei der ersten Massagesitzung einer Person nicht allzu großer Druck ausgeübt werden. Die Muskulatur ist dann meist noch zu hart, und es kann nicht bis auf das tiefe Bindegewebe vorgedrungen werden. Lockern und wärmen Sie das Gewebe zuerst mit fließenden Massagestrichen, bevor Sie einen Marmapunkt mit dem kräftigeren Druck der Akupressur bearbeiten. Es ist wichtig, dem Körper nicht zu schaden und dem Klienten keinen traumatisierenden Schmerz zuzufügen. Auch wenn mit sehr starkem Druck gearbeitet werden muß, der vom Klienten oft als »angenehmer Schmerz« beschrieben wird, darf der Grad des Druckes die individuelle Schmerzgrenze des Behandelten nicht überschreiten. Die Massage soll die verlorengegangene Harmonie des Klienten nicht stören, sondern wiederherstellen und darf deshalb nicht als gewaltsam empfunden werden. Dennoch gilt ein gewisser Schmerz im Ayurveda als positive Kraft, die den Heilungsprozeß unterstützt. Durch die Schmerzempfindung wird die Aufmerksamkeit des Patienten auf die blockierte Körperstelle gelenkt. Erst wenn der kranke oder blockierte und oft verdrängte (Tamas!) Bereich ins Bewußtsein (Sattva!) gerufen und wahrgenommen wird, kann der Heilungsprozeß in Gang gesetzt werden.

Achten Sie auf den feinen Unterschied zwischen einem positiven Entspannungsschmerz und einem ungesunden Schmerz, der das Gewebe traumatisiert. Selbst wenn Sie im Tiefengewebe und unter Aufwand Ihrer ganzen Kraft akupressieren, kann dies für den Klienten angenehm sein. An einem anderen Energiepunkt mag jedoch ein weitaus geringerer Druck vom selben Klienten als unerträglich empfunden werden. Sie können sich anfangs auch bei der massierten Person erkundigen, ob der Massagedruck als angenehm empfunden wird. Ein leichter Loslaßschmerz bei der Akupressur der Energiepunkte zeigt an, daß sich Verspannungen und Blockaden lösen. Wenn der Klient jedoch die Fäuste ballt, ist dies ein sicheres Zeichen dafür, daß der Druck zu stark ist oder als unangenehm empfunden wird.

Versuchen Sie nicht, ein Gewebe, welches hart und unnachgiebig ist, mit Gewalt zu lokkern, auch wenn Sie den Ehrgeiz verspüren sollten, tiefe Verspannungen möglichst schnell aufzulösen. In der Regel kann man im Gewebe des Klienten genau ertasten, wie tief massiert werden kann, ohne es zu verletzen. Vor allem wenn Sie länger als 45 Minuten massieren, ist es möglich, daß das Gewebe und die Muskulatur des Klienten im Laufe dieser Zeit nachgeben und weich und geschmeidig werden. Beobachten Sie die Härte oder Weichheit des Gewebes und auf welche Weise es unter Ihren Händen nachgibt. Achten Sie auch auf die Atmung des Klienten. Sobald dieser innerlich loszulassen beginnt, fließt sein Atem im allgemeinen ruhig und tief. Dies ist in seinem (unteren) Rückenbereich sichtbar.
Die meisten Menschen scheuen sich davor, ihrer Erleichterung oder ihren Gefühlen, die bei der Massage entstehen, freien Lauf zu lassen. Sie sind eher zurückhaltend und kommunizieren über ihren Körper oder nur, wenn Sie direkt nach ihrem Befinden gefragt werden. Bleiben Sie deshalb immer aufmerksam, beobachten Sie die Reaktionen des Klienten, und lassen Sie Ihre Gedanken nicht abschweifen. Wenn Sie über eigene Angelegenheiten nachdenken, verlieren Sie leicht den Kontakt zum Klienten. Sie können dadurch seinen Energiekörper und seine Grenzen und Bedürfnisse nicht mehr präzise wahrnehmen. Dasselbe ist der Fall, wenn Sie sich in ein langes Gespräch mit der Klientin verwickeln lassen. Indem Sie mit ihrer Persönlichkeit kommunizieren, hören Sie die Botschaften ihrer Seele nicht mehr, welche Ihnen sehr viel genauer mitteilen kann, was die Massierte benötigt.

Zu Beginn der Massage mache ich meine Klientinnen darauf aufmerksam, daß sich während der Massage angestaute Emotionen lösen können und daß es vorteilhaft ist, diese nicht zurückzuhalten. Jede schöne wie auch jede unangenehme Erfahrung bleibt in unseren Körperzellen gespeichert. Indem Muskelverspannungen und blockierte Energien gelöst werden, wird es den im Gewebe festgehaltenen Emotionen ermöglicht, aufzusteigen und den Körper zu verlassen.
Dies kann jedoch nur geschehen, wenn der Klient bereit dazu ist und seinen Atem frei fließen läßt. Tiefes Atmen hilft dem Körper, die in ihm gespeicherten Spannungszustände loszulassen. Wird ein Energiepunkt mit Akupressur bearbeitet, so löst sich die Verspannung meist, unmittelbar nachdem ein oder zweimal tief in den Schmerz hineingeatmet wurde, und der Schmerz läßt nach. Vor allem wenn Ihre Klienten weniger körperbewußt sind und weder Yoga noch andere ganzheitliche Entspannungsmethoden praktizieren, ist es möglich, daß sie richtiges Atmen gar nicht kennen. Dann stellen sich diese eigentlich instinktiven und hilfreichen körperlichen Reaktionen oft nicht von selbst ein. Meist neigen wir dann im Moment des Schmerzes dazu, den Atem anzuhalten, weil wir denken, wir könnten dem Schmerz auf diese Weise entrinnen. Das Gegenteil ist jedoch der Fall. Hin und wieder bemerke ich, daß ich selbst Probleme mit dem Atmen bekomme, wenn meine Klientin ihren Atemfluß zurückhält. Ursache hierfür ist die energetische Verbindung, die zwischen mir und der massierten Person entstanden ist. Wenn ein Mensch seine Atmung blockiert, ist zugleich eine Verhärtung des Solarplexus zu ertasten. In vielen Fällen weist auch der Rücken auf der Höhe des Solarplexus starke Verspannungen auf. Hier kann die Massage des Sonnengeflechts helfen. Manchmal genügt es auch, die Klientin zu bitten, tiefer zu atmen. Dies kann aber auch dazu führen, daß diese beginnt, zwar laut und

deutlich, jedoch unnatürlich zu atmen, ohne daß der Atem dabei wirklich frei fließt. Dies ist weder der Entspannung noch der Heilung besonders zuträglich. Vor allem bei Vata-Menschen konnte ich beobachten, wie sie sich während der ganzen Massagesitzung angestrengt darauf konzentrierten »richtig« zu atmen, und sich dabei noch mehr verkrampften. Die Atmung sollte natürlich sein und nicht kontrolliert werden.

Wenn die Masseurin gleichmäßig atmet, stimmt sich die massierte Person oft unbewußt auf diesen Atemrhythmus ein. Ich benutze meine Atmung auch dazu, energetische Blokkaden in den Energiepunkten und der Muskulatur meiner Klientinnen zu lösen. Mein Atemfluß wirkt dabei so, als würde die Klientin selbst in den Spannungspunkt hineinatmen. Dies bewahrt mich davor, die frei werdende negative Energie aufzunehmen. Viele Menschen scheuen sich davor, laut zu seufzen oder geräuschvoll zu atmen, wenn eine Spannung sich auflöst, obwohl dies eine große Erleichterung bringt. Ich spüre diese Erleichterung der Klienten, nehme sie auf und entlasse sie durch meine eigene Atmung. Auf diese Weise wird keine Energie zurückgehalten, und der ungehinderte Fluß aller gelösten Energien kann aufrechterhalten werden.

Eine weitere Möglichkeit, frei werdende Energie aus dem Körper des Klienten auszuleiten, besteht darin, diese mit den Händen abzuschütteln. Wenn Blockaden sich lösen, ist dies beim Schütteln der Hände, sobald der Akupressur- oder Massagedruck gelockert wird, deutlich hörbar. Es ist empfehlenswert, die Klientin vor der Massage darauf hinzuweisen, weil sie sich ansonsten angesichts der Lautstärke, die das Freiwerden von negativen Energien beim Ausschütteln der Hände verursachen kann, erschrecken könnte. Solange energetische Blockaden noch festgehalten werden, ist das Schütteln der Hände, wenn Sie diese vom Körper der Klientin ziehen, kaum hörbar. Je mehr negative Energie frei wird, desto klarer und geräuschvoller wird das Abschütteln. Auf diese Weise läßt sich gut herausfinden, ob blockierte Energien sich gelöst haben.

Sie werden vermutlich im Laufe der Zeit Ihre eigenen Techniken und Methoden finden, um Energieblockaden zu erspüren und zu beseitigen.

»Lesen« Sie den Körper des Klienten mit Ihren Händen, und suchen Sie ihn während der Massagesitzung immer wieder nach Energiepunkten ab. Wenn Sie auf diese Punkte Akupressur ausüben, werden Sie feststellen, daß sie sehr empfindlich sind und die Spannung der Muskulatur steuern. Sobald die Blockaden in diesen Energiepunkten gelöst sind, läßt die umliegende Muskulatur los und entspannt sich.

Häufig massiere oder akupressiere ich bestimmte Punkte einige Minuten lang, widme mich dann anderen Körperbereichen und kehre immer wieder zu den Punkten zurück. Oft kann eine vorhandene Blockade nicht sofort gelöst werden. Manchmal sind sogar mehrere Massagesitzungen notwendig, um die blockierte Energie in einem Punkt vollständig zu lösen.

Bei sehr starken Verspannungen ist es wichtig, immer erst den Bereich um die Verspannung bzw. um den Energiepunkt herum zu massieren, um das Gewebe zu lockern und die dortigen Srotas zu öffnen. Wenn nun das angesammelte Ama, welches der blockierten Energie entspricht, frei wird, kann es durch die Srotas abtransportiert werden. Deshalb wird in vielen Fällen der Bereich, welcher die größte Spannung trägt, zuletzt massiert.

Bei manchen Menschen scheint der ganze Körper unter Spannung zu stehen. Alle Muskeln sind hart, und es wird Ihnen auch nach langem Massieren nicht gelingen, in die tiefen Gewebestrukturen einzudringen. Diese Menschen sind innerlich (noch) nicht bereit dazu, sich der Masseurin zu öffnen und ihre Verspannungen loszulassen. In solchen Fällen kann es helfen, mit der Klientin zu reden oder zunächst auf energetischer Ebene mit ihr zu arbeiten. Dies schafft oft das nötige Vertrauen, welches die Klientin benötigt, um sich der Masseurin zu überlassen. Wer sich innerlich öffnet und entspannt, dessen Muskulatur wird »durchlässig«. Selbst wenn starke muskuläre Verspannungen vorliegen, ist es dann möglich, mit dem Menschen zu arbeiten und die Spannungen langsam aufzulösen. Vor allem Pitta-Typen werden sich leichter öffnen, wenn sie von der Kompetenz des Masseurs überzeugt sind. Vata-Menschen hingegen müssen sich hauptsächlich sicher und angenommen fühlen. Ihnen hilft es, zu hören, daß die Massage auch dann wirkt, wenn sie ihr inneres Gedankenkarussell noch nicht vollständig zum Stillstand bringen können. Der Anspruch an sich selbst, sich entspannen zu »müssen« kann bei ihnen Streß und Leistungsdruck auslösen.

Im Laufe der Zeit werden Sie spüren können, ob die massierte Person sich entspannt fühlt oder ob sie während der Massage ängstlich oder angespannt ist. Wenn ein Klient am ganzen Körper eine regelrechte Abwehrspannung aufweist, so ist es möglich, daß er sich generell von seiner Umwelt abgrenzt und sich gegenüber anderen Menschen verschließt. Der Körper hat sich dann im Laufe der Zeit gemäß der inneren Haltung des Menschen geformt. Bei diesen Personen findet man manchmal nur eine einzige Körperstelle, an welcher sie offen sind. In diesem Bereich kann das Gewebe – im Gegensatz zum übrigen Körper – völlig durchlässig und weich sein. Das Auffinden dieser Stelle kann wie eine Tür zum Innern des Menschen wirken; ein zunächst verschlossener Klient kann sich dann plötzlich auf verbaler und körperlicher Ebene öffnen.

Allgemein gilt, daß Sie sich als Masseurin wohler fühlen werden, wenn die Klientin Ihnen und der Massage gegenüber positiv eingestellt ist. Schätzen Sie das Vertrauen, das die massierte Person Ihnen entgegenbringt, indem Sie sich auf tiefster Ebene von Ihnen berühren läßt.

Wenn ein Mensch sich innerlich nicht für die Massage öffnet oder eine sehr grobstoffliche Ausstrahlung hat, werden Sie die Massagesitzung vielleicht als sehr mühsam empfinden. Dann könnten Sie das Gefühl haben, daß die Massagezeit nicht vergehen will. Unterschätzen Sie nicht die unmittelbare Verbindung, die zwischen Ihnen und der massierten Person während der Massage auch dann entsteht, wenn Sie sich abgegrenzt und geschützt haben. Im Laufe einer Massagestunde kann sich eine starke Intensität und Intimität zwischen Masseur und Klient entwickeln, welche Raum schafft für eine direkte Begegnung von Seele zu Seele. Wenden Sie sich also auch diesen Patienten in Liebe und Mitgefühl zu.

Es ist empfehlenswert, sich alle Massagetechniken einmal gründlich anzueignen und sie dann wieder zu vergessen. Je weniger Sie während der Massage denken und je mehr Sie sich von den Botschaften der Seele des Menschen, den Sie massieren, und von Ihrer eigenen inneren Führung leiten lassen, desto größer ist der Heilerfolg der Massage. Die Reihenfolge der zu massierenden Bereiche und Punkte ergibt sich dann ganz von selbst, auf harmonische Weise.

Die Harmonisierung der fünf Pranas

Vielleicht werden Sie feststellen, daß Sie, wenn Sie intuitiv arbeiten, die Richtung der Massagebewegungen plötzlich ändern. Durch sanftes Ausstreichen des Nackens zum Kopf hin werden Blockaden des Hals-Chakras gelöst, und der Fluß von Udana Vata wird harmonisiert. Apana Vata gleichen Sie aus, indem Sie den Rücken hinabstreichen oder die Wirbelsäule vom Kopf zum Kreuzbein hin massieren. Wann immer Sie Streichbewegungen von den Extremitäten bzw. von den Händen und Füßen zum Körperzentrum im Bereich des Nabels ausführen, harmonisieren Sie Samana Vata. Vyana Vata hingegen verläuft vom Körperzentrum zur Peripherie und wird durch Massagestriche zu den Händen und Füßen hin harmonisiert. Prana Vata wird vor allem durch die Kopfmassage und sanftes Kreisen über dem Herzen ausgeglichen.

Die Eergiearbeit

Neben den Massagegriffen ist das energetische Heilen ein wesentlicher Teil der ayurvedischen Massage. In jeder Verspannung oder Erkrankung hält der Organismus die der Störung zugrunde liegende negative Energie fest. Diese kann zum Beispiel aus destruktiven Gedankenmustern oder traumatischen Erlebnissen bestehen. Ein Teil dieser negativen Zustände wird durch die unterschiedlichen und ganzheitlichen Heilwirkungen der ayurvedischen Massage unmittelbar beeinflußt und aufgelöst. Tiefsitzende seelische Prägungen, schwere Traumata und ernsthafte Krankheiten benötigen jedoch meistens konkrete Energie- oder Heilarbeit.

Einige Heiler oder Therapeuten sind in der Lage, den Fluß der fünf Pranas unmittelbar zu erspüren und diese im Patienten zu lenken und zu harmonisieren. Andere arbeiten mit verschiedenen Techniken der Energiearbeit, um Chakren zu reinigen, Blockaden aufzulösen oder Organe zu vitalisieren.

Die einfachste Form des energetischen Heilens besteht in der Arbeit mit Licht und Farben. Farben sind direkte Träger bestimmter Schwingungsfreqenzen, welche wiederum den Schwingungen der einzelnen Chakren oder Körperbereichen entsprechen.

Wenn Sie wahrnehmen, daß ein Körperbereich, Chakra oder Marmapunkt blockiert ist, so lassen Sie weißes oder goldenes Licht in diesen Bereich fließen, indem Sie diesen Vorgang visualisieren. Sie können auch die dem Chakra oder den Doshas zugeordneten Farben wählen oder jede andere Farbe, die Ihnen von Ihrer Intuition oder vom Energiefeld des Patienten gezeigt wird.

Lassen Sie das Licht den blockierten Bereich durchströmen und alle darin vorhandenen dunklen Stellen herausspülen. Praktizieren Sie dies so lange, bis Sie spüren, daß die Blokkade sich gelöst hat. Visualisieren Sie auch, wie die komplette negative Schwingung in die Erde abfließt und dort transformiert wird.

Folgen Sie beim energetischen Heilen Ihrer Intuition, und erfühlen Sie, was Ihr Klient braucht. Ihr Gespür wird sich im Laufe der Zeit immer weiter entwickeln.

10. Nach der Massage

Lassen Sie Ihren Klienten nach jeder Massage noch einige Zeit allein im Raum ruhen. Planen Sie dafür bei kürzeren Massagen mindestens 5 Minuten Zeit ein, bei langen Ganzkörpermassagen sind 10 bis 15 Minuten empfehlenswert.
Durch die Massage wurde Wärme im Körper erzeugt, und die Poren, Srotas und Nadis wurden geöffnet. Deshalb sollte unmittelbar nach der Massage eine halbe Stunde lang nicht gebadet oder geduscht werden. Dies würde die im Körper erzeugte Wärme zur Körperoberfläche lenken, das Erkältungsrisiko erhöhen und die Wirkung der Massage reduzieren. Auch die durch die Massage harmonisierten feinstofflichen Energien würden dadurch wieder aus dem Gleichgewicht geraten. Nach Einhaltung dieser Ruhephase ist es jedoch vorteilhaft, zu duschen, weil dies die Ausscheidung der Toxine fördert.
Nach der Massage ist es für Masseurin und Klientin bereichernd, über die Gefühle und Beobachtungen während der Massage zu sprechen. Sie können Ihrer Klientin mitteilen, wo Sie Blockaden erspüren konnten und ob diese sich lösen ließen.

Es ist möglich, daß sich bei der Klientin am Tag nach der Massage eine leichte Erstverschlimmerung der Beschwerden einstellt. Dies ist ein Zeichen dafür, daß an der betreffenden Stelle ein Heilungsprozeß in Gang gesetzt wurde. In der Regel halten diese Schmerzzustände ein oder zwei Tage an, woraufhin die anfänglichen Beschwerden verschwinden.
Die vollständige Wirkung der ayurvedischen Massage ist häufig erst nach zwei bis drei Tagen zu spüren. Körperbewußte Menschen werden nach der Massage vermutlich wahrnehmen, daß die Nierentätigkeit, der Lymphfluß und die Verdauung angeregt wurden und daß sie sich allgemein vitaler und besser fühlen.
Wenn Sie während der Massage Muskelverspannungen oder anderweitige Störungen entdeckt haben, so können Sie Ihrem Klienten Yogaübungen zeigen, welche auf seine Probleme abgestimmt sind. Auf diese Weise kann die durch die Massage gelockerte Muskulatur auf lange Zeit geschmeidig und locker bleiben.

Vergessen Sie nicht, sich nach jeder Massage Hände, Arme und Gesicht zu waschen. Dadurch trennen Sie das energetische Band, das Sie während der Massage mit der Klientin verbunden hat. Sagen Sie sich selbst, daß Sie nun die bewußte Trennung vom Klienten und all seinen Erkrankungen, Gefühlen und Gedanken vollziehen. Andernfalls ist es möglich, daß Sie Ihre Klienten weiterhin in Ihrem Energiefeld tragen und ihre Probleme übernehmen.

11. Die Massagegriffe

Verschiedene Massagetechniken und Stärken des Druckes können die unterschiedlichsten Wirkungen auf den Organismus haben. Je nach Massageart werden Haut, Venen, Arterien, Muskeln, Knochen oder Organe beeinflußt. Achten Sie darauf, dem Körper nicht zu schaden. Üben Sie auf Knochen und Wirbel prinzipiell keinen starken Druck aus. Hier sollte nur ganz leicht massiert werden.

Streichen

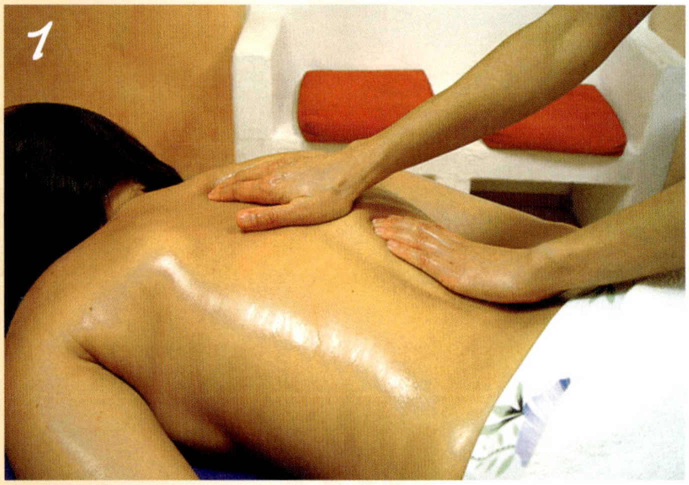

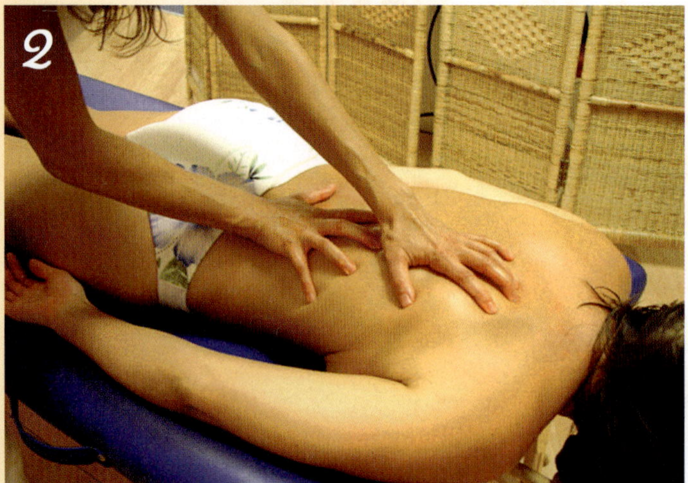

Langgestreckte sanfte Streichbewegungen mit beiden Händen sind ideal, wenn Sie die Massage beginnen und beenden. Das Massageöl wird durch das Streichen mit wenig Druck großflächig auf den Körper aufgetragen. Die Streichbewegungen eignen sich auch dazu, am Ende der Massage gelöste negative Energien vollends aus dem Körper herauszuziehen und die Aura zu glätten.
Stellen Sie sich vor, wie es sich anfühlt, wenn Sie einer Katze kreuz und quer übers Fell streicheln. Vermutlich werden Sie den Impuls verspüren, Ihre Hände anschließend mit sanften Bewegungen entlang der Wuchsrichtung des Fells über den Katzenkörper gleiten zu lassen, um das Fell wieder zu glätten. Während der Massage dringen Sie in das Energiefeld der Person ein und wühlen es unter Umständen auf ähnliche Weise auf. Liebevolle, zarte, sanfte Streichbewegungen können diese Harmonie und Ordnung im Energiefeld des Klienten wiederherstellen. Die bei tieferer Akupressur berührten Gewebe werden durch das Streichen wieder beruhigt, und gelöste negative Energie wird vollends ausgeleitet. Lange, fließende Streichbewegungen gleichen darüber hinaus die fünf Pranas aus.
Das Streichen eignet sich für alle Körper-

partien, insbesondere für Rücken, Arme und Beine. Hier kann auch mittelstarker Druck angewandt werden, um die Durchblutung und den Lymphfluß anzuregen und den Kreislauf zu aktivieren. Die Gewebe werden dadurch entgiftet, und der freie Fluß von Nährstoffen und der Abtransport von Abfallprodukten in den Srotas wird wiederhergestellt. Dabei kann – je nach gewünschter Wirkung und Prakrti der massierten Person – unterschiedlich schnell massiert werden. Vereinzelt werden die Streichbewegungen dynamisch ausgeführt. Durch fließende, rhythmische Bewegungen entsteht ein tiefes Gefühl der Entspannung und des Wohlbefindens beim Klienten. Achten Sie dabei darauf, daß möglichst beide Hände beteiligt sind und daß eine Hand immer am Körper bleibt, während die andere zu neuen Bewegungen ansetzt. Es ist auch möglich, Streichungen mit offenen Fingern auszuführen. (Abbildungen 1 und 2)

Kreisen

Kreisende Bewegungen können mit den Fingerspitzen, den Fingern, der ganzen Hand oder den Handballen und mit unterschiedlichem Druck ausgeführt werden.

Kreisen zur Reinigung des Blutes

Die Reinigung des Blutes erfolgt, indem zuerst mit den Daumen oder Fingern z.B. den Rükken hinauf in Richtung Herz gekreist wird. Dies bewirkt den venösen Rückfluß des »alten« Blutes. Anschließend können mit den Handballen oder den Handflächen in derselben Richtung glatte Streichungen ausgeführt werden, um allen Geweben neues, sauerstoffreiches Blut zuzuführen.
Diese Technik eignet sich für den ganzen Körper.

Kreisen auf Knochen, Wirbeln und Gelenken

Mit den Daumen oder einzelnen Fingern wird mit ganz leichtem Druck auf der Wirbelsäule und um jeden einzelnen Wirbel herum gekreist. Hierbei wird eine regenerierende Wirkung auf die Nerven und das Knochengewebe erzielt. (Abbildung 1)

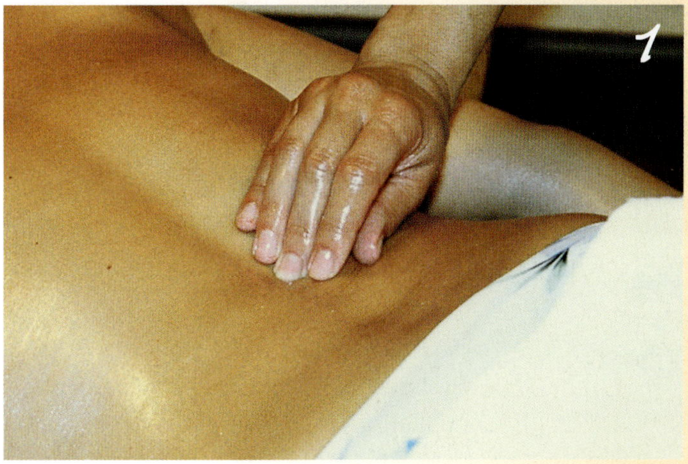

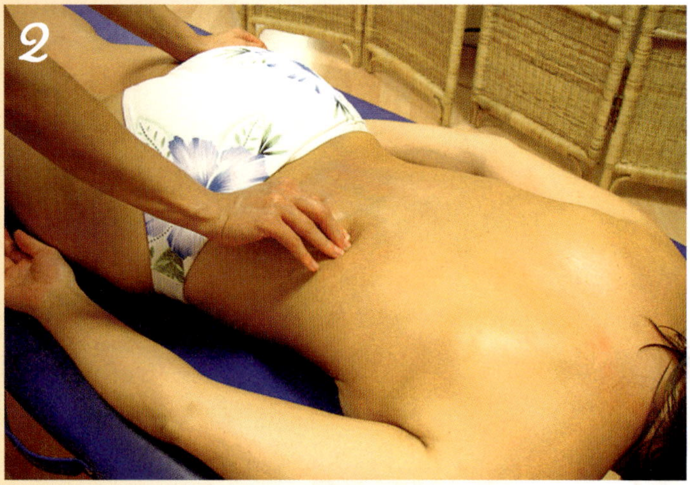

Durch sanftes Kreisen auf den Rippenbögen werden die darunter liegenden Organe harmonisiert. (Abbildung 2)

Auch auf dem Kreuzbein und um die Gelenke herum wird mit leichtem Druck gekreist. Verwenden Sie vor allem bei Vata-Dominanz bei der Massage der Gelenke viel warmes Öl, um diese zu nähren und ihre Schmierung und Festigkeit zu fördern.

Kreisen am Bauch

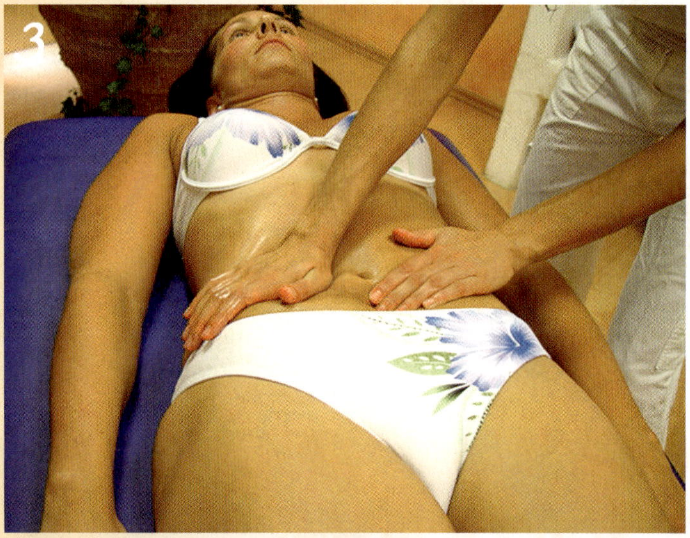

Die Bauchmassage besteht größtenteils aus kreisenden Massagestrichen um den Nabel herum, die entweder mit der ganzen Hand oder durch kleine Kreise mit Daumen und Fingern ausgeführt werden können. (Abbildung 3)
Indem dabei sanfter Druck ausgeübt wird, kann festgestellt werden, welche Bereiche bzw. Organe des Bauches verspannt oder blockiert sind. Der Druck muß aber in jedem Fall auf den Klienten abgestimmt werden und sollte keine Schmerzen verursachen. Kreisen im Bauchbereich entspannt, durchblutet, entgiftet und aktiviert die Bauchorgane.

Kreisen am Kopf

Die Kopfmassage wird vorrangig mit kreisenden Bewegungen aller Finger durchgeführt. Auch die Marmas im Gesicht und am Kopf kann man kreisend massieren.

Kreisen an den Energiepunkten

Mit stärkerem Druck und kleinen Kreisbewegungen des Daumens oder eines Fingers können Marmas und Energiepunkte tief im Bindegewebe massiert werden.

Drücken und Kneten

Sie können mit einer oder beiden Hände drücken und kneten, aber auch mit den Fingerknöcheln, den Handballen oder dem Ellbogen.

Druckmassage an Armen und Beinen

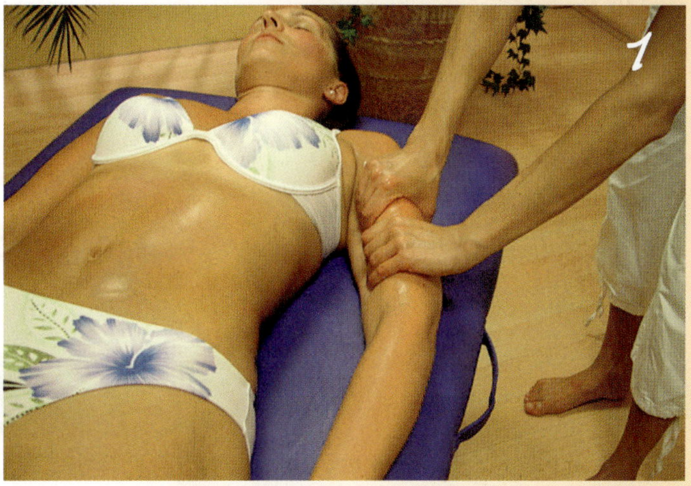

Die Druckmassage stellt die älteste existierende Massageform dar. Dabei werden mit den Händen die Arme oder Beine umfaßt und gedrückt. Die Hände wandern dabei Stück für Stück aufwärts in Richtung Herz. (Abbildung 1) Der Druck befördert Blut und Lymphe in Richtung Herz und Lymphknoten. Zudem löst er Ama aus den Zellzwischenräumen, damit es in den Srotas abtransportiert und schließlich ausgeschieden werden kann.
Vor allem an den Oberschenkeln kann der Druck auch mit dem Ellbogen ausgeübt werden.

Drücken der Hände und Füsse

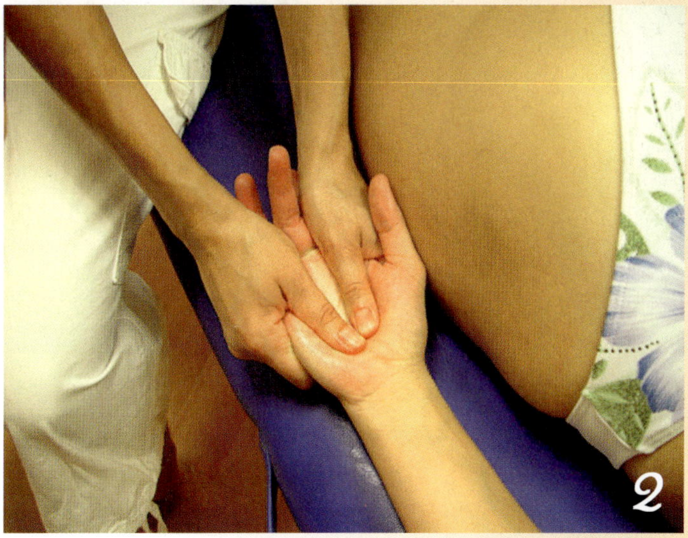

Füße und Hände können durch Druck von starken Muskelverspannungen befreit werden. Dabei nimmt der Masseur jeweils einen Fuß oder eine Hand des Klienten in seine Hände und drückt diese kräftig im Bereich der Muskeln. (Abbildung 2)

Kneten zur Lockerung der Muskulatur

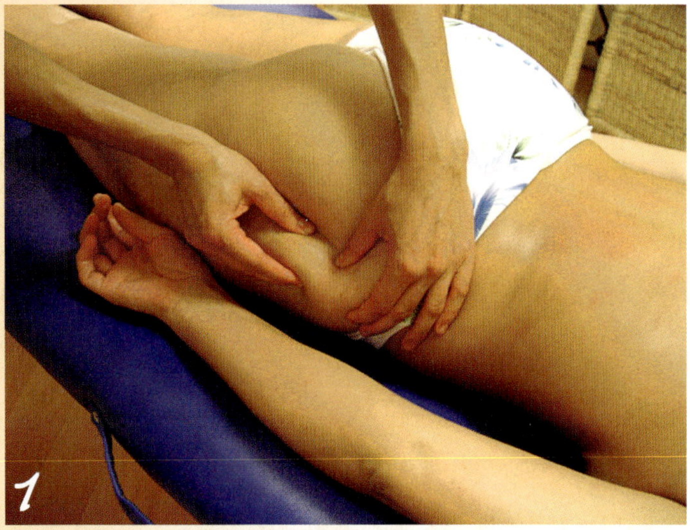

Beim Kneten wird die Muskulatur mit beiden Händen gehalten und wie ein Brotteig geknetet. Dies wärmt und lockert die Muskeln und löst verklebte Muskelfasern. Selbst eine stark verhärtete Muskulatur kann auf diese Weise völlig weich und geschmeidig gemacht werden. Diese Technik eignet sich für den gesamten Körper. (Abbildung 1)

Drücken und Kneten im Bereich von Schultern und Nacken

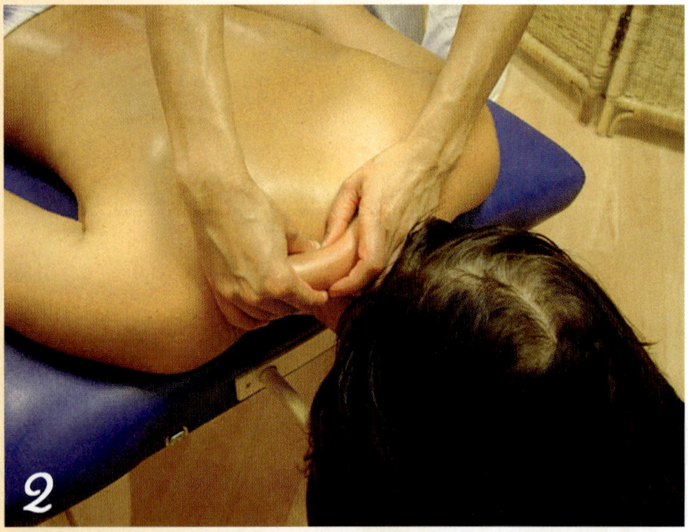

Im Bereich der Schultern und am Nacken wird die Muskulatur mit den Händen gehalten, bis sie sich langsam von allein aus dem Griff herauslöst. (Abbildung 2)

Für das Kneten und Drücken der Muskeln kann ein mittlerer bis starker Druck verwendet werden.

Die verspannten Punkte zwischen den Schultern werden mit den Handballen oder Handknöcheln gedrückt und geknetet.

Drücken im Bauchbereich

Bauch- und Brustkorb sollten nur mit leichter Kraft gedrückt und geknetet werden. Der Solarplexus (der Bereich zwischen Brustbein und Bauchnabel) kann mit den Fingern leicht gedrückt werden, um die Spannung, die sich hier oft festsetzt, zu lösen.

Akupressur

Auf Marmas und Energiepunkte wird punktuell mit dem Daumen oder einem anderen Finger Akupressur ausgelöst. (Abbildung 1) Für besonders festen Druck können Sie den Daumen verwenden oder den Zeigefinger über den Mittelfinger legen, damit Sie diesen wie einen Stift halten können. Diese Technik sollte erst angewandt werden, wenn die Muskulatur durch vorangegangene Massagetechniken bereits etwas gelockert und erwärmt wurde.
Akupressur ist die effektivste Methode, starke Muskelverspannungen und Verklebungen der Muskelfasern zu lösen sowie blockierte Energie aus den Marma- und Energiepunkten zu befreien. Akupressur kann mit starkem oder mittlerem Druck am ganzen Körper ausgeübt werden, im Bereich des Kopfes nur mit leichterem Druck.
Eine Kombination aus Streichungen und Akupressur beseitigt systematisch alle Verspannungen und Blockaden in den Energiepunkten.
Streichen Sie mit Daumen oder Fingern mit mittlerem bis starkem Druck rechts und links der Wirbelsäule aufwärts. Wann immer ihre Finger in eine Vertiefung gleiten, haben Sie einen Energiepunkt gefunden, welcher auf stark verspannte Muskeln in diesem Bereich hinweist. Akupressieren Sie diesen Punkt nun einige Zeit. (Siehe Kapitel 2.5)

Diese Methode ist am ganzen Körper anwendbar. Streichen Sie mit offenen Fingern über den ganzen Rücken. (Abbildung 2) Verlagern Sie den Druck in die Finger, und lassen Sie die Handflä-

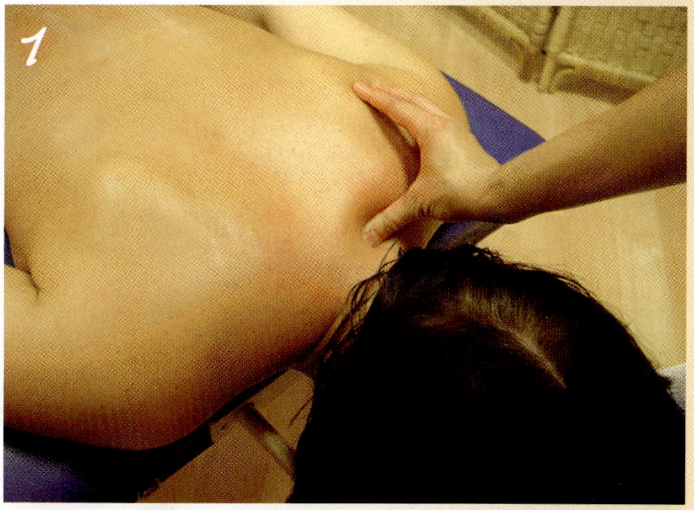

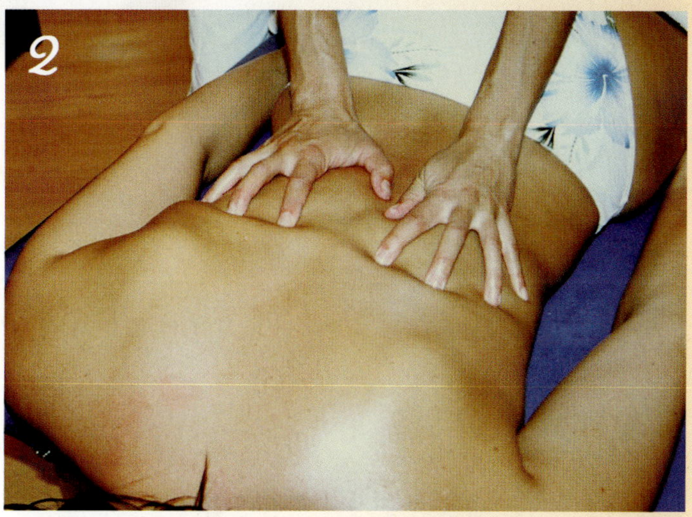

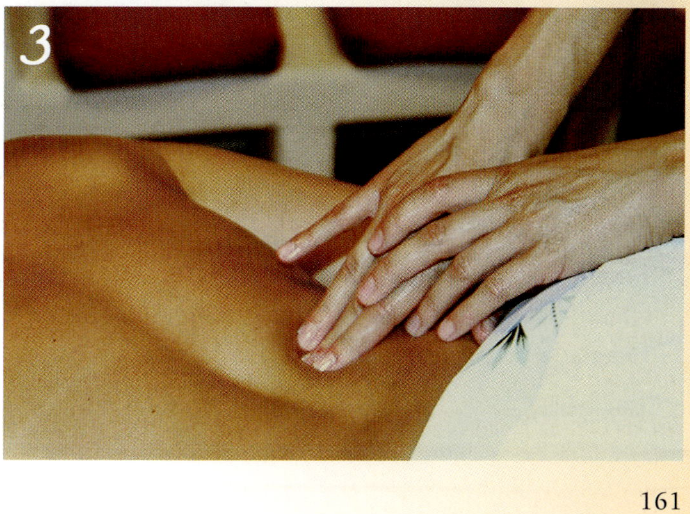

che dabei locker. »Lesen« Sie das Gewebe, bis Ihre Finger an einer Stelle eine Vertiefung im Gewebe ertasten: Dies ist ein Energiepunkt, welcher bei Akupressur sehr empfindlich sein wird. Akupressieren Sie erst mit leichterem Druck, und steigern Sie ihn langsam. (Abbildung 3)

Reiben und Wringen

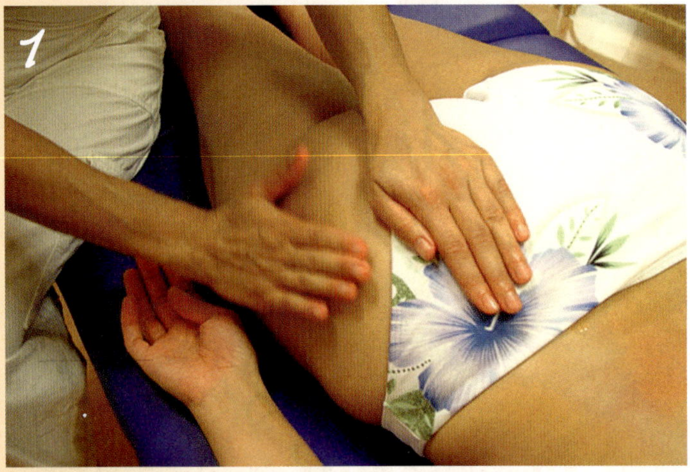

Schnelles Reiben erzeugt eine starke Wärme im Gewebe und öffnet dadurch blockierte Srotas. Reibebewegungen werden mit der ganzen Handfläche ausgeführt, und sind an fast allen Körperstellen anwendbar. (Abbildung 1)

Reiben eignet sich besonders gut dafür, einen stagnierten Energiefluß wieder in Gang zu bringen und Kapha zu regulieren. Es vermindert Fettgewebe und hilft, die Srotas entlang von starken Muskelverspannungen zu öffnen.

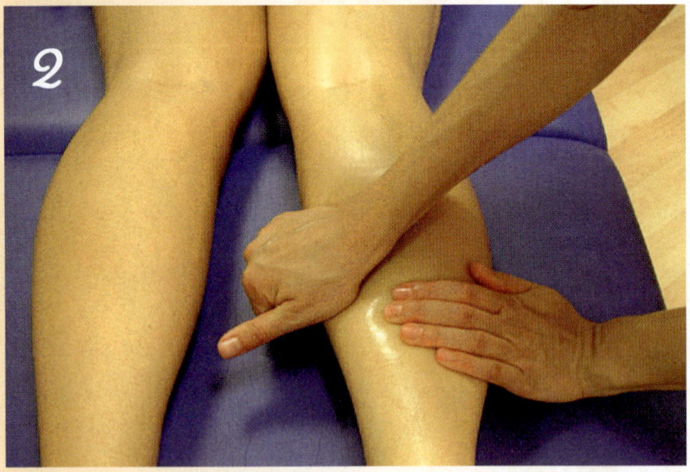

Legen Sie beide Hände nebeneinander um die Arme oder Beine des Klienten, und bewegen Sie die Hände mit mittelstarkem Druck in entgegengesetzter Richtung. Durch das Wringen werden die Muskeln gelockert und besser durchblutet. (Abbildung 2)

Idealerweise sollten die oben aufgeführten Techniken kombiniert eingesetzt werden, um alle Gewebeschichten zu berühren. Neben diesen grundlegenden Massagetechniken werden Sie mit Sicherheit noch weitere, eigene Massagegriffe entwickeln.

Die Qualitäten (Gunas) der Massagegriffe

Alle Massagegriffe können den drei Gunas Sattva, Rajas und Tamas zugeordnet werden.

- **Sattvische Massagebewegungen** sind weich, harmonisch, mitfühlend, liebevoll, bewußt und nährend. Sie werden mit leichtem Druck ausgeführt. Sie helfen vor allem, Vata zu beruhigen und einen Menschen zu stärken und zu harmonisieren.
  Wenn bei einem Menschen Sattva vorherrscht oder Vata dominiert oder wenn Sie ein Kind oder einen stark geschwächten Menschen massieren, werden Sie vermutlich ganz von selbst das Bedürfnis verspüren, sattvische Massagebewegungen auszuführen. Dies ist die feinste Art zu massieren. Sie dringt am tiefsten bis in das Innere des Klienten vor und heilt auf geistig-seelischer Ebene. Durch eine sattvische Massage kommunizieren Sie direkt mit der Seele, dem Geist und dem Gewebe der massierten Person. Sie »überreden« die aus der Balance geratenen Zellen dazu, ihre ursprüngliche, gesunde Form wieder anzunehmen, indem Sie sie im wahrsten Sinne des Wortes in liebender Bewußtheit baden. Dadurch spülen Sie Blockaden und negative Energien sanft aus den Zellen heraus.
  Sattvische Massagebewegungen wirken tonisierend und sind bei Vata-Dominanz vor allem im Bereich der Gelenke, des Kopfes und des Unterleibs hilfreich. Sie lindern Trockenheit der Haut und Schwäche des Körpers und erhöhen Ojas, verleihen Stärke und schenken Fruchtbarkeit.
  Auch wenn Pitta dominiert, können sattvische Massagen besänftigend und beruhigend wirken, und das hitzige Pitta-Gemüt abkühlen. Liegen Muskelverspannungen vor, so ist es ratsam, auch bei Vata- und Pitta-Prakrti die sattvischen Massagegriffe mit rajasischen oder tamasischen zu ergänzen.

- **Rajasische Massagebewegungen** sind schnell, anregend, aktivierend und werden mit mittlerem Druck ausgeführt. Sie helfen, Blockaden zu lösen, die Gewebe von Ama zu befreien, Agni anzuregen und einen trägen Stoffwechsel wieder in Gang zu setzen.
  Wenn sich in einem Patienten zuviel Ama festgesetzt hat, ist es möglich, daß die Seele des Menschen für die sattvische Massage nicht empfänglich ist. Sie mögen sich dann noch so sehr bemühen, auf sanfte, einfühlende Weise zu massieren – es wird Ihnen vermutlich nicht gelingen, in die tieferen Schichten des Seele eines Menschen vorzudringen, solange in ihm zuviel Kapha, Rajas oder Tamas vorherrscht. Rajasische Massagebewegungen helfen, Übergewicht zu reduzieren, den Kreislauf anzuregen und Müdigkeit zu beseitigen.

- **Tamasische Massagegriffe,** die unter Umständen sehr fest und grob sein können, helfen, die durch Kapha-Dominanz stagnierende Energie wieder freizusetzen. Sie lösen stark verspannte Muskeln und befreien blockierte Energiepunkte, vor allem wenn Kapha, Rajas oder Tamas in einem Menschen vorherrschen. In einem solchen Fall ist die Energiestruktur des Patienten zu grob, als daß Sie rein sattvisch arbeiten könnten. Es ist notwendig, den Körper des Klienten von seinen groben Blockaden und Verspannungen zu befreien, bevor Sie auf sanftere, subtilere Weise massieren können. Erst wenn starke Muskelverspannungen aufgelöst wurden, ist der freie Energiefluß in den Srotas und Nadis wieder möglich. Dadurch wird der Klient empfänglicher für feinstofflichere Techniken.

12. Rückenmassage

Die Rückenmassage entspannt die Rückenmuskulatur und hilft bei allgemeinen Schmerzen und Verspannungen in Rücken und Nacken. Migräne und Kopfschmerzen, Ischiasprobleme und Unterleibsbeschwerden erfahren durch die Rückenmassage ebenfalls Linderung. Auch die Organe in Bauch und Brustkorb werden stärker durchblutet und dadurch harmonisiert.

Massieren Sie immer den ganzen Rücken, auch wenn Schmerzen oder Verspannungen nur in bestimmten Bereichen vorliegen. Die Wirbelsäule ist so aufgebaut, daß jede Beeinträchtigung eines beliebigen Wirbels auch alle anderen beeinflussen kann. So können beispielsweise Probleme im Lenden- oder Kreuzbeinbereich schließlich zu Beschwerden der Halswirbelsäule oder zu Kopfschmerzen führen.

Bitten Sie den Patienten, sich auf den Bauch zu legen und die Arme neben dem Körper zu plazieren. Wenn Sie auf einer Massageliege massieren, ist es vorteilhaft, wenn diese eine (abnehmbare) Kopfstütze hat, da der Patient dann den Kopf gerade halten kann und die Halswirbelsäule beim Liegen nicht verdreht und belastet wird. Falls Sie auf dem Boden massieren, kann der Klient seinen Kopf auch zur Seite nehmen.

Legen Sie bei Bedarf ein zusammengerolltes Handtuch unter die Knöchel des Patienten, um Krämpfe in den Beinen vorzubeugen.

Eine stark verspannte Muskulatur lösen Sie am besten, indem Sie beide Körperhälften zunächst einzeln nach Verspannungen absuchen und massieren. Achten Sie aber unbedingt darauf, beiden Seiten dieselbe Aufmerksamkeit zu widmen und anschließend die Körperhälften zu harmonisieren, indem Sie diese gleichzeitig mit beiden Händen immer wieder ausstreichen.

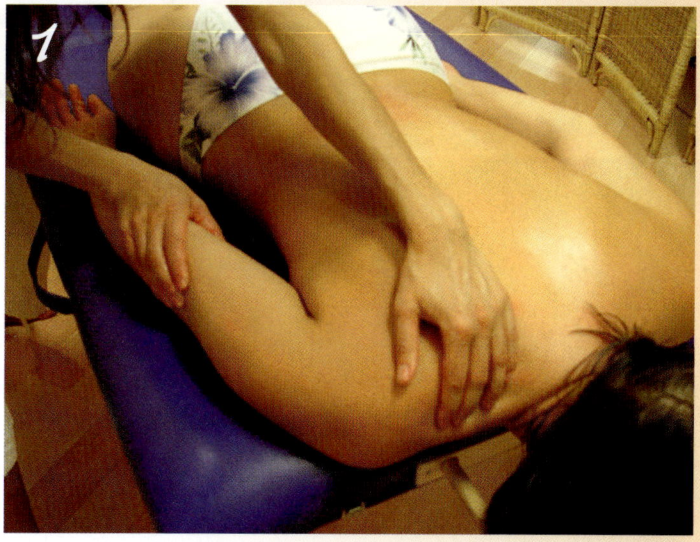

- Beginnen Sie die Rückenmassage, indem Sie das Öl am unteren Rükken auftragen und durch langgezogene weiche Streichungen auf dem ganzen Rücken verteilen. Streichen Sie den Rücken hinauf bis zu den Schultern und von hier die Arme hinab, bis zu den Händen. Massieren Sie zu Beginn der Massage immer von den Hüften in Richtung Schultern. (Abbildung 1)
- Tragen Sie warmes Öl im Bereich des Steißbeines in kreisenden, weichen Bewegungen auf, um das Bekken zu lockern und Guda Marma sanft zu aktivieren. Verwenden Sie reichlich warmes Öl, wenn Sie Apana Vata beruhigen, Menstruationsprobleme lindern und das Fortpflanzungssystem stärken wollen.

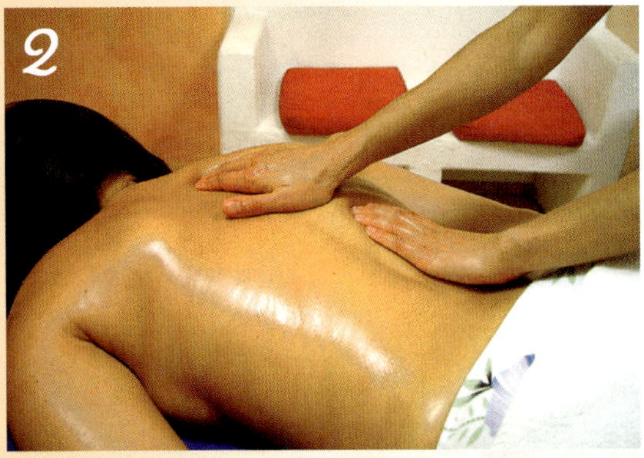

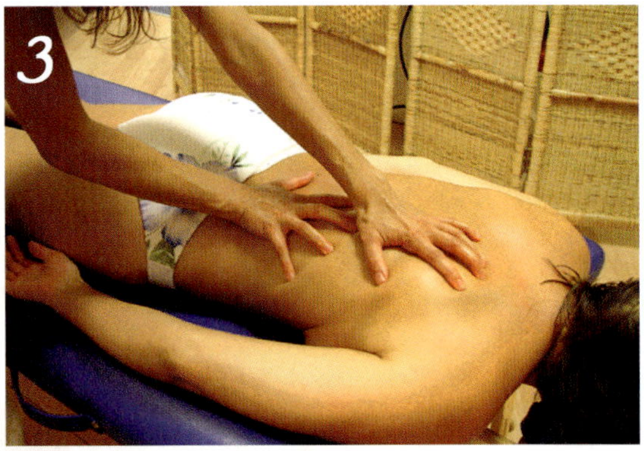

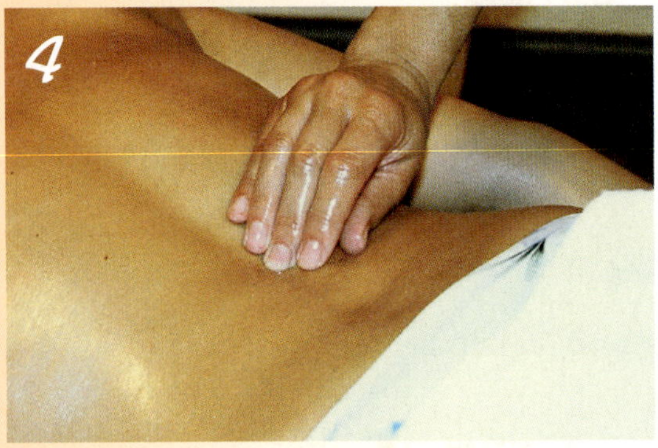

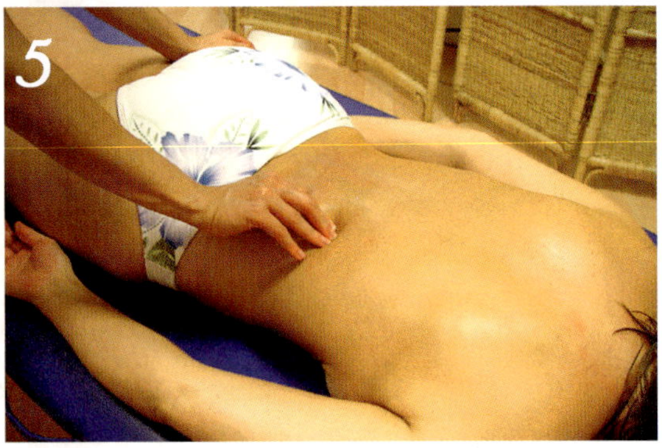

- Umkreisen Sie mit wenig Druck jeden einzelnen Wirbel, indem Sie am Kreuzbein beginnen. (Abbildung 4)
- Führen Sie streichende und knetende Massagegriffe auf den beiden Körperseiten rechts und links der Wirbelsäule aus, um die Muskulatur zu lockern.
- Streichen Sie anschließend die Rippen entlang, von innen nach außen.
- Streichen Sie mit beiden Händen und offenen Fingern den Rücken hinauf bis zu den Schultern. (Abbildung 3)

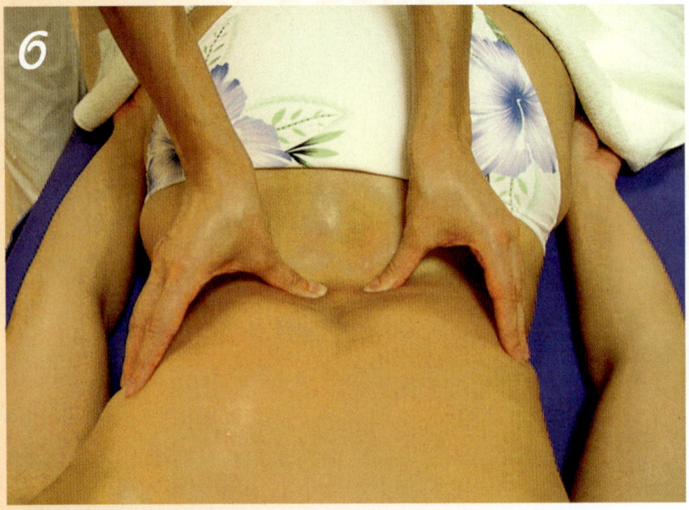

- Kreisen Sie mit den Fingerkuppen den Rücken hinauf, und streichen Sie anschließend mit der flachen Hand hinterher. (Abbildungen 5 und 2)
- Schieben Sie die Daumen seitwärts von außen nach innen. Fangen Sie damit auf der rechten Körperhälfte an.

All diese Techniken dienen der Durchblutung, Entschlackung und Lockerung des Gewebes.

- Beginnen Sie am Kreuzbein nun damit, beide Daumen oder Hände rechts und links neben der Wirbelsäule bis zum Nakken nach oben zu schieben. (Abbildung 6) Sie können beide Seiten gleichzeitig massieren oder jede Seite einzeln. Vor allem bei stark verspannter Muskulatur empfiehlt es sich, die Körperseiten einzeln zu behandeln. Oft ist aufgrund von Verspannungen ein relativ starker Druck notwendig.

Mit dieser Vorgehensweise können Sie feststellen, ob es Punkte gibt, die blockiert sind und die Nervenversorgung der Organe auf der Körpervorderseite behindern. Sollte dies der Fall sein, werden Ihre Finger eine Vertiefung oder Unebenheit des Gewebes ertasten, durch welche Sie nicht mehr ungehindert weiterstreichen können. Falls Sie an einen solchen Energiepunkt gelangen, bearbeiten Sie ihn einige Zeit mit Akupressur, bis die Spannung nachläßt. Schütteln Sie dann die sich lösende negative Energie aus Ihren Händen heraus. Die Lage der Wirbelblockade gibt Auskunft darüber, in welchem Organ eine Störung vorliegen könnte (Siehe Kapitel 2.5).

Suchen Sie auf diese Weise auch den ganzen übrigen Rücken nach blockierten Energiepunkten ab und bearbeiten Sie diese mit Akupressur. (Abbildungen 7 und 8)

- Streichen Sie im Kreuzbeinbereich vom Steißbein über die Darmbeinschaufel seitwärts, bis Sie eine Vertiefung ertasten. Dies ist Nitamba Marma. (Abbildung 9)

  Meist ist dieser Marmapunkt sehr empfindlich. Nitamba Marma reguliert die Fettverteilung im Körper und hilft bei der Gewichtsreduktion. Der ganze Beckenbereich um den Marmapunkt herum kann sehr hart sein; dann ist meist das Sakral-Chakra blockiert, und es liegen Disharmonien von Apana Vata oder den Fortpflanzungsorganen vor. Auch menstruationsbedingte Kopfschmerzen gehen mit

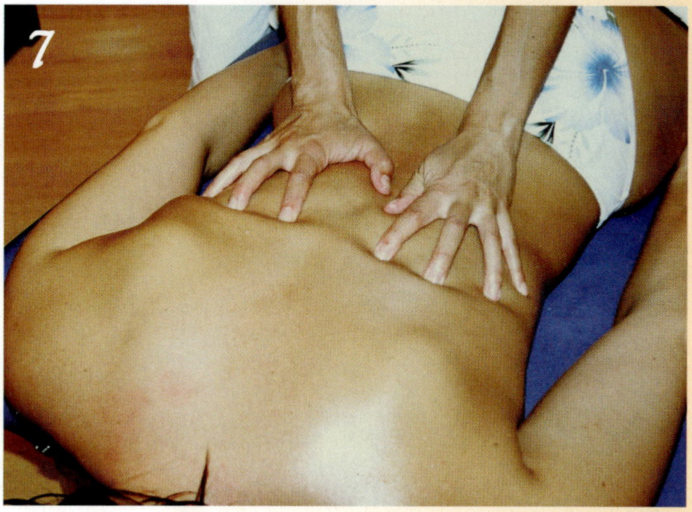

7

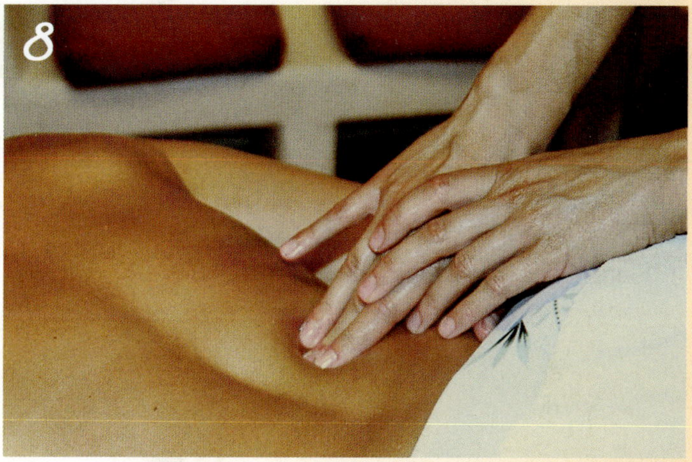

8

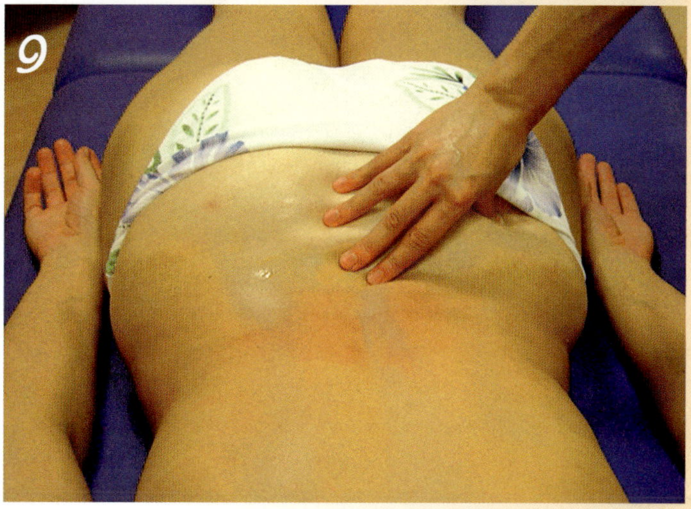

9

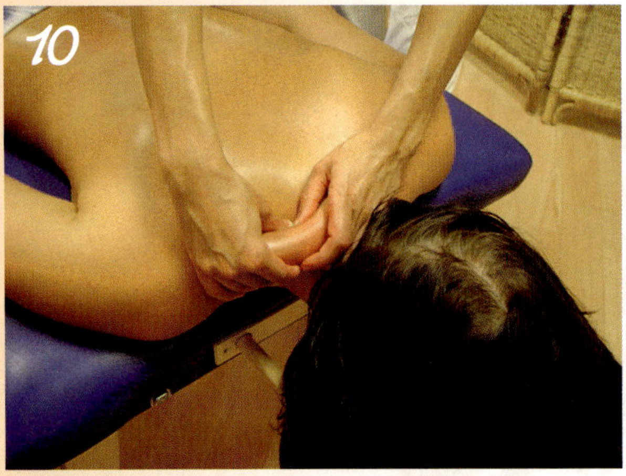

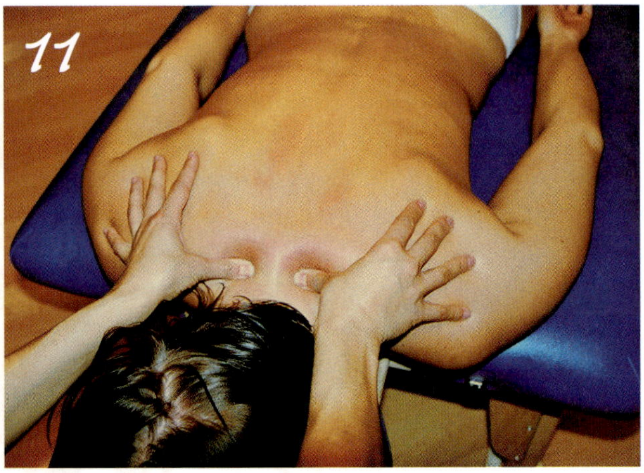

einer Blockierung von Nitamba Marma einher und können durch Akupressur des Punktes gemildert werden. Falls der Bereich sehr schmerzempfindlich ist, können Sie statt dessen auch vorsichtig kneten, streichen oder kreisen.

- Beginnen Sie nun den Bereich der Schultern und des Nackens zu lockern, indem Sie die Muskulatur zuerst kneten und dann mit beiden Händen halten. Lassen Sie den Muskel ganz langsam aus Ihrem festen Griff gleiten. (Abbildung 10)
- Massieren Sie die Marmas auf den Schulterblättern (Brihati, Amsaphalaka) und im Nackenbereich (Amsa), und suchen Sie vor allem den Nacken nach weiteren Verspannungen und Energiepunkten ab. (Abbildung 11)
- Massieren Sie den Muskel, der über dem Schultergelenk liegt, da dieser mit der ver-

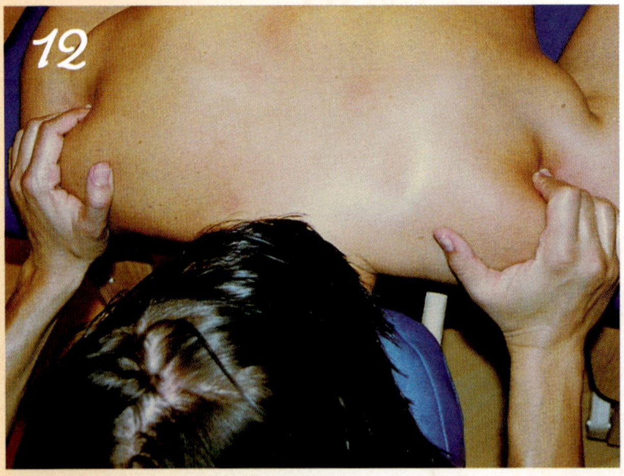

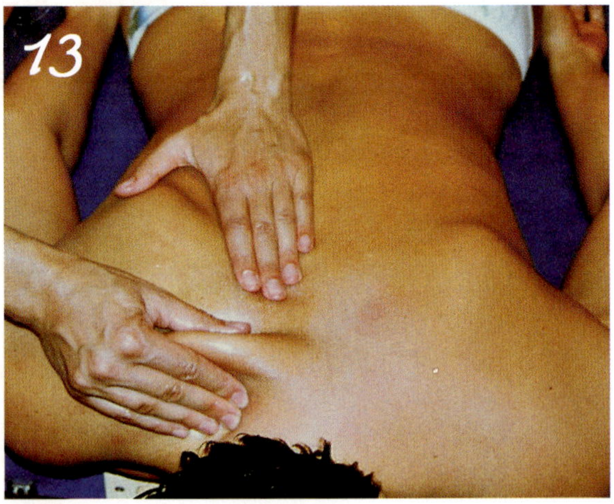

spannten Muskulatur im Nacken und den Armen zusammenhängt. Diese Punkte sind häufig sehr schmerzempfindlich. (Abbildungen 12 und 13)

- Massieren Sie auch mit beiden Händen den Hals, indem Sie die Muskeln rechts und links der Halswirbelsäule nacheinander mit den Händen greifen und kneten. (Abbildung 14)
- Streichen Sie den ganzen Rücken immer wieder aus, indem Sie im Lendenbereich be-

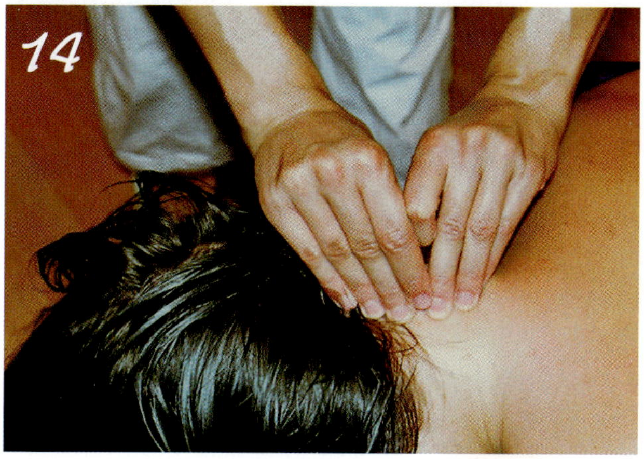

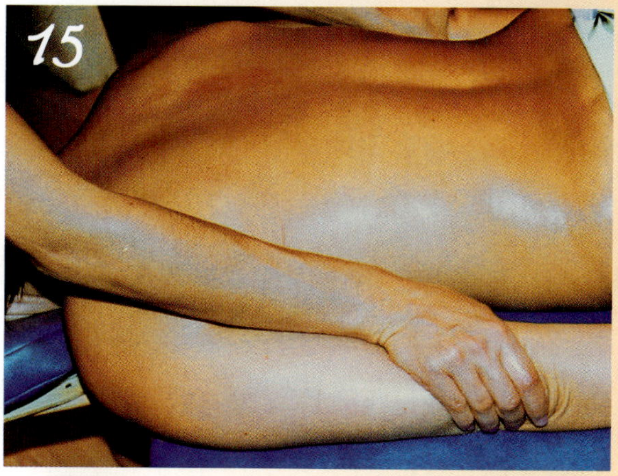

ginnen und über die Schultern zu den Händen hinunterstreichen. (Abbildung 15) Wiederholen Sie diese sanften Streichungen vor allem bei einer Disharmonie von Vyana Vata oder wenn Ihre Klientin kalte Arme oder Hände hat. Streichen Sie in entgegengesetzter Richtung, also von den Händen über die Schultern bis zur Hüfte, um Samana Vata zu harmonisieren.

- Nehmen Sie die Hände Ihres Klienten in Ihre Hände. Drücken Sie sie, um die Muskulatur zu lockern. Massieren oder drükken Sie dabei die Hand-Marmas. (Abbildung 16)
- Kreisen Sie sanft, ausgiebig und mit viel Öl um Schulter-, Hüft-, Ellbogen- und Handgelenke. Dies ist wichtig, um Vata zu reduzieren und Arthritis oder Gelenkschmerzen zu lindern und die Schmierung der Gelenke zu verbessern.
- Wenn Kapha-Dominanz mit Übergewicht einhergeht, können Sie mit der ganzen Hand oder mit dem Ballen kräftig und schnell auf dem Fettgewebe hin und her reiben, um überschüssiges Fett abzubauen. (Abbildung 17)
- Zur Linderung oder Vermeidung chronischer *Ischiasproblem* massieren Sie alle Marmas im Hüft- und Kreuzbeinbereich (Katikataruna, Kukundara, Nitamba, Parshvasandhi). Massieren Sie das »Ischiasdreieck«, dessen Spitze am Ende des Steißbeins liegt und dessen jeweils drei Querfinger lange Schenkel von dort seitlich

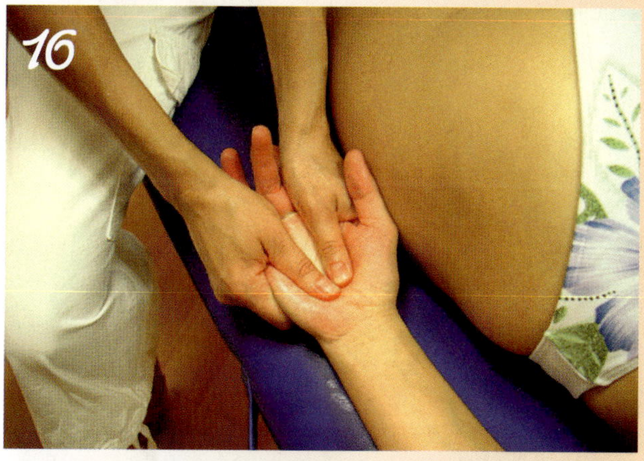

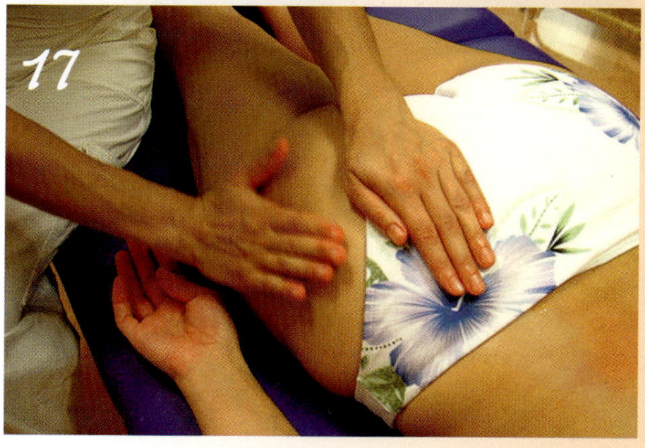

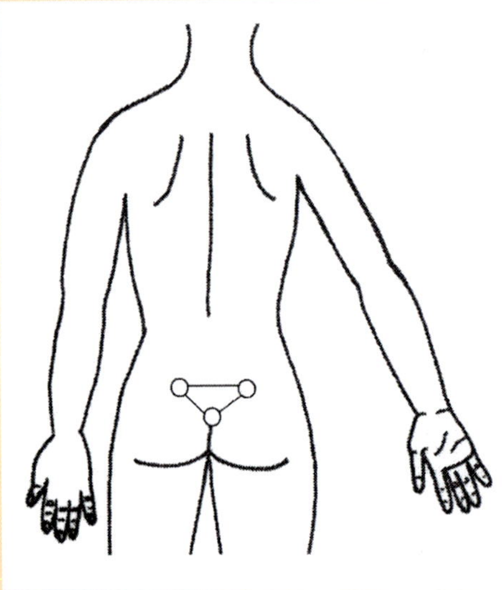

nach oben reichen. Hier befinden sich vier Nervenpunkte, die sich im Ischiasnerv vereinen.

Kukundara und Parshvasandhi Marma helfen, die Fortpflanzungsorgane zu stärken, Menstruationsprobleme zu beseitigen und Ojas und die Fruchtbarkeit zu erhöhen.

Wiederholen Sie alle obengenannten Griffe und Abläufe mehrmals, oder verwenden Sie weitere Techniken aus Kapitel 2.10. Tasten Sie immer wieder das ganze Gewebe und die Muskulatur nach Verspannungen und Blockaden ab.

13. Nackenmassage

50% aller Menschen haben Verspannungen im Bereich der Schultern, des Nackens und der Halswirbelsäule. Die Muskeln verkürzen und verhärten sich und üben Druck auf die Wirbel aus. Dies führt zu Ablagerungen und Abnutzung an der Wirbelsäule.
Häufig ist der Muskel, der vom Halsansatz bis zu den Schultern reicht, so stark verkürzt, daß die Schultern in einer angespannten und hochgezogenen Position fixiert sind. Wird die Muskulatur gelockert, nehmen Schultern und Arme allmählich ihre ursprüngliche Position wieder ein. Sie werden durch die Lösung der verklebten Muskelfasern zum Teil um mehrere Zentimeter »länger«. Auch Kopfschmerzen und Migräne sind oft die Folge von enormen Verhärtungen der Schulter- und Nackenmuskulatur.
Bei Verspannungen des Nackens sollte die Nackenmassage immer mit der Rückenmassage kombiniert werden. Die Brustmuskeln sollten ebenfalls entspannt werden, weil diese unmittelbar mit jenen in Nacken, Rücken und Schultern zusammenhängen. Wenn einer dieser Bereiche nicht gelockert wird, werden die anderen sich auch wieder verspannen.
Der Nacken kann zunächst gelockert werden, wenn der Patient auf dem Bauch liegt (siehe 2.12). Bitten Sie ihn dann, sich auf den Rücken zu legen.

- Streichen Sie mit dem Daumen vom Bereich des Halsansatzes bis zu den Schultern und zurück. Massieren und kneten Sie diesen Muskel. Suchen Sie ihn nach verspannten Punkten ab, und bearbeiten Sie diese sanft mit Akupressur. Üben Sie zunächst wenig Druck aus, den Sie langsam steigern können. Die meisten Menschen sind hier sehr verspannt, so daß der Schmerz in den Punkten als scharf und schneidend empfunden werden kann. (Abbildungen 1 und 2)
  Wiederholen Sie diese Techniken immer wieder, bis sich Besserung einstellt.
- Ölen Sie die Brustmuskeln oberhalb der Brüste ein, und ertasten Sie dort die Verspannungen. Auch hier ist äußerste Vorsicht

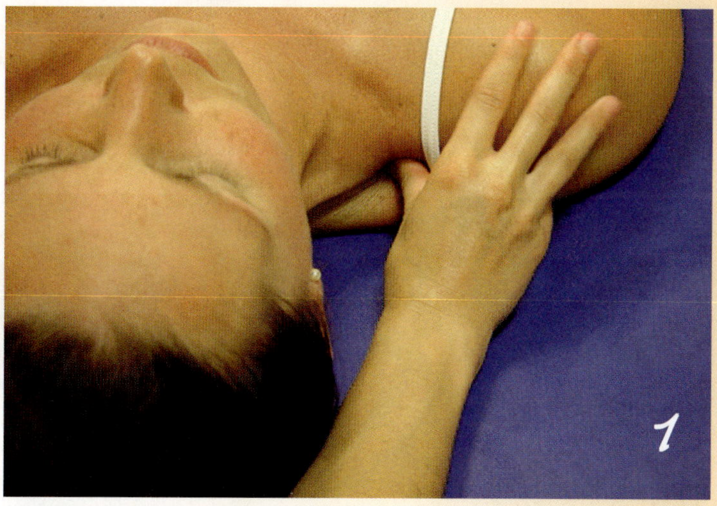

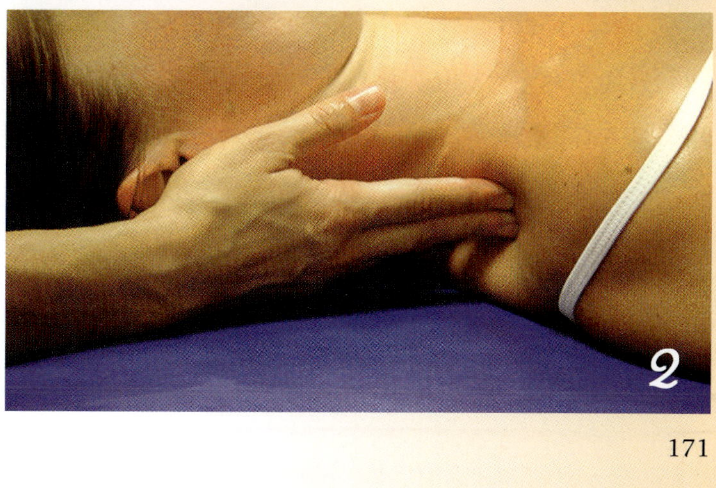

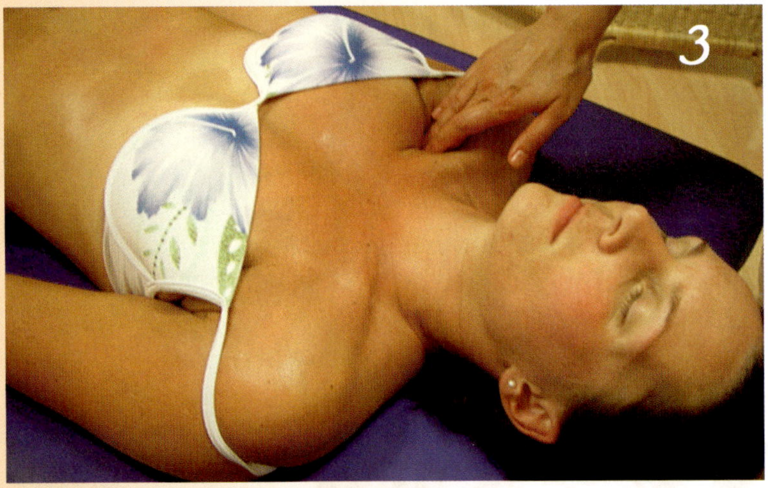

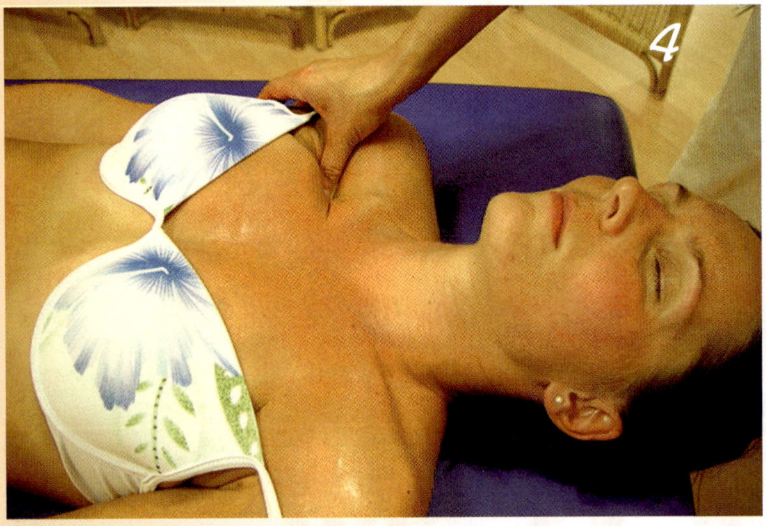

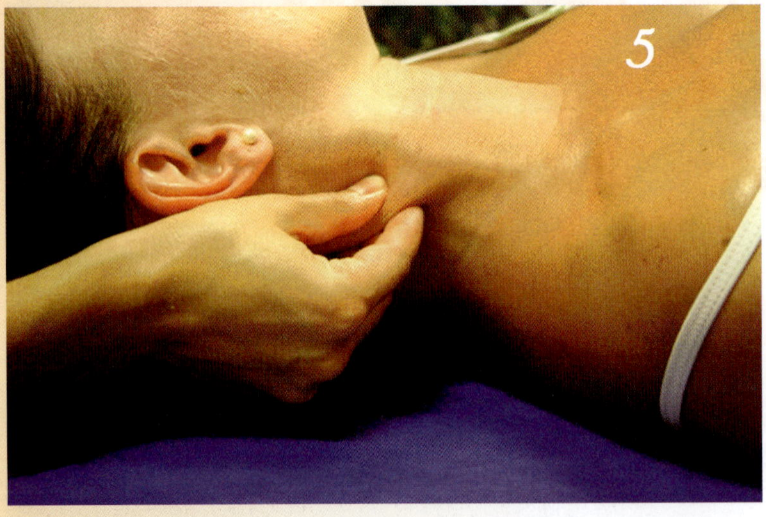

geboten. Die Körpervorderseite ist oft sensibler als der Rücken, und die Ansätze der Brustmuskulatur können so verhärtet sein, daß auch ein relativ leichter Druck als unerträglich empfunden wird. Begnügen Sie sich in diesem Fall mit weicheren Streichbewegungen und leichter Akupressur, die immer auf die Reaktion des Patienten abgestimmt sein muß, damit sie ihm nicht weh tut. Lockern Sie diesen Bereich jedoch grundsätzlich, wenn Verspannungen des oberen Rückenbereichs und des Nackens vorliegen, da beide Bereiche miteinander verbunden sind. (Abbildungen 3 und 4)

Lohitaksha, Kakshadhara und Apalapa sind die Marmas, welche die Muskelspannung in diesem Bereich lösen.

- Massieren Sie die Muskeln der Halsrückseite. Sie können in diesem Bereich mit den Fingerkuppen kreisen oder die Muskulatur greifen und langsam aus den Fingern gleiten lassen. (Abbildung 5)
- Wölben Sie die Hände leicht, und legen Sie sie unter den Kopf des Klienten. Heben Sie die Halswirbelsäule sanft mit den Fingerkuppen nach oben, so daß sich der Kopf des Klienten nach hinten wölbt und die Halswirbelsäule sanft gedehnt und gelockert wird. (Abbildung 6)
- Wiederholen Sie diese Technik, plazieren Sie aber nun Ihre Fingerkuppen am obersten Punkt der Halswirbelsäule, an der Verbindungsstelle zum Kopf. Bewegen Sie die Finger erneut nach oben. Der Kopf

des Patienten erfährt hierdurch eine starke Dehnung nach hinten, und der Nacken wird optimal entspannt. (Abbildung 7)

Manche Menschen können zu verspannt oder innerlich zu angespannt sein, um diese Bewegung zuzulassen. Bitten Sie die Klientin, den Kopf nicht mehr selbst zu halten und den Nacken weich und locker zu lassen. Führen Sie die beschriebene Technik jedoch nicht gewaltsam aus, sondern warten Sie bis zur nächsten Massagesitzung, falls die Klientin Mühe hat, die Entspannung des Nackens zuzulassen.

Bewegen Sie den Kopf des Klienten wieder in die Ausgangsposition, so daß die Wirbelsäule gerade ist. Heben Sie seinen Kopf an, und dehnen Sie sein Kinn nach vorn zum Brustkorb. Wiederholen Sie eventuell noch einmal die Zurückdehnung des Kopfes (Abbildung 7), und legen Sie den Kopf dann vorsichtig zurück in die Ausgangsposition.

- Massieren Sie mit kreisenden Bewegungen den Kopfwendemuskel, der sich seitlich am Hals befindet. (Abbildung 8)
- Wiederholen Sie erneut die Lockerung der Muskeln von Schultern und Nacken und lockern Sie die Rückseite der Schultern mit den Fingerkuppen.
- Schieben Sie Ihre Fingerkuppen unter die Brustwirbelsäule des Klienten, und plazieren Sie sie rechts und links der Wirbelsäule. Die Finger sind nach oben gerichtet. Schieben Sie sie jetzt nach oben, so daß der Brustkorb der massierten Person sich wölbt. (Abbildung 9)

Die Klientin liegt nun mit ihrem ganzen Körpergewicht auf Ihren Fingern.

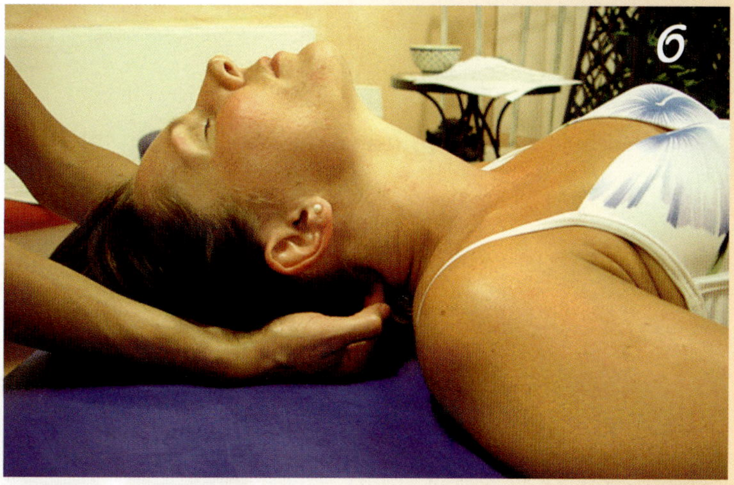

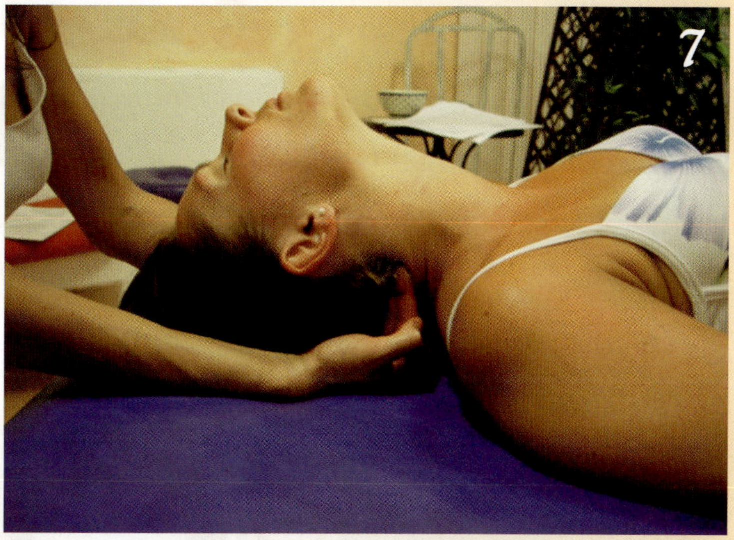

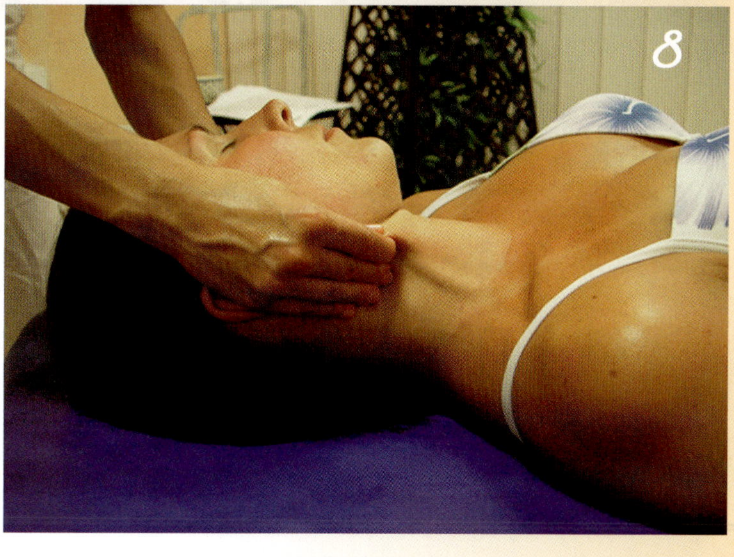

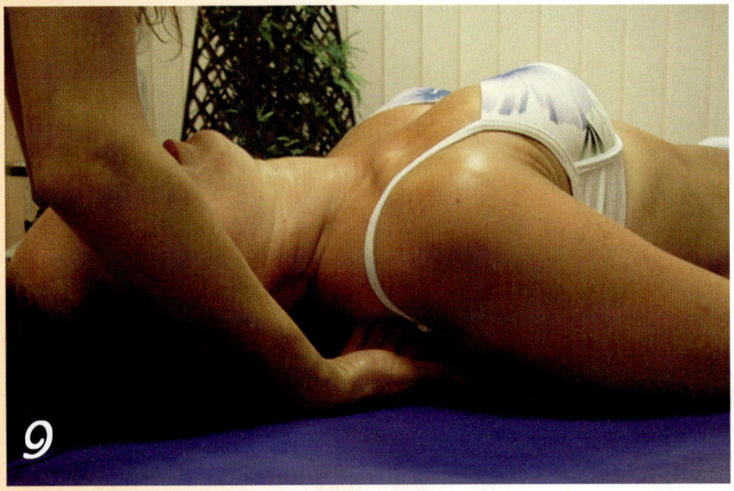

9

Dadurch dringen diese bis tief in das Bindegewebe vor und üben einen starken Druck auf die Verspannungspunkte seitlich der Brustwirbelsäule aus.

Sie können diesen Griff auch für die Lokkerung des unteren Bereichs der Brustwirbelsäule nutzen, indem Sie Ihre Finger etwas tiefer unter den Klienten schieben. Wenn die massierte Person sehr kräftig ist, erfordert dies allerdings viel Kraft.

Dieser Griff eignet sich sehr gut zur Beseitigung von Nackenverspannungen, die mit Verspannungen der Brustwirbelsäule einhergehen.

- Halten Sie den Kopf des Klienten noch einmal in Ihren Händen, und ziehen Sie ihn sanft ein klein wenig gerade nach hinten, so daß die Halswirbelsäule etwas gestreckt wird. Gehen Sie hier besonders vorsichtig vor. Ziehen Sie nicht am Kopf, wenn eine Arthrose der Halswirbelsäule oder Kieferprobleme vorliegen.

14. Kopfmassage

Die Kopfmassage (Shiroabhyanga) hilft bei Kopfschmerzen, Migräne und nervöser Unruhe. Sie unterstützt die Lockerung des Nackens, wirkt sich positiv aus auf die Sehkraft, auf Ohren, Nase, Zähne und Kiefer, lindert Schnupfen und Stauungen in den Nasennebenhöhlen. Darüber hinaus beugt sie dem vorzeitigen Ergrauen und Ausfallen der Haare vor, belebt den Teint, mildert Falten und verjüngt das Gewebe.
Häufig nimmt der Patient für die Kopfmassage eine sitzende Position ein, da sie ihn nicht schläfrig machen, sondern seinen Geist beleben soll. Allerdings kann der Nacken in Rükkenlage besser massiert und entspannt werden. Auf diese Weise muß der Kopf vom Patienten nicht mehr selbst gehalten werden, und verspannte Muskeln lassen sich besser lockern.
Die Kopfmassage hat eine stark beruhigende und zugleich kräftigende Wirkung auf das ganze Nervensystem, weshalb sie in einigen Fällen eine Ganzkörpermassage ersetzen kann. Bei allen psychosomatischen und vegetativen Erkrankungen, die durch Streß entstanden sind, ist eine Kopfmassage empfehlenswert. Dies betrifft vor allem Herzerkrankungen und Verdauungsbeschwerden. Die Marmapunkte am Kopf stärken Geist, Gedächtnis und Intelligenz und helfen dabei, das Bewußtsein zu erweitern.
Die Klientin sollte für die Massage von Kopf und Gesicht ungeschminkt sein. Das Gesicht sollte vorher gereinigt werden. Kontaktlinsen können vor der Massage entfernt werden. Bitten Sie die Klientin, sich auf den Rücken zu legen und den Kopf gerade und entspannt zu lassen.

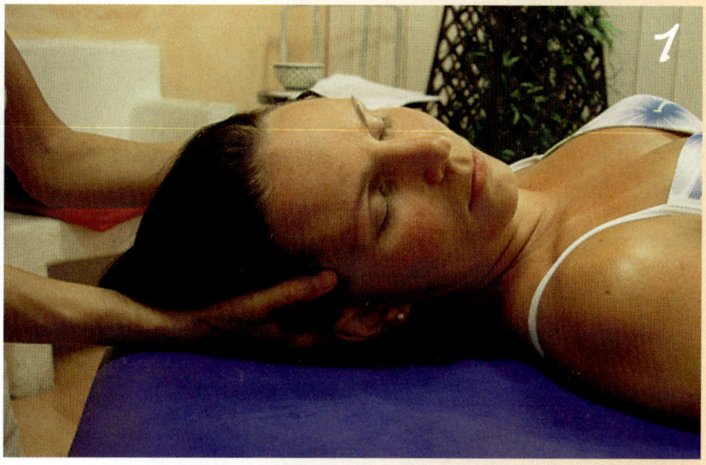

- Falls Sie die Kopfmassage nicht im Anschluß an die Nackenmassage durchführen, beginnen Sie zunächst damit, den Bereich der Schultern zu lockern. Sie können den Kopf Ihrer Klientin dazu leicht zur Seite drehen.
- Nehmen Sie den Kopf in beide Hände. Bitten Sie die Klientin, den Kopf nicht mehr selbst zu halten, sondern ihn ganz schwer werden zu lassen. Halten Sie den Kopf, und drehen Sie ihn ganz sanft nach rechts und links. Legen Sie dann den Kopf vorsichtig wieder zurück. (Abbildung 1)
- Massieren Sie neben der Halswirbelsäule an der Unterseite des Halses den Muskel hinauf bis zum Kopfansatz. Sie können dafür streichende oder kreisende Massagetechniken verwenden. Erfühlen Sie das Gewebe und den Verspannungsgrad der Halsmuskulatur, und wählen Sie die Technik aus, durch welche sich die Muskeln am besten lockern lassen. Dies kann bei jedem Menschen anders sein. (Abbildung 2)

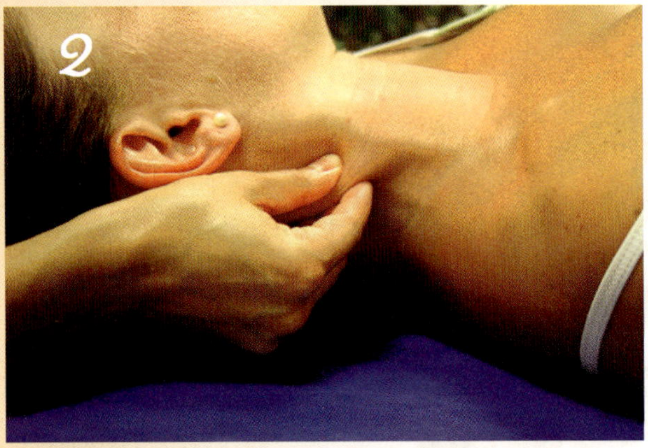

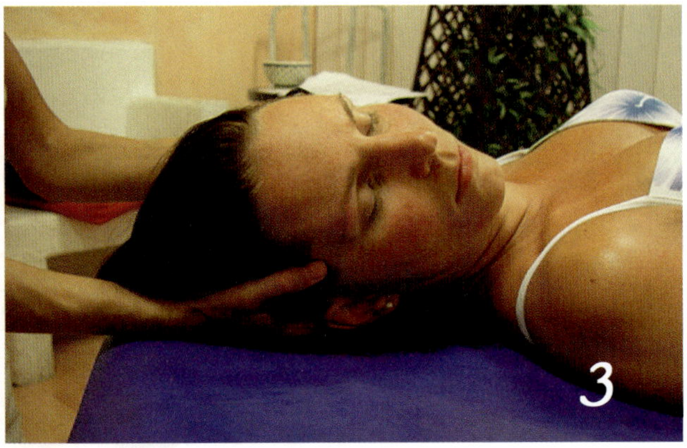

- Umkreisen Sie vorsichtig die Wirbel der Halswirbelsäule, und lassen Sie Ihre Finger in der Vertiefung des Atlas (Übergang von Wirbelsäule und Kopf) sowie auf Krikatika Marma kreisen.
- Lassen Sie Ihre Finger auf dem Kopfwendemuskel an der Seite des Halses, bis sich die Muskulatur gelokkert hat. Sie können beide Seiten gleichzeitig massieren oder sich den einzelnen Seiten nacheinander widmen, während Sie den Kopf leicht drehen. (Abbildung 3)
- Massieren Sie Manya Marma seitlich des Halses.
- Lockern Sie vorsichtig die Vorderseite des Halses im Bereich der Schilddrüse. Kreisen Sie mit den Fingern ohne Druck auf oder über Nila und Sira Matrika Marma, um die Schilddrüse zu regulieren und die Durchblutung des Kopfes zu verbessern.
- Kreisen Sie dann mit den Fingern auf dem unteren Bereich des Hinterkopfes und um die Ohren herum mit mittlerem bis starkem Druck. Massieren Sie Vidhura Marma, dies löst Blockaden im Ohr und reduziert Streßzustände und Migräne.

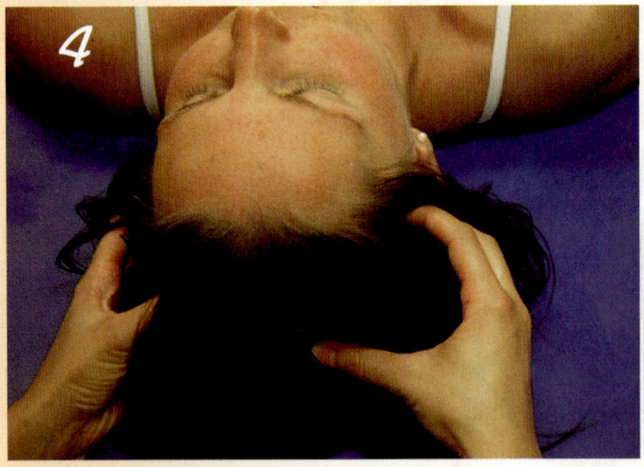

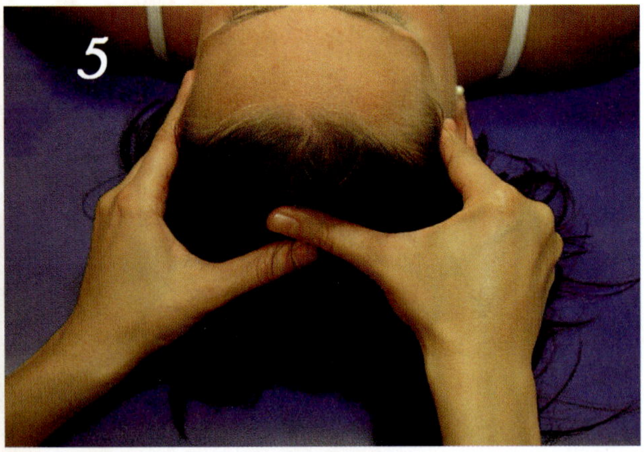

- Massieren Sie die Vorder- und Rückseite der Ohren, und geben Sie einige Tropfen Öl oder Ghee in die Öffnung der Ohrmuscheln. Dies stärkt die Ohren, besänftigt Vata und beugt vorzeitigem Ergrauen der Haare vor. Reiben Sie die Ohren mit flacher Hand.
- Massieren Sie dann kreisend den gesamten Hinterkopf bis zum Scheitel. (Abbildung 4)
- Massieren Sie Simanta Marma und Adhipati Marma. Beide Punkte stärken das Nervensystem. (Abbildung 5)

- Reiben Sie mit schnellen Bewegungen mit dem Handballen auf dem Kopf hin und her.
- Legen Sie beide Hände um den Kopf des Patienten herum, so daß Ihre Daumen auf der Stirnmitte des Empfängers liegen. Bleiben Sie einen Augenblick in dieser Position, welche der massierten Person ein Gefühl der Geborgenheit und des Schutzes vermittelt.
- Streichen Sie jetzt mehrmals mit beiden Daumen von der Stirnmitte nach außen. (Abbildung 6)

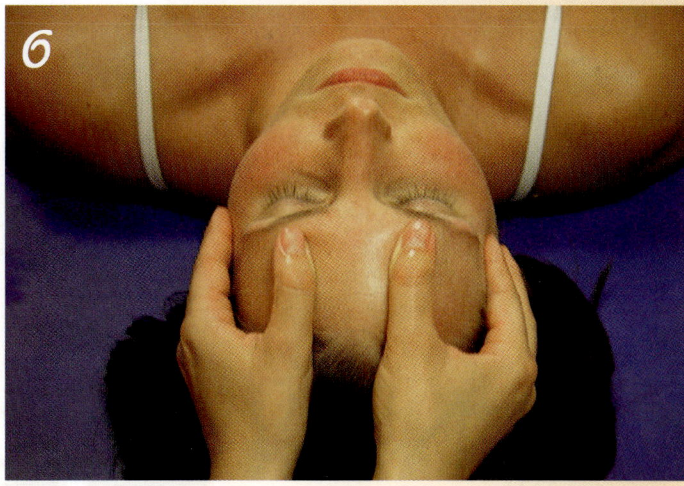

- Streichen Sie dann quer über die Stirn, indem Sie die Daumen oder Finger hin und her bewegen. (Abbildung 7)

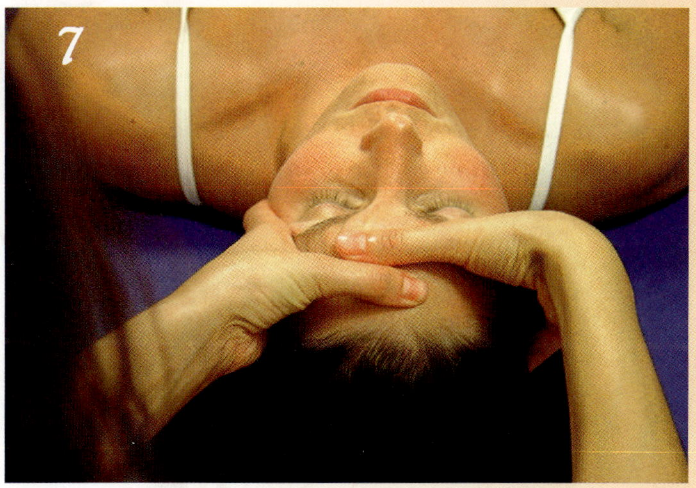

- Kreisen Sie mit den Fingern auf der Stirnmitte, die einen Nebenpunkt von Sthapani Marma darstellt und den Geist kontrolliert. Massieren Sie anschließend Sthapani Marma zwischen den Augenbrauen zur Aktivierung der Sinnesorgane. Beide Punkte regulieren die Funktionen von Hypophyse und Hypothalamus.
- Streichen Sie mit den Daumen oder Fingern über die Augenbrauen, und massieren Sie Avarta Marma auf der Mitte der Augenbrauen und die beiden Punkte an den äußeren Enden der Augenbrauen. Diese Punkte kontrollieren den Sehsinn und die Körperhaltung, beruhigen die Emotionen und helfen bei Kopfschmerzen.
- Bearbeiten Sie Apanga Marma an den äußeren Augenwinkeln mit Akupressur, um Streßzustände zu reduzieren. Dieser Marma hilft darüber hinaus, gestautes Ama aus den Stirnhöhlen zu befreien.
- Lassen Sie mit leichtem bis mittlerem Druck die Finger auf den Schläfen und auf Shankha und Utkshepa Marma kreisen. Dies lindert Unruhe und Schlaflosigkeit und stimuliert den Dickdarm.
- Massieren Sie die Wangen, indem Sie von außen zur Nase hinunterstreichen, und kreisen Sie mit den Fingern auf den Wangenknochen. Sie aktivieren dadurch Shringataka Marma. Kreisen Sie mit flacher Hand auf beiden Gesichtshälften, und streichen Sie

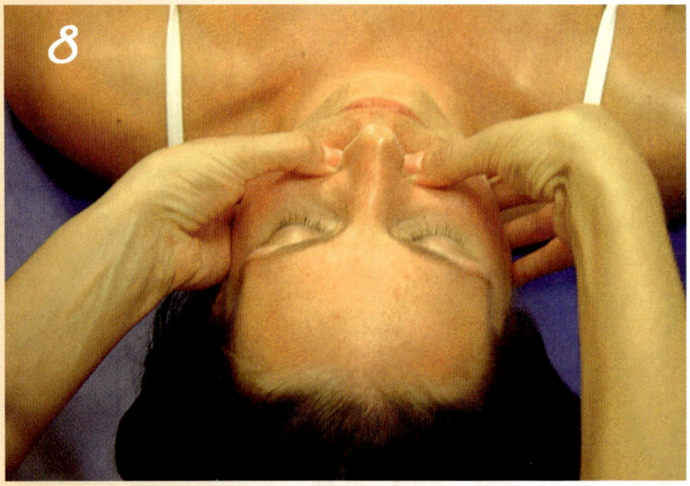

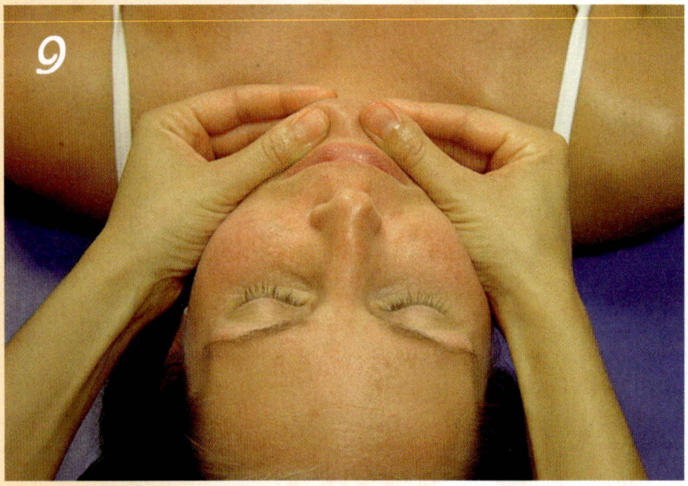

von der Nase ausgehend schräg nach unten zum Kinn.

- Kreisen Sie mit dem Daumen auf Phana Marma neben den Nasenflügeln. Dadurch beseitigen Sie eine verstopfte Nase und lösen Stauungen in den Nebenhöhlen und Bronchien. (Abbildung 8)
- Massieren Sie den Kaumuskel und den Kiefer sowie Shringataka Marma zwischen Oberlippe und Nase und unterhalb der Unterlippe.
- Streichen Sie die Kinnkante entlang, und massieren Sie das Kinn. (Abbildung 9) Bei Problemen mit den Mandeln massieren Sie die Unterseite des Kinns.
- Streichen Sie mehrmals von der Rückseite des Halses aufwärts, an der Stirn vorbei bis zum Kronen-Chakra, und schütteln Sie anschließend die Hände aus. Auf diese Weise regulieren Sie Udana Vata. Wiederholen Sie dies, und ziehen Sie dann sanft an den Haaren, um die Haarwurzeln zu stärken. Streichen Sie zum Schluß dann noch mehrmals über den ganzen Hals- und Kopfbereich, und schütteln Sie wieder negative Energien aus Ihren Händen heraus.

15. Bauchmassage

Die Bauchmassage (Udarabhyanga) hilft bei Verdauungsstörungen aller Art. Sie aktiviert und harmonisiert das Verdauungsfeuer (Agni), beseitigt Verstopfung und Blähungen; außerdem wirkt sie anregend auf Leber, Milz und Bauchspeicheldrüse.
Das Sonnengeflecht im Bereich zwischen Nabel und Brustbein ist ein Nervenknoten, der als Bindeglied zwischen Psyche und Körper fungiert. Im allgemeinen halten wir hier Streß, Kummer und Ängste fest. Kleine Kinder klagen manchmal über Bauchschmerzen, weil sie die negativen Energien aus ihrem Umfeld direkt durch ihren Solarplexus aufnehmen.
Versuchen Sie, diesen Bereich mit den Fingerkuppen in die Tiefe zu drücken. Im entspannten Zustand dürfte das kein Problem sein. Ist das Sonnengeflecht hart und verspannt, so weist dies auf emotionalen Streß hin. Deshalb sollte der Bauch bei starker psychischer Belastung und bei Vata-Störungen immer in die Massage integriert werden.
Vata ist im Bereich unterhalb des Nabels lokalisiert. Deshalb trägt die Massage des Unterleibs zur Harmonisierung von Apana Vata bei. Sie wirkt sich zudem kräftigend auf die Fortpflanzungsorgane und den Harntrakt aus, reguliert Menstruationsbeschwerden und erhöht Ojas und die Fruchtbarkeit. Auch Pachaka Pitta und Kledaka Kapha werden durch die allgemeine Bauchmassage ausgeglichen.
Sollte der Patient unter einem Zwölffingerdarmgeschwür oder anderen Entzündungen im Bauch leiden, darf kein direkter Druck auf diese Stelle ausgeübt werden. Massieren Sie dann nur um die Entzündung herum.

Allgemeine Bauchmassage bei Verdauungsstörungen und zur Regeneration der Fortpflanzungsorgane

Bitten Sie den Patienten, sich entspannt auf den Rücken zu legen und die Arme neben dem Körper zu plazieren.

- Geben Sie erwärmtes Öl in Ihre Handflächen und von hier aus in den Nabel des Patienten. Massieren Sie mit ganzen Handflächen und mit weichen Bewegungen kreisend um den Nabel herum. Beginnen Sie dabei unbedingt immer auf der rechten Bauchseite, um die Bewegungen des Dickdarms anzuregen, welcher rechts aufsteigt, sich dann zur linken Bauchseite erstreckt und links hinabführt zum Enddarm.
- Lockern Sie das Sonnengeflecht unterhalb des Brustbeins, indem Sie es zunächst sanft mit den Fingern in die Tiefe drücken oder kreisende Bewegungen ausführen.
- Streichen Sie dann vom Sonnengeflecht hinunter bis zum Nabel.
- Halten Sie den Muskel am Sonnengeflecht fest und lassen Sie den Patienten tief und ruhig atmen. Mit dem Ausatmen können Sie den Druck etwas verstärken. Wiederholen Sie diese Technik mehrmals, indem Sie Ihre Hände jeweils einige Zentimeter tiefer plazieren, bis Sie im Bereich des Unterleibs angelangt sind. (Abbildung 1)

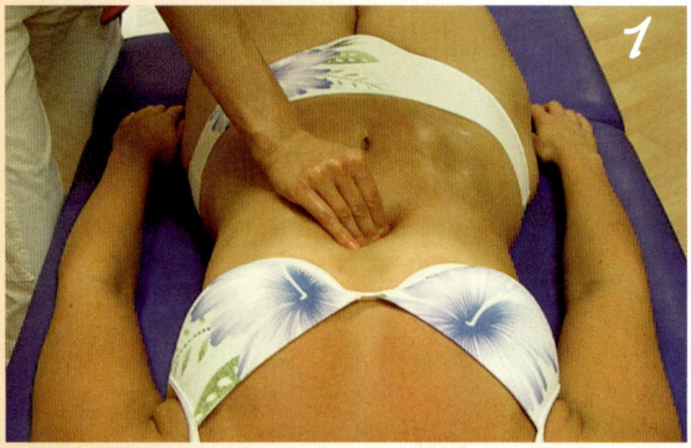

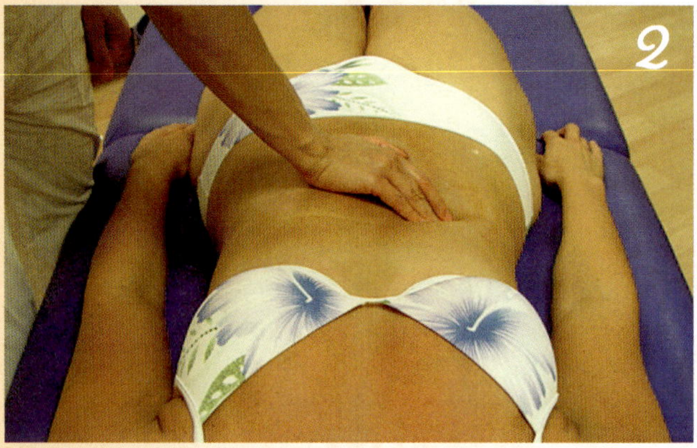

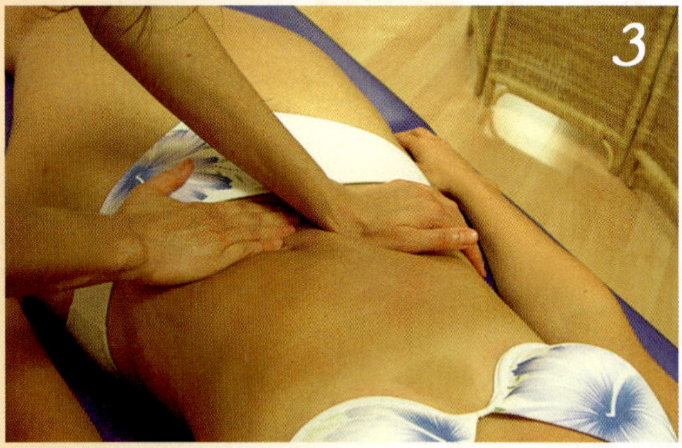

- Führen Sie mit den Fingern kleine Kreisbewegungen um den Bauchnabel herum aus. Dadurch aktivieren Sie Nabhi Marma. Dieser Punkt gleicht Pitta aus, reguliert den Dünndarm sowie Agni und die Verdauungssäfte. Um Vata zu nähren und zu beruhigen, genügt es häufig, die Hände über den Nabel zu legen.
- Massieren Sie die Rippen kreisend mit allen fünf Fingern, und streichen Sie dann mit der ganzen Hand von innen nach außen die Rippen hinunter. Beginnen Sie auch hier auf der rechten Seite: Dadurch wird die Leber harmonisiert. Über die Massage der linken Rippen regulieren Sie Milz und Bauchspeicheldrüse.
- Streichen Sie nun direkt unterhalb der Rippen auf und ab. Üben Sie bei der Abwärtsbewegung einen tieferen Druck aus als beim Aufwärtsstreichen. Falls Sie die Wirkung intensivieren wollen, können Sie den Patienten darum bitten, seine Beine anzuwinkeln und die Füße aufzustellen. (Wenn Sie Störungen in Leber, Milz oder Pankreas lindern wollen, dann üben Sie bei der Aufwärtsbewegung der Hände einen stärkeren Druck aus und streichen locker zurück nach unten.)
- Massieren Sie den Bereich unterhalb des Nabels (Basti Marma) kreisförmig.

Nährende, weiche (sattvische!) Massagebewegungen im Uhrzeigersinn reduzieren Streß, Blähungen und Vata. Sie nähren auch die Fortpflanzungsorgane und Ojas, zudem erhöhen sie die Fruchtbarkeit. Verwenden Sie zu diesem Zweck warmes Sesamöl, Rizinusöl, Ghee oder Maha-Narayana Taila.
Schnelleres, kräftiges Kreisen gegen den Uhrzeigersinn reduziert Kapha und Fettgewebe. Diese Wirkung kann durch anregende Aromaöle wie Kampfer-, Zimt- oder Nelkenöl verstärkt werden.

- Streichen Sie dann auf dem Unterbauch halbmondförmig mit sattvischen, weichen Bewegungen hin und her, und visualisieren Sie, wie alle Gewebe und Organe des Unterleibs genährt und ausgeglichen werden. (Abbildung 3)

- Bearbeiten Sie die Marmapunkte in der Leistengegend (Vitapa und Lohitaksha) mit Akupressur, um die Funktion der Blase und der Fortpflanzungsorgane zu regulieren. Diese Punkte können sehr schmerzempfindlich sein, weshalb zunächst nur ein sanfter Druck auf sie ausgeübt werden sollte.
- Beenden Sie die Massage mit einigen sanften, weichen und großflächigen Kreisbewegungen um den Nabel herum.

Bauchmassage bei Störungen von Leber, Milz und Bauchspeicheldrüse und bei Diabetes mellitus

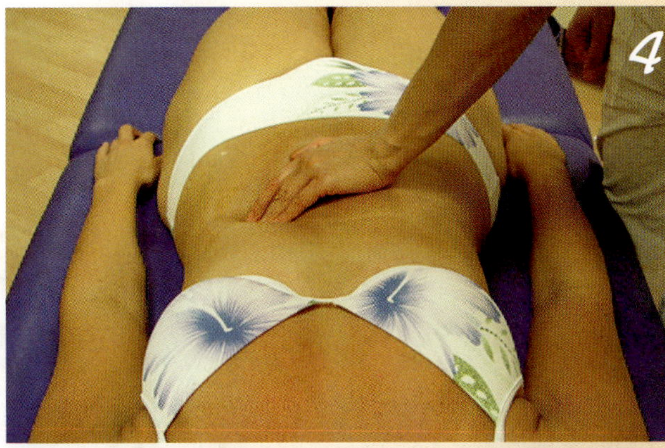

Diese Bauchmassage harmonisiert Leber, Milz und Gallenblase, beseitigt Streß und reguliert die Hormonausschüttung des Pankreas. Die Massage gleicht vor allem Ranjaka und Pachaka Pitta aus.

- Beginnen Sie mit der allgemeinen Bauchmassage, um den Bauch zu lockern.
- Legen Sie die Fingerkuppen fest aufs Sonnengeflecht, und lassen Sie den Patienten tief gegen den Druck Ihrer Hände atmen. Auf diese Weise wird das Sonnengeflecht gelockert.
- Legen Sie die Fingerkuppen nun auf den Bereich unterhalb der letzten linken Rippe, üben Sie sanften Druck aus, und lassen Sie den Patienten erneut tief atmen. (Abbildung 4)
- Massieren Sie mit kleinen Kreisen der Fingerkuppen die Außenseiten der unteren zwei bis drei Rippen der linken Körperseite. Kreisen Sie dann mit der flachen Hand weich auf den Rippenbögen. Wiederholen Sie dies auch auf der rechten Seite.
- Lockern Sie den Unterbauch, indem Sie mit einer Hand den Bereich unterhalb des Nabels festhalten und zusammendrücken. Halten Sie diese Position einige Atemzüge lang. Wiederholen Sie diesen Griff auch auf Höhe des Nabels. (Abbildung 5)
- Verwenden Sie dann beide Hände, um den Bauch unterhalb der Rippen links und rechts auf gleicher Höhe ruhig festzuhalten. (Abbildung 6)

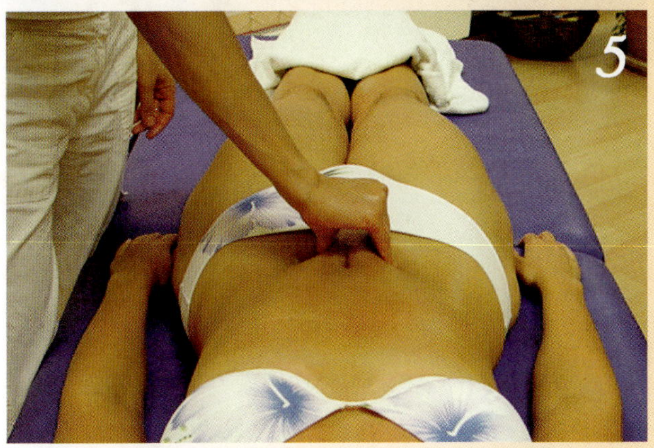

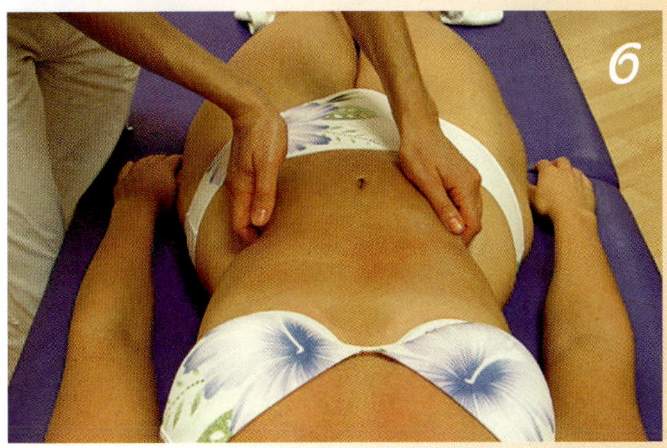

Bauch- und Rückenmassage bei Nieren- und Blasenproblemen

Treten Nierenprobleme auf, so sind diese meistens mit Beschwerden der Blase gekoppelt. Oft ist die Ursache im Magen zu finden, wenn die Srotas sich beim Verdauungsvorgang nicht rechtzeitig öffnen. Deshalb muß bei Beschwerden des Harntrakts der Bauch immer in die Behandlung einbezogen werden.
Bei akuten Nieren- und Blasenentzündungen darf keine Massage durchgeführt werden. Niereninsuffizienz erfordert eine sanfte Gewebemassage des ganzen Körpers. Ödeme sollten zunächst um die Schwellung herum massiert werden, damit sich die Srotas öffnen können; danach werden die Einlagerungen ausgestrichen.
Beginnen Sie die Massage für den Harntrakt immer am Schambein, und arbeiten Sie sich langsam nach oben in den oberen Bauchbereich vor.

Beginnen Sie mit der Bauchmassage:

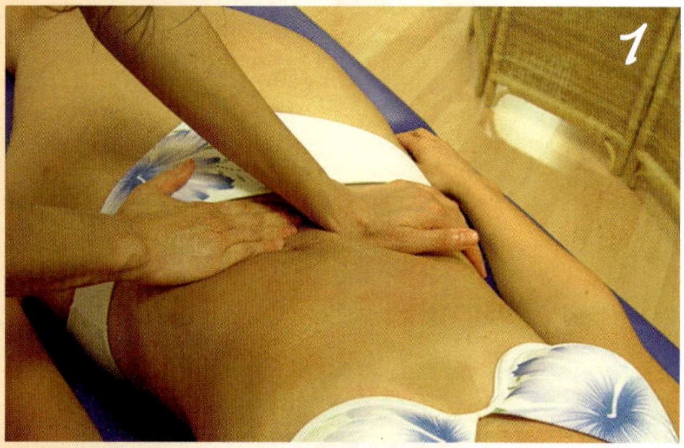

- Streichen Sie die Lymphbahnen am Oberschenkelansatz aus, um den Lymphfluß anzuregen, und massieren Sie diesen Bereich in kleinen Kreisen.
- Massieren Sie kreisend Vitapa und Lohitaksha Marma in der Leiste. Vitapa reguliert die Unterleibsorgane und Lohitaksha regt den Lymphfluß an.
- Massieren Sie im Bereich der Blase halbmondförmig mit weicher Hand hin und her. (Abbildung 1)
- Kreisen Sie sanft auf Basti Marma unterhalb des Bauchnabels.
- Lockern Sie jeweils die rechte und linke Körperseite von der Hüfte bis zum Brustkorb, indem Sie die Daumen mit leichtem Druck hin- und herbewegen. Massieren Sie den Bauchbereich auf beiden Seiten mit kleinen Kreisen.
- Massieren Sie mit spiralförmigen Bewegungen um den Nabel herum, indem Sie außen mit weiten Kreisen beginnen, die sich immer näher zum Nabel hinbewegen.
- Massieren Sie mit kleinen Kreisbewegungen die Linie vom Bauchnabel abwärts bis zum Schambein.
- Lösen Sie Verspannungen im Solarplexus durch kreisende Bewegungen auf dem Sonnengeflecht.
- Lockern Sie den Bauch, indem Sie ihn auf Taillenhöhe mit je einer Hand zur Mitte drücken.
  Führen Sie diese Druckbewegung mit der Einatmung des Patienten aus, und lösen Sie bei dessen Ausatmung den Druck.
- Drücken Sie die zwei Energiepunkte, die sich etwa drei Querfinger seitlich neben dem Nabel befinden.
- Streichen Sie vom Sonnengeflecht aus unterhalb der Rippenbögen abwärts, indem Sie

Ihre Finger dem Verlauf der untersten Rippe folgen lassen, bis sie sich oberhalb der Taille befinden.

Fahren Sie dann mit folgender Rückenmassage fort:

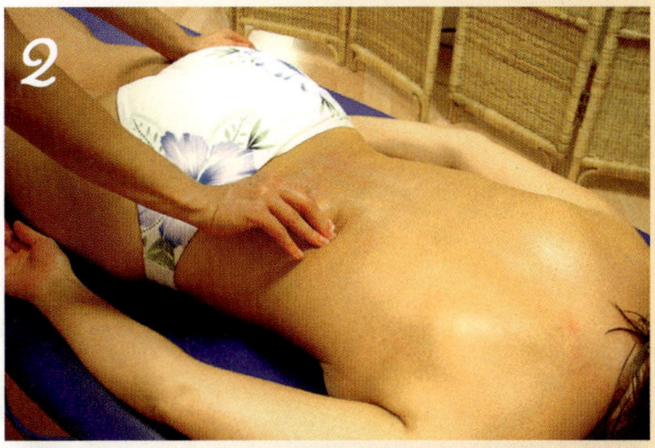

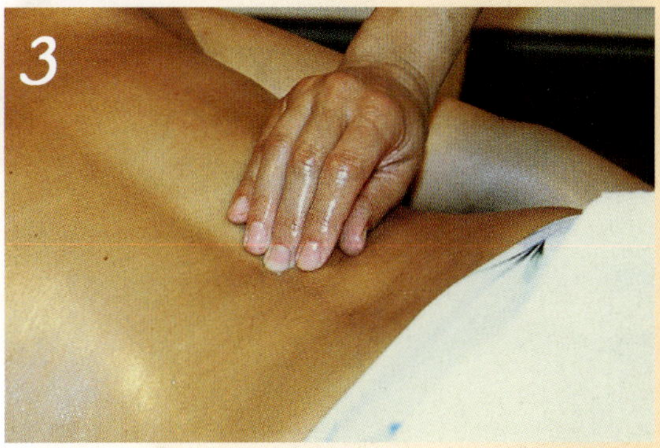

- Kreisen Sie mit den Handflächen oder Fingern im Bereich der Nieren. (Abbildung 2)
- Kreisen Sie auf dem Kreuzbein mit weichen Bewegungen. Dadurch wird Guda Marma aktiviert, er harmonisiert den Harntrakt.
- Umkreisen Sie die Wirbel am Steißbein und der gesamten Wirbelsäule mit kleinen Bewegungen. (Abbildung 3)
- Massieren Sie Nitamba und Kukundara Marma, diese harmonisieren die Nieren und den gesamten Harntrakt.
- Massieren Sie die Muskeln auf beiden Seiten der Wirbelsäule, indem Sie mit dem Handballen seitlich hin und her streichen. Lockern Sie die Rükkenmuskeln, vor allem im unteren Rückenbereich.
- Lockern Sie auch die Rippenmuskeln, indem Sie die Zwischenrippenräume von innen nach außen entlangstreichen.

16. Massage des Brustkorbs und der Arme

Allgemeine Brustkorbmassage (bei Atembeschwerden und Problemen der Wirbelsäule)

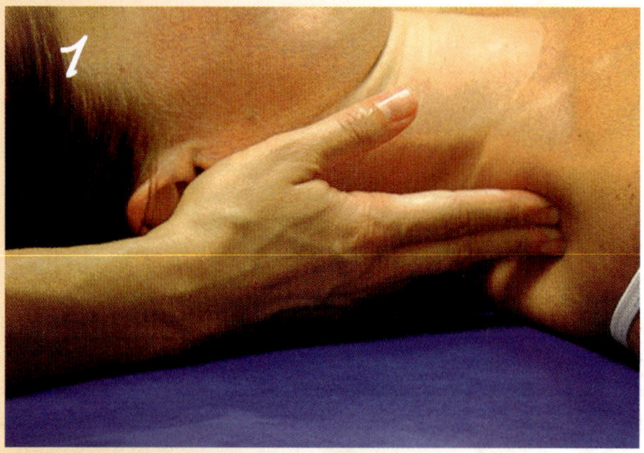

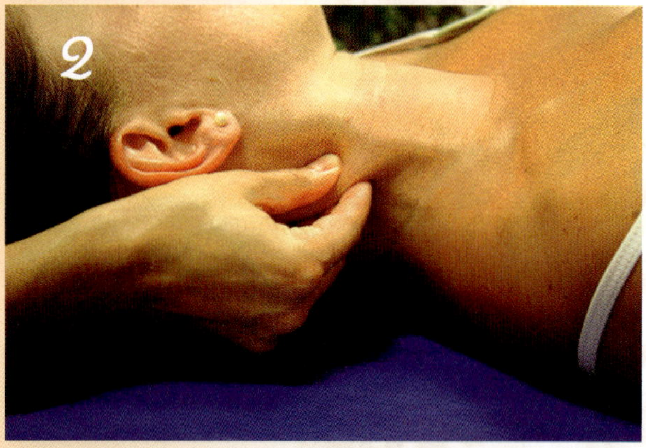

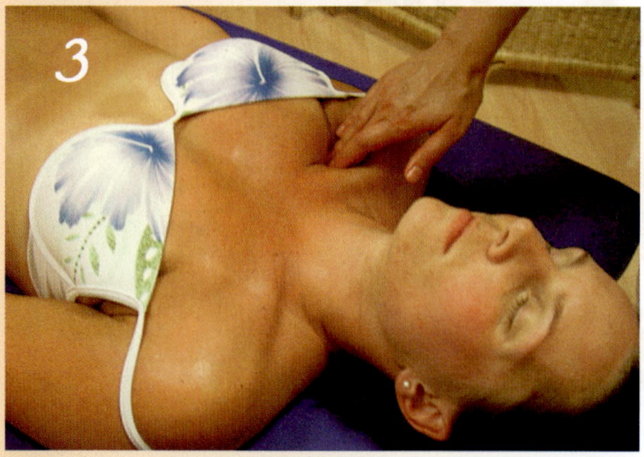

Diese Brustkorbmassage hilft bei Atembeschwerden verschiedenster Ursache. Sie lindert Rückenbeschwerden, die durch Lungenprobleme entstanden sind, und hilft bei einer Kyphose (Verkrümmung der Brustwirbelsäule, »Buckel«) sowie bei psychischen Problemen. Die Arme und Hände mit den entsprechenden Marmas werden immer mit massiert.
Massieren Sie bei Erkrankungen der Bronchien sehr vorsichtig, und üben Sie keinen Druck auf den Hals aus. Massieren Sie den Brustkorb mit langsamen, ruhigen Bewegungen.

- Beginnen Sie die Brustkorbmassage, indem Sie sich hinter den Patienten setzen oder stellen. Streichen Sie dann vom Kopfansatz den Hals hinunter bis zu den Schultern. Lockern Sie die Muskulatur des Halses und des Nackens. (Abbildungen 1 und 2)
- Massieren Sie kreisend den Bereich des Brustkorbs unterhalb der Schultern im Bereich der Lymphknoten, und bearbeiten Sie Kakshadhara Marma, Lohitaksha Marma und Apalapa Marma mit Akupressur, oder massieren Sie sie. Dadurch lösen sich die Muskelverspannungen in den Armen und Schultern, und der Kreislauf wird angeregt. (Abbildung 3)
- Massieren Sie mit beiden Daumen das Brustbein von oben nach unten in Richtung Sonnengeflecht.
- Kreisen Sie sanft und mit der ganzen Handfläche auf Hridaya Marma auf der Mitte des Brustbeines zwischen den Mamillen. Dieser Punkt reguliert das Herz-Chakra und harmonisiert Prana Vata, außerdem kann man dort Streß und negative Emotionen lösen.
- Kreisen Sie mit den Händen auf den Rippen, und streichen Sie sanft die Zwischenrippenräume entlang. Diese Massagebewegungen dringen tief in das

Gewebe ein, entspannen die Lungen und lindern Asthma.

- Massieren Sie bei Bronchialbeschwerden Phana Marma, und streichen Sie neben den Nasenlöchern über die Backen hin und her. Massieren Sie auch das Kinn und die seitlichen Kinnkanten. (Abbildungen 4 und 5)
- Lockern Sie nacheinander beide Arme. Beginnen Sie am Oberarm durch Drücken, Kneten, Wringen und Kreisen. Massieren Sie Urvi (Bahvi) und Ani Marma, oder bearbeiten Sie sie mit Akupressur. (Abbildung 6)
- Umkreisen Sie das Ellbogengelenk, und üben Sie dann Akupressur auf seinen Hauptpunkt (Kurpara Marma) aus.
- Massieren Sie den Unterarm mit Indrabasti Marma.
- Massieren Sie die Hände. Nehmen Sie die Hand des Patienten in Ihre Hände, und lokkern Sie die Handmuskulatur, indem Sie Druck mit den Daumen, Fingern und Handballen ausüben. (Abbildung 7)
- Massieren und umkreisen Sie die Finger und Fingersegmente.
- Massieren Sie alle Hand-Marmas. Beginnen Sie mit dem Handgelenk (Manibandha Marma), indem Sie es zunächst weich umkreisen. Bearbeiten Sie dann den Hauptpunkt des Marmas mit Akupressur. Massieren Sie auch Kurchashira, Kurcha, Talahridaya und Kshipra Marma.
- Streichen Sie am Ende der Massage die Arme noch einmal locker aus, indem Sie am Brustkorb beginnen und über die Schultern hinunter zu Armen und Händen streichen. Schütteln Sie die negative Energie von den Händen ab.

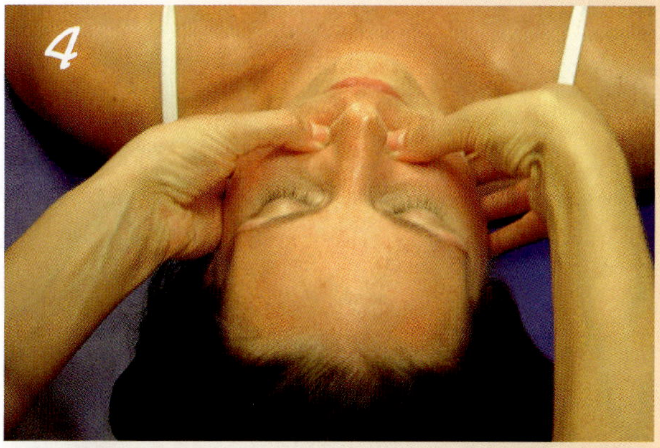

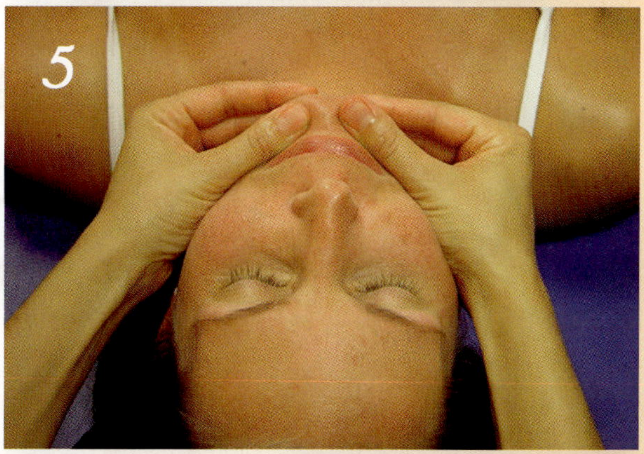

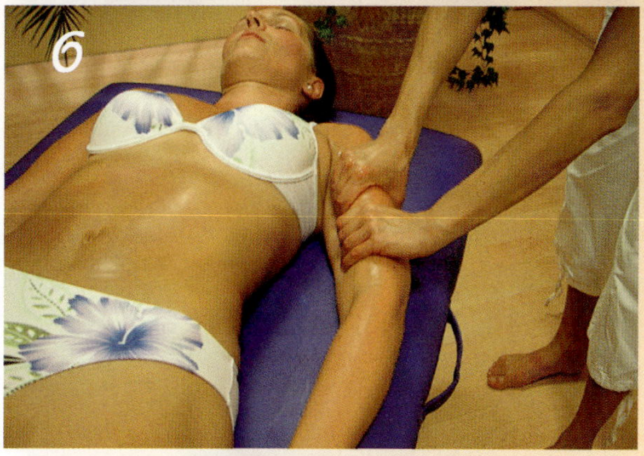

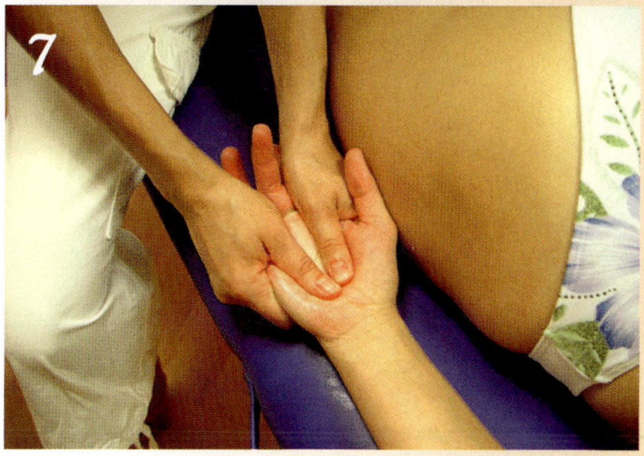

Brustkorb- und Bauchmassage bei Herz- und Kreislaufproblemen

Wenn Herzprobleme vorliegen, sollte neben dem Brustkorb immer auch der Unterbauch und das Sonnengeflecht massiert werden. Herzprobleme sind in den meisten Fällen auf psychischen Streß oder emotionale Konflikte zurückzuführen. Negative Emotionen werden zuerst im Sonnengeflecht festgehalten. Hier muß die negative Energie gelöst werden, damit sich der ganze Organismus entspannen kann.
Bei Problemen des Herzens darf keine harte Massage durchgeführt werden. Der Druck sollte hier immer schwächer sein als bei der oben beschriebenen Massage für den Respirationstrakt. Generell gilt, daß bei Herzproblemen ein sattvischer Massagestil gewählt werden sollte, welcher den Patienten nährt, beruhigt und harmonisiert. Beachten Sie folgende spezielle Massagehinweise:

- Herzschwäche kann ihre Ursache in unpassender Ernährung und in der Psyche haben. Lockern Sie unbedingt das Sonnengeflecht, und massieren Sie die unteren Rippen des Brustkorbs.
  Bei Herzklappenfehlern dürfen nur leichte Entspannungsmassagen durchgeführt werden.
  Die Herzneurose hat psychische Ursachen. Hier empfiehlt sich in jedem Fall die Durchführung einer Kopfmassage. Ein Mensch mit Herzneurose könnte Panik bekommen, wenn Sie Ihre Hand auf sein Herz legen.
  Bei Herzrhythmusstörungen sollten das Sonnengeflecht und die Linie darunter bis zum Nabel zusätzlich mit Kreisbewegungen gelockert werden.
  Hatte der Klient einen Herzinfarkt, so sollte er (nach Rücksprache mit dem Arzt!) zur Massage möglichst nüchtern kommen. In diesem Fall ist die Bauchmassage wichtig.

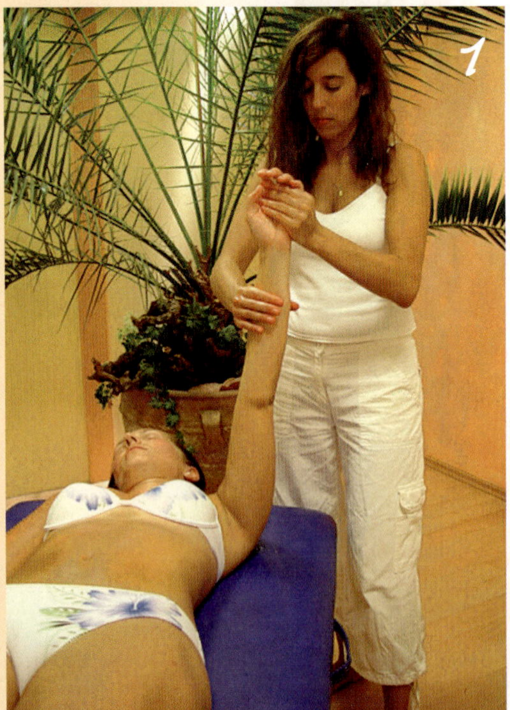
1

- Massieren Sie auch die Arme, indem Sie den Arm des Patienten in die Höhe halten und mit Ihrer anderen Hand vom Handgelenk abwärts streichen. (Abbildung 1)
- Massieren Sie dann zunächst weich und entspannend in kleinen und größeren Kreisen um den Bauchnabel herum. Dort liegt Nabhi Marma, der verantwortlich ist für den venösen Rückfluß des Blutes.
- Massieren Sie auf der Linie zwischen Nabel und Schambein vier Energiepunkte, indem Sie diese sanft umkreisen.
- Lockern Sie vorsichtig Lohitaksha Marma in der Leistengegend am Übergang zum Oberschenkel. Dieser Punkt harmonisiert unter anderem den Kreislauf und den Lymphfluß.
- Kreisen Sie auf Basti Marma unterhalb des Bauchnabels. Dieser Marmapunkt reduziert Vata und Streß.
- Kreisen Sie großflächig und im Uhrzeigersinn auf den zwei

Energiepunkten etwa drei Querfinger seitlich neben dem Bauchnabel. Diese Punkte haben einen Durchmesser von ca. zwei Querfingern.

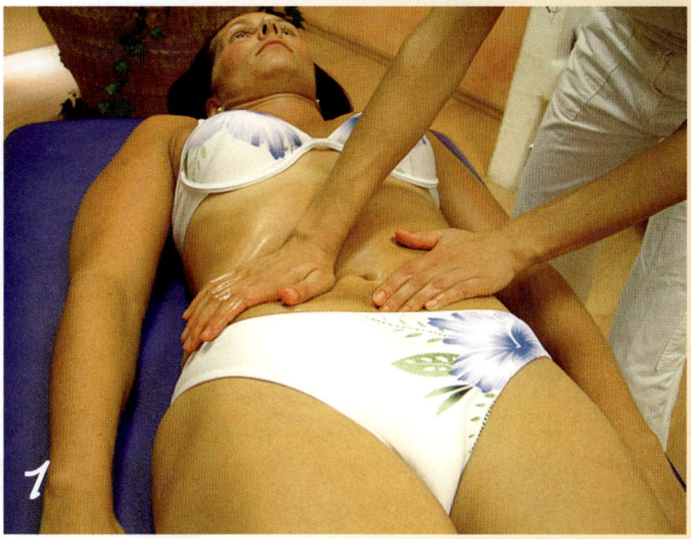

- Lockern Sie das Sonnengeflecht, indem Sie Ihre Finger unterhalb des Brustbeins sanft kreisen lassen.
- Streichen Sie kreisförmig mit der ganzen Hand weich um den Bauchnabel herum. (Abbildung 1)
- Streichen Sie horizontal auf dem Bauch hin und her.
- Beginnen Sie nun, am unteren Ende des Brustbeins mit der flachen Hand weich zwischen den Brustwarzen nach oben zu streichen. Umkreisen Sie diese großflächig, und streichen Sie an deren Außenseiten hinab. Massieren Sie auf diese Weise fließend und halbkreisförmig beide Körperseiten (gleichzeitig oder einzeln).
- Massieren Sie den Brustkorb oberhalb der Mamillen in weichen, beruhigenden Bewegungen.
- Kreisen Sie nun weich und ruhig auf Hridaya Marma zwischen den Brüsten. Sie können auch nur die rechte Hand ruhig auf diesen Marmapunkt legen. Hridaya Marma reguliert das Herz-Chakra und ist der wichtigste Punkt bei Herz- und Kreislaufbeschwerden.

Reinigen Sie das Herz-Chakra, indem Sie visualisieren, wie grünes, goldenes oder weißes Licht das Herz durchströmt. In Einzelfällen können auch andere Farben notwendig sein; verlassen Sie sich auf Ihre Intuition. Sie können auch andere Formen der Energiearbeit anwenden.

Das Herz-Chakra hält die energetische Information fest, die einer Herzerkrankung zugrunde liegt. Streß, Kummer, Angst oder Gefühle von Liebesmangel sind im Herz-Chakra gespeichert. Sie müssen aus dem Energiekörper herausgelöst werden, damit Herzbeschwerden gelindert werden können. Hridaya Marma harmonisiert darüber hinaus den Kreislauf, die Blutzirkulation sowie Plasma und Lymphe. Es schmiert das Herz, beseitigt Vata und Streßzustände in Herz und Nervensystem.

- Kreisen Sie nun sanft auf allen übrigen Marmapunkten des Brustkorbs: Stanamula, Stanarohita, Apasthamba und Apalapa.
- Lockern Sie auch vorsichtig Lohitaksha und Kakshadhara Marma am Armansatz.
- Massieren Sie alle Arm-Marmas (Urvi, Ani, Kurpara und Indrabasti).
- Massieren Sie auch alle Marmas der Hände (Kurchashira, Kurcha, Talahridaya und Kshipra).

- Massieren Sie das ganze Handgelenk in kreisenden, weichen Bewegungen (Manibandha Marma). Alle Marmapunkte der Arme und Hände regulieren Herz, Kreislauf und das Nervensystem.
- Heben Sie den Arm des Patienten hoch, und streichen Sie mit zwei Fingern oder der ganzen Hand von der Hand abwärts bis zu den Schultern.
- Streichen Sie noch einmal sanft und fließend über jede Körperseite, vom Brustkorb über die Schultern und Arme bis zu den Händen, und schütteln Sie negative Energien ab.
- Legen Sie nun die eine Hand auf das Herz und die andere auf den Kopf des Klienten, dadurch bringen Sie Herz und Kopf in Harmonie. Gegebenenfalls können Sie einen sanften weißen Lichtstrahl visualisieren, der beide Bereiche durchströmt, reinigt und verbindet.

Bei Herz- und Kreislaufbeschwerden empfiehlt es sich, eine sanfte Ganzkörpermassage durchzuführen. Ist dies nicht möglich, so sollte die Bauch- und Brustkorbmassage zumindest mit einer Kopfmassage und einer leichten Rückenmassage ergänzt werden. Verzichten Sie jedoch auf eine Tiefengewebsmassage.
Ziel der folgenden Rückenmassage ist die sanfte Entspannung des Herzens und des Nervensystems. Bitten Sie den Klienten, sich auf den Bauch zu legen.

3

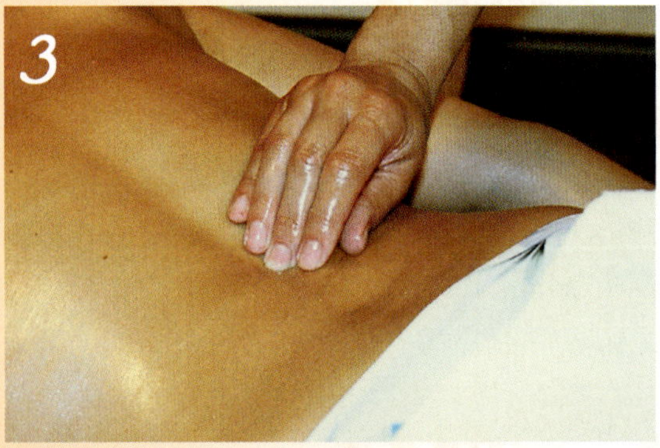

4

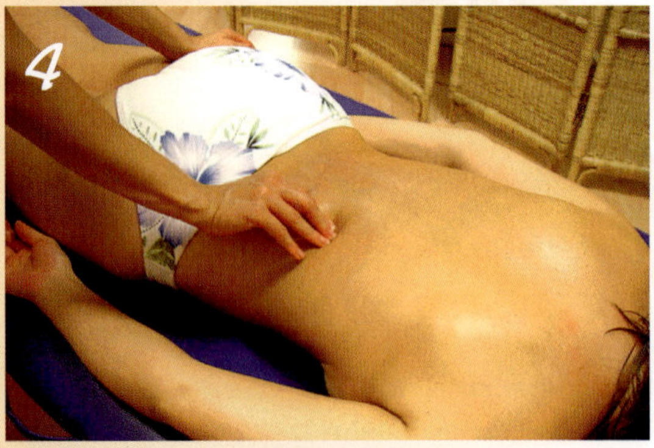

- Streichen Sie mit weichen Handflächen auf dem ganzen Rücken hin und her.
- Schieben Sie Ihre Hand mit gewölbten, offenen Fingern »ruckartig« auf den beiden Seiten des Rückens nach oben.
- Kreisen Sie auf beiden Seiten des Rückens mit den Fingerkuppen und mit der ganzen Hand den Rücken hinauf. (Abbildung 4)
- Umkreisen Sie sachte die einzelnen Wirbel von unten nach oben. (Abbildung 3)
- Lockern Sie auf sehr sanfte Weise die Muskulatur des Rückens. Massieren Sie aber auf keinen Fall hart oder tief, auch nicht bei der Akupressur. Üben Sie einen leichten, sattvischen Massagedruck aus.
- Massieren Sie weich mit den Daumen oder Fingern die einzelnen Rippen entlang.
- Umkreisen Sie fließend und mit beiden Händen das Schultergelenk.
- Massieren Sie sanft die Marmapunkte am Rücken: Brihati Marma löst Streß und Spannungen und harmonisiert den Solarplexus. Amsaphalaka Marma harmonisiert das Herz-Chakra und reguliert die Blutzirkulation und den Kreislauf. Amsa Marma wirkt ausgleichend auf das Gehirn.

17. Massage der Beine und Füsse

Die Fußmassage (Padabhyanga) stellt eine der wirkungsvollsten Massagen dar. Sie kann – ebenso wie die Kopfmassage – eine Ganzkörpermassage ersetzen, denn an den Fußsohlen befinden sich Reflexpunkte, welche alle Körperbereiche ansprechen. Die hier im Westen sehr populär gewordene Fußreflexzonenmassage hat ihren Ursprung vermutlich in der ayurvedischen Tradition. Zeichnungen von Reflexpunkten tauchten erstmals bereits vor Tausenden von Jahren in Form von Symbolen auf, welche später den Organen des Körpers zugeordnet wurden. Neben den bei uns bekannten Reflexpunkten der Fußsohlen befinden sich an Füßen und Beinen auch wichtige Marmapunkte.

Die Fußmassage hilft gegen Schlaflosigkeit. Sie harmonisiert alle Organe, das Nervensystem, alle Hormondrüsen, den Kreislauf und den Lymphfluß sowie den Energiefluß in den Nadis. Vor allem bei Vata-Dominanz wirkt die Fußmassage mit warmem Sesamöl sehr beruhigend. Durch die Padabhyanga werden vermehrt Endorphine ausgeschüttet. Dies hilft, Schmerzen zu lindern, Streß zu reduzieren und ein tiefes Wohlbefinden herbeizuführen.

Indische Weise pflegten zu sagen: »Denjenigen, der täglich vor dem Schlafengehen seine Füße massiert, erreichen Krankheiten so wenig, wie die Schlange einen Adler erreichen kann.«

Eine ausgiebige Fußmassage, bei der die Reflexpunkte behandelt werden, gilt als selbständige Therapieform und kann eine ganze Massagestunde ausfüllen. In den meisten Fällen integriere ich die Massage der Füße und Beine jedoch in eine Ganzkörpermassage. Dabei genügt dann eine kürzere Massage der Füße, in der ich alle Marmapunkte mit einbeziehe. Bei vielen Frauen ist die Muskulatur der Füße stark verspannt. Dies wird durch Tragen von Schuhen mit hohen Absätzen oder anderem schlechtem Schuhwerk begünstigt und kann unter Umständen stechende Schmerzen verursachen. Deshalb sollten auch immer die Muskeln der Füße gelockert werden. Durch gesunde und spannungsfreie Füße können Hüftprobleme vermieden werden.

Die Massage der Beine löst Muskelverspannungen und wirkt anregend auf Kreislauf und Lymphfluß. Dadurch erfährt das Herz eine Entlastung. Durchblutungsstörungen, Ödeme und Krampfadern werden gelindert. Massieren Sie jedoch nie direkt auf Krampfadern und keinesfalls bei akuten Beinthrombosen. Beachten Sie folgende spezielle Indikationen der Beinmassage:

- **Wadenkrämpfe** haben ihre Ursache in einer schlechten Durchblutung der Beine. Sie können durch Muskelkater oder Kalzium- oder Magnesiummangel ausgelöst werden. Die Krämpfe werden gelindert, indem der betroffene Muskel durch die Massage entspannt und verlängert wird. Führen Sie eine allgemeine Fuß- und Beinmassage durch, in welche Sie die Marmapunkte des ganzen Beines bis zum Oberschenkel mit einbeziehen. Massieren Sie auch die tieferliegende Muskulatur.

- **Arthrose** (der Fuß- und Kniegelenke) entsteht durch eine Verkürzung der Muskeln, deren Bänder unter Spannung stehen und aneinander reiben. Dadurch können Entzündungen entstehen. Lockern Sie vor allem Muskeln, Sehnen und Bänder, und reduzieren Sie Vata und Pitta.

- Massieren Sie bei **Kniebeschwerden** generell nur um das Knie herum. Bei Problemen der Kniescheibe sollten Sie den Muskel, der über die Kniescheibe führt, lockern. Massieren Sie bei Schmerzen und Entzündungen im Innern des Knies nur die Rückseite des Kniegelenks. Das Kniegelenk selbst sowie alle empfindlichen Punkte um das Knie herum bilden Janu Marma.

Sie können die Fuß- und Beinmassage entweder auf der Körpervorderseite oder auf der Rückseite beginnen, je nachdem, auf welche Weise Sie die Beinmassage in den ganzheitlichen Massageablauf mit einfließen lassen. Waden- und Oberschenkelmuskeln massieren Sie am besten bei Bauchlage des Patienten. In Rückenlage kann er seine Füße vor dem Becken aufstellen. Auf diese Weise kann die Muskulatur der Oberschenkelvorderseite gut gelockert werden. Generell ist es ratsam, beide Seiten der Beine zu massieren. Die Bein-Marmas sind sowohl auf der Beinvorderseite als auch auf dessen Rückseite zu finden.
Wenn Sie eine Reflexzonenmassage am Fuß durchführen möchten, verfahren Sie beim Auffinden der blockierten Areale wie bei der Marmatherapie. Massieren Sie immer den ganzen Fuß. Arbeiten Sie bei der Fuß- und Beinmassage mit kräftigem Druck. Üben Sie mit dem Daumen dabei starken Druck auf jeden Punkt der Fußsohle und auf alle Reflexpunkte aus. Wenn bestimmte Organe oder Körperstellen Beschwerden bereiten, werden Sie oder Ihr Patient eine starke Schmerzempfindlichkeit im entsprechenden Reflexbereich wahrnehmen. Bearbeiten Sie dann diesen Punkt so lange mit Akupressur oder massieren Sie ihn, bis der Schmerz nachläßt.

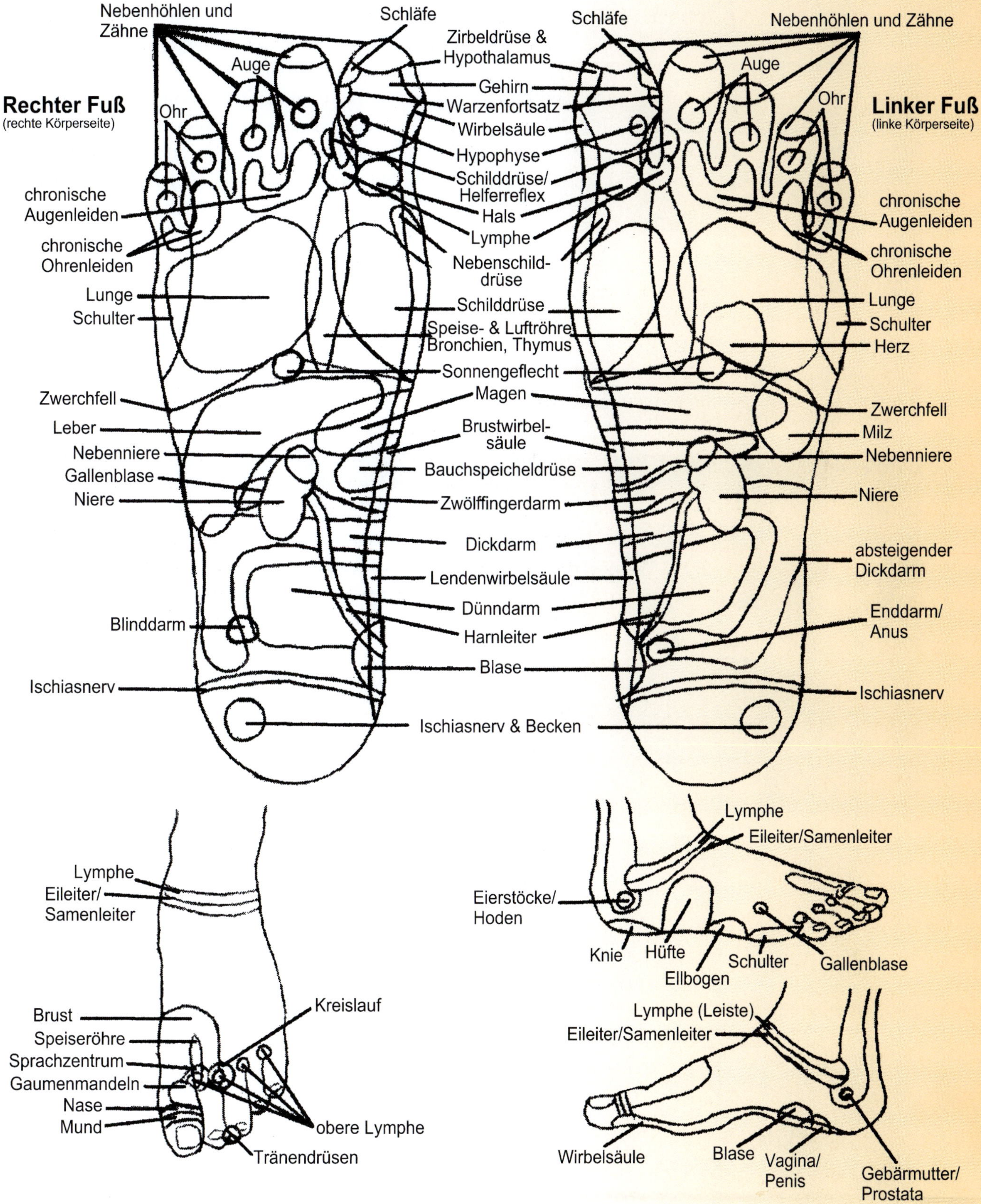

Rechter Fuß
(rechte Körperseite)
Linker Fuß
(linke Körperseite)
Nebenhöhlen und Zähne
Schläfe
Zirbeldrüse & Hypothalamus
Auge
Ohr
Gehirn
Warzenfortsatz
Wirbelsäule
Hypophyse
Schilddrüse/ Helferreflex
Hals
Lymphe
Nebenschilddrüse
chronische Augenleiden
chronische Ohrenleiden
Lunge
Schulter
Herz
Schilddrüse
Speise- & Luftröhre Bronchien, Thymus
Sonnengeflecht
Zwerchfell
Magen
Leber
Milz
Brustwirbelsäule
Nebenniere
Gallenblase
Bauchspeicheldrüse
Niere
Zwölffingerdarm
Dickdarm
absteigender Dickdarm
Lendenwirbelsäule
Dünndarm
Blinddarm
Enddarm/ Anus
Harnleiter
Blase
Ischiasnerv
Ischiasnerv & Becken
Lymphe
Eileiter/ Samenleiter
Brust
Speiseröhre
Sprachzentrum
Gaumenmandeln
Nase
Mund
Kreislauf
obere Lymphe
Tränendrüsen
Lymphe
Eileiter/Samenleiter
Eierstöcke/ Hoden
Knie
Hüfte
Ellbogen
Schulter
Gallenblase
Lymphe (Leiste)
Eileiter/Samenleiter
Wirbelsäule
Blase
Vagina/ Penis
Gebärmutter/ Prostata

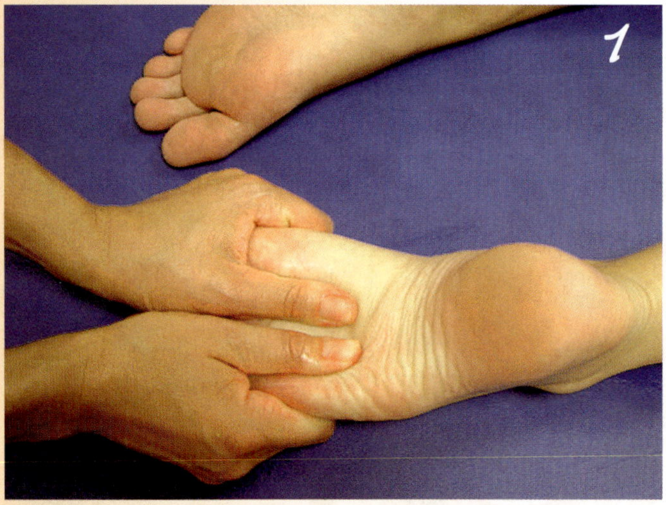

• Nehmen Sie den rechten Fuß in Ihre Hände, und drücken Sie ihn kräftig, um verspannte Muskeln zu lockern. Verändern Sie die Position Ihrer Hände, bis Sie alle Bereiche des Fußes entspannt haben. (Abbildung 1) Kneten Sie den Fuß in und mit Ihren Händen.

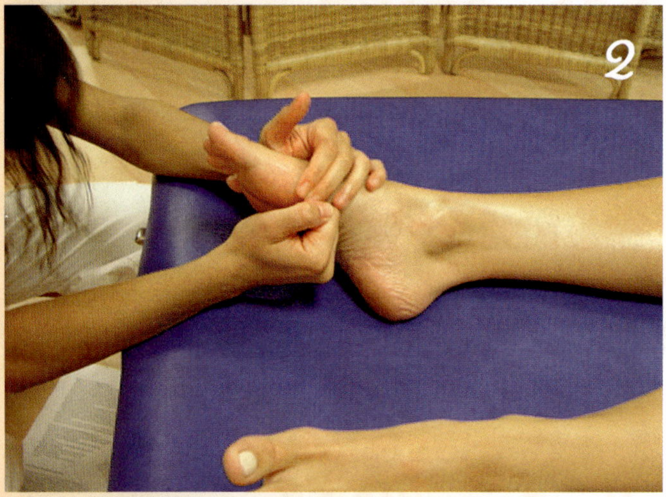

• Bilden Sie mit der rechten Hand eine leichte Faust, und reiben Sie die Fußsohle kräftig mit den Fingerknöcheln. (Abbildung 2) Kitzelige Menschen könnten diese Technik als unangenehm empfinden. Massieren Sie die ganze Fußsohle.

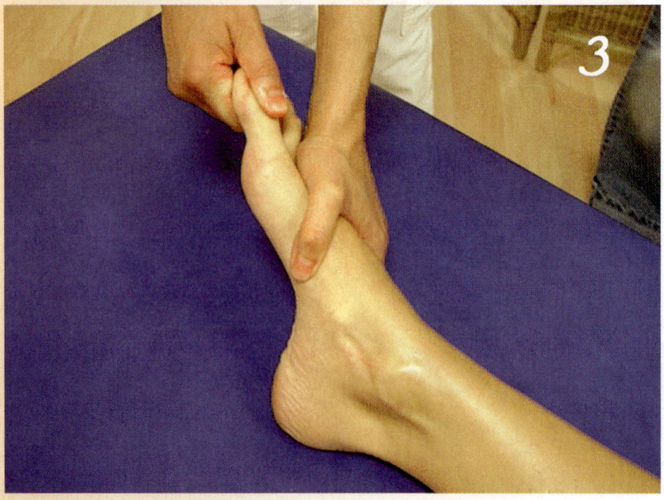

• Massieren Sie alle Zehen, und drücken Sie die Reflexpunkte an der Unterseite der Zehen. Ziehen Sie auch kräftig an den einzelnen Zehen, und biegen Sie sie vor und zurück, um die Gelenke zu lockern. (Abbildungen 3, 4, 5)

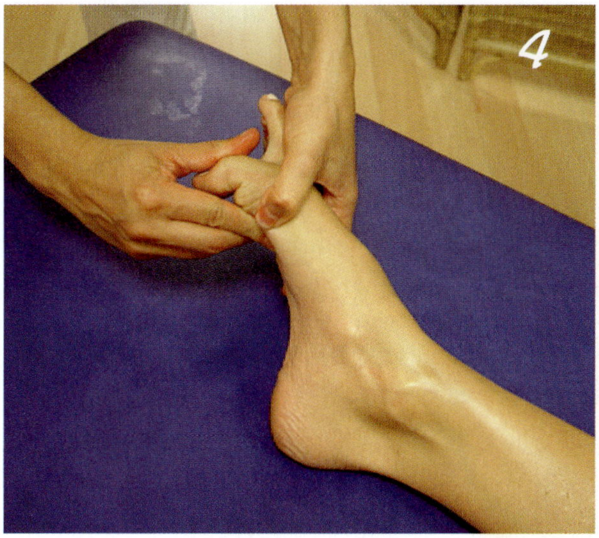

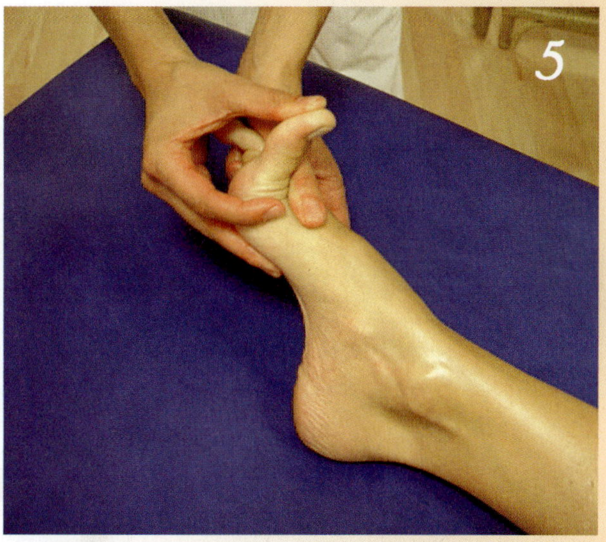

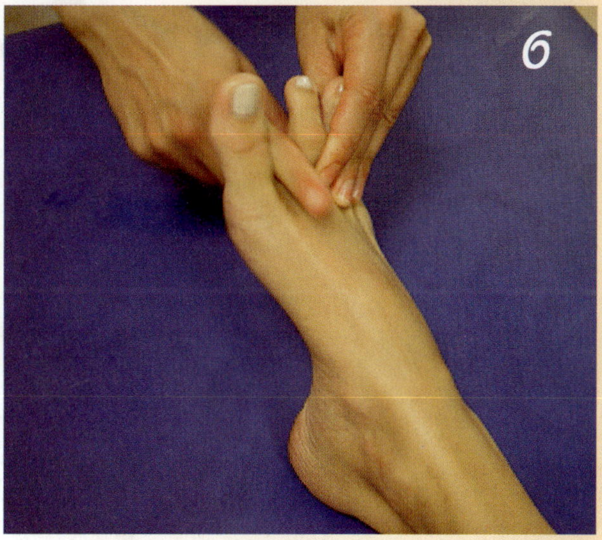

- Massieren Sie die Zehenzwischenräume, indem Sie einen Finger zwischen die Zehen stecken und schnell hin- und herreiben. (Abbildung 6) Kitzelige Menschen werden unter Umständen erneut protestieren.

- Streichen Sie neben dem Knöchel bis hinunter zu den Fersen. Massieren Sie das Fußgelenk und die Punkte unterhalb des Knöchels, sowohl an der Außen- als auch an der Innenseite der Füße. Dadurch harmonisieren Sie Gulpha Marma und alle Fortpflanzungsorgane.

- Massieren Sie den Fußrücken, indem Sie am Fußgelenk beginnen und bis hinunter zu den Zehen streichen; »kneten« Sie dann den Fußrücken mit beiden Daumen auf sanfte Weise.

- Massieren Sie alle Fuß-Marmas: Talahridaya, Kshipra, Kurcha und Kurchashira. Führen Sie bei Bedarf eine Reflexzonenmassage durch.

Wiederholen Sie nun alle Techniken am linken Fuß.

Massage der Beine und Füsse

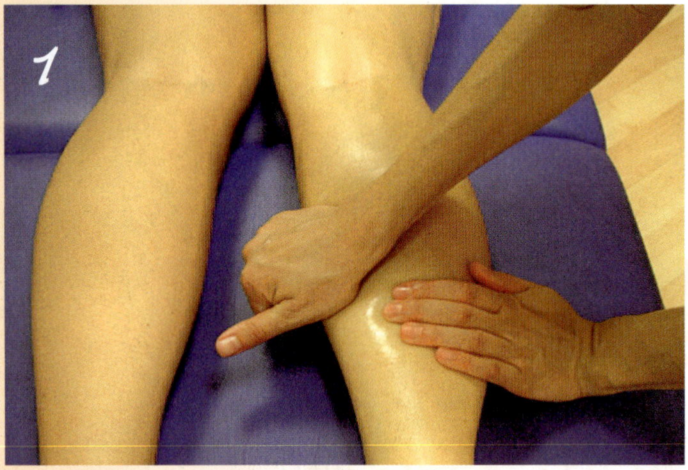

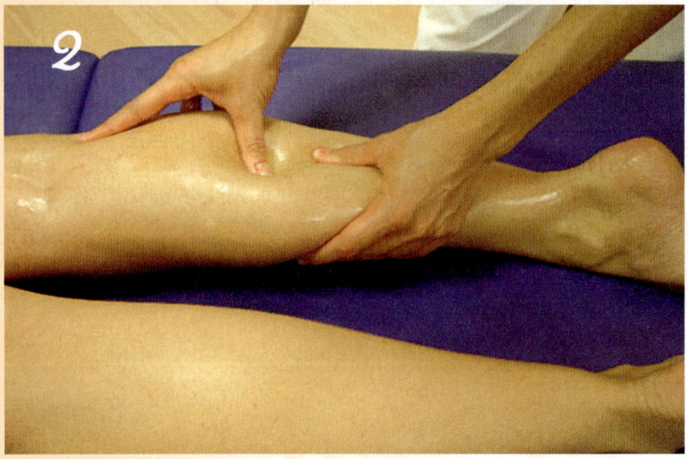

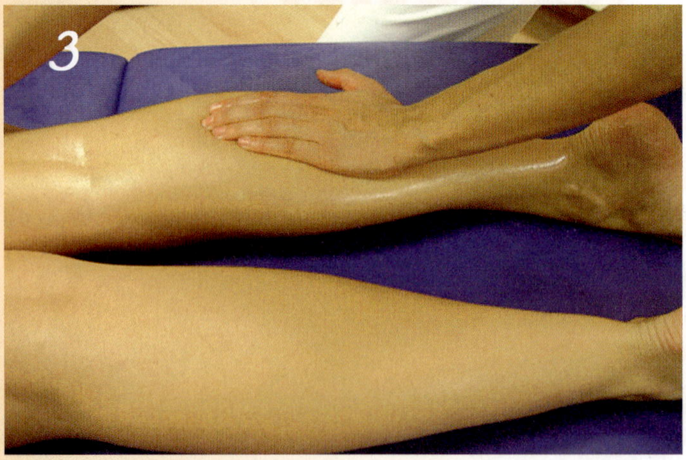

- Bitten Sie den Patienten, sich auf den Bauch zu legen.
- Tragen Sie Öl auf das rechte Bein auf, und verteilen Sie es in großen, kreisenden Bewegungen auf dem Oberschenkel (Urvi Marma). Geben Sie auch Öl auf die Waden, das Schienbein und die Füße.
- Führen Sie eine Fußmassage mit den oben angeführten Techniken durch. (Alle Techniken der Fußmassage können auch durchgeführt werden, wenn der Patient liegt!)
- Lockern Sie die Waden, indem Sie mit beiden Händen wringende Bewegungen von unten nach oben ausführen. (Abbildung 1) Kneten Sie den Wadenbereich leicht, um Verspannungen zu lösen.
- Bearbeiten Sie Indrabasti Marma und – bei Bedarf – weitere Energiepunkte der Waden mit Akupressur. (Abbildung 2)
- Massieren Sie die Rückseite des Kniegelenks mit kreisenden, sanften Bewegungen.
- Massieren Sie nun den Oberschenkel. Kreisen Sie auf Urvi Marma, und lockern Sie dann die Oberschenkelmuskulatur. Führen Sie dabei knetende Bewegungen durch. Wenn die Muskulatur etwas gelockert wurde, können Sie auf Urvi Marma auch tiefergehend Akupressur ausüben.
- Suchen Sie den Oberschenkel nach weiteren individuellen Energiepunkten ab, und massieren Sie sie.
- Massieren Sie auch die Hüftgelenke mit sanften Streichbewegungen.
- Beginnen Sie nun damit, noch einmal das gesamte Bein von den Knöcheln hinauf bis zu den Oberschenkeln zu streichen. Wiederholen Sie diese Bewegung mehrmals mit mäßigem Druck und dynamischen Bewegungen. (Abbildungen 3 und 4)
- Führen Sie nun dieselbe Bewegung durch, lassen Sie die Hände aber an den Ober-

schenkeln zu den Außenseiten des Beines gleiten. Streichen Sie von hier aus zurück zu den Füßen, und schütteln Sie hier negative Energien ab.

- Umfassen Sie mit einer Hand den Fuß und mit der anderen das Fußgelenk, und ziehen Sie leicht am ganzen Bein. (Abbildung 5)

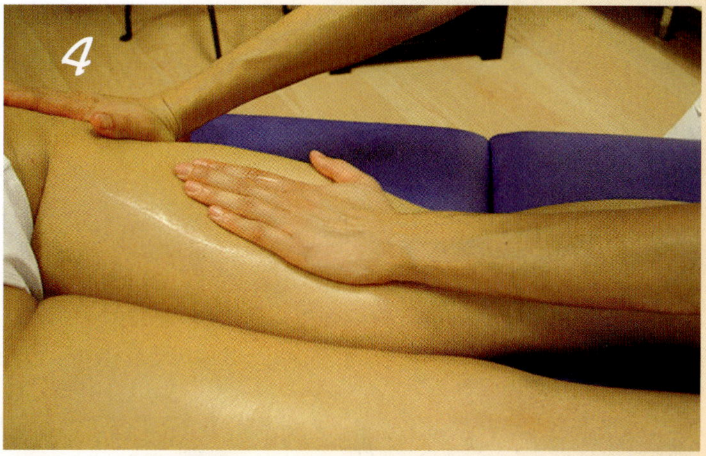

Wiederholen Sie die Massage am linken Bein.

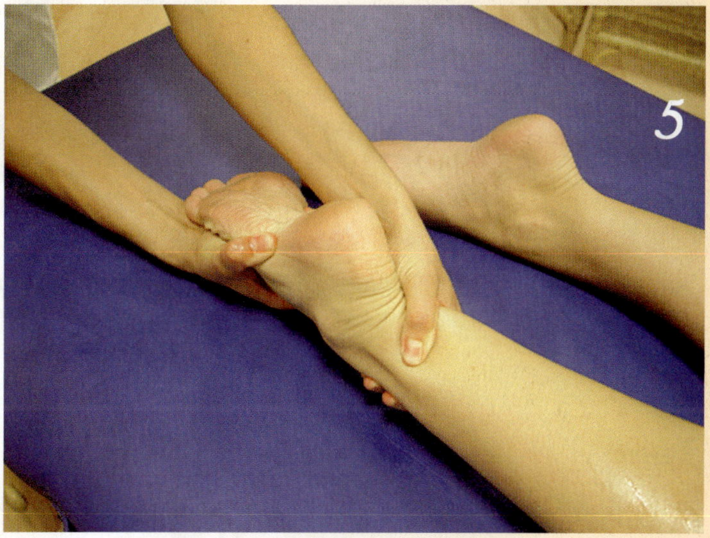

Bitten Sie anschließend Ihren Patienten, sich auf den Rücken zu drehen. Beginnen Sie mit dem rechten Bein.

- Führen Sie bei Bedarf eine Fußmassage durch, wie sie weiter vorn beschrieben wurde.
- Ölen Sie das Knie mit sehr sanftem Druck rundum ein. Massieren Sie dann die Marmapunkte um das Knie herum.
- Führen Sie oberhalb und unterhalb der Kniescheibe und an den Seiten des Knies reibende Bewegungen mit der ganzen Handfläche durch.
- Streichen Sie nun die Oberschenkel hinauf. Erwärmen Sie das Gewebe durch kreisende Bewegungen.
- Führen Sie eine Druckmassage durch, indem Sie die Oberschenkelmuskulatur oberhalb des Knies in Ihre Hände nehmen und leicht zusammendrücken. Wandern Sie auf diese Weise aufwärts bis zum Oberschenkelansatz.
- Kneten Sie sanft auch die Vorderseiten der Oberschenkel, und bearbeiten Sie dann Ani, Urvi und Lohitaksha Marma mit Akupressur.
- Beginnen Sie erneut, vom Knöchel an mit beiden Händen hinaufzustreichen bis zum Becken. Gleiten Sie an den Außenseiten des Beines wieder hinunter, und schütteln Sie die Energie ab.
- Umfassen Sie den Fuß, und ziehen Sie leicht am ganzen Bein.

Wiederholen Sie alle Schritte am linken Bein.

18. Ganzkörpermassage/Kreislaufmassage

Eine Ganzkörpermassage kann aus den in den vorherigen Kapiteln vorgestellten Teilkörpermassagen zusammengestellt werden. Im Kapitel 2.8 habe ich mögliche Reihenfolgen für die Durchführung einer Ganzkörpermassage vorgestellt.

Dabei können Sie die Tiefe des Massagedruckes auf die jeweiligen Bedürfnisse Ihrer Klienten abstimmen. Widmen Sie dabei jenen Bereichen die größte Aufmerksamkeit, die am meisten der Heilung bedürfen. In der Regel leiden fast alle Frauen, die zu mir kommen, unter Verspannungen und Schmerzen des Rückens und Nackens. Dann stellt die Rückenmassage einen großen Teil der Ganzkörpermassage dar, und zusätzlich massiere ich auch das tiefe Bindegewebe.

Die nachfolgend beschriebene Massage soll jedoch nicht die tiefen Gewebe- und Muskelschichten berühren, sondern lediglich den Kreislauf anregen und das Nervensystem beruhigen. Diese Massage hilft bei Herzbeschwerden, bei Kreislauf- und Durchblutungsstörungen, Muskelkrämpfen und psychischen Störungen.

Um Kapha zu reduzieren, Wasseransammlungen zu lösen und Fett abzubauen, wird kräftiger, schneller und mit weniger Öl massiert. Massieren Sie ansonsten vorwiegend mit der flachen Hand und mit streichenden, weichen, ruhigen und sattvischen Massagebewegungen. Um Vata zu beruhigen, umkreisen Sie sanft alle Gelenke und verwenden ausreichend Öl. Üben Sie nur einen schwachen Massagedruck aus, vor allem bei alten oder geschwächten Menschen. Auch für Kinder eignet sich diese Massage wunderbar.

Traditionell werden Ganzkörpermassagen im Ayurveda bevorzugt von zwei Therapeuten gleichzeitig durchgeführt. Diese **Synchronmassagen** haben eine besonders ausgleichende Wirkung auf die beiden Gehirnhälften und auf das Nervensystem.

Wenn Sie und Ihr Massagepartner bereits Erfahrungen mit der ayurvedischen Massage gesammelt haben, so können Sie die folgende Ganzkörpermassage auch synchron ausführen. Halten Sie sich dann einfach an die angegebene Reihenfolge. (*Das Wiederholen der Massageabläufe auf der linken Körperseite wird dann selbstverständlich überflüssig.*)

Bei der Synchronmassage müssen die Therapeuten den Massagedruck und das Tempo der Massagestriche exakt aufeinander abstimmen. Abweichungen in diesen Punkten werden vom Klienten als sehr irritierend und unangenehm empfunden und beeinträchtigen die Massagewirkung erheblich. Deshalb ist es bei der Synchronmassage besonders wichtig, die genauen Massageabläufe im Vorfeld festzulegen. Eine Therapeutin sollte dann die führende Person sein und während der Massage diese Reihenfolge vorgeben. Die zweite Therapeutin muß unmittelbar und ohne Verzögerung auf diese nonverbalen Anweisungen reagieren und ihre eigenen Bewegungen denen der ersten Therapeutin angleichen.

Um die Synchronmassage richtig auszuführen, bedarf es großer Sensibilität, Geschicklichkeit und Erfahrung. Besonders wichtig ist zudem ein positives Verhältnis zwischen den beiden Therapeuten.

- Beginnen Sie am rechten Fuß der Körpervorderseite. Umkreisen Sie den Fuß und das Fußgelenk.
- Streichen Sie mehrmals von den Füßen aufwärts bis zum Ansatz der Hüften, um den venösen Rückfluß des Blutes zu erleichtern. Streichen Sie dann an den Beinen hinauf und an deren Außenseiten hinunter, und schütteln Sie an den Füßen die negative Energie aus.
- Massieren Sie dann Wade, Knie, Oberschenkel und rechtes Hüftgelenk mit runden, fließenden Bewegungen. Sie können dabei weich und mit sanftem Druck kneten oder kreisen. Auch eine sehr sanfte Druckmassage kann angewandt werden. Umfassen Sie dabei den unteren Bereich der Wade mit einer Hand, und drücken Sie sie leicht. Fahren Sie so fort bis zum Oberschenkel. Hier kann der Druck auch mit beiden Händen zugleich ausgeführt werden.
- Wiederholen Sie dies auf der linken Körperseite.
- Massieren Sie mit weichen Bewegungen den Unterbauch.
- Gehen Sie nun zum rechten Arm, und streichen Sie den Arm auf und ab.
- Nehmen Sie die Hand der Patientin in Ihre Hände, und streichen Sie sie vom Handgelenk nach vorn aus.
- Kreisen Sie mit den Fingerspitzen in den Handflächen und auf allen Fingersegmenten.
- Wiederholen Sie die Massage von Arm und Hand auf der linken Körperseite.
- Massieren Sie nun Kopf, Schultern und Brustkorb. Die Kopfmassage finden Sie im Kapitel 2.14 beschrieben, die Brustkorbmassage im Kapitel 2.16. Bei Herz- und Kreislaufbeschwerden übernehmen Sie die Anleitung für die Brustkorbmassage.
- Beenden Sie die Kreislaufmassage, indem Sie auf beiden Körperseiten an den Füßen beginnend hinauf zu den Schultern und wieder hinunter zu den Händen streichen. Schütteln Sie negative Energien nochmals ab.
- Bitten Sie Ihre Klientin, sich auf den Bauch zu legen, und beginnen Sie erneut beim rechten Fuß. Massieren Sie nun die Beine aufwärts bis zu den Hüften und dann den Rücken, wie es im Kapitel 2.16 beschrieben wird.
- Massieren Sie auch auf der Rückseite noch einmal von den Füßen über Rücken und Schultern bis zu den Händen, und schütteln Sie gelöste Energien ab.

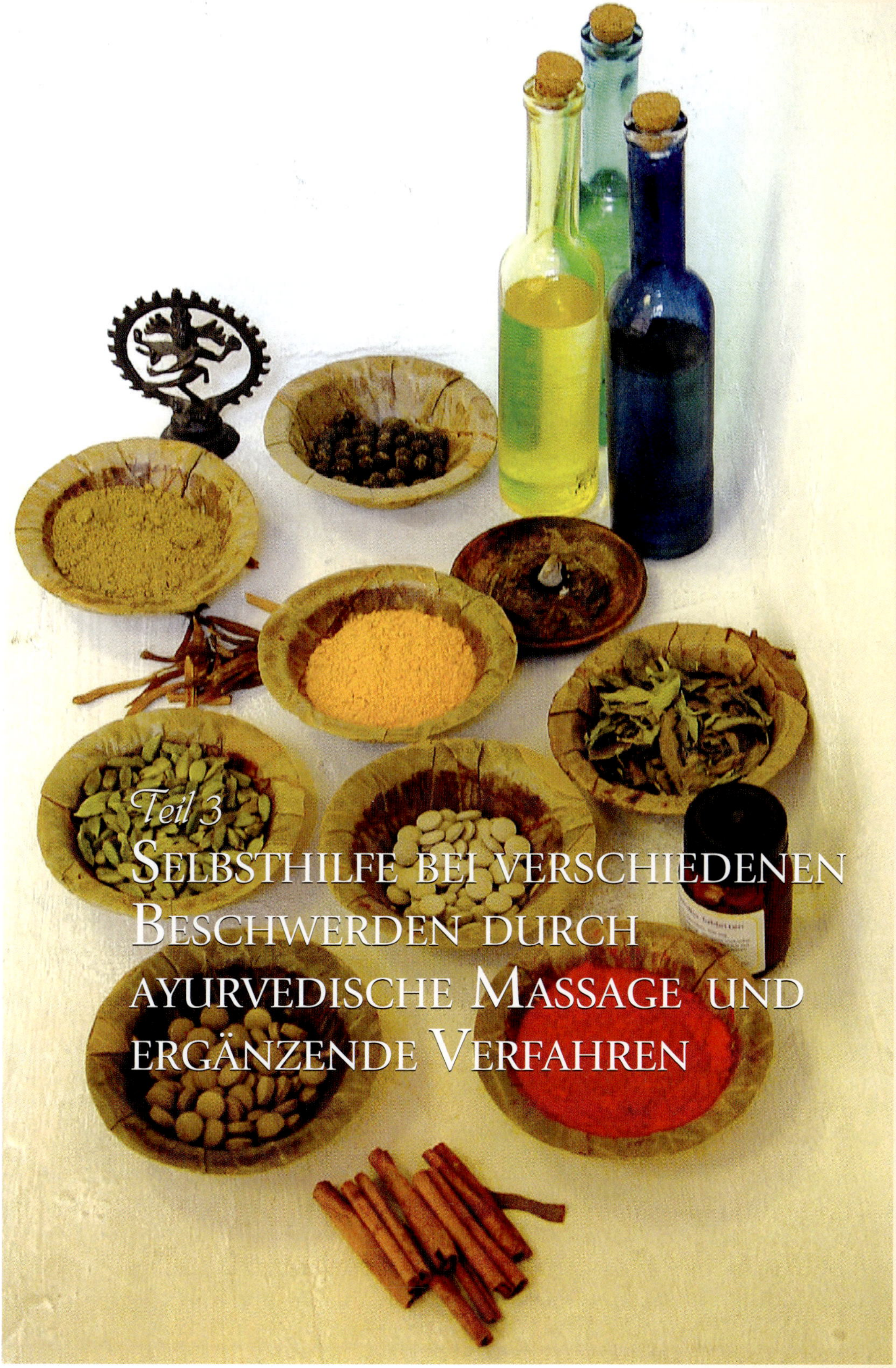

Teil 3

Selbsthilfe bei verschiedenen Beschwerden durch ayurvedische Massage und ergänzende Verfahren

1. Die Wiederherstellung des inneren Gleichgewichts

Heilung beginnt im Innern

Im Ayurveda werden dieselben Krankheiten bei verschiedenen Personen auf unterschiedliche Weise therapiert, je nachdem, wie der erkrankte Mensch beschaffen ist. Betrachten Sie deshalb Ihre Beschwerden immer ganzheitlich, denn Körper und Seele dürfen nicht getrennt voneinander betrachtet werden. Finden Sie heraus, welche Doshas, Sub-Doshas und Dhatus gestört und welche Chakren, Srotas und Nadis blockiert sind. Obwohl die Wahl der Nahrungsmittel, das Klima und die verschiedenen Lebensumstände die Doshas und den gesamten Organismus beeinflussen, ist unser Bewußtsein in der Regel die am stärksten wirksame Kraft, welche unser Wohlbefinden am nachhaltigsten bestimmt. Deshalb beinhaltet jede ganzheitliche Therapie die Bereitschaft, die Verantwortung für die eigene Gesundheit zu übernehmen. Massagen oder Kräuter sind wertvolle Hilfen, die eine Gesundung unterstützen. Heilung bedeutet jedoch immer, daß negative und krank machende Gewohnheiten und Gedankenmuster verändert werden müssen.

Heilwerden ist ein Prozeß, der unser Bewußtsein von einem Zustand der Krankheit und Dunkelheit (Tamas) in den der Gesundheit, Bewußtheit und Klarheit (Sattva) erhebt. Häufig sind wir uns der Lebensgewohnheiten, mit denen wir uns schädigen, nicht bewußt und nehmen die feinen Warnsignale, die uns der Körper bei ersten Irritationen der Doshas sendet, nicht wahr. Je mehr wir unser Bewußtsein verfeinern, desto mehr werden wir sensibilisiert für das, was uns guttut oder uns schadet. Ayurveda ist eine sanfte Medizin, und wir müssen ein wenig still werden, um die feinen Vorgänge des Körpers zu verstehen.

Vor allem bei chronischen Beschwerden sind häufig psychische Faktoren und destruktive Denk- und Verhaltensmuster die Ursache der Erkrankung. Beobachten Sie deshalb Ihre Gedanken und Emotionen, die familiären, beruflichen und sozialen Umstände, in welchen Sie sich befinden, genau. Fühlen Sie sich wohl und in Harmonie mit sich selbst und Ihrer Umwelt? Oder haben Sie öfter Gefühle der Angst und Unzufriedenheit? Sorgen Sie sich häufig, oder fühlen Sie sich oft gereizt, überarbeitet oder traurig? All dies sind Anzeichen dafür, daß ein wichtiger Schritt zur Genesung darin besteht, die innere Harmonie Ihrer Seele wiederherzustellen.

Versuchen Sie nicht, Ihre Mitmenschen zu verändern, wenn *Sie* Probleme in Ihren sozialen Beziehungen haben. Sie können immer nur sich selbst und Ihre Sicht der Dinge ändern. In vielen Fällen wandelt sich dadurch auch die Art und Weise, wie andere Menschen auf Sie zugehen und reagieren.

Der erste Schritt zur Genesung liegt darin, daß wir beginnen, ehrlich zu uns selbst zu sein und alle Bereiche unseres Lebens zu beleuchten. Häufig entstehen psychische Probleme durch innere Konflikte. Wir befinden uns in Arbeitssituationen oder Beziehungen, die wir innerlich ablehnen, ohne uns mit diesen Situationen auszusöhnen oder klare Veränderungen herbeizuführen. Es ist auch wichtig, anzuerkennen, daß wir bestimmte Situationen nicht ändern können.

Vergleichen Sie Ihren Weg nicht mit dem Ihrer Mitmenschen, die immer das zu besitzen scheinen, was Ihnen selbst zu Ihrem Glück fehlt. Suchen Sie Erfüllung und Freude auf Ihrem eigenen Weg, und entdecken Sie die vielen Geschenke, die das Leben für Sie bereithält. Seien Sie dankbar für jede Erfahrung, und betrachten Sie negative Erlebnisse und Umstände als Gelegenheit, innerlich zu wachsen und positive Eigenschaften zu entwikkeln. Letztlich ist unser Glück nicht von äußeren Umständen abhängig, sondern einzig von unserem inneren Befinden. Unerfüllten Wünschen nachzuhängen produziert viel geistiges Ama in unserem Organismus, was schließlich zu psychischen und körperlichen Krankheiten führt.

Projizieren Sie die Verantwortung für Ihr gesundheitliches oder emotionales Wohlergehen niemals auf andere. Wir selbst entscheiden, ob wir uns an einem Regentag schlecht fühlen und lustlos sind oder ob wir es uns zu Hause gemütlich machen. Unabhängig von den äußeren Umständen läßt sich in jeder Situation etwas Positives finden. Jede Krankheit und jede schwierige Lebenslage stellen immer eine Chance dar, das eigene Innenleben zu transformieren. Das Gesetz vom Karma besagt, daß wir heute ernten, was wir zuvor gesät haben, und daß wir später einmal erleben werden, wofür wir heute die Voraussetzung schaffen. Es ist niemals zu spät, unserem Leben eine Wendung zum Positiven zu geben und unsere Einstellungen zu verändern. Suchen Sie inneren Frieden und Harmonie in Ihrem Leben, und vertrauen Sie auf Ihre innere (göttliche) Führung.

Wenn Sie offen dafür sind, die Verantwortung sowohl für Ihr Leben als auch für Ihre Gedanken zu übernehmen und Ihre Lebenssituation zum Positiven hin zu verändern, dann sind die besten Voraussetzungen dafür geschaffen, daß Sie mit Hilfe der ayurvedischen Medizin Ihre Gesundheit dauerhaft zurückerlangen. Beachten Sie dabei jedoch bitte, daß die ayurvedischen Verfahren auf einer sehr subtilen, feinstofflichen Ebene wirken und unter Umständen etwas Geduld und Eigeninitiative verlangen. Ganzheitliche Heilung besteht nicht in der Beseitigung einzelner Symptome, sondern in der Veränderung der ganzen Person. Haben Sie Geduld, und erfreuen Sie sich an dem Prozeß der Gesundung, den Sie selbst mitgestalten dürfen. Jeder Schritt, den Sie gehen, wird Sie Ihrer Gesundheit näher bringen. Entdecken Sie die Freude und Kraft, die Sie durch den Weg der inneren Veränderung gewinnen werden.

Bei hartnäckigen und schweren chronischen Erkrankungen kann es notwendig sein, eine mehrwöchige Panchakarma-Kur durchzuführen oder die Hilfe eines ayurvedischen Arztes oder Heilers in Anspruch zu nehmen. Wägen Sie deshalb genau ab, inwieweit Sie sich selbst helfen können.

Bei leichteren Beschwerden ist es wichtig, daß Sie die Therapie darauf ausrichten, die aus der Balance geratenen Doshas wieder auszugleichen. Beginnen Sie bei dem Dosha, welches am stärksten gestört ist. Beziehen Sie immer alle Lebensumstände wie Ernährungsweise, ungesunde Lebensgewohnheiten, negative Gedankenmuster und Haltungsfehler in die Behandlung von Beschwerden mit ein.

Üben Sie die empfohlenen Yoga-Asanas möglichst täglich, mindestens aber zwei- bis dreimal pro Woche, um die entsprechenden Körperbereiche zu harmonisieren. Es genügt, etwa fünf der jeweils angegebenen Haltungen auszuführen, um bestimmte Beschwerden zu lindern. Die ayurvedischen Kräuter sollten mindestens drei Monate lang eingenommen werden, damit eine dauerhafte Wirkung erzielt werden kann.

Vata ausgleichen

Bei Vata-Dominanz ist ein regelmäßiger und ruhiger Tagesablauf unbedingte Voraussetzung für die Harmonisierung des Doshas. Wenn Vata allein gestört ist, sollten Sie Maßnahmen anwenden, welche Pitta und Kapha stärken.
Vata-Menschen neigen dazu, Mahlzeiten auszulassen, das Hungergefühl zu unterdrücken und dann wieder mehr zu essen, als der Körper verdauen kann. Dadurch wird Vata jedoch langfristig gestört und das Verdauungsfeuer stark geschwächt. Auch die Unterdrückung der natürlichen Bedürfnisse und ständige Aktivität bringen Vata aus dem Gleichgewicht. Achten Sie vor allem im Herbst und Winter darauf, daß Vata nicht übermäßig ansteigt. In dieser Zeit kommt es besonders schnell zu trockener Haut, Verstopfung, Ischiasbeschwerden, Schmerzzuständen und knackenden Gelenken.
Wärme, Stabilität und Ruhe sind wichtige Faktoren, welche Vata wieder harmonisieren. Essen Sie schwere, ölige, feuchte und warme Nahrungsmittel mit einem süßen, salzigen oder sauren Geschmack. Nehmen Sie ausreichend Flüssigkeit zu sich, und verzichten Sie auf kalte Speisen und Getränke. Auch Rohkost sollte vermieden oder nur in kleinen Mengen verzehrt werden. Fleisch kann, vor allem bei einer starken Störung, notwendig sein, um Vata zu tonisieren.
Ölanwendungen, innerlich wie äußerlich, besänftigen Vata ebenfalls. Sorgen Sie außerdem für ein regelmäßiges Leben, vor allem bei den Mahlzeiten, Schlafenszeiten und anderen Lebensgewohnheiten, außerdem für ein warmes, liebevolles und nährendes Zuhause. Vermeiden Sie Extreme jeder Art, auch aufregende und instabile Beziehungen und Situationen. Setzen Sie sich nicht zu starker Stimulation durch die Medien oder andere Reize aus, und gehen Sie möglichst vor 22.00 Uhr zu Bett. Auch für einige Zeit auf sexuelle Aktivität zu verzichten wirkt stärkend auf den Organismus und besänftigt Vata.
Beruhigen Sie Ihren Geist und Ihr Nervensystem, und versuchen Sie, Ängste und Sorgen abzubauen. Meditation, Yoga, Gebete und ein spirituell ausgerichtetes Leben können auch starke Vata-Störungen nachhaltig bessern. Ausgeprägte innere Unruhe und Besorgtheit lassen sich überwinden, wenn Vata-Menschen die beruhigende und kraftspendende göttliche Quelle wiederfinden, durch welche sie getragen und genährt werden. Vata-Menschen benötigen einen Pol der Verläßlichkeit in ihrem Leben, auf den sie absolut vertrauen können. Wenn sie diese bedingungslose, nährende Liebe im eigenen Innern oder in ihrem spirituellen Weg entdecken, sind sie in der Lage, den Vata-Schatten zu überwinden, welcher nach immer neuen Sensationen und Zerstreuungen sucht und dabei meist Nervosität, Angst und Unruhe erntet.

Pitta ausgleichen

Pitta-Erkrankungen sind auf zuviel Hitze zurückzuführen. Pitta ist dabei sowohl psychisch als auch körperlich überhitzt und braucht kühlende und beruhigende Maßnahmen. Vata und Kapha stärkende Substanzen und Aktivitäten helfen, Pitta zu besänftigen.
Meiden Sie im Sommer direkte Sonneneinstrahlung – vor allem um die Mittagszeit –, und gehen Sie auch anderen Wärmequellen aus dem Weg. Gebratene, ölige, scharfe, saure, heiße, stark gewürzte und salzige Nahrungsmittel erhöhen ebenfalls Pitta und sind deshalb bei ausgeprägten Pitta-Störungen nicht empfehlenswert. Ebenso sind Alkohol, Kaffee und koffeinhaltige Getränke unbedingt zu meiden.
Pitta ist seinem Wesen nach heiß und leidenschaftlich und sucht vor allem die Intensität. Milde, wenig gewürzte, süße, bittere und kühle oder lauwarme Speisen sind deshalb für Pitta am besten geeignet. Fleisch ist zu warm für Pitta und stärkt Rajas und Tamas, weshalb es während einer Anti-Pitta-Diät vermieden oder nur sporadisch verzehrt werden sollte. Bittere Kräuter und Nahrungsmittel reinigen Blut und Leber, welche bei Pitta-Dominanz störungsanfällig sind.
Alles, was anregt, erhitzt und intensiviert, sowie eine ständige mentale Überarbeitung und intellektuelle Überforderung erhöhen Pitta. Pitta-Menschen sollten vor allem daran arbeiten, ihre Gefühlsausbrüche zu kontrollieren und innerliche Ruhe und Gelassenheit zu üben. Eitelkeit, Aggressivität, Leidenschaft und die Tendenz, andere zu dominieren, sind Eigenschaften, durch welche Pitta-Typen sich innerlich auszehren. Ein Pitta-Naturell muß lernen, sich dem Leben oder anderen Menschen unterzuordnen, Kontrolle und Verantwortung auch einmal abzugeben und mit anderen ein Team zu bilden. Allgemein sollte das übertriebene Bedürfnis nach Intensität durch ein Ruhen im eigenen Innern besänftigt werden. Auch für Pitta sind deshalb Phasen der Entspannung, ein liebevolles Zuhause und ein spirituell ausgerichtetes Leben sehr wichtig. Yoga, Meditation und Gebete sind hilfreich, wenn es darum geht, Pitta zu besänftigen und Pitta-Menschen zu helfen, ihre Emotionen zu kontrollieren.

Kapha ausgleichen

Kapha-Störungen gehen vor allem mit einem langsamen Stoffwechsel und einem Übermaß an Schleim einher. Dann herrschen Schwere, Trägheit und Stagnation sowohl im Körper als auch in der Seele des Menschen vor. Kapha benötigt die Leichtigkeit und Trokkenheit von Vata und die Wärme und Dynamik von Pitta, um ausgeglichen zu werden.
Häufig sind Kapha-Störungen mit Übergewicht und allgemeiner Antriebsschwäche und Trägheit verbunden. Süße, schwere, ölige und salzige sowie kalte Nahrungsmittel erhöhen Kapha. Eine Anti-Kapha-Diät besteht vorwiegend aus warmen, trockenen und leichten Speisen mit einem herben, bitteren oder scharfen Geschmack. Kapha-Störungen werden oft von einem Übermaß an Ama begleitet. Bittere Nahrungsmittel und Kräuter helfen, Ama zu beseitigen, scharfe Gewürze wirken erhitzend und anregend.
Psychische Faktoren, die Kapha verschlimmern, sind Lustlosigkeit, Antriebslosigkeit und

Trägheit. Während Vata und Pitta durch ein Zuviel an Aktivität und Dynamik gestört werden, ist bei Kapha das Gegenteil der Fall. Kapha-Menschen sollten auf ausreichend körperliche Bewegung, Stimulation und allgemeine Aktivitäten achten. Während Vata eher unter körperlicher Schwäche leidet und eine stärkende Therapie benötigt, muß bei Kapha-Dominanz ein Übermaß an Schwere und Substanz reduziert werden. Fasten oder das Auslassen des Frühstücks ist deshalb gut für Kapha, da es die Leichtigkeit erhöht und Ama abbaut.

Für Kapha-Menschen eignen sich dynamische und anstrengende Sportarten und Tätigkeiten. Achten Sie darauf, nicht zuviel zu schlafen, innere Unzufriedenheit nicht mit Essen zu kompensieren und nicht in Lethargie zu verfallen. Machen Sie dynamische und anstrengende Yogaübungen, wie zum Beispiel Asanas im Stand (Trikonasana) und den Sonnengruß. Eine spirituelle Ausrichtung wirkt bei Kapha-Typen belebend, da diese häufig sehr materiell orientiert sind.

Störungen mehrerer Doshas ausgleichen

Häufig ist mehr als ein Dosha gestört. In diesem Fall ist die Harmonisierung der Doshas etwas langwieriger. Wenn alle drei Doshas gestört sind oder wenn Vata einen Teil der Störung ausmacht, so beginnen Sie damit, Vata auszugleichen. Bei einer Misch-Prakrti sind mehrere Doshas dominant, welche sich jedoch in ihren Eigenschaften widersprechen können. Vermehren Sie in diesem Fall immer das dritte Dosha, welches nicht dominiert. Bei einer Vata/Pitta-Konstitution fehlen die Eigenschaften von Kapha. Deshalb müssen Kapha-Faktoren gestärkt werden. Bei einer Pitta/Kapha-Dominanz muß Vata vermehrt werden, und bei einer Vata/Kapha-Dominanz sollten Sie Pitta ausgleichen.

Eine solche Therapie kann sich schwieriger gestalten als die Harmonisierung eines einzelnen Doshas. Wenn zum Beispiel Kapha und Vata dominieren, verlangt das zarte Nervensystem von Vata nährende, tonisierende Maßnahmen, während diese Kapha noch weiter erhöhen können. Generell benötigen beide Doshas wärmende Maßnahmen. Speisen und Getränke sollten nur warm oder heiß verzehrt werden.

Bei einer Vata/Pitta-Prakrti benötigt Vata Wärme, während diese Pitta verstärkt. Wählen Sie dann die Art der regulierenden Maßnahmen mit Sorgfalt aus, und stimmen Sie diese auf die momentan vorherrschenden Symptome ab. Mahlzeiten sollten Sie bei Vata/Pitta-Dominanz erwärmen, ohne Sie allzusehr zu erhitzen. Süße Nahrungsmittel regulieren sowohl Vata als auch Pitta. Auch Ölmassagen sind gut, da sie Vata stark besänftigen und Pitta beruhigen.

Wenn Pitta und Kapha dominieren, sollten Vata-vermehrende Maßnahmen ergriffen werden. In diesem Fall muß vor allem fettarm gegessen werden. Kapha braucht wärmende Maßnahmen, welche jedoch Pitta rasch erhöhen können.

Eventuell muß die Therapie von Mischkonstitutionen immer wieder an die jeweiligen Beschwerden angepaßt werden. Vor allem über die Ernährung, über Kräuter und über das Aufsuchen oder Meiden von Wärmequellen kann kurzfristig auf feine Veränderungen der Doshas reagiert werden.

Ama reduzieren

Viele Krankheiten sind auf ein Übermaß an Ama zurückzuführen. Bei Kapha-Dominanz wird Ama häufig im Fettgewebe gespeichert und äußert sich in Form von Schleimansammlungen, Magenverstimmungen und Verstopfung. Wenn Pitta mit Ama belastet ist, zeigt sich dies vorwiegend in einer generellen Übersäuerung des Körpers, in Durchfällen und toxischem Blut. Bei Vata-Störungen sammelt sich Ama bevorzugt im Dickdarm und in den Gelenken an und erzeugt hier Blähungen, Verstopfung und rheumatische Beschwerden.

Ama kann durch bittere und scharfe Nahrungsmittel sowie durch Kräuter beseitigt werden. Eine Anti-Ama-Diät gleicht einer Kapha reduzierenden Ernährung. Fleisch, Milchprodukte, Teigwaren, Bohnen, Nüsse sowie schwere, ölige, süße, saure und salzige Speisen sollten vermieden werden. Gedämpftes Gemüse, welches kräftig (ohne Salz!) gewürzt werden darf, und Vollkorngetreide sind ideal. Bei Pitta-Störungen kann Ama vor allem durch bittere Nahrungsmittel abgebaut werden. Vermeiden Sie jedoch scharfe Gewürze. Am schwierigsten lassen sich Ama-Ansammlungen bei Vata-Dominanz regulieren, da fast alle Substanzen, die Ama vermindern, zugleich Vata erhöhen. Führen Sie bei starken Vata-Störungen und allgemeiner Schwäche eine sanfte Entgiftung durch. Essen Sie dann viel gekochtes oder gedämpftes Gemüse, welchem Sie einige Löffel Ghee beigeben können. Halten Sie sich nicht länger als zwei Wochen an eine solche Diät, da ein Vata-Naturell ansonsten zu stark geschwächt werden könnte. Unterstützen Sie die Ausscheidung von Ama durch Ölmassagen, Einläufe und reinigende Kräuterpräparate wie Triphala Guggulu.

Sattva stärken

Verschiedene Beschwerden verlangen vor allem eine sattvische Lebensweise und Ernährung. Frisches Obst und Gemüse, Getreide, ungesalzene Nüsse, Ghee, Milch, Honig und Palmzucker haben sattvische Eigenschaften. Viele Gewürze fördern Rajas und sollten bei einer sattvischen Ernährung nicht verwendet werden. Basilikum, Zimt, Ingwer, Koriander, Kurkuma, Fenchel und Kardamom gelten jedoch als sattvische Kräuter. Passen Sie die Wahl der Nahrungsmittel Ihrer Prakrti an, nehmen Sie leichte und einfache Mahlzeiten zu sich, und essen Sie nicht zu viel. Suchen Sie darüber hinaus inneren Frieden, und nehmen Sie sich viel Zeit für Meditation, Yoga und Gebete.

2. Erkrankungen des Bewegungsapparates

Wenn der Bewegungsapparat Beschwerden bereitet, so liegt dies in vielen Fällen an einer Störung von Vata, das seinen Hauptsitz unter anderem in den Knochen hat. Wenn Vata sich hier im Übermaß ansammelt, fehlt den Knochen Festigkeit und Substanz. Kapha schmiert die Gelenke, während Vata sie austrocknet und sie knacken und schmerzen läßt. Vor allem im Herbst und Winter können viele Menschen – alte Menschen inbegriffen– spüren, wie Wind, Kälte und Trockenheit sich in Knochen und Gelenken festsetzen. Jegliche Schmerzen sollten deshalb mit reichlich öligen und Vata ausgleichenden Verfahren gelindert werden.

Entzündungen des Bewegungsapparates werden durch ein Übermaß an Pitta erzeugt. Kapha kann Gelenke anschwellen lassen und ein Schweregefühl verursachen.

Folgende Faktoren und Marmas regulieren den Bewegungsapparat:

1. Vata (alle Vata reduzierenden Marmas)
2. Asthi Vaha Srotas (Skelettsystem): Gulpha Marma, Kukundara Marma, Katikataruna Marma, Janu Marma, Manibandha Marma, Simanta Marma, Apasthamba Marma, Nitamba Marma
3. Mamsa Vaha Srotas (Muskelsystem): Kurchashira Marma, Kakshadhara Marma, Stanamula Marma, Stanarohita Marma, Guda Marma, Basti Marma
4. Sushumna Nadi (Wirbelsäule und Knochengewebe): Sthapani Marma, Adipathi Marma
5. Sleshaka Kapha (Schmierung der Gelenke): Janu Marma, Kurpara Marma, Manibandha Marma, Gulpha Marma, Katikataruna Marma, Amsaphalaka Marma
6. Asthi Dhatu (Knochengewebe)
7. Mamsa Dhatu (Muskelgewebe)
8. Wirbelsäule: C1 (Nackenmuskulatur), C2 (Bizeps), C3 (Bizeps, Trizeps), C7 (Schultern, Ellbogen), TH1(Unterarme, Handgelenke, Hände, Schultern, Nacken), TH5 (Arthritis), TH12 (Rheuma), L3 (Kniebeschwerden), L4 (Ischias, Hexenschuß, Kreuzschmerzen), L5 (Unterschenkel, Füße, Fußgelenke), Kreuzbein (Ischias, Rückgratverkrümmung)

Arthritis und rheumatische Erkrankungen

Arthritis ist in der Regel auf eine Störung von Vata (bei degenerativen Gelenkschmerzen) oder auf eine Kombination von Vata und Pitta (bei entzündlichen Prozessen) zurückzuführen. Dennoch können alle drei Doshas Arthritis auslösen. Eine Disharmonie des Sub-Doshas Prana Vata ist in allen Fällen an der Entstehung rheumatischer Erkrankungen beteiligt.
Arthritis wird im Ayurveda als »Ama Vata« bezeichnet, das heißt, daß Vata im Körper mit Ama überladen ist und sich in Knochen und Gelenken absetzt. Die hohe Ama-Konzentration ist die Folge eines geschwächten Verdauungsfeuers, wie es bei Vata-Störungen oft auftritt. Die Vata-Disharmonie beginnt demnach im Dickdarm und wandert von hier in die Gelenke.
Auch psychische Muster und klimatische Faktoren wie kühles, feuchtes oder windiges Wetter können Arthritis begünstigen und verschlimmern. Darüber hinaus spielen ungünstige Lebens- und Ernährungsgewohnheiten eine bedeutende Rolle bei der Entstehung von Arthritis. Andere rheumatische Erkrankungen können ebenfalls Gelenke und Knochen, aber auch Muskeln, Sehnen, Bänder, das Bindegewebe und die Nerven betreffen.

- *Vata:* Wenn Arthritis hauptsächlich durch eine Störung von Vata entstanden ist, so sind die Gelenke trocken, steif, schmerzhaft und knacken laut. Die Schmerzen können während bestimmter Bewegungen heftig sein und dabei ihre Lokalisation im Körper verändern. Die Beschwerden gehen mit anderen typischen Vata-Symptomen wie Verstopfung, trockener Haut, Nervosität und Schlaflosigkeit einher.

- *Pitta:* Wenn Pitta dominiert, sind Entzündungen und Rötungen der Gelenke sichtbar. Schmerzen treten dabei meist unabhängig von Bewegungen auf, und die Gelenke sind heiß und geschwollen. Andere Pitta-Symptome wie übermäßiger Durst, Schweißausbrüche, Reizbarkeit und das Bedürfnis nach Kühle können ebenfalls vorhanden sein.

- *Kapha:* Bei Kapha-Arthritis kommt es zur Schwellung der Gelenke, welche sich aber kühl anfühlen und mit Wassereinlagerungen einhergehen. Leichte Bewegungen wirken sich hier auf den Schmerz eher lindernd als verschlimmernd aus, und Kapha-Symptome wie Müdigkeit und Verschleimung können die Arthritis begleiten.

Selbsthilfe

Die Behandlung von Arthritis sollte darin bestehen, Agni zu stärken, Vata aus den Gelenken und Knochen herauszulösen und es wieder in den Dickdarm zurückzubringen, von wo aus es dann ausgeschieden werden kann. Vor allem muß die betroffene Person von geistigem wie körperlichem Ama befreit werden. Eine Ama reduzierende Diät unterstützt den Entgiftungsprozeß. Kapha-Typen können hierfür auch einige Tage fasten. Darüber hinaus helfen Kräuter, die das Verdauungsfeuer anregen. Ölmassagen lösen Ama aus den Gelenken und reduzieren dort Vata-Zustände. Sie lindern Schmerzen, beruhigen das Ner-

vensystem und harmonisieren Vata, Pitta, Kapha und das Skelettsystem über die Marmapunkte. Auf schmerzende Gelenke können äußere lokale Öleinläufe (Khadi Vasti, Kapitel 1.10) oder medizinsche Wickel mit den entsprechenden Ölen stark lindernd wirken. Ölhaltige Einläufe sind vor allem bei Vata-Dominanz empfehlenswert. Durch Schwitztherapien können Kältezustände beseitigt und das durch die Massagen gelöste Ama vollends ausgeleitet werden.
Passen Sie Ihre Ernährung dem dominanten Dosha an. Regelmäßig geübte Yoga Asanas verhindern eine Versteifung sowohl der Glieder als auch der Gelenke und Ansammlungen von Kapha.

Massage

Bala Taila reguliert alle drei Doshas und hilft bei arthritischen Schmerzen.
Das Knochengewebe wird über Asthi Vaha Srotas kontrolliert. Massieren Sie Gulpha, Nitamba, Apasthamba, Katikataruna und Amsaphalaka Marma, um Blockaden in den Knochenkanälen zu lösen und Gelenkschmerzen zu lindern.
Manibandha, Gulpha und Janu Marma beeinflussen Sleshaka Kapha und regulieren die Schmierung der Gelenke. Die Massage dieser Punkte hilft gegen Schwellungen und beseitigt Trockenheit. Vor allem Gulpha Marma ist ein wichtiger Punkt für die Linderung von Arthritis.
Regulieren Sie Prana Vata durch die Massage von Adhipati, Sthapani, Phana, Vidhura, Kshipra und Talahridaya Marma.
Massieren Sie Kurchashira, Indrabasti und Nabhi Marma, um Agni zu harmonisieren.
Über die Wirbelsäule lassen sich Arthritis und Rheuma über den 5. und 12. Brustwirbel regulieren. Ertasten Sie am Rücken, ob in diesem Bereich seitlich der Wirbelsäule Vertiefungen, Schwellungen oder Verspannungen zu finden sind, und lösen Sie die energetischen Blockaden durch Akupressur der blockierten Punkte.
Rheumatisches Fieber steht im Zusammenhang mit Avalambaka Kapha. Hier hilft die Massage von Hridaya, Stanamula und Talahridaya Marma.

Achtung! Rheumapatienten nehmen häufig Schmerzmittel oder Kortison ein. Dies kann die Schmerzempfindlichkeit bei der Tiefenmassage der Muskulatur und der Energiepunkte herabsetzen. Um das Gewebe nicht zu schädigen und keine entzündlichen Reaktionen auszulösen, sollte in diesem Fall besonders achtsam und mit weniger Druck massiert werden. Kortison kann die Blutungsneigung erhöhen, weshalb bei Kortisoneinnahme vorsichtig massiert werden sollte, so daß keine Hämatome (blauen Flecke) entstehen. Möglicherweise macht die durch regelmäßige Massagen herbeigeführte Tiefenentspannung eine Dosisreduktion der kortisonhaltigen Medikamente erforderlich. Dies sollte dann unbedingt mit dem behandelnden Arzt abgesprochen werden.
Wenn bei sehr schlimmen Schmerzzuständen morphinhaltige Schmerzmittel verordnet wurden, ist es möglich, daß die Massage einen kurzfristigen Schwindel auslöst, wenn sich der Klient nach der Behandlung aufrichtet.

- *Vata:* Massieren Sie bei Vata-Dominanz alle Gelenke mit ausreichend Öl. Knoblauch hat eine stark schmerzlindernde und antirheumatische Wirkung. Geben Sie zwei bis drei in Scheiben geschnittene Knoblauchzehen in das Basisöl, und erhitzen Sie es für einige Minuten. Rizinus- oder Sesamöl sind ideale Basisöle bei Vata-Dominanz. Auch Vishgarbha Taila, Maha-Narayana Taila und Narayana Taila sind ideal für die Behandlung einer Vata-Arthritis und die Linderung von Schmerzen in Knochen und Gelenken. Lavendel, Rose, Salbei und Zitrone sind geeignete Aromaöle.
  Wenn die rheumatische Erkrankung hauptsächlich auf emotionalen Streß zurückzuführen ist, führen Sie eine Kopfmassage durch. Utkshepa und Shankha Marma reduzieren sowohl Vata als auch Streß und regulieren zugleich den Dickdarm.

- *Pitta:* Bei Pitta-Dominanz ist häufig die Kühlung der betroffenen Stellen notwendig, welche durch kalte Umschläge mit Sandelholzöl oder Eispackungen erreicht wird. Auf akut entzündeten Stellen darf nicht direkt massiert werden. Dennoch wird eine Ganzkörpermassage unter Auslassung der entzündeten Bereiche empfohlen, um den Körper zu entgiften. Reiben Sie die Gelenke vorsichtig mit Kokos- oder Brahmi-Öl ein, beiden können Sie Sandelholz-Aromaöl beigeben. Andere hilfreiche Aromaöle sind Kamille, Lavendel und Rose.

- *Kapha:* Wenn Kapha überwiegt, dient die Massage der Lösung von Wassereinlagerungen und Stauungen. Fügen Sie dem Senföl etwas Cayennepfeffer oder Myrrhe-Aromaöl hinzu, um eine durch Kapha bedingte Arthritis zu lindern. Auch Eukalyptus und Salbei sind gute Aromaöle für Kapha. Trockene Massagen können mit einem Seidenhandschuh oder mit Kalmuspulver (vor allem an den Gelenken!) durchgeführt werden. Massieren Sie Ani, Urvi und Nitamba Marma entgegen dem Uhrzeigersinn, um Ödeme und Stauungen des Lymphflusses zu beseitigen.

Kräuter

Rasna oder Rasnadi Guggulu sind wichtige Mittel für die Linderung von Rheuma und Entzündungen. Rasnadi Guggulu und Shilajit tonisieren darüber hinaus das Nervensystem. Das Verdauungsfeuer wird durch wärmende Gewürze wie Zimt, Ingwer, Trikatu oder Pippali angeregt und ausgeglichen.

- *Vata:* Bei Vata-Dominanz helfen Triphala oder Haritaki dabei, den Verdauungstrakt zu reinigen und die Verdauung anzuregen. Yogaraja Guggulu hat ebenfalls eine reinigende Wirkung. Es stärkt das Knochengewebe und erhöht die Elastizität der Gelenke. Wenn bereits Knochensubstanz abgebaut wurde, hilft Ashwagandha das Knochengewebe zu tonisieren. Kalmus (Vacha) kann als Teeabkochung getrunken werden.

- *Pitta:* Eine rheumatoide Arthritis, die mit Entzündungen und vermehrtem Pitta einhergeht, wird mit Manjishta, Neem und Löwenzahn behandelt. Triphala oder Amalaki wirken reinigend und regulieren die Verdauung. Chitrakadi Vati reduziert Pitta und lindert entzündliche Prozesse.

- *Kapha:* Neemblätter und Kalmus (Vacha) helfen bei rheumatischen Erkrankungen mit Kapha-Beteiligung. Triphala oder Bhibitaki reinigen und regen die Verdauung an. Reines Guggulu ist für Kapha gut geeignet, wenn Ama zu beseitigen ist. Chitrakadi Vati ist ein ideales Mittel, um bei Kapha-Dominanz den Körper zu entschlacken, sowohl Ama als auch Fettgewebe zu reduzieren und Agni anzuregen.

Yoga

Integrieren Sie Yoga in Ihren Tagesablauf, und praktizieren Sie regelmäßig, um die Geschmeidigkeit des Körpers zu erhalten oder wiederzuerlangen. Vor allem Asanas, die die Gelenke stärken und dehnen, sind wichtig, um rheumatischen Erkrankungen vorzubeugen oder diese zu lindern und um Ama aus den Gelenken auszuleiten. Die Versteifung der Gelenke sollte unbedingt vermieden werden!
Üben Sie deshalb die im Kapitel 4.4 beschriebenen Sitzhaltungen und den Zehenstand (4.10), um Hüft-, Knie- und Fußgelenke zu dehnen. Führen Sie auch die Übungen für die Füße (4.9) durch. Die Handgelenke werden durch das Rad (4.6) und den Dreifuß (4.10) gestärkt. Kreisen Sie regelmäßig die Handgelenke, und bewegen Sie alle Finger. Zur Dehnung von Schultergelenken und Nacken eignen sich die vorbereitenden und aufwärmenden Übungen aus Kapitel 4.5. Die Wiege (4.6) ist eine einfache Übung zur Stärkung und Massage der gesamten Wirbelsäule.
Folgende Asanas regulieren die Verdauung und regen Agni an: Pflug (4.5), Fisch (4.5), Rad (4.6), Dreieckshaltung (4.6), Kamel (4.7), Frosch (4.8), Yoga-Mudra (4.8), Beinverschluß (4.8), Boot (4.8), Kobra (4.8), Heuschrecke (4.8) und Kopf-Knie-Haltung (4.9).

Sonstige Verfahren

Bei Vata-Dominanz hilft die feuchte Wärme eines Dampfbades, Vata zu reduzieren, Schmerzen zu lindern und Ama auszuscheiden. Auch jede andere Form des Schwitzens bringt Linderung bei einer Vata-Arthritis. Die Schwitztherapie sollte möglichst nach der Massage durchgeführt werden, damit das durch die Massage gelöste überschüssige Vata vollends ausgeleitet werden kann. Für Kapha ist die trockene Hitze einer Sauna empfehlenswert. Hier regt das Schwitzen Kapha an, schwemmt Ama aus und sorgt für die Ausscheidung von zuviel Feuchtigkeit in den Gelenken und Geweben.
Ölige Einläufe entfernen Vata aus dem Dickdarm. Abkochungen aus Sesamöl, zusammen mit Bala-, Ashwagandha- oder Triphalapulver, sind dafür bestens geeignet. Einläufe mit Abkochungen, die Süßholzpulver oder Bilva enthalten, eignen sich gut für Pitta. Bei Kapha-Dominanz werden Einläufe mit Abkochungen aus wenig Sesamöl und Bilvapulver empfohlen.

Gicht

Gicht ist eine Stoffwechselerkrankung, bei der sich Harnsäurekristalle in den Gelenken ablagern. Die Nieren können dabei die im Körper gebildete Harnsäure nicht ausreichend ausscheiden, so daß diese im Blut verbleibt und sich schließlich in den Gelenken absetzt. Die Krankheit beginnt meist mit einer Anschwellung und Rötung des großen Zehs, wodurch starke Schmerzen entstehen. Gicht kann schließlich zu Gelenksarthrose und Nierenschädigungen führen. Aus ayurvedischer Sicht handelt es sich bei Gicht um eine Ansammlung von Vata im Blut. Die Therapie besteht in einer Harmonisierung von Vata und Pitta.

Selbsthilfe

Eine Ernährungsumstellung ist bei Gicht unbedingt notwendig, da Nahrungsmittel, welche Harnsäure erzeugen, Gichtanfälle auslösen können. Ölige, heiße, scharfe, salzige und saure Speisen wie Fleisch, Wurst, Hülsenfrüchte, Spargel, Zucker, Gebäck, Süßigkeiten und Alkohol sollten vermieden oder nur in kleinsten Mengen genossen werden. Nehmen Sie täglich mindestens zwei Liter Wasser mit geringem Mineralstoffanteil zu sich; es sollte möglichst abgekocht und warm getrunken werden.

Massage

Massieren Sie die betroffenen Bereiche nicht während akuter Gichtanfälle. Ölmassagen unterstützen die Ausscheidung der Toxine aus dem Körper und regen den Abtransport von Ama aus den Gelenken an. Maha-Narayana Taila oder Madhuka Taila (eine Ölabkochung mit Süßholz) eignen sich gut dafür, Gicht zu lindern. Sonnenblumenöl kann ebenfalls verwendet werden. Ganzkörpermassagen, bei welchen vor allem die Gelenke massiert werden sollten, sind ratsam. Eine Blutreinigung wird durch Massage der Marmas, welche Ranjaka Pitta regulieren, unterstützt: Kurpara, Janu, Nabhi und Kukundara Marma. Massieren Sie auch Manibandha, Gulpha, Janu und Kurpara Marma sowie alle Fuß- und Fingergelenke. Vata kann über Basti Marma, Guda Marma und Kshipra Marma reguliert werden. Auch alle anderen Marmas an Händen und Füßen sind hilfreich.
In den Kapiteln 2.15 und 4.4 werden Massagen beschrieben, welche die Nierenfunktion verbessern. Es ist empfehlenswert, diese Massagen zur Linderung von Gicht in die Ganzkörpermassage einzubeziehen.

Kräuter

Bittere Kräuter wie Manjishta, Neem, Löwenzahn, Brennessel, Guggulu, Kurkuma und Aloe Vera reinigen das Blut. Andere hilfreiche Präparate sind Gokshuradi Guggulu, Kaishora Guggulu, Rasnadi Guggulu und Chyawanprash.

Yoga

Achten Sie darauf, alle Gelenke zu bewegen, um Arthrose vorzubeugen. Kreisen Sie regelmäßig die Hand- und Fußgelenke, und bewegen Sie alle Finger und Zehen.
Wichtige Übungen sind: Zehenstand (4.10), Übungen für die Füße (4.9), Liegende Haltung der Festigkeit (4.9), Hund (4.9), alle Sitzhaltungen (4.4), Pflug (4.5), Kamel (4.7), Heuschrecke (4.8), Kobra (4.8) sowie die Kopf-Knie-Haltungen (4.9).

Rücken- und Nackenschmerzen

Allgemeine Schmerzzustände können einer Erhöhung von Vata zugeschrieben werden. Vor allem Schmerzen im unteren Rückenbereich sind in der Regel auf eine Störung von Apana Vata zurückzuführen und gehen hier oft mit Verstopfung einher.
Rückenschmerzen kommen jedoch als Begleiterscheinung von Störungen aller drei Doshas vor. Es gibt zahlreiche Faktoren, die Rückenschmerzen verursachen. Im Zusammenhang mit einer Pitta-Störung kommen Übersäuerung der Gewebe oder entzündliche Prozesse der Wirbelsäule als auslösende Faktoren in Frage. Bei Kapha-Übermaß ist oft Übergewicht der Grund für Rückenschmerzen. Häufige Ursachen für einen schmerzenden Rücken sind auch Haltungsfehler, degenerative Prozesse, einseitige körperliche Belastungen, ungünstige Schlafgewohnheiten, mangelnde Bewegung und emotionaler Streß. Eine unzureichend ausgeprägte Rückenmuskulatur erhöht die Gefahr von schmerzhaften Bandscheibenvorfällen. Rundrücken, Flachrücken und eine seitlich verschobene Wirbelsäule (Skoliose) verursachen ebenfalls Schmerzzustände. Aber auch Störungen der Organe im Bauch- und Brustraum können zu Beschwerden im Rücken führen. Nicht selten treten Schmerzen im unteren Rückenbereich zusammen mit Verdauungsproblemen, Verstopfung oder Durchfall auf.
Nackenschmerzen gehen in vielen Fällen mit Verspannungen der Brustmuskulatur einher und haben Kopfschmerzen und Migräne zur Folge. Schmerzzustände in Nacken und Halswirbelsäule können auch vom Kiefergelenk kommen oder durch Zugluft entstehen. In den seltensten Fällen liegen Tumore des Bewegungsapparats vor. Dennoch sollte bei chronischen Rückenschmerzen die Ursache immer ärztlich abgeklärt werden. Vor allem, wenn Massagen und Yoga auch nach langer Anwendung keine Linderung bringen, muß eine ernstere Ursachen wie Skoliose oder eine Schiefstellung des Beckens, ausgeschlossen werden. Dann sollte ein Orthopäde abklären, ob eine Beinlängendifferenz vorliegt, welche einen Hüftschiefstand verursacht.
Belastende berufliche, soziale oder emotionale Zustände können ebenfalls zu dauerhaften Muskelverspannungen führen, die sich oft schlecht auflösen lassen. Vermeiden Sie in diesem Fall die schmerzauslösenden Streßfaktoren, und bearbeiten Sie die bestehenden Konflikte.

Selbsthilfe

Ayurvedische Massagen und Yoga sind die wirkungsvollsten Methoden, Rückenschmerzen zu lindern. Indem die gestörten Doshas ausgeglichen werden, wird Einfluß auf entzündliche Prozesse, Vata- und Kapha-Zustände oder psychische Überlastung genommen. Stellen Sie in jedem Fall auch Ihre Ernährung um, damit Dosha-Disharmonien behoben werden können.
Unterstützend zur Massage können Sie medizinische Wickel oder einen lokalen äußeren Öleinlauf (siehe 1.10) durchführen. Diese Verfahren sind vor allem dann hilfreich, wenn Schmerzzustände einen bestimmten Punkt, Muskel oder Wirbel betreffen. Verwenden Sie hierfür die für die Massage vorgeschlagenen Öle.

Massage

Massieren Sie Rücken und Nacken, wie es in den Kapiteln 2.12 und 2.13 beschrieben wird. Beziehen Sie immer den gesamten Rücken in die Massage mit ein, oder führen Sie eine Ganzkörpermassage durch. Lösen Sie auch Muskelspannungen des Brustkorbs, da diese unmittelbar mit den Rückenverspannungen zusammenhängen.
Alle Marmapunkte an Rücken, Nacken und Brustkorb sind hilfreich. Richten Sie die Wahl der Marmas, die Sie massieren, nach der Konstitution und den Beschwerden der betreffenden Person aus. Kurchashira, Kakshadhara und Avarta Marma verbessern die Körperhaltung. Apalapa Marma löst Muskelverspannungen, und Amsa Marma lockert vor allem verspannte Muskeln in Schultern und Nacken. Suchen Sie Rücken, Nacken und Brustkorb auch nach individuellen Energiepunkten ab. Suchen Sie die ganze Wirbelsäule nach Wirbelverschiebungen ab, und bearbeiten Sie gegebenenfalls die entsprechenden Bereiche rechts und links der Wirbelsäule mit Akupressur.

- *Vata:* Öl, zusammen mit Knoblauchzehen erhitzt, lindert starke Schmerzzustände. Auch Maha-Narayana Taila und Narayana Taila sind gut geeignet. Zimt, Lavendel und Salbei sind ebenso hilfreiche Aromaöle.
  Um Schmerzen im unteren Rückenbereich zu lindern, ist es wichtig, Apana Vata zu harmonisieren. Massieren Sie dafür Basti, Guda und Vitapa Marma.
  Utkshepa und Shankha Marma am Kopf beruhigen den Geist und regulieren Apana Vata und den Dickdarm.

- *Pitta:* Wählen Sie kühlende Öle wie Kokosöl, und mischen Sie – je nach Bedarf – Sandelholz- oder Lavendelöl dazu. Massieren Sie nicht direkt auf entzündetem Gewebe!

- *Kapha:* Insbesondere bei Kapha-Beschwerden empfiehlt Ayurveda, eine Paste aus Ingwerpulver und Wasser herzustellen, diese auf die schmerzenden Stellen aufzutragen und nach etwa 15 Minuten abzureiben. Ideale Aromaöle für Kapha sind Eukalyptus, Zimt, Rosmarin und Salbei.

Yoga

Unterstützen Sie die Wirkung der Massagen unbedingt mit dem Praktizieren von Asanas. Sie entspannen die Muskulatur und stärken sie zugleich. Dadurch ist Yoga die effektivste Methode, Rückenprobleme zu verhindern und auch zu beseitigen.
Wählen Sie im vierten Teil des Buches die Asanas aus, die den Rücken betreffen. Beziehen Sie immer den gesamten Rücken in Ihr Übungsprogramm mit ein.

Kräuter

Maha-Yogaraja Guggulu und Yogaraja Guggulu werden allgemein bei Rückenschmerzen empfohlen. Sie beseitigen auch hartnäckige Vata-Störungen, welche bereits Knochen, Gelenke und das Knochenmark befallen haben.

Ischias und Hexenschuss

Plötzlich auftretende, stechende Schmerzen im Lenden- oder Kreuzbeinbereich werden als Hexenschuß bezeichnet. Ursache ist in den meisten Fällen ein Bandscheibenvorfall oder eine Verschiebung der kleinen Gelenke, durch welche die Wirbelkörper miteinander verbunden sind. Wenn dadurch der Ischiasnerv eingeklemmt wird, strahlen die Schmerzen bis hinunter in den Fuß aus, und man spricht von einer Ischialgie. In diesem Fall zählt Ayurveda die Erkrankung zu den neurologischen Beschwerden.
Bei Ischias und Hexenschuß handelt es sich um eine Vata-Störung, und insbesondere Apana Vata muß wieder ins Gleichgewicht gebracht werden. Vor allem im Herbst, wenn Vata plötzlich zunimmt, leiden viele Menschen unter einem Hexenschuß. Beugen Sie diesem vor, indem Sie sich warm halten, Vata reduzierende Speisen zu sich nehmen und schon im Sommer mit dem Praktizieren entsprechender Asanas beginnen.

Selbsthilfe

Es ist wichtig, Vata auszugleichen. Wärme im Lenden- und Kreuzbeinbereich gilt als effektivste Methode zur Linderung der Schmerzen. Helfen Sie sich, indem Sie sich eine Wärmflasche auf die betroffene Region legen. Lokale äußere Öleinläufe, mehrmals täglich über einen Zeitraum von sieben Tagen angewendet, sind äußerst wirkungsvoll. Auch medizinische Wickel mit den entsprechenden Ölen sind sehr wohltuend und schmerzlindernd.
Bei sehr starken Schmerzen und Sensibilitätsstörungen im Bein sollten Sie unbedingt einen Arzt aufsuchen.

Massage

Bala Taila, Vishgarbha Taila, Maha-Narayana Taila oder Narayana Taila tragen zur Schmerzlinderung bei. Massieren Sie die betroffenen Bereiche, und suchen Sie blockierte Energiepunkte. Massieren Sie alle Marmas im Hüft- und Kreuzbeinbereich (Guda, Katikataruna, Kukundara, Nitamba, Parshvasandhi). Massieren Sie auch das »Ischiasdreieck« (siehe Kapitel 2.12). Auch Gulpha Marma am Fußgelenk ist ein wichtiger Punkt zur Beseitigung von Ischiasbeschwerden. Guda Marma am Kreuzbein, Basti Marma am Bauch und Vitapa Marma im Lendenbereich beruhigen darüber hinaus Apana Vata.
Entlang der Wirbelsäule ist neben dem Kreuzbein vor allem eine Verschiebung des 4. Lendenwirbels für Ischiasbeschwerden verantwortlich. Suchen Sie deshalb an dieser Stelle nach Wirbelblockaden, und bearbeiten Sie sie auf sanfte Weise mit Akupressur.

Kräuter

Regulieren Sie Vata im allgemeinen durch Einnahme von süßen, wärmenden und tonisierenden Speisen und Kräutern wie Ashwagandha und Knoblauch. Yogaraja Guggulu eignet sich zur Beseitigung von Nervenschmerzen.

Yoga

In Akutphasen können vorwärts beugende Asanas sowie Kobra, Schulterstand und Pflug die Ischiasschmerzen verstärken. Allerdings können Sie Bandscheibenvorfälle und Ischiasschmerzen durch Entspannung und Stärkung der Lendenmuskulatur vermeiden und ihnen vorbeugen. Hierfür eignen sich Übungen wie Beinverschluß (4.8), Boot (4.8), Kopf-Knie-Haltungen (4.9) und Krokodilübungen (4.6). Folgende Übungen wirken sich stärkend auf die Bandscheiben und den Ischiasnerv aus: Heuschrecke (4.8), Dreieckshaltung (4.6), Brücke (4.7), Kamel (4.7), Yoga Mudra (4.8) und Hund (4.9).
In akuten Fällen sind Übungen hilfreich, welche die Lendenwirbelsäule entspannen. Dazu gehören die leichten Variationen der Krokodilübungen, Frosch (2.8) und die der Lendenwirbelsäule-Entspannung (4.8). Die Katze (4.6) entspannt den ganzen Rücken. Achten Sie in jedem Fall auf die Botschaften Ihres Körpers, und unterbrechen Sie die Übungen, falls die Schmerzen sich verschlimmern sollten.

Osteoporose

Bei der Osteoporose kommt es zur Abnahme der Knochensubstanz, was zu einer allgemeinen Brüchigkeit der Knochen führt und häufige Knochenfrakturen zur Folge haben kann. Weitere Anzeichen einer Osteoporose sind chronische Rückenschmerzen, die Verminderung der Körpergröße und die Ausbildung eines »Witwenbuckels«. Die Erkrankung entsteht durch ein Übermaß an Vata sowie einen Mangel an Knochengewebe (Asthi Dhatu) und kommt vor allem im Alter häufiger vor.
Der Körper benötigt Kalzium, Vitamin D, Sexualhormone und ausreichend Bewegung, um Knochengewebe aufbauen zu können. Ab dem vierzigsten Lebensjahr steigt das Osteoporoserisiko beständig an. Auch Frauen in den Wechseljahren sind oft betroffen, da die Abnahme des Östrogenspiegels die Entstehung von Osteoporose begünstigt. Weitere Risikofaktoren sind Über- oder Untergewicht, kalziumarme Ernährung, Bewegungsmangel und allgemeine Vata vermehrende Faktoren.

Selbsthilfe

Vor allem im fortgeschrittenen Alter sollten Vata besänftigende Speisen wie Milchprodukte, Ghee, Nüsse und Samen sowie warme, flüssige und schwere Mahlzeiten bevorzugt werden. Essen Sie täglich einen Eßlöffel Sesamsamen, und trinken Sie ein Glas Mandelmilch. Achten Sie auf regelmäßige Spaziergänge, und nähren Sie Vata durch tägliche Ölmassagen. Verschiedene Kräuterpräparate stärken die Knochen oder enthalten Phytohormone, die im Körper wie eigene Sexualhormone wirken. Ganz wichtig ist auch die regelmäßige Bewegung, da die Knochen durch den Zug der Muskelfasern dazu angeregt werden, Substanz aufzubauen. Yoga ist wunderbar dafür geeignet, den Körper muskulös und beweglich zu halten.

Massage

Massieren Sie den ganzen Körper und alle Gelenke. Verwenden Sie reichlich Vata reduzierende Öle, wie Sesamöl, Mandelöl oder Maha-Nayarana Taila.
Hilfreich ist die Akupressur und Massage all jener Marmapunkte, die das Knochensystem stärken: Gulpha, Kukundara, Katikataruna, Janu, Manibandha, Simanta, Apasthamba und Nitamba Marma. Weitere wichtige Marmas, die Vata und das Hormonsystem regulieren, sind Vitapa, Guda, Basti und Gulpha Marma.

Kräuter

Amalaki fördert den Aufbau des Knochengewebes und ist deshalb ideal, um Osteoporose zu lindern und vorzubeugen. Auch Triphala und Yogaraja Guggulu können bei Osteoporose über einen längeren Zeitraum eingenommen werden. Eine Mischung aus Sesamsamen,

Shatavaripulver, Ingwer und Palm- oder Rohrzucker zeigt ebenfalls eine gute Wirkung. Shatavari wird vor allem dann empfohlen, wenn die körpereigene Produktion von Sexualhormonen herabgesetzt ist.

Yoga

Anstrengendere Übungen wie der Sonnengruß (4.11) und die Dreieckshaltung (4.6) stärken die Muskulatur und bewirken den Aufbau des Knochengewebes. Auch Kobra (4.8), Hund (4.9) und Brücke (4.7) sind gute Übungen. In der Regel können alle Asanas geübt werden, um eine Kräftigung sämtlicher Körperbereiche zu erreichen.

Achtung!
Wenn Sie bereits an Osteoporose leiden, üben Sie bitte sehr vorsichtig, und achten Sie auf Ihre Grenzen. Kontraindiziert sind Kopfstand und Dreifuß, da hier ein zu starker Druck auf die Halswirbelsäule ausgeübt wird. Auch vorwärts beugende Asanas und den Schulterstand sollten Sie vermeiden oder nur nach Rücksprache mit Ihrem Arzt üben.

3. Störungen des Verdauungstrakts

Im Ayurveda werden Verdauungsprobleme auf ein gestörtes Verdauungsfeuer zurückgeführt. Wenn Agni nicht ausreichend entfacht wird, entstehen Verstopfung und Blähungen, welche auf ein Übermaß an Vata zurückzuführen sind.

Ein überaktives Verdauungsfeuer ist die Folge einer Pitta-Dominanz und verursacht Durchfälle, Magengeschwüre und eine mangelhafte Aufnahme der Nährstoffe. Ein ausgeglichenes Verdauungsfeuer ist die Voraussetzung für einen gesunden Organismus. Aus der Essenz der verdauten Nahrungsmittel werden alle Gewebe (Dhatus) gebildet. Damit Ama sich nicht im Körper ansammelt, muß eine geregelte Ausscheidung der Malas gewährleistet sein. Störungen und Toxine im Dickdarm verursachen einen Belag auf dem hinteren Teil der Zunge. Dieser Belag ist weißlich, wenn Kapha dominiert, rötlich oder gelb bei Pitta und dunkel bei Vata-Störungen.

Verstopfung, Blähungen, Bauchschmerzen und nervöse Verdauungsbeschwerden sind vorwiegend auf eine Beeinträchtigung von Apana Vata zurückzuführen. Durchfall, Geschwüre, Entzündungen, Sodbrennen und Erkrankungen von Leber, Galle und Bauchspeicheldrüse entstehen durch eine Disharmonie von Pitta. Übelkeit, Erbrechen, Völlegefühl und ein träger Stoffwechsel gelten als Kapha-Störungen.

Bei Magen- und Zwölffingerdarmgeschwüren und bei entzündlichen Erkrankungen im Bauchraum dürfen die betroffenen Körperstellen (Bauch und Rücken) nicht massiert werden. Sie können jedoch Marmas an den Extremitäten mit Akupressur bearbeiten, um Pachaka Pitta auszugleichen. Verwenden Sie dafür kühlende Öle wie Kokosöl, Chandanadi Taila oder Aromaöle wie Sandelholz und Rose.

Folgende Faktoren und Marmas regulieren die Verdauung:

1. Pachaka Pitta (reguliert Dünndarm, Magen und Bauchspeicheldrüse und kontrolliert das Verdauungsfeuer): Nabhi Marma, Apasthamba Marma, Kurchashira Marma, Indrabasti Marma
2. Apana Vata (reguliert den Dickdarm und die Ausscheidung von Stuhl): Basti Marma, Guda Marma, Vitapa Marma, Talahridaya Marma, Lohitaksha Marma, Utkshepa Marma, Shankha Marma
3. Anna Vaha Srotas (Verdauungssystem): Nabhi Marma, Indrabasti Marma, Kurchashira Marma, Parshvasandhi Marma
4. Ranjaka Pitta (reguliert Leber, Galle und Bauchspeicheldrüse): Nabhi Marma, Kurpara Marma, Janu Marma (rechts), Kukundara Marma
5. Kledaka Kapha (Flüssigkeit des Verdauungstrakts): Nabhi Marma, Apasthamba Marma, Kurchashira Marma
6. Samana Vata (Solarplexus, Magen und Dünndarm): Nabhi Marma, Apasthamba Marma, Kurchashira Marma, Kurpara Marma, Indrabasti Marma
7. Udaka Vaha Srotas (Bauchspeicheldrüse): Janu Marma (links), Kurpara Marma (links), Urvi Marma, Apasthamba Marma, Basti Marma

8. Purisha Vaha Srotas (Ausscheidungssystem, Enddarm): Guda Marma, Parshvasandhi Marma, Shankha Marma
9. Alambusha Nadi (Ausscheidung): Guda Marma
10. Vishvodhara Nadi (Verdauung): Nabhi Marma
11. Solarplexus-Chakra (Verdauungsorgane, Bauchspeicheldrüse): Nabhi Marma
12. Wirbelsäule: TH4 (Galle), TH5 (Leber und Milz), TH6 (Magen), TH7 (Zwölffingerdarm), TH8 (Bauchspeicheldrüse und Galle), TH12 (Dünndarm), L1 (Dickdarm), L2 (Blinddarm), Steißbein (Enddarm, Anus)

Verstopfung

Die regelmäßige Ausscheidung der Malas gilt als wichtigste Voraussetzung für einen gesunden Organismus. Verstopfung ist in vielen Fällen die Folge einer Störung von Apana Vata. Ursache ist ein Übermaß an Trockenheit im Dickdarm. Der Abwärtsfluß von Apana ist gestört, weshalb die Ausscheidung von Stuhl nicht problemlos möglich ist. Zugleich arbeitet Agni nur unzureichend, und die aufgenommene Nahrung kann nicht verdaut werden.
Ein schlechtes Verdauungsfeuer ist auf einen Mangel an Pitta in Kombination mit einem Vata-Überschuß zurückzuführen. Häufig wird die Verstopfung dann durch Blähungen begleitet. Durch unregelmäßiges Essen – vor allem kalter Speisen –, Unterdrückung des Hungergefühls und Überessen wird Agni stark geschwächt. Chronische Verstopfung wird oft von anderen Vata-Symptomen begleitet und kann durch zuviel Streß und eine unruhige Lebensweise entstehen.
In einigen Fällen kann Verstopfung auch durch ein Übermaß an Kapha erzeugt werden, auch hier ist Agni nicht ausreichend aktiv, und der Stoffwechsel ist träge und verlangsamt. Pitta verursacht in der Regel keine starke Verstopfung. Bei Pitta-Prakrti tritt Verstopfung lediglich als kurzfristige Störung auf, die durch eine Vermehrung von Vata oder Kapha entsteht und meist leicht zu beheben ist. Zuweilen kann jedoch die große Hitze einer Pitta-Dominanz stark austrocknend wirken und dadurch zu Verstopfung führen.

Selbsthilfe

Einläufe und die Stärkung des Verdauungsfeuers gelten als wichtige Therapien im Ayurveda. Besänftigen Sie vor allem Vata, indem Sie Streß abbauen und Vata reduzierende Mahlzeiten bevorzugen. Achten Sie auch auf ausreichend faserreiche Kost wie frisches Obst und Gemüse. Ölmassagen sind ebenfalls sehr hilfreich bei der Beruhigung von Vata. Durch tiefergehende Massagen von Bauch und Rücken werden die Verdauungsorgane aktiviert und Blockaden gelöst. Kräuter helfen, Ama aus dem Organismus auszuleiten sowie Agni und den Darm anzuregen. Auch regelmäßiges Praktizieren von Yoga hilft einem trägen Darm auf die Sprünge. Führen Sie einen äußeren Öleinlauf auf Nabhi Marma durch, um die Verdauung zu regulieren.

Massage

Allgemein sind alle Ölanwendungen und Massagen günstig zur Reduktion von Vata. Massieren Sie vor allem Bauch und Rücken und bearbeiten Sie Marmas, welche Apana Vata harmonisieren (s.o) und Agni anregen, mit Akupressur. Wichtige Punkte zur Stärkung von Agni sind Kurchashira und Indrabasti Marma. Kurchashira ist ein bedeutender Punkt bei nervösen Verdauungsbeschwerden und kann leicht am eigenen Körper akupressiert werden.
Menschen, die chronisch unter Verstopfung oder unter starken Blähungen leiden, weisen häufig im unteren Rückenbereich eine starke Spannung der Muskeln auf. Das Gewebe fühlt sich verkürzt, hart und angespannt an und läßt sich nicht in der Tiefe massieren. Der erste Lendenwirbel steht mit dem Dickdarm in Verbindung. Tasten Sie den unteren Rükkenbereich deshalb gründlich nach möglichen Verspannungen und Blockaden ab.
Die Marmas Utkshepa und Shankha Marma am Kopf regulieren sowohl Streßsymptome als auch den Dickdarm. Sie befinden sich an den Schläfen und können deshalb ebenfalls gut am eigenen Körper massiert werden. Nabhi, Parshvasandhi und Guda Marma sind weitere wichtige Punkte, um die Verdauung zu regulieren. Lockern Sie möglichst täglich das Sonnengeflecht, indem Sie in Rückenlage Ihre Finger in den Bereich unterhalb des Brustbeins drücken und dann tief in den Bauchraum ein- und ausatmen.
Verwenden Sie bei Vata-Prakrti Sesam- oder Rizinusöl oder Narayana Taila. Wenn Kapha überwiegt, eignet sich Senföl, dem Sie wärmende, anregende Aromaöle wie Zimt, Nelke, Ingwer, Rosmarin oder Kardamom hinzufügen können. Fenchel, Lavendel und Rose sind gute Aromaöle für Vata. Sandelholz, Orange, Lavendel, Rose, Fenchel und Kamille eignen sich für Pitta. Myrrhe harmonisiert die Verdauung aller Energietypen.

Kräuter

Von der Einnahme starker Abführmittel wird im Ayurveda abgeraten, eine Umstellung der Ernährung und der Tagesroutine wird Medikamenten vorgezogen. Würzen Sie Speisen mit verdauungsanregenden Kräutern: Chili, Ingwer, Pfeffer, Kreuzkümmel (Cumin), Koriander, Kurkuma, Fenchel und Asafoetida sind optimal. Hingvastaka, dessen Hauptbestandteil Asafoetida ist, lindert Verstopfung und entfacht Agni.
Ein Glas lauwarme Milch mit einem Löffel Ghee kann bei leichter Verstopfung Abhilfe schaffen. Auch Lassi (ein Getränk aus Wasser und Joghurt) wirkt regulierend auf die Verdauung, und hilft sowohl bei Verstopfung als auch bei Durchfall.
Triphala oder Triphala Guggulu sind die besten Mittel mit einer leicht abführenden Wirkung. Sie reinigen den Verdauungstrakt und sollten zu diesem Zweck über mindestens drei Monate eingenommen werden. Triphala regeneriert alle drei Doshas und eignet sich zur Langzeiteinnahme, denn es reinigt die Körperkanäle sowie alle Dhatus und fördert eine gesunde Verdauung. Triphala kann auch mit Trikatu kombiniert werden, vor allem bei Vata- und Kapha-Dominanz. Bei akuter Vata-Verstopfung hilft Rizinusöl, welches den Organismus nicht so sehr austrocknet wie andere starke Abführmittel. Kindern können – je

nach Alter – einige Tropfen bis 1 TL Rizinusöl zusammen mit derselben Menge Honig gegeben werden. Erwachsene nehmen 2 TL mit Milch oder Honig ein.
Bei Darmpilzbefall helfen Shatavari, Vidanga und Aloe-Vera-Gel. Aloe-Vera lindert vor allem Pitta-bedingte Verstopfung und kann auch von Menschen mit Kapha-Prakriti eingenommen werden. Bei Kapha-Dominanz eignet sich Chitrakadi Vati, um Agni anzuregen und den Körper zu entschlacken. Knoblauch und Lashunadi Vati regen bei Vata- und Kapha-Dominanz die Verdauung an.

Yoga

Verdauungsfördernde Asanas sind: Pflug (4.5), Fisch (4.5), Dreieckshaltung (4.6), Kamel (4.7), Beinverschluß (4.8), Boot (4.8), Kobra (4.8), Heuschrecke (4.8), Liegende Haltung der Festigkeit (4.9) und Sonnengruß (4.11).
Der doppelte Winkel (4.5) öffnet den Lungen-Dickdarm-Meridian.

Sonstiges

Im Ayurveda werden bei Vata-Störungen und besonders bei Verstopfung ölhaltige Einläufe empfohlen. Diese säubern sanft den Dickdarm und beruhigen Vata. Reinigende und Vata reduzierende Kräuter wie Triphala, Kalmus und Fenchel jeweils zusammen mit Sesamöl eignen sich sehr gut für einen Absud. Ashwagandha und Bala wirken vor allem stärkend und tonisierend.

Blähungen

Blähungen sind eine häufige Begleiterscheinung von Verstopfung oder Durchfällen. Auch hier besteht in der Regel eine Störung von Agni und Apana Vata. Allerdings ist es auch möglich, daß Disharmonien von Pitta und Kapha Blähungen verursachen. Blähungen gehen meist mit Ama-Ansammlungen einher und sind oft die Folge von Nervosität und Ernährungsfehlern wie zu hastigem und übermäßigem Essen.
Vata-Blähungen werden von einem aufgetriebenen Bauch und Verstopfung begleitet, außerdem bereiten sie unter Umständen starke Schmerzen. Pitta-Blähungen gehen oft mit Durchfällen und Sodbrennen einher, zudem können übelriechende Winde abgehen. Bei Kapha-Dominanz überwiegen Symptome wie Übelkeit, Völlegefühl und Schwere.

Selbsthilfe

Achten Sie vor allem auf eine leichte und ausgewogene Ernährung. Drei Mahlzeiten täglich sind ausreichend, auf Zwischenmahlzeiten sollte verzichtet werden. Essen Sie erst, wenn die vorangegangene Mahlzeit vollständig verdaut ist und sich ein klares Hungergefühl einstellt. Wenn Sie sich gesättigt fühlen, sollten Sie nicht weiteressen. Neben Massagen, Kräutern und Yoga-Asanas lindern auch Einläufe Blähungen.

Massage

Die Massageempfehlungen zur Beseitigung von Verstopfung helfen gleichermaßen bei Blähungen und können übernommen werden.
Die folgenden Aromaöle werden den Massageölen beigefügt oder, wenn Vata dominiert, in eine Duftlampe gegeben: Kamille (Pitta), Fenchel (Vata und Pitta), Lavendel (Vata und Pitta), Zitrone (Vata und Kapha), Pfefferminze (Kapha) und Rosmarin (Kapha).

Kräuter

Kräutertees aus Fenchel, Kardamom und Anis lindern Blähungen und fördern die Verdauung. Die Samen dieser Kräuter können auch nach jeder Mahlzeit gekaut werden, um Agni anzuregen und Blähungen vorzubeugen um den Körper zu entgiften und Blähungen zu beseitigen, hilft eine Abkochung aus Ingwerwurzel und Kreuzkümmel (Cumin). Erhitzen Sie dafür fünf Scheiben Ingwer und einen Teelöffel Kreuzkümmel in vier Tassen Wasser, und lassen Sie die Flüssigkeit so lange kochen, bis sie auf ein Viertel der Ursprungsmenge heruntergekocht ist. Trinken Sie diesen Sud vor dem Essen.
Hingvastaka enthält Asafoetida und lindert sowohl Blähungen als auch Verstopfung. Nehmen Sie Hingvastaka vor den Mahlzeiten zusammen mit etwas Ghee ein, um Agni anzuregen. Trikatu ist ideal zur Förderung der Verdauung allgemein, Triphala Guggulu und Chitrakadi Vati entschlacken und bauen Ama ab. Haritaki wirkt ebenfalls gegen Blähungen und Verstopfung.

Yoga

Empfohlene Übungen: Beinverschluß (2.8), Boot (2.8), Frosch (2.8) und Lendenwirbelsäulen-Entspannung gelten als gaslösende Stellungen und bringen in der Regel rasche Erleichterung. Kamel (2.7) und Liegende Haltung der Festigkeit (2.9) beseitigen das Völlegefühl nach reichhaltigen Mahlzeiten und lockern das Sonnengeflecht. Alle Asanas, welche die Verdauung anregen, lindern ebenfalls Blähungen optimal: Pflug (2.5), Fisch (2.5), Dreieckshaltung (2.6), Kobra (2.8), Heuschrecke (2.8), und Sonnengruß (2.11).

Durchfall

Durchfall entsteht im allgemeinen durch ein Übermaß an Pitta, aber auch durch eine schlechte Verdauung bei Vata-Dominanz. Er tritt oft zusammen mit Bauchkrämpfen, Flüssigkeitsverlust, Blähungen und Schwächegefühl auf. In akuten Fällen kann Durchfall von Fieber begleitet sein. Dann herrscht meist Pitta vor; vor allem, wenn der Durchfall gelb und übelriechend ist und ein brennendes Gefühl hinterläßt.
Vata-Durchfälle können zusammen mit Nervosität und psychischen Konflikten auftreten und mit anderen Vata-Symptomen wie Krämpfen und Blähungen einhergehen. Diese verursachen einen häufigen Stuhldrang, bei dem jedoch nur kleine Mengen ausgeschieden werden. Chronische Durchfälle dieser Art basieren oft auf einer Störung von Vata oder einer Kombination von Pitta- und Vata-Störung.
Kapha-Durchfälle sind eher selten und beinhalten Schleim. Die Stuhlmengen sind dann groß, der Stuhldrang nur sporadisch.

Selbsthilfe

Unterscheiden Sie akute Durchfälle, die auf Infektionen oder verdorbene, gebratene, fritierte oder Pitta erhöhende Speisen zurückzuführen sind, von chronischen Durchfällen.

Massage

Führen Sie keine Bauchmassage durch, wenn entzündliche Prozesse des Verdauungstrakts vorliegen. In diesem Fall können sanfte Ölmassagen mit kühlenden (Pitta) bzw. wärmenden (Vata und Kapha) Ölen hilfreich sein.
Parshvasandhi Marma reguliert das Ausscheidungssystem. Wesentlich ist auch die Harmonisierung von Pachaka Pitta: Nabhi, Apasthamba, Kurchashira und Indrabasti Marma sind hier wichtige Punkte. Kurchashira und Indrabasti Marma an Händen, Füßen, Armen und Beinen können auch unabhängig von einer Bauchmassage mit Akupressur behandelt werden, falls entzündliche Prozesse vorliegen. Ranjaka Pitta reguliert Leber, Galle, Blut und Bauchspeicheldrüse. Nabhi, Kurpara, Janu und Kukundara Marma harmonisieren Ranjaka Pitta und unterstützen den Entgiftungsprozeß des Körpers.
Auch Samana Vata ist in den meisten Fällen an Durchfallerkrankungen beteiligt. Die Massage von Nabhi, Apasthamba, Kurchashira, Kurpara und Indrabasti Marma bringt dann den Energiefluß wieder in Schwung. Bei durch Vata bedingten nervösen Durchfällen hilft die Akupressur von Kurchashira Marma. Auch Nabhi und Basti Marma werden sanft mit beruhigenden Ölen massiert.
Kledaka Kapha muß harmonisiert werden, wenn sich zuviel Schleim im Verdauungstrakt befindet: Nabhi, Apasthamba und Kurchashira Marma sind hier hilfreich.

Kräuter

Bei leichteren und chronischen Durchfällen hilft Lassi, die Darmflora zu regulieren. Lassi wird aus Joghurt und Wasser hergestellt: Vermengen Sie eine halbe Tasse Joghurt mit der gleichen oder doppelten Menge Wasser, und verquirlen Sie die Zutaten. Sie können das Lassi nach Belieben süßen oder mit Gewürzen anreichern.
Bei akuten Durchfällen kann der Darm zunächst mit Hilfe von Rizinusöl gereinigt werden. Bittere Kräuter helfen ebenfalls, den Organismus zu entgiften. Vidanga, Neem, Aloe Vera, Knoblauch und Ingwer beseitigen Parasiten im Körper. Auch Triphala Guggulu reinigt den Organismus. Muskatnuß gilt als gutes Hausmittel bei Durchfällen. Nehmen Sie davon eine kleine Menge ein, die etwa einem Centstück entspricht. Muskatnuß erhöht allerdings Pitta und sollte bei dessen Dominanz nur sparsam und eventuell zusammen mit Ghee oder Süßholz verabreicht werden.
Bei chronischen Durchfällen durch Vata-Überschuß hilft eine Kräutermischung aus Muskatnuß, Kardamom, Kamille, Süßholz und Pippali (falls nicht vorhanden, ersetzen Sie Pippali durch schwarzen Pfeffer). Bilva und Manjishta lindern Durchfall und Darmentzündungen bei Pitta-Dominanz. Wenn Kapha überwiegt, sollte eine Kapha und Ama reduzierende Diät eingehalten werden. Scharfe, Agni anregende Kräuter bringen dann Linderung. Optimal sind Trikatu, schwarzer Pfeffer oder Pippali.

Yoga

Die folgenden Asanas harmonisieren den Verdauungstrakt und helfen auch gegen Durchfälle und nervöse Verdauungsbeschwerden: Pflug (4.5), Brücke (4.7), Kamel (4.7), Kopf-Knie-Haltung (4.9), Liegende Haltung der Festigkeit (4.9), Yoga-Mudra (4.8) und Beinverschluß (4.8).

Sodbrennen

Sodbrennen wird durch eine Störung von Pachaka Pitta verursacht und entsteht meist durch falsche Ernährung. Insgesamt liegt ein zu hoher Säuregehalt im Organismus vor. Zu viele scharfe, saure, salzige und gebratene oder fritierte Speisen sowie ein Übermaß an Süßigkeiten und Gebäck führen zu allgemeiner Übersäuerung. Leber und Galle sind mit einer solchen Ernährung häufig überfordert; Geschwüre können die Folge sein.

Selbsthilfe

Eine Umstellung der Ernährung auf Pitta reduzierende und basische Nahrungsmittel ist notwendig, um Sodbrennen zu lindern. Auch auf alkoholische und koffeinhaltige Getränke sollte bei Neigung zu Sodbrennen verzichtet werden. Ghee und Milch neutralisieren Pitta, idealerweise wird den warmen Mahlzeiten ein Löffel Ghee beigegeben.

Massage

Regulieren Sie vor allem Pachaka Pitta. Nabhi, Apasthamba, Kurchashira und Indrabasti Marma können zu diesem Zweck mit Akupressur behandelt und massiert werden. Verwenden Sie kühlende Öle wie Kokosöl oder Chandanadi Taila. Sie können dem Basisöl auch Aromaöle wie Sandelholz oder Rose beigeben. Massieren Sie die Öle mit sanftem Druck in den Solarplexus ein, und behandeln Sie auch die anderen Marmas mit diesen Ölen. Stabilisieren Sie darüber hinaus Ranjaka Pitta durch die Massage von Kurpara, Janu und Kukundara Marma.

Kräuter

Kühlende, reinigende und bittere Kräuter lindern die Übersäuerung des Magens und stärken Leber und Galle. Aloe-Gel, Süßholz, Amalaki und Shatavari sind ideal. Kauen Sie auch viermal täglich Fenchelsamen, um den Magen zu beruhigen.

Yoga

Asanas, die den Verdauungstrakt harmonisieren, sind auch bei Sodbrennen empfehlenswert: Beinverschluß (4.8), Liegende Haltung der Festigkeit (4.9), Brücke (4.7), Kamel (4.7), Fisch (4.5) und Dreieckshaltung (4.6).

Störungen von Leber, Galle und Bauchspeicheldrüse

Wenn Leber, Galle oder Bauchspeicheldrüse Beschwerden bereiten, so liegt in der Regel eine Disharmonie von Pachaka und Ranjaka Pitta vor. Störungen der Leber sind eng verbunden mit im Blut gelösten Toxinen. Gelbsucht und starke Gelbfärbung von Augen, Stuhl und Urin können eine Lebererkrankung begleiten. Fettige, gebratene und fritierte Speisen, Alkohol, Kaffee und Süßigkeiten machen der Leber am meisten zu schaffen. Auch häufiger Ärger (wenn uns eine Laus über die Leber gelaufen ist) und Reizbarkeit schwächen die Leber.

In der Bauchspeicheldrüse, welche ebenfalls von Pitta reguliert wird, werden Enzyme gebildet, die in den Dünndarm abgegeben werden. Sie haben die Aufgabe, die Nahrungsbestandteile (Eiweiße, Kohlenhydrate und Fette) in kleinere Teilchen zu zerlegen. Auch

Samana Vata ist an der Bildung der Verdauungsenzyme beteiligt. Wenn diese Enzyme nicht ausreichend vorhanden sind, können Nährstoffe und vor allem Fett nur schwer verdaut werden. Im Dickdarm bilden sich dann Darmgase. Als Folge davon können nach dem Essen Völlegefühl, Blähungen, ein aufgetriebener Bauch und dünner Stuhl auftreten. Man spricht von einer Pankreasinsuffizienz. Da die Symptome vor allem nach fettreichen Mahlzeiten auftreten, werden sie oft mit Störungen der Leber verwechselt.

Selbsthilfe

Bei Beschwerden von Leber und Galle ist eine Ernährungsumstellung ratsam. Verzichten Sie auf Alkohol sowie auf fettige und ölige Speisen. Bitterstoffe in der Nahrung entlasten die Leber und reinigen das Blut. Ruccolasalat und Löwenzahn sowie andere bittere Salate und Gemüsesorten wie Mangold oder Rosenkohl sollten öfter auf dem Speiseplan stehen. Massagen, Kräuter und Yoga-Asanas tragen zur Linderung der Beschwerden bei. Leberwickel, die aus einem bitteren Kräuterabsud hergestellt werden, wirken ebenfalls lindernd. Plazieren Sie diese im unteren Bereich der rechten Rippen.
Richten Sie die Wahl der Massageöle und Kräuter nach den Unausgewogenheiten der Doshas. Auch hier können (neben Pitta) Vata oder Kapha an den Beschwerden beteiligt sein.

Massage

Führen Sie eine Bauchmassage durch, wie sie im Kapitel 2.15 beschrieben ist. Ideal sind kühlende, Pitta reduzierende Öle. Marmas, die Pachaka und Ranjaka Pitta harmonisieren, lösen Energieblockaden in der Leber. Kurpara Marma am rechten Ellbogen, Janu Marma am rechten Knie und Nabhi Marma bringen dann Linderung.
Bei einer Insuffizienz der Bauchspeicheldrüse hilft außerdem die Akupressur von Urvi und Apasthamba Marma. Wenn Vata an den Beschwerden beteiligt ist, regulieren auch Marmas zur Harmonisierung von Samana Vata den stagnierenden Ernergiefluß.
Wenn Sie eine Rückenmassage durchführen, sollten die folgenden Wirbel nach Fehlstellungen abgesucht werden: TH4 (Galle), TH5 (Leber) und TH8 (Galle und Bauchspeicheldrüse).

Kräuter

Nehmen Sie vor allem bittere Kräuter und Gewürze ein, um die Leber zu stärken:
Aloe-Vera-Gel, Amalaki, Chitraka, Manjishta, Neem, Brennessel und Löwenzahn sind optimal. Süßholz wirkt kühlend und reinigend und kann aufgrund seines süßen Geschmacks bei Pitta- oder Vata-Dominanz mit den bitteren Kräutern kombiniert werden. Triphala wird zur Darmreinigung eingenommen. Brahmi und Shatavari reduzieren emotionale Pitta-Zustände und stärken den Geist. Koriander reguliert die Galle, und Kurkuma reinigt das Blut.

Die Bildung von Verdauungsenzymen wird durch Haritaki und Chitrakadi Vati angeregt. Früchte wie Ananas, Papaya und Mango enthalten ebenfalls wichtige Enzyme und unterstützen bei eingeschränkter Funktion der Bauchspeicheldrüse die Verdauung.

Yoga

Alle Asanas, die die Bauchorgane aktivieren, sind hilfreich. Kobra (4.8), Pflug (4.5), Liegende Haltung der Festigkeit (4.9) und Kamel (4.7) sind optimal. Die Kopf-Knie-Haltung (4.9) in der Variation mit gegrätschten Beinen reguliert den Leber-Galle-Meridian.

Hämorrhoiden

Hämorrhoiden sind krampfaderartig erweiterte Blutgefäße am Ausgang des Enddarms und am After. Diese bilden kleine Polster, die die Ausscheidung von Stuhl erschweren. Falsche Ernährung, Verstopfung, langes Sitzen, Bewegungsmangel und Übergewicht sind die Hauptursachen für Hämorrhoiden. Sie weisen auch auf eine Schädigung des Muskelgewebes (Mamsa Vaha Srotas) hin und kommen bei Menschen vor, die auch unter Krampfadern leiden.

Vata-Hämorrhoiden entstehen durch Verstopfung und Trockenheit des Stuhls. Dadurch ist die Darmentleerung oft nur durch kräftiges Pressen möglich. Vata-Hämorrhoiden rufen meist sehr starke Schmerzen hervor, die mitunter bis in den Rücken und den Unterbauch ausstrahlen.

Pitta-Hämorrhoiden sind von Durchfällen und Brennen begleitet und können bluten oder eitern.

Kapha-Hämorrhoiden sind blaß und schleimig. Die Betroffenen finden auch Schleim im Stuhl und leiden unter anderen Kapha-Symptomen wie Übergewicht, Verstopfung und Trägheit.

Massage

Regulieren Sie die Verdauung, indem Sie bei einer Vata-Störung Apana Vata harmonisieren. Bei Pitta-Störungen wird Pachaka Pitta reguliert und bei Kapha-Störungen Kledaka Kapha. Führen Sie hierfür eine allgemeine Bauchmassage durch, und massieren Sie die entsprechenden Marmapunkte oder bearbeiten Sie sie mit Akupressur.

Alambusha Nadi reguliert die Ausscheidung sowie After und Enddarm. Guda ist daher der wichtigste Marmapunkt bei Hämorrhoiden. Regulieren Sie das Muskelsystem auch über Basti Marma. Parshvasandhi und Shankha Marma kontrollieren das Ausscheidungssystem und sind ebenfalls sehr hilfreich. Massieren Sie sanft das Steißbein und den unteren Rükkenbereich, um die Verdauung zu harmonisieren und Enddarm und Anus zu entspannen. Verwenden Sie Öle, die das dominante Dosha ausgleichen. Aromaöle, die Hämorrhoiden lindern, sind: Myrrhe (Vata, Pitta, Kapha), Sandelholz (Pitta) und Pfefferminze (Kapha).

Kräuter

Brahmi stärkt die Venen und baut ein geschwächtes Bindegewebe wieder auf; im Ayurveda wird Brahmi deshalb bei Krampfadern und Hämorrhoiden verwendet. Auch Triphala Guggulu oder Amalaki helfen bei Hämorrhoiden und können von allen Konstitutionen eingenommen werden. Für Kapha und Pitta ist Chitrakadi Vati zu empfehlen. Cayennepfeffer, schwarzer Pfeffer und getrockneter Ingwer sind gut für Vata und Kapha. Aloe-Gel, Kurkuma und Neem harmonisieren Pitta.
Bei Vata-Dominanz mit Verstopfung kann der After mit warmem Sesamöl eingerieben werden. Sie können auch vorsichtig einen Einlauf mit Sesamöl durchführen.

Yoga

Folgende Asanas sind ideal: Schulterstand (4.7), Kniesitz (4.4), Kopf-Knie-Haltung (4.9) und Kopfstand (4.10).

4. Störungen des Harnsystems

Erkrankungen von Nieren und Blase (Entzündungen, Ödeme, Nierensteine)

Der Harntrakt besteht aus Nieren, Harnleitern, Blase und Harnröhre und nimmt eine sehr bedeutende und lebenswichtige Stellung für den ganzen Organismus ein. Die Nieren haben die Aufgabe, das Blut zu filtern und die darin vorhandenen Toxine über den Urin auszuscheiden. Ist diese Funktion gestört, bleiben Toxine zurück, welche den Körper vergiften. Weitere Nebenprodukte (Malas), die über den Urin ausgeschieden werden, sind Wasser und Salze.
Nierenprobleme treten häufig im fortgeschrittenen Alter auf, weil dann Veränderungen in der Nierenstruktur die Fähigkeit, das Blut zu filtern, herabsetzen. Auch das Muskelgewebe um Nieren, Blase und Harnröhre kann im Alter seine Elastizität und Stärke verlieren. Urin kann dann nur noch in kleinen Mengen abgegeben werden, wodurch der in der Blase verbleibende Urin zu Entzündungen neigt. Auch Harninkontinenz ist möglicherweise die Folge, da der Blasenschließmuskel nicht mehr richtig kontrolliert werden kann.
Das Harnsystem wird von Apana Vata reguliert. Dennoch werden Beschwerden des Harntrakts durch Störungen aller drei Doshas verursacht. Wenn Pitta überwiegt, besteht die Gefahr, daß Nieren und Blase sich entzünden. Ödeme sind am häufigsten die Folge einer Kapha-Störung.

Folgende Symptome können den Doshas zugeordnet werden:

Vata

- häufiges oder unregelmäßiges und zum Teil erschwertes oder schmerzhaftes Wasserlassen; kleine Urinmengen, farbloser Urin
- Nierensteine, begleitet von stechenden und starken Schmerzen im Unterbauch sowie Koliken
- Vata-Ödeme treten zusammen mit trockener Haut sowie schwammigem Gewebe auf. Berührt man sie, hinterläßt das keine Druckstellen.
- Chronische Harnwegsinfekte können durch ein Übermaß an Vata entstehen und Schwierigkeiten beim Wasserlassen machen.
- Besonders Frauen leiden häufig unter einer Reizblase. Das Wasserlassen ist erschwert, oder es gehen beim Husten, Lachen oder Niesen kleine Mengen Harn ab. Bakterielle Erreger oder Keime sind jedoch nicht zu finden. Hormonumstellungen, vor allem während der Wechseljahre, Gebärmuttersenkungen und ein schwaches Bindegewebe sind als mögliche Ursachen in Betracht zu ziehen. In diesem Fall liegt eine Störung von Apana Vata vor.

Pitta

- häufiges Wasserlassen, große Urinmengen, Brennen beim Wasserlassen, dunkelgelber oder roter Urin
- Akute Blasen-, Nieren- und Nierenbeckenentzündungen sind auf ein Übermaß an Pitta zurückzuführen. Symptome sind: Fieber, Hitzegefühl, dunkelgelber oder roter bzw. blutiger Urin, Brennen beim Wasserlassen und Schmerzen.
- Pitta-Nierensteine sind scharfkantig und können mit blutigem oder eitrigem Urin, Fieber und Schmerzen oder Brennen einhergehen.
- Pitta verursacht brennende, gerötete Ödeme; häufig sind Schwellungen zu beobachten.

Kapha

- seltene und mäßige Mengen blassen oder milchigen Urins
- Ödeme kommen häufig im Zusammenhang mit Kapha-Störungen vor und können mit Übergewicht und anderen Kapha-Symptomen einhergehen. Dabei wird Wasser im Körper gespeichert und in den Geweben eingelagert. Die Schwellungen zeigen bei Berührung deutliche Druckstellen, die einige Zeit sichtbar bleiben.
- Harnwegsinfektionen werden bei Kapha-Dominanz durch Schleimansammlungen in den Nieren ausgelöst.
- Kapha-Nierensteine sind weich, glatt und bereiten keine großen Schmerzen.

Folgende Faktoren und Marmapunkte regulieren den Harntrakt:

1. Apana Vata (Nieren, Blase): Vitapa Marma, Basti Marma, Guda Marma
2. Mutra Vaha Srotas (Harnsystem, Nieren, Blase): Basti Marma, Nitamba Marma
3. Udaka Vaha Srotas (Wasserstoffwechsel und Bauchspeicheldrüse): Guda Marma, Ani Marma, Janu Marma
4. Pitta/Ranjaka Pitta: Nabhi Marma, Kukundara Marma
5. Kapha: Basti Marma, Nitamba Marma
6. Meda Vaha Srotas (Nieren, Fettkanäle): Gulpha Marma, Basti Marma, Nitamba Marma
7. Kuhu Nadi: Basti Marma
8. Sakral-Chakra: Kukundara Marma, Vitapa Marma
9. Wirbelsäule: TH10 (Nierenbeschwerden), TH11 (Nieren, Blase und Harnröhre), L3 (Blasenbeschwerden), L5 (Ödeme in den Beinen)

Selbsthilfe

Akute Entzündungen und Nierenbeschwerden bedürfen immer einer ärztlichen Behandlung. Bei entzündlichen Prozessen in den Nieren und der Blase dürfen diese Bereiche nicht massiert werden.

Ödeme sprechen sehr gut auf Massagen, Marmatherapie und Kräuterpräparate an. Klären Sie jedoch auch hier ärztlich ab, ob ernste Ursachen, wie zum Beispiel Herzschwäche oder Nierenversagen, vorliegen. Bei Nierensteinen kann vorsichtig massiert werden.

Ernährungsumstellung, Kräuterpräparate und Yoga-Asanas helfen neben Ölmassagen bei nichtakuten Nierenbeschwerden.
Vermeiden Sie die Unterdrückung des Harndrangs, und entleeren Sie die Blase umgehend, wenn Sie das Bedürfnis danach verspüren. Achten Sie darauf, weder zuviel noch zuwenig zu trinken, da beides zu Störungen des Harntrakts führen kann. Vor allem Menschen mit Kapha-Prakriti sollten nicht übermäßig viel trinken.

Massage

Führen Sie eine Bauch- und eine Rückenmassage durch, wie es in Kapitel 2.15 beschrieben wird. Mandelöl tonisiert die Nieren bei Vata-Dominanz. Pitta-Symptome werden durch Kokosöl, Ghee oder Chandanadi Taila gelindert. Bei Stauungen, Schwellungen und Ödemen aufgrund von Kapha-Dominanz hilft Senföl, dem entstauende und wasserreduzierende Aromaöle wie Petersilie, Ingwer, Karadamom oder Zedernöl beigegeben werden können.
Bei Blasenentzündungen werden die entsprechenden Marmas mit einigen Tropfen Aromaöl aus Sandelholz eingerieben und vorsichtig mit Akupressur behandelt. Vitapa, Basti, Guda, Nitamba und Kukundara Marma sind allgemein gut dafür geeignet, Probleme mit Nieren und Blase zu lindern. Wassereinlagerungen werden durch Ani, Janu und Urvi Marma gelöst. Es gibt Fälle, in denen durch die Massage des entsprechenden Fußreflexpunktes Nierensteine ausgeschieden wurden.
Bei Ödemen in den Beinen und Kapha-Dominanz wirkt Gulpha Marma entstauend. Wassereinlagerungen und ein schwammiges Gewebe oberhalb des Knies können vor allem über Ani und Janu Marma reguliert werden.
Suchen Sie gestaute Bereiche auch nach anderen, individuellen schmerzempfindlichen Energiepunkten ab, und massieren Sie diese vorsichtig, um Stauungen und Ödeme zu lösen. Fehlstellungen des 10. und 11. Brustwirbels können zu Nierenerkrankungen führen. Blasenbeschwerden stehen mit dem 3. Lendenwirbel in Verbindung. Ödeme in Füßen und Beinen werden über den 5. Lendenwirbel reguliert.

Kräuter

Starke, harntreibende Mittel werden im Ayurveda nicht empfohlen, da sie den Körper austrocknen und die Nieren schwächen. Gokshura und Gokshura Guggulu entwässern hingegen auf sanfte Weise. Der Harntrakt wird durch diese Präparate sowohl entgiftet als auch tonisiert. Gokshura Guggulu wirkt stärkend bei Nierenschwäche, lindert Entzündungen, Blaseninfektionen und Ödeme und reduziert Nierensteine. Gokshura kann bei allen Beschwerden des Harntrakts verwendet werden und eignet sich vor allem für Pitta. Bei Vata-Dominanz wird Gokshura mit anderen tonisierenden Kräutern wie Shatavari oder Bala kombiniert. Shilajit ist neben Gokshura eines der wichtigsten Nierenmittel und eignet sich für alle Konstitutionen. Bei Kapha-Dominanz empfiehlt sich die Kombination

von Shilajit mit Zimt und Petersilie. Ödeme, Nierensteine, Entzündungen und Blaseninfektionen werden auch durch einen Tee aus Maisbart gelindert, der mehrmals täglich getrunken wird.
Nierensteine behandelt man im Ayurveda durch Trinken von Frucht- und Gemüsesäften, weil die darin enthaltenen Säuren den Stein auflösen. Achten Sie jedoch darauf, keine zu sauren Fruchtsäfte zu wählen. Auch Shilajit und Gokshura führen zur Auflösung der Steine. Brahmi und Süßholz helfen bei Schmerzen im Harntrakt, die durch Entzündungen, Steine oder erschwertes Wasserlassen ausgelöst werden.

Yoga

Folgende Übungen stärken und harmonisieren Nieren und Blase: Pflug (4.5), Kamel (4.7), Heuschrecke (4.8) und Kobra (4.8). Die Kopf-Knie-Haltungen (4.9) öffnen den Nieren-Blasen-Meridian und helfen bei Beschwerden von Nieren und Blase sowie bei Blasenschwäche. Üben Sie die Vorbeuge mit geschlossenen sowie mit gegrätschten Beinen.

Diabetes

Diabetes ist eine Stoffwechselerkrankung, die von einer Fehlfunktion der Bauchspeicheldrüse und einem Ungleichgewicht des Blutzuckerspiegels geprägt ist. Diabetes erzeugt extremen Durst, was wiederum zur Ausscheidung großer, süßlich riechender Harnmengen führt.
Die ayurvedische Medizin kennt zwanzig verschiedene Formen von Diabetes, wobei vier durch eine Disharmonie von Vata entstehen, sechs durch Pitta und zehn durch Kapha. Diabetes wird durch eine Störung des Wasserhaushaltes verursacht und im Ayurveda deshalb zu den Beschwerden des Harntrakts gezählt. Die Krankheit wird auch mit einer Störung des Fettsystems (Meda Vaha Srotas) in Zusammenhang gebracht.
Zu den Ursachen gehören hauptsächlich Kapha vermehrende Faktoren, wie der Verzehr von süßen, salzigen, schweren, kalten und fettigen Nahrungsmitteln, und andere Kapha erhöhende Gewohnheiten. Zu diesen Gewohnheiten gehören zum Beispiel: übermäßiger Schlaf, Schlafen im Sitzen, Bewegungsarmut und sitzende Tätigkeiten. Ein Vata-Diabetes entwickelt sich oft aufgrund von Streß, Sorgen und Ängsten. Bei Pitta-Diabetes können, unter anderem, eine fettreiche Ernährung und Alkoholkonsum die Auslöser sein.

- *Kapha:* Kapha-Diabetes entwickelt sich dadurch, daß ein Übermaß an Kapha in den Körperkanälen überfließt und sich mit den Dhatus vermischt. Die Ursache ist meistens in Übergewicht und übermäßigem Verzehr von Kapha vermehrenden Nahrungsmitteln zu finden, da diese die Funktion der Bauchspeicheldrüse schwächen. Die Störung gelangt dann vom Magen in andere Gewebe. Betroffen sind vor allem das Fettgewebe

(Meda Dhatu), das Muskelgewebe (Mamsa Dhatu), das Plasmagewebe (Rasa Dhatu) und das Schweißsystem (Sweda Vaha Srotas). Die gestörten Dhatus sammeln sich schließlich im Harntrakt an.
Übergewicht, Ödeme, Müdigkeit, Antriebslosigkeit, ein süßer Geschmack im Mund und ein schnelles Wachstum von Haaren und Nägeln sind die Symptome eines Kapha-Diabetes.

- *Pitta:* Die Störung beginnt im Dünndarm und gelangt von hier aus in die Leber und die Bauchspeicheldrüse, wodurch schließlich eine Störung des Blutes entsteht. Wenn Fett-, Muskel- und Plasmagewebe bereits beeinträchtigt sind, können sich Disharmonien von Pitta und des Blutes in der Blase ansammeln und hier Beschwerden bereiten. Vor allem Pachaka und Ranjaka Pitta sind demnach an der Entstehung eines Pitta-Diabetes beteiligt.
  Brennen von Händen und Füßen, übermäßige Schweißabsonderung, Körpergeruch, Verlangen nach kühlen Dingen, großer Durst und Hunger, Bluthochdruck, Reizbarkeit, Fieber, Übersäuerung, Hautgeschwüre und Blutungen weisen auf einen Pitta-Diabetes hin.

- *Vata:* Diabetes entsteht im Dickdarm und bewegt sich von hier zur Bauchspeicheldrüse. Ojas, das Nervengewebe (Majja Dhatu) und das Lymphgewebe (Rasa Dhatu) werden dadurch gestört. Die geschwächten Dhatus (Rasa, Majja sowie Mamsa und Meda) werden von Vata in den Harntrakt getragen und schädigen die Blase.
  Vata-Diabetes ist von Trockenheit oder Austrocknung, Auszehrung, Schwäche, Schlaflosigkeit, Taubheitsgefühl in Händen und Füßen und einem hohen Blutzuckerspiegel begleitet.

Selbsthilfe

Diabetes sollte immer ärztlich behandelt werden. Ergänzend können ayurvedische Kräuter, Massagen und Yoga die Funktion der Bauchspeicheldrüse harmonisieren. Alle Energietypen müssen süße Nahrungsmittel und Fruchtsäfte weitestgehend meiden. Vor allem bei einer Anti-Vata-Diät sollte darauf geachtet werden, Zucker und süße Speisen durch kohlenhydratreiche Kost zu ersetzen.

Massage

Eine Bauchmassage, welche die Funktion von Bauchspeicheldrüse und Leber harmonisiert und Diabetes lindert, wird in Kapitel 2.15 beschrieben. Wichtig sind auch die Marmas, die denWasserstoffwechsel und die Bauchspeicheldrüse regulieren: Guda, Ani, Janu und Urvi Marma.
Weitere bedeutende Punkte sind Nabhi und Kurpara Marma. Gulpha und Nitamba Marma regulieren das Fettgewebe und helfen sowohl bei Über- als auch bei Untergewicht.

Indrabasti Marma reguliert die Bauchspeicheldrüse und Rasa Dhatu, deshalb stellt er für alle Doshas einen wichtigen Punkt zur Linderung von Diabetes dar.

Achtung!
Wenn Sie Insulin nehmen, können regelmäßige Massagen eine Dosisreduktion notwendig machen. Besprechen Sie dies mit dem behandelnden Arzt.

- *Kapha:* Bei Übergewicht und Kapha-Dominanz hilft die Akupressur von Gulpha und Nitamba Marma. Regulieren Sie Kledaka Kapha über Kurchashira und Apasthamba Marma.

- *Pitta:* Marmas, die Pachaka und Ranjaka Pitta harmonisieren, werden massiert oder mit Akupressur behandelt. Nabhi Marma ist neben den obengenannten Marmas auch hier der wichtigste Punkt.

- *Vata:* Regulieren Sie bei Vata-Dominanz auch Apana und Samana Vata. Basti, Guda, Vitapa, Apasthamba, Kurchashira und Kukundara Marma können dann ergänzend zu den zuvor aufgeführten Punkten massiert werden. Ölmassagen wirken allgemein stärkend und beruhigend auf Vata.

Kräuter

Shilajit ist ein wichtiges ayurvedisches Präparat, das von allen Doshas zur Linderung von Diabetes eingenommen werden kann. Bittere Kräuter wie Neem, Löwenzahn und Kurkuma senken den Blutzuckerspiegel und reinigen Leber, Pankreas und Blut bei Pitta- und Kapha-Dominanz. Kapha- und Pitta-Naturen verbessern durch den regelmäßigen Verzehr von frischem Löwenzahnsalat (vor allem im Frühjahr) die Diabetes-Symptome. Ersatzweise kann auch ein Tee aus Löwenzahn getrunken werden. Kurkuma, zusammen mit Aloe-Gel eingenommen, wird bei Pitta- und Kapha-Dominanz ebenfalls empfohlen.
Für Vata und Kapha eignet sich ein Tee aus Kalmus. Setzen Sie eine Tasse Wasser zusammen mit einem Teelöffel Kalmuswurzel über Nacht an. Diesen Tee können Sie, etwas erwärmt, schluckweise vor und nach jeder Mahlzeit trinken. Der tägliche Verzehr von Zwiebeln und Knoblauch senkt den Blutzuckerspiegel, wirkt tonisierend auf Vata und aktivierend auf Kapha. Pitta-Typen sollten Knoblauch jedoch nur in Maßen und zusammen mit Zucker einnehmen.
Ghee, vor allem Kalmus-Ghee, ist sehr gut bei Vata-Diabetes. Shilajit wird bei Vata-Dominanz mit tonisierenden Kräutern wie Ashwagandha oder Shatavari kombiniert. Auch Bala ist ideal, weil es alle Dhatus stärkt. Amalaki und Chyawanprash bauen geschädigtes Gewebe wieder auf und sind wichtige Rasayanas bei Vata-Diabetes.
Bei Kapha-Dominanz wird der Blutzuckerspiegel häufig bereits durch eine Gewichtsreduktion gesenkt oder normalisiert. Guggulu, Triphala Guggulu, scharfe Gewürze und Präparate wie Trikatu unterstützen den Fettabbau.

Yoga

Wenn Kapha dominiert und Übergewicht besteht, ist das tägliche Üben des Sonnengrußes (4.11) sehr empfehlenswert. Üben Sie den Zyklus zwölfmal. Später können Sie ihn sowohl morgens als auch abends durchführen. Weitere Asanas, die die Bauchspeicheldrüse und Leber regulieren, sind Pflug (4.5), Kamel (4.7), Kobra (4.8) und Heuschrecke (4.8).

5. Störungen der Fortpflanzungsorgane

Die meisten Erkrankungen der weiblichen Unterleibsorgane hängen mit einem hormonellen Ungleichgewicht und einer Disharmonie von Apana Vata zusammen. Entsprechend können sie durch die Wiederherstellung des Dosha-Gleichgewichts und der psychischen Ausgeglichenheit positiv beeinflußt werden. Finden Sie bei jeder Erkrankung heraus, welche Doshas, außer Apana Vata, gestört sind.

Folgende Faktoren und Marmas regulieren das Fortpflanzungssystem:

1. Apana Vata (reguliert Dickdarm, Eierstöcke, Gebärmutter, Blase, Nieren, Hoden, Prostata, Ausscheidung und Menstruation): Basti Marma, Guda Marma, Vitapa Marma, Talahridaya Marma, Lohitaksha Marma, Utkshepa Marma, Shankha Marma
2. Kuhu Nadi (kontrolliert das Fortpflanzungs- und Harnsystem): Basti Marma
3. Shukra Vaha Srotas (Fortpflanzungssystem): Guda Marma, Vitapa Marma, Gulpha Marma, Basti Marma
4. Artava Vaha Srotas (Menstruationssystem): Basti Marma, Guda Marma, Nabhi Marma, Katikataruna Marma, Kukundara Marma
5. Stanya Vaha Srotas (Muttermilchsystem): Hridya Marma, Stanamula Marma, Stanarohita Marma, Nitamba Marma
6. Shukra Dhatu (Fortpflanzungsgewebe)
7. Meda Dhatu (Fettgewebe)
8. Rasa Dhatu (Plasmagewebe): Indrabasti Marma
9. Wirbelsäule: TH12 (Eileiter), L3—L5 (Sexualorgane, Eierstöcke, Prostata, 2. Chakra), Kreuzbein (Unterleibsorgane)

Ein gesundes Plasmagewebe ist notwendig, um das Fortpflanzungsgewebe aufzubauen, außerdem gewährleistet es eine beschwerdefreie Menstruation. Im Fettgewebe sind die Sexualhormone gelagert, weshalb es für die Fruchtbarkeit ebenfalls eine wichtige Rolle spielt.

Je nach Beschwerdebild können jedoch auch noch andere Faktoren wichtig sein. Eine Blutarmut kann beispielsweise dazu führen, daß die Menstruation ausbleibt. In diesem Fall müssen dann auch Rakta Dhatu (Blutgewebe) und Ranjaka Pitta ausgeglichen werden. Ein schwaches Verdauungsfeuer sorgt für Verstopfung oder Nährstoffmangel, was sich wiederum störend auf die Fortpflanzungsorgane auswirkt. Hier helfen Marmas und Kräuter, die Agni anregen und Pachaka Pitta regulieren. Zuviel Kapha kann zu Stagnation im Stoffwechsel führen und dadurch ebenfalls ein hormonelles Ungleichgewicht entstehen lassen.

Betrachten Sie Ihre Beschwerden immer ganzheitlich, und beobachten Sie genau, mit welchen allgemeinen Dosha-Disharmonien Ihre Unterleibsbeschwerden einhergehen: Schmerzen vor und während der Menstruation sind meist auf eine Störung von Vata zurückzuführen. Entzündungen im Unterleib und starke Blutungen werden durch ein Übermaß an Ranjaka Pitta erzeugt. Für Zysten in den Brüsten kann möglicherweise Avalambaka Kapha verantwortlich gemacht werden. Eierstockzysten, Hefepilzinfektionen sowie Tumore und Myome in den Unterleibsorganen werden im allgemeinen durch Kledaka Kapha verursacht.

Menstruationsbeschwerden, hormonelle Störungen und Fruchtbarkeit

Zahlreiche Frauen leiden unter Menstruationsproblemen und unter dem Prämenstruellem Syndrom (PMS). Eine gestörte, ausbleibende oder zu spät einsetzende Regel hängt in vielen Fällen mit einer allgemeinen Unregelmäßigkeit in der Lebensführung zusammen. Zuviel Unruhe und Überaktivität bringen das sensible Vata-Dosha aus der Balance. Eine sehr schmerzhafte Monatsblutung (Dysmenorrhoe) hat ihre Ursache ebenfalls in einer Unausgeglichenheit von Vata.
Die Menstruation als solche ist Pitta zuzuordnen, und auch hormonelle Vorgänge werden von Pitta regiert. Wenn Ihre Blutung zu früh einsetzt, sehr stark ist oder wenn Sie an Zwischenblutungen leiden, liegt vermutlich eine Vermehrung von Pitta vor. Kapha-Frauen haben allgemein am wenigsten Probleme mit der Menstruation. Allerdings kann es bei Kapha-Dominanz zu starker Müdigkeit, Schwere, Wassereinlagerungen im Gewebe und zu Gewichtszunahme kommen. Häufig finden sich vor oder während der Regel Symptome aller drei Doshas. Dann muß zuerst Vata ausgeglichen werden, weil der Menstruationsfluß durch Apana Vata reguliert wird.

Folgende Beschwerden können – je nachdem welches Dosha überwiegt – vor oder während der Menstruation auftreten:

- *Vata:* Unterleibskrämpfe, starke Schmerzen, Blähungen, aufgetriebener Bauch, Verstopfung, Frieren, Ängstlichkeit, Weinen, Nervosität, Erschöpfung, Schlaflosigkeit, Rükkenschmerzen, Kopfschmerzen, leichte Blutung, verlängerte oder kurze Regel, dunkle Blutung, Schmierblutungen

- *Pitta:* Hitzegefühl, Durchfall, häufiger Stuhldrang, Reizbarkeit, Aggressivität, erhöhter Appetit, Heißhunger auf Süßes, unreine Haut, Kopfschmerzen oder Migräne, starke Blutung, häufige Blutung, Zwischenblutungen

- *Kapha:* Schweregefühl in den Brüsten, vergrößerte oder schmerzhafte Brüste, Gewichtszunahme, Übelkeit, Müdigkeit, allgemeine Schwere und Lethargie, Wassereinlagerungen im Körper, Hefepilzinfektionen, langsame Verdauung, blasser und schleimiger Menstruationsfluß

Eine weitere Ursache für PMS-Symptome liegt in einer Ansammlung von Ama im Organismus. Mit jeder Menstruationsblutung wird Ama ausgeschieden, wodurch Frauen ihren

Körper einmal monatlich auf natürliche Weise von Toxinen befreien. Ama wird durch schlechte Ernährung, Alkohol- und Koffeinkonsum, mangelhafte Verdauung, aber auch durch Streß und starke psychische Belastungen verursacht. Wenn eine große Menge an körperlichem oder geistigem Ama vorhanden ist, so kann sich dies durch starke Beschwerden vor der Menstruation äußern. Mit Einsetzen der Blutung verschwinden diese meist recht schnell wieder, da nun die Schlackenstoffe den Körper verlassen können.
Auch Rasa Dhatu ist für einen beschwerdefreien Menstruationsfluß von Bedeutung. Damit Rasa, der Gewebesaft, gebildet werden kann, sollten Sie für eine ausreichende Flüssigkeitszufuhr in der Zeit vor der Monatsblutung sorgen.
Unregelmäßigkeiten und Probleme mit der Menstruation sind auf hormonelle Unausgewogenheiten zurückzuführen, welche wiederum die Fruchtbarkeit beeinflussen. Vata-Frauen sind häufig untergewichtig, und ihr Fettgewebe ist dadurch ungenügend ausgebildet. Im Fettgewebe werden jedoch die weiblichen Sexualhormone gespeichert. Andererseits ist es möglich, daß auch ein Zuviel an Fettgewebe bei Kapha-Dominanz den weiblichen Hormonspiegel beeinträchtigt und zu PMS oder Unfruchtbarkeit führt. Auch ein Überschuß an männlichen Geschlechtshormonen bei Frauen kann zu Unfruchtbarkeit führen.

Amenorrhoe

Wenn Ihre Menstruation ganz ausbleibt, sollten Sie als Ursache die unterschiedlichsten Phänomene in Betracht ziehen: Blutarmut, starkes Unter- oder Übergewicht, Verzehr von kalten und Vata erhöhenden Speisen, Unterdrückung der natürlichen Bedürfnisse, psychischer Streß, traumatische Erlebnisse, exzessives Fasten, Vata erhöhende und unruhige Lebensführung, Schilddrüsenunterfunktion und Erkrankungen der Fortpflanzungsorgane. Klären Sie auch, ob eine Schwangerschaft vorliegt.

Oligomenorrhoe

Hierbei handelt es ich um einen Menstruationszyklus, der 35 Tage oder länger dauert. Häufig findet dabei kein oder ein verspäteter Eisprung statt. Auch die Oligomenorrhoe ist die Folge eines gestörten Apana Vata. Funktionsschwächen der Eierstöcke oder Follikelzysten können dann einen verlängerten Zyklus verursachen.

Menorrhagie

Eine verstärkte, zu früh einsetzende und eventuell länger dauernde Menstruation, bei der große Blutmengen verloren werden, kommt im Zusammenhang mit einer Pitta-Störung vor. Ranjaka Pitta ist in diesem Fall erhöht und kann neben der Menorrhagie auch Entzündungen der Fortpflanzungsorgane, Myome, Gebärmutterhalskrebs oder Gebärmutterpolypen begünstigen.

Selbsthilfe

Bei allen Beschwerden mit der Menstruation ist eine Umstellung der Lebensgewohnheiten notwendig. Vata muß während des ganzen Monats und speziell in der Zeit kurz vor und während der Menstruation besänftigt werden. Gönnen Sie sich mehr Ruhe und Entspannung, und essen Sie warme, süße und regelmäßige Mahlzeiten. Sorgen Sie für emotionale Ausgeglichenheit und eine ruhige, gleichmäßige Tagesroutine. Ölmassagen eignen sich wunderbar zur Harmonisierung von Vata. Ölwickel oder äußere Öleinläufe auf dem Unterleib harmonisieren die Fortpflanzungsorgane, lindern PMS und erhöhen die Fruchtbarkeit. Sorgen Sie auch für ausreichend Wärme, und führen Sie bei Bedarf Einläufe durch, um Verstopfung zu beseitigen. Regelmäßiges Praktizieren von Yoga trägt zudem dazu bei, das innere Gleichgewicht wiederherzustellen und den Hormonhaushalt auszugleichen. Es verbessert auch die Durchblutung und Entspannung der Fortpflanzungsorgane.

Massage

- *Vata/allgemein:* Um Vata zu beruhigen, massieren Sie regelmäßig den Bauch, den Rükken, die Füße und den Kopf. Ideal sind Ganzkörperölmassagen. Wenn Sie keine Möglichkeit haben, eine Massagetherapeutin aufzusuchen, dann massieren Sie zumindest täglich Ihren Unterleib und Ihre Füße. Verwenden Sie warmes Sesamöl, Maha-Narayana oder Narayana Taila. Gute Aromaöle für Vata sind Basilikum, Lavendel, Rose und Muskatellersalbei.

  Eine sanfte Bauchmassage, mit reichlich warmem Öl während der Menstruation ausgeführt, trägt dazu bei, eine zu leichte Blutung anzuregen. Gulpha Marma und der ganze Bereich um den Knöchel herum sind die wichtigste Zone am Fuß. Gulpha Marma lindert Beschwerden der Fortpflanzungsorgane und reguliert das Fettgewebe mit den weiblichen Sexualhormonen. Darüber hinaus stabilisiert er den Kreislauf. Kapha-bedingte Menstruationsstörungen, die mit Trägheit und Stagnation einhergehen, können ebenfalls über Gulpha Marma harmonisiert werden. Massieren Sie Gulpha Marma an der Fußaußenseite, um die Funktion der Eierstöcke zu regulieren. Bearbeiten Sie die Innenseite, um auf die Gebärmutter Einfluß zu nehmen.

  Massieren Sie den unteren Rückenbereich und das Gesäß, um Spannungen und Blokkaden im Becken zu lösen. Die Beckenspannung wird auch über Katikataruna Marma reguliert. Kukundara Marma ist ein wichtiger Punkt für Menstruationsstörungen aller Art. Er harmonisiert die Sexualhormone, die Menstruation und die Fruchtbarkeit und lindert darüber hinaus Blutarmut. Nitamba Marma reguliert das Fettgewebe und nimmt dabei ebenfalls Einfluß auf die Sexualhormone. Massieren Sie Nitamba Marma auch bei hormonell bedingten Kopfschmerzen. Parshvasandhi Marma harmonisiert das zweite Chakra und dadurch die Funktion von Eierstöcken und Keimdrüsen.

  Guda Marma wird am besten stimuliert, indem reichlich warmes Öl auf das Kreuzbein aufgetragen wird. Massieren Sie diesen Bereich mit weichen und kreisförmigen Bewegungen. Guda Marma reguliert die Nebennieren, die – wie die Eierstöcke – für die Ausschüttung der Sexualhormone zuständig sind. Des weiteren harmonisiert Guda Marma Apana Vata und das ganze Fortpflanzungssystem sowie die Menstruation und die Ausscheidung von Stuhl über den Dickdarm.

  Staphani Marma am Kopf gleicht die Funktion von Hypophyse und Hypothalamus aus

und nimmt damit direkten Einfluß auf die übergeordneten Hormonzentren. Shankha und Utkshepa Marma können am Kopf mit Akupressur behandelt werden, um Apana Vata zu regulieren, Verstopfung zu beheben und Streßzustände zu lindern. Adhipati am Scheitel harmonisiert das Nervensystem und erhöht Ojas.
Auch Vitapa Marma in der Leistengegend aktiviert Ojas und ist ein bedeutender Punkt für Fruchtbarkeit, Menstruation, Eierstöcke und Gebärmutter. Basti Marma zwischen Schambein und Nabel ist ebenfalls wichtig zur Erhöhung von Ojas. Er beeinflußt auf vielfältige Weise das Fortpflanzungssystem sowie das Fettgewebe und Kapha. Die Massage von Basti Marma im Uhrzeigersinn hat eine tonisierende Wirkung auf Vata und baut fehlendes Fettgewebe auf. Massieren Sie kräftig und gegen den Uhrzeigersinn, um Fettgewebe zu beseitigen. Massieren Sie Nabhi Marma, um Agni und den Stoffwechsel anzuregen und damit Verdauungsprobleme zu beseitigen.
Probleme mit Menstruation und Fruchtbarkeit können manchmal dadurch entstehen, daß die Sexualität vom Herzen abgespalten erlebt wird. Harmonisieren Sie in diesem Fall das Herz-Chakra über Hridaya Marma. Legen Sie eine Hand auf Hridaya Marma und die andere auf den Unterleib.
Entlang der Wirbelsäule können Blockaden des Kreuzbeines und des 3. bis 5. Lendenwirbels die Energieversorgung der Unterleibsorgane verhindern. Tasten Sie diesen Bereich deshalb nach Fehlstellungen der Wirbel ab, und üben Sie sanft in den Vertiefungen neben der Wirbelsäule Akupressur aus. Der 12. Brustwirbel steht in Verbindung mit den Eileitern. Wirbelblockaden können hier eine Empfängnis verhindern und müssen ebenfalls durch Akupressur gelöst werden.

- *Pitta:* Generell können Sie die obengenannten Marmapunkte auch bei Pitta- oder Kapha-Prakrti massieren. Bei starken Blutungen sollte während der Menstruation allerdings keine Bauchmassage durchgeführt und der untere Rückenbereich sollte auch ausgespart werden, weil die Blutung durch die Massage verstärkt werden kann.
Eine Fußmassage mit Ghee stoppt einen zu starken Menstruationsfluß. Die Fußmarmas eignen sich gut dafür, Pitta zu harmonisieren. Kurcha Marma ist der wichtigste Pitta-Punkt der Füße, und Kurchashira Marma reguliert Agni und die Verdauung. Ranjaka Pitta harmonisieren Sie über Nabhi, Kurpara und Kukundara Marma. Talahridaya Marma beseitigt Hitze.
Bei Migräne und Kopfschmerzen, die vor oder während der Regel auftreten, helfen die Lockerung des Beckens und die Massage von Nitamba Marma. Hridaya Marma am Brustkorb harmonisiert Sadhaka Pitta und lindert emotionale Ausnahmezustände, Reizbarkeit sowie Ungeduld.
Pitta-Beschwerden werden durch Aromaöle wie Kamille, Lavendel und Rose gelindert.

- *Kapha:* Wassereinlagerungen und ein träger Stoffwechsel lassen sich durch Urvi Marma an Oberschenkel und Oberarm sowie durch Gulpha und Basti Marma regulieren. Massieren Sie insgesamt kräftiger und mit weniger Öl, um Kapha anzuregen und Stauungen und Blockaden zu entfernen. Verwenden Sie Rosmarin- oder Basilikumöl, um die Marmas zu stimulieren.

Achtung!
Wenn Sie Medikamente einnehmen, welche Östrogene enthalten, wie es bei der Antibabypille oder bei Wechseljahrhormonen der Fall ist, kann dadurch die Thrombosegefahr erhöht werden. Massieren Sie deshalb nicht zu kräftig und tief, damit keine Hämatome (blauen Flecke) entstehen.

Kräuter

- *Vata/allgemein:* Ashwagandha wird im Ayurveda zum Ausgleich des Hormonhaushalts empfohlen, zur Regulierung der Menstruation und zur Erhöhung der Fruchtbarkeit. Es darf regelmäßig über einen Zeitraum bis zu einem Jahr eingenommen werden. Ashwagandha ist ein ausgezeichnetes Tonikum für Vata, wenn insgesamt Schwäche- oder Streßzustände vorliegen. Auch eine Kombination von Ashwagandha, Shatavari und Süßholz zeigt eine sehr gute Wirkung. Bei Vata/Pitta-Dominanz eignet sich Shatavari oder eine Mischung aus Shatavari und Süßholz.
  Triphala Guggulu hilft bei träger Verdauung und entgiftet den Körper. Shilajit gilt ebenfalls als fruchtbarkeitsförderndes Rasayana, welches Blutarmut und Fettleibigkeit beseitigt. Ein Teelöffel Aloe Vera mit einer Prise schwarzem Pfeffer oder Zimt hilft bei Krämpfen im Unterleib. Ashokarishta lindert generell Menstruationsbeschwerden, PMS und Menorrhagie.
  Shatavaryadi Churnam enthält Shatavari, Ashwagandha und Gokshura. Es dient als sanftes Aphrodisiakum und beseitigt Scheidentrockenheit und sexuelle Unlust. Es reguliert darüber hinaus den Hormonhaushalt und fördert die Fruchtbarkeit. Bei Frauen, die längere Zeit keinen Eisprung mehr hatten, setzte dieser nach einer mehrwöchigen Einnahme von Shatavaryadi Churnam wieder ein.

- *Pitta:* Bei ausgeprägten Pitta-Störungen sollte anstatt Ashwagandha lieber Shatavari in Kombination mit Süßholz (Madhuka) täglich eingenommen werden, um die Hormone zu regulieren und die Fruchtbarkeit zu erhöhen. Pitta-Frauen können Ihren Hormonhaushalt auch mit Aloe Vera ausgleichen. Brahmi wirkt kühlend auf das Nervensystem und hilft bei allgemeiner Pitta-Dominanz.
  Löwenzahn kühlt Pitta und entfernt Toxine aus dem Blut. Auch Manjishta hilft gegen Toxine und Hitze und wirkt blutungsstillend bei zu starker Menstruation. Ashokarishta besänftigt zu starke Monatsblutungen.

- *Kapha:* Kapha benötigt erhitzende und anregende Kräuter, um Stauungen aufzuheben. Ingwer, Zimt und Kalmus können hier Abhilfe schaffen. Guggulu oder Triphala Guggulu helfen, Ama langfristig zu reduzieren und die Verdauung zu regulieren.
  Wenn PMS und Probleme mit der Fruchtbarkeit auf starkem Übergewicht beruhen, wird Chitrakadi Vati empfohlen. Es entschlackt den Organismus und fördert den Abbau von Fettgewebe. Beenden Sie jedoch die Einnahme von Chitraka, falls Sie schwanger sind, da sonst ein Abort ausgelöst werden könnte. Bei Unfruchtbarkeit ist für Kapha am besten Shilajit geeignet.

Ernährung

Insgesamt sollte gerade bei Menstruationsbeschwerden auf eine möglichst natürliche Ernährung ohne Konservierungsstoffe geachtet werden, vermeiden Sie Tiefkühlkost und Konserven. Um die Fruchtbarkeit zu erhöhen, bevorzugen Sie sattvische Nahrungsmittel. Vata benötigt wärmende und tonisierende Speisen wie Ghee, Milchprodukte, Nüsse, Hülsenfrüchte und gelegentlich Fleisch. Auch Knoblauch hat eine stark tonisierende Wirkung auf Vata. Bittere und kühlende Nahrungsmittel sind gut dafür geeignet, das Blut zu reinigen. Vermeiden Sie in jedem Fall scharfe, gebratene, ölige und salzige Speisen.
Bei Kapha kann ein Zuviel an Fettgewebe und Ama die Fruchtbarkeit negativ beeinflussen. Stellen Sie Ihre Ernährung aus Kapha und Ama reduzierenden Nahrungsmitteln zusammen, und versuchen Sie, eventuell vorhandenes Übergewicht zu verringern.

Yoga

Folgende Yogaübungen helfen, die weiblichen Fortpflanzungsorgane zu aktivieren, den Beckenboden zu stärken und das Becken zu dehnen:
Froschsitz (4.4), halber und ganzer Lotussitz (4.4), Kuhmaul (4.5), Schulterstand (4.5), Pflug (4.5), Fisch (4.5), Katze (4.6), Rad (4.6), Dreieckshaltung (4.6), Brücke (4.7), Kamel (4.7), LWS-Entspannung (4.8), Frosch (4.8), Kobra (4.8), Heuschrecke (4.8), Kopf-Knie-Haltungen (4.9) und Liegende Haltung der Festigkeit (4.9)
Für die Regulierung des Hormonhaushalts eignen sich am besten: Rad, Kobra, Heuschrekke, Kopf-Knie-Haltungen und Dreifuß bzw. Kopfstand. Bei Menstruationskrämpfen helfen vor allem Lendenwirbelsäulenentspannung, Frosch und Kopf-Knie-Haltung. Während der Menstruation sollten jedoch keine Umkehrhaltungen ausgeführt werden!
Der Sonnengruß harmonisiert allgemein alle Drüsen und Organe und trägt dadurch zur Regulierung der Menstruation bei. Vor allem bei Kapha-Dominanz sollte der Sonnengruß täglich zwölfmal geübt werden.

Allgemeine Behandlung zur Erhöhung der Fruchtbarkeit

Ein regelmäßiger Menstruationszyklus und ein hohes Maß an Fruchtbarkeit werden vor allem durch eine große Menge an Ojas im Körper gewährleistet. Ojas sorgt für ein gutes Immunsystem und gibt dem Körper Stärke und Fruchtbarkeit. Kapha verfügt im allgemeinen über ein besseres Immunsystem und über mehr Ojas als Vata und Pitta. Um Menstruationsbeschwerden zu beheben und die Fruchtbarkeit zu erhöhen, sollten daher Vata und Pitta reduziert und Kapha gestärkt werden. Zur Tonisierung des Organismus kann es hilfreich sein, eine Zeitlang sexuelle Abstinenz zu üben. Durch sexuelle Aktivität geht die von Shukra Dhatu gebildete Flüssigkeit verloren, welche wiederum das Nervengewebe nährt und Ojas beinhaltet.
Zur Steigerung von Ojas und Fruchtbarkeit sind alle Kräuter hilfreich, die auch den Menstruationszyklus stabilisieren. Eine Kombination aus Ashwagandha, Shatavari und Gokshura stärkt die Beckenorgane und reinigt den Urogenitaltrakt. Guggulu reinigt alle Dhatus.

Bala stärkt Majja Dhatu, welches wiederum Shukra Dhatu aufbaut. Brahmi stabilisiert den Geist und hilft dabei, psychischen Streß zu regulieren. Shilajt versorgt den Organismus mit den notwendigen Mineralien, vor allem mit Eisen, und beugt Blutarmut vor.
Ölhaltige Vaginalspülungen mit tonisierenden und wärmenden Kräutern wie Ashwagandha, Shatavari oder Rosenblättern stärken ebenfalls Ojas und Fruchtbarkeit.
Führen Sie einen sattvischen Lebensstil, wählen Sie sattvische Nahrungsmittel, und suchen Sie vor allem Ruhe, Regelmäßigkeit in der Lebensführung und innere Ausgeglichenheit.

Ausfluss

Ausfluß kann harmlos sein und auf Streß oder leichte Veränderungen des Scheidenmilieus zurückgeführt werden. Dieser Ausfluß (Leukorrhoe) ist meist weißlich oder durchsichtig und macht keine weiteren Probleme. Wenn sich jedoch Brennen oder Juckreiz im Zusammenhang mit dem Ausfluß einstellen und wenn dieser seine Farbe oder seinen Geruch ändert, liegt mit Sicherheit eine Infektion vor, die durch Pilze, Bakterien oder Trichomonaden verursacht wurde. In diesem Fall ist es ratsam, einen Arzt aufzusuchen, weil vor allem bakterielle oder durch Chlamydien entstandene Infektionen in die Eileiter hinaufwandern und eine Unfruchtbarkeit bewirken können.
Infektionen durch Pilze sind häufig auf eine Kapha-Störung zurückzuführen. Sie entstehen durch zuviel Feuchtigkeit, durch den Verzehr von Zucker und süßen Nahrungsmitteln sowie durch die Einnahme von Antibiotika und der Pille. Ein Scheidenpilz äußert sich durch weißen, süßlich riechenden Ausfluß, welcher die Konsistenz von Joghurt oder Hüttenkäse haben kann.
Bakterielle Infektionen riechen sehr unangenehm und fischig und können mit starkem Brennen und Jucken einhergehen. Hier könnte eine Störung aller drei Doshas vorliegen. Pitta-Ausfluß ist gelblich, grünlich, übelriechend oder eitrig und eventuell blutig. Vata-Ausfluß ist dunkel und verursacht ein trockenes Gefühl und Schmerzen. Kapha-Ausfluß ist weiß, cremig, schleimig und meist geruchlos.
Häufig treten vaginale Infektionen verstärkt in der Zeit vor der Menstruation auf. Im Anschluß an die Monatsblutung können Sie Maßnahmen zur Selbsthilfe ergreifen, um eine gesunde Scheidenflora wiederzuerlangen und die Parasiten zu beseitigen. Wenn sich die Symptome innerhalb von zehn Tagen nicht gebessert haben, sollten Sie unbedingt einen Arzt aufzusuchen.

Selbsthilfe

- *Allgemein:* Ergreifen Sie allgemeine Maßnahmen zur Harmonisierung der Doshas. Führen Sie die Massagen und Yogaübungen durch, wie es im Abschnitt über die Menstruationsstörungen beschrieben wurde.

Innerlich eingenommen, hilft Ashokarishta bei Leukorrhoe, die nicht auf Infektionen zurückzuführen ist.
Stellen Sie einen Absud für Scheidenspülungen her, indem Sie die Kräuter für etwa 20 Minuten in einem halben Liter Wasser kochen. Vaginale Spülungen und Sitzbäder mit Triphala sind für alle Doshas ideal. Geben Sie auch etwas ätherisches Öl aus Teebaumharz oder Lavendel auf eine Slipeinlage. Die hier enthaltenen Stoffe helfen gegen Vaginalpilz und Bakterien.
Prinzipiell ist eine Stärkung der Scheidenflora ratsam. Führen Sie dafür über einen Zeitraum von mindestens 10 Tagen mehrmals täglich Joghurt mit rechtsdrehender Milchsäure in die Scheide ein. Bei starkem Ausfluß, der durch Pilze oder Bakterien verursacht wurde, können Sie geschälte ganze Knoblauchzehen in den Joghurt legen und diesen einige Stunden stehen lassen, damit er die im Knoblauch enthaltenen Substanzen aufnimmt. Knoblauch wirkt gegen Pilze, Bakterien sowie Viren und kann bei leichteren Infektionen zusammen mit Joghurt ausreichen, diese auszuheilen. Es ist auch möglich, eine Knoblauchzehe in eine Mullbinde einzuwickeln und diese wie einen Tampon in die Scheide einzuführen. Schneiden Sie die Zehe jedoch nicht ein, da dies die empfindlichen Schleimhäute reizen könnte.
In der Apotheke sind Scheidenzäpfchen erhältlich, die Milchsäurebakterien enthalten und wie Joghurt wirken. Andere rezeptfreie Zäpfchen enthalten den Wirkstoff Dequaliniumchlorid. Sie wirken desinfizierend und entfernen Mikroben wie Bakterien, Pilze und Trichomonaden. Durch die Anwendung ayurvedischer Empfehlungen in Kombination mit diesen Präparaten kann eine Behandlung mit Antibiotika oder Antimykotika möglicherweise umgangen werden.

- *Pitta:* Führen Sie Scheidenspülungen mit bitteren Kräutern wie Aloe Vera, Neemblättern, Kamille oder mit leberreinigenden Tees durch, um Pitta-Infektionen auszuheilen.
  Innerlich können bei Pitta-Ausfluß blutreinigende Kräuter wie Aloe-Gel, Manjishta oder Löwenzahn eingenommen werden.

- *Vata:* Bei starker Scheidentrockenheit durch Vata-Dominanz kann Senföl in die Scheide eingeführt werden. Ölhaltige Abkochungen mit Ashwagandha, Shatavari und Süßholz eignen sich für Scheidenspülungen, wenn die Schleimhäute beruhigt werden sollen. Zur innerlichen Anwendung wird im Ayurveda bei Vata-Ausfluß Shatavari und Ashwagandha empfohlen, beide stärken die Geschlechtsorgane und beugen der Austrocknung vor.

- *Kapha:* Bei Kapha-Dominanz kann die Scheide mit Abkochungen aus Ingwer oder Kalmus gespült werden.
  Wenn Kapha-Ausfluß oder ein Scheidenpilz vorliegen, sollte eine Zeit lang gänzlich auf Zucker und süße Nahrungsmittel verzichtet werden. Trikatu und Triphala Guggulu unterstützen hier die Entschlackung des Organismus.

Endometriose

Bei der Endometriose wird Gebärmutterschleimhaut nicht nur im Uterus, sondern auch außerhalb der Gebärmutter aufgebaut. Hier liegt eine Störung von Apana Vata vor. Apana fließt seiner Natur nach abwärts. Ist dieser Energiefluß gestört, so kann sich Apana aufwärts bewegen. Die Gebärmutterschleimhaut wird dann mit der Menstruation nicht ausgeschieden, sondern setzt sich in Bauchhöhle, Blase, Darm, Eileitern oder Eierstöcken fest. Hier beginnt sie, durch die hormonelle Veränderungen während der Menstruation, zu bluten. Die Folgen sind Entzündungen im Unterleib. Vernarbungen an Eierstöcken und Eileitern können dann zu Unfruchtbarkeit führen. Bei starken Gewebswucherungen ist eher an eine Kapha-Dominanz im Zusammenhang mit einer Störung von Apana Vata zu denken. Wenn entzündliche Prozesse im Vordergrund stehen, ist vor allem Ranjaka Pitta zusammen mit Apana Vata gestört.
Endometriose verursacht oft starke Schmerzen vor oder während der Menstruation sowie Schmerzen beim Geschlechtsverkehr oder während des Eisprungs. Sie führt auch zu einer starken oder unregelmäßigen Menstruation. Deshalb sollte, wenn diese Symptome vorliegen, immer eine gründliche gynäkologische Untersuchung erfolgen.

Selbsthilfe

Prinzipiell muß eine Endometriose ärztlich betreut und behandelt werden. Dennoch können Sie zur Heilung der Erkrankung beitragen, indem Sie Ihre Doshas harmonisieren, Ama reduzieren und sich um seelische Ausgeglichenheit und innere Stabilität bemühen.
Finden Sie heraus, welche Doshas primär gestört sind. Wichtig ist auch, daß Ama reduziert und eventuell vorhandene Verstopfungen beseitigt werden. Ölhaltige Einläufe können hier sehr hilfreich sein.
Ölmassagen helfen, die Psyche zu harmonisieren und Vata zu besänftigen. Entnehmen Sie die genauen Massagehinweise dem Abschnitt über Menstruationsbeschwerden. Massieren Sie auf eine beruhigende, Vata harmonisierende Weise, und massieren Sie alle dort angegebenen Marmas, welche die dominanten Doshas sowie das Fortpflanzungs- und Menstruationssystem ausgleichen.
Die regulierenden Kräuter können Sie ebenfalls, wie oben angegeben, einnehmen. Untersuchen Sie zuvor gründlich, ob vorwiegend Vata, Pitta oder Kapha ausgeglichen werden muß.
Alle Yogaübungen, welche die Unterleibsorgane harmonisieren, sind empfehlenswert. Achten Sie aber unbedingt darauf, während der Menstruation keine Umkehrhaltungen durchzuführen, da dadurch der Apana-Fluß zusätzlich gestört wird und die Endometriose verschlimmert werden kann.

Menopause

Die Menopause ist jene Zeit, während der sich ein Wechsel vollzieht von Pitta, das während der fruchtbaren Jahre vorherrscht, zu Vata, welches bei älteren Menschen allgemein dominiert. Entsprechend erleben viele Frauen in den Wechseljahren starke Vata- und Pitta-Zustände. Dennoch können, je nach Konstitution, alle drei Doshas aus der Balance geraten.
Wenn die Menstruation ausbleibt, fehlt dem weiblichen Organismus die Möglichkeit, Monat für Monat Ama auszuscheiden. Die Toxine verbleiben im Körper und sorgen für Unwohlsein und Unausgeglichenheit.
Wenn Vata dominiert, können Symptome wie Schlaflosigkeit, trockene Haut, Verstopfung, innere Unruhe, Nervosität, Ängstlichkeit und Depressionen entstehen. Pitta-Frauen leiden hingegen häufiger unter Hitzewallungen, Schweißausbrüchen, Hautproblemen, Reizbarkeit und Ärger. Kapha-Dominanz begünstigt Symptome wie Wassereinlagerungen, Gewichtszunahme, Lustlosigkeit und einen hohen Cholesterinspiegel.
Durch die hormonellen Veränderungen, die unter anderem im Fettgewebe (Meda Dhatu) stattfinden, wird auch das Knochengewebe (Asthi Dhatu) beeinflußt. Wenn die Doshas aus dem Gleichgewicht geraten, kann dies zu Osteoporose führen.

Selbsthilfe

Gönnen Sie sich Ruhe und Entspannung,und widmen Sie sich der Pflege Ihres Körpers. Milchprodukte, süße Speisen und Ghee tonisieren Vata. Allerdings kann es notwendig sein, zunächst eine Ama reduzierende Diät einzuhalten, um Toxine aus dem Organismus auszuleiten.
Aus ayurvedischer Sicht kann es sinnvoll sein, Kalziumpräparate einzunehmen, um Osteoporose vorzubeugen. Essen Sie genügend Nahrungsmittel, welche Asthi Dhatu stärken, z.B. Mandeln, Sesam, Brokkoli, Spargel, Karotten, Nüsse, Datteln und Feigen.

Massage

- *Vata/allgemein:* Ölmassagen helfen vor allem bei Vata- und Pitta-Zuständen und gleichen das Hormonsystem aus. Wählen Sie bei Vata-Dominanz Marmapunkte, die den vorherrschenden Symptomen entsprechen. Apana Vata reguliert Verstopfung, und Prana Vata harmonisiert die Psyche. Sie können sich auch hier nach den allgemeinen Massageempfehlungen für hormonelle Unausgewogenheiten richten. Sesamöl oder Mandelöl sind für Vata-Frauen am besten geeignet.
  Harmonisierende Aromaöle für Vata sind Fenchel, Lavendel, Zitrone, Rose und Salbei.

- *Pitta:* Wenn Pitta vorherrscht, sollte mit Kokosöl oder Ghee massiert werden. Chandanadi Taila ist ideal zur Besänftigung von Pitta und Hitze. Bei Hitzewallungen muß Bhrajaka Pitta harmonisiert werden. Folgende Marmas sind hierfür hilfreich: Nila, Manya, Talahridaya, Amsa und Katikataruna Marma. Das Schweißsystem (Sweda

Vaha Srotas) reguliert ebenfalls die Wärme der Haut. Brihati und Katikataruna Marma gelten hier als wichtige Marmapunkte.
Bei Reizbarkeit und Ärger helfen Marmas, die Sadhaka Pitta ausgleichen (Simanta, Adhipati und Hridaya Marma). Pitta harmonisierende Aromaöle bei Wechseljahrsbeschwerden sind Fenchel, Kamille, Orange und Rose.

- *Kapha:* Wenn Wassereinlagerungen, ein träger Stoffwechsel und Gewichtszunahme zum Hauptproblem werden, dann massieren Sie mit wenig Senföl. Geben Sie anregende Aromaöle, wie Neroli, Pinie, Salbei und Myrrhe in das Massageöl. Lindernde Marmas sind hier: Gulpha, Ani, Urvi, Basti, Apasthamba und Nitamba Marma.

Kräuter

Guggulu oder Triphala Guggulu unterstützen die Reinigung der Körperkanäle und helfen, den Organismus von Ama zu befreien. Brahmi stärkt die Nerven, und Chyawanprash kann als Rasayana über längere Zeit eingenommen werden.
Tonisierende Kräuter reduzieren Vata: Ashwagandha, Shatavari und Aloe-Gel harmonisieren das weibliche Fortpflanzungssystem und den Hormonhaushalt. Eine Milchabkochung mit diesen Kräutern wird vor allem bei Vata-Zuständen empfohlen.
Wenn Pitta vorherrscht, sind Shatavari, Süßholz, Aloe-Gel oder Safran-Milchabkochungen hilfreich. Häufig kommt es in den Wechseljahren aufgrund von hormonellen Umstellungen zu vermehrter Körperbehaarung. Süßholz senkt die männlichen Sexualhormone und kann hier Abhilfe schaffen. Ashwagandha kann hingegen den Testosteronspiegel und die Körperbehaarung bei Frauen leicht vermehren. Dann sollte vorzugsweise Shatavari eingenommen werden, welches Phyto-Östrogene enthält. Dies sind pflanzliche Stoffe, die im Organismus wie Östrogene wirken und gut verträglich sind.
Äußerlich angewandt, hilft der Saft des bitteren Schöllkrauts, das an vielen Straßenrändern wächst, gegen übermäßige Körperbehaarung.
Gegen Hitzewallungen hilft ein Tee aus je einem ½ TL Kurkuma, Koriander und Fenchelsamen.
Bei Kapha-Dominanz sind anregende und entstauende Kräuter sinnvoll. Hierfür eignen sich Guggulu, Triphala Guggulu, Trikatu, Myrrhe, Zimt und Cayennepfeffer. Auch Chitrakadi Vati hilft, Kapha zu reduzieren und den Fettstoffwechsel zu verbessern.

Yoga

Alle Asanas, die die Unterleibsorgane und Hormondrüsen aktivieren, sind auch bei Problemen in den Wechseljahren ideal.
Für den Ausgleich des Hormonhaushalts eignen sich am besten: Rad (4.7), Kobra (4.8), Schulterstand (4.5), Heuschrecke (4.8), Kopf-Knie-Haltungen (4.9) und Dreifuß bzw. Kopfstand (4.10).

Impotenz und Beschwerden der männlichen Fortpflanzungsorgane

Auch bei Beschwerden der männlichen Fortpflanzungsorgane liegt hauptsächlich eine Störung von Apana Vata vor. **Impotenz** kann durch Streß, psychische Probleme, konfliktreiche Beziehungen und allgemeine Müdigkeit und Schwäche verursacht werden. Auch Überarbeitung, sexuelle Überaktivität oder Übergewicht führen zu Impotenz und sexueller Lustlosigkeit.

Prostatabeschwerden treten am häufigsten im Vata-Alter auf und können ebenfalls auf ein gestörtes Apana Vata zurückgeführt werden. Dann sind sie hauptsächlich von Schwäche, Verstopfung und Kreuzschmerzen begleitet. In jüngeren Jahren kommt es hin und wieder zu einer Entzündung der Prostata. Sie beruht auf Pitta-Dominanz und geht mit Fieber, Schwitzen, Schwellungen, Hautausschlägen und gelbem oder rotem Urin einher. Wenn Kapha überwiegt, können Übergewicht und Ödeme auftreten.

Bei **Sterilität** ist Shukra Dhatu gestört. Dann wird zuwenig oder qualitativ unzureichender Samen gebildet, was eine Befruchtung erschwert oder verhindert.

Selbsthilfe

Klären Sie alle Symptome immer ärztlich ab. Bei sexueller Unlust und Impotenz liegen jedoch oft keine organischen Ursachen vor. Betrachten Sie ehrlich Ihre Beziehung, Ihre Lebensumstände und eventuelle Ängste oder Stressoren, um diese Bereiche verändern und Konflikte lösen zu können. Halten Sie bei Impotenz und Sterilität eine Zeit der sexuellen Abstinenz ein, um Vata zu reduzieren und die Samenqualität zu erhöhen. Behandeln Sie vorrangig das gestörte Dosha, indem Sie Ihre Ernährung umstellen, Streß reduzieren und für psychische Ausgeglichenheit sorgen.

Tonisierende Nahrungsmittel wie Ghee, Milchprodukte, Nüsse, Fleisch, Zwiebeln und Knoblauch stärken den Samen, während bittere, scharfe und herbe Speisen den Samen schwächen.

Ölmassagen wirken entspannend auf den gesamten Organismus und können die sexuelle Lust anregen, falls sie von der Partnerin ausgeführt werden. Rasayanas und tonisierende Kräuter geben allgemeine und sexuelle Stärke als auch Vitalität und wirken als sanftes Aphrodisiakum.

Yoga entspannt, baut Streß ab, löst Energieblockaden und stärkt den Organismus.

Massage

Zur Harmonisierung des männlichen Fortpflanzungssystems können – ähnlich wie bei den gynäkologischen Störungen – vorrangig Marmas massiert werden, die Apana Vata und das Fortpflanzungssystem (Shukra Vaha Srotas) ausgleichen. Vitapa Marma ist ein wichtiger Punkt bei Impotenz: Mandel- oder Sesamöl wirken hier tonisierend, und die Massage des Punktes kann durch Aromaöle wie Muskatnuß oder Nelke unterstützt werden. Guda,

Basti, Parshvasandhi und Kukundara Marma erhöhen die Fruchtbarkeit sowie Ojas und regulieren die Hoden als auch die Sexualhormone. Eine Kopfmassage wirkt entspannend, stärkt und beruhigt den Geist. Tonisierende Öle wie Maha-Narayana Taila, Narayana Taila, Bala Taila oder Ashwagandha Taila sind hilfreich bei Schwäche, Sterilität und Vata-Dominanz. Ideale Aromaöl sind: Zeder (Vata und Kapha), Zimt (Vata und Kapha), Jasmin (Vata und Pitta), Rose (Vata und Pitta), Sandelholz (Pitta) und Ylang-Ylang (Vata und Pitta).
Impotenz kann durch eine Fehlstellung des 3. Lendenwirbels entstehen. Lockern Sie diesen Bereich, um regulierend auf Hoden und Fruchtbarkeit einzuwirken. Der 4. Lendenwirbel steht in Verbindung mit Prostatabeschwerden.

Kräuter

Wählen Sie Rasayanas gemäß dem dominanten Dosha aus. Ashwagandha verbessert die Qualität der Spermien und gilt als wichtigstes Tonikum für die männlichen Fortpflanzungsorgane, vor allem bei Vata-Dominanz. Bala ist ebenfalls für Vata gut geeignet, stärkt alle Dhatus und reguliert den Testosteronspiegel. Zusammen mit Milch wirkt es als gutes Aphrodisiakum. Shatavari, welches Vata und Pitta reduziert, harmonisiert sowohl das Nervensystem als auch den Hormonhaushalt und stärkt die Samenbildung und Shukra Dhatu. Hilfreiche Mittel bei Impotenz und Prostatabeschwerden sind Shilajit und Gokshura. Gokshura wirkt vor allem harmonisierend auf Pitta. Shatavaryadi Churnam ist ein Pulver, welches aus Shatavari, Ashwagandha sowie Gokshura besteht und ein wichtiges Aphrodisiakum für Männer und Frauen darstellt.
Bei Kapha-Dominanz ist vor allem Shilajit empfehlenswert. Darüber hinaus sollten entstauende und reinigende Präparate wie Triphala Guggulu, Guggulu, Trikatu sowie wärmende Kräuter wie Zimt und Ingwer bevorzugt werden.
Von einer Kräutermischung aus je vier Teilen Ashwagandhapulver, 2 Teilen Shilajitpulver und einem Teil Gokshurapulver können Sie zweimal täglich 3–6 Gramm mit Milch einnehmen.
Trinken Sie zweimal täglich 100 ml Milch, welcher Sie 1 TL Brahmi Ghrita (Brahmi Ghee) und eine Prise Pippalipulver hinzufügen, um die männlichen Sexualorgane zu tonisieren. Muskatnuß mit Milch hilft bei vorzeitigem Samenerguß. Safran fördert die Spermienbildung.

Yoga

Folgende Übungen stärken die männlichen Fortpflanzungsorgane und lösen energetische Blockaden: Schulterstand (4.5), Pflug (4.5), Beinverschluß (4.8), Heuschrecke (4.8), Baum (4.10) und Kopfstand oder Dreifuß (4.10).
Der Zehenstand (schwierige Variante, 2.10) hat eine vielfache Wirkung auf das männliche Genitalsystem. Diese Übung wurde einst von Männern geübt, die im Zölibat lebten. Sie hilft bei nächtlichen Samenergüssen und Impotenz.

6. Erkrankungen von Herz, Kreislauf und Blut

Nach ayurvedischer Sicht stellt das Herz den Sitz des Bewußtseins dar, von welchem aus Körper und Seele kontrolliert werden. Ojas, Prana und Atman, wie im Ayurveda unser wirkliches, göttliches Selbst genannt wird, befinden sich im Herzen und haben hier ihren Ursprung. Erkrankungen des Herzens stehen daher immer auch mit seelischen Aspekten, tiefen Gefühlen und dem Bewußtsein in Verbindung. Vor allen in westlichen Ländern nimmt die Zahl von Herzinfarkten und anderen Krankheiten des Herzens immer mehr zu. Dies ist darauf zurückzuführen, daß ein allgegenwärtiger beruflicher und sozialer Leistungsdruck keinen Raum läßt für die wahren Bedürfnisse des Menschen und für eine spirituelle Selbstentfaltung. Herzbeschwerden kommen von einer seelischen Unterernährung, die in den materiell orientierten Ländern oft vorherrscht. Auch andere Faktoren des westlichen Lebensstils begünstigen Herzerkrankungen: Fastfood, das vornehmlich aus fettigen, salzigen, süßen oder gebratenen Speisen besteht, Übergewicht, mangelnde körperliche Bewegung, ständige Termine und fehlende Zeiten der Entspannung erhöhen den Blutdruck und das Herzinfarktrisiko. Andere Ursachen für Erkrankungen des Herzens sind in angeborenen Herzfehlern, Verletzungen des Gewebes oder in Entzündungen, die auf Infektionen oder rheumatischem Fieber beruhen, zu suchen.

Negative und unterdrückte Emotionen, Beziehungsprobleme und ein Mangel an familiärem Rückhalt in unserer Single-Gesellschaft zehren ebenfalls an der Gesundheit des Herzens. Das Herz-Chakra steht für den ungehinderten Fluß und Austausch von Liebe. Wenn Liebe nicht freien Herzens gegeben und empfangen wird, gerät dieses Chakra aus der Balance.

Der Herzmuskel wird durch die Herzkranzgefäße genährt und mit Sauerstoff versorgt. Wenn die Arterien durch Ablagerungen von Fett verengt sind (Pitta, Kapha) oder durch Verhärtungen in ihrer Beweglichkeit eingeschränkt werden (Vata), ist eine ausreichende Nährstoffversorgung des Herzens nicht mehr gewährleistet. Gleichzeitig muß das Herz eine größere Pumpleistung erbringen, um den Blutkreislauf aufrechtzuerhalten.

Dickes, zähes Blut, welches zu Thrombosebildung neigt, entsteht durch fettreiche Ernährung und mangelnde Bewegung. Wenn die Gefäße, die das Herz nähren, durch ein Blutgerinnsel völlig verstopfen, entsteht ein Herzinfarkt.

Folgende Faktoren und Marmas regulieren das Herz-Kreislaufsystem und das Blut:

1. Vyana Vata (Kreislauf, Herz): Hridaya Marma, Brihati Marma, Amsaphalaka Marma, Talahridaya Marma, Kshipra Marma, Manibandha Marma, Gulpha Marma, Lohitaksha Marma, Kakshadara Marma, Stanamula Marma, Stanarohita Marma
2. Prana Vata (Herz): Adhipati Marma, Sthapani Marma, Phana Marma, Vidhura Marma, Kshipra Marma, Talahridaya Marma

3. Sadhaka Pitta (Herz): Hridaya Marma
4. Avalambaka Kapha (Schmierung des Herzens): Hridaya Marma, Stanamula Marma, Kshipra Marma, Talahridaya Marma
5. Rasa Vaha Srotas (Blutplasma, Lymphe, Herz): Hridaya Marma, Indrabasti Marma, Urvi Marma, Lohitaksha Marma, Kukundara Marma, Nitamba Marma, Brihati Marma, Manya Marma, Simanta Marma
6. Rakta Vaha Srotas (Blutgefäße, Blutzirkulation, Herz): Hridaya Marma, Kurpara Marma, Lohitaksha Marma, Nabhi Marma, Kukundara Marma, Manya Marma, Sira Matrika Marma, Simanta Marma
7. Rasa Dhatu und Rakta Dhatu (Plasma- und Blutgewebe): Indrabasti Marma, Kukundara Marma
8. Ranjaka Pitta (Blut): Kurpara Marma, Janu Marma, Nabhi Marma, Kukundara Marma
9. Herz-Chakra: Hridaya Marma
10. Varuna Nadi: Hridaya Marma
11. Wirbelsäule: C1 (Bluthochdruck), TH2 (Herz), TH5 (Blut, Durchblutung), TH7 (Blutdruckschwankungen), L5 (Durchblutungsstörungen der Beine)
12. Rasa Dhatu und Rakta Dhatu: Indrabasti Marma, Kukundara Marma

Herzbeschwerden, Arteriosklerose, Hypotonie und Hypertonie

Herzbeschwerden können von allen drei Doshas verursacht werden. Vyana Vata steuert den Kreislauf, die Herzbewegung und die Erregungsleitung des Herzens. Sadhaka Pitta reguliert das emotionale Herz und die Gefühle. Avalambaka Kapha ist für die Schmierung des Herzens und für die Muskelmasse verantwortlich.

- *Vata:* Vata herrscht vor allem im Alter vor und trocknet die Gefäße aus, welche dadurch verhärten: Arteriosklerose entsteht. Vata-Herzbeschwerden sind von akuten, stechenden, wechselnden Schmerzen und großer Angst begleitet. Viele ältere Menschen erleben bei uns Zustände der Einsamkeit und Isolation, was Vata weiter erhöht und Herzbeschwerden begünstigt. Herzrhythmusstörungen kommen ebenfalls hauptsächlich im Zusammenhang mit einem Übermaß an Vata vor. Die Herzneurose ist psychisch bedingt und kann zu Herzschmerzen zusammen mit akuter Todesangst führen. Vata hat einen sich ständig ändernden Blutdruck, neigt jedoch seiner Natur nach eher zu Hypotonie und Durchblutungsstörungen. Sorgen, Ängste und Nervosität können den Blutdruck einer Vata-Person jedoch plötzlich ansteigen lassen.

- *Pitta:* Wenn Pitta dominiert, gehen Herzbeschwerden mit starkem Durst, Hitzegefühl, geröteter Haut und brennenden Schmerzen einher. Der cholerische, ehrgeizige und

ständig unter Termindruck stehende Manager oder Workaholic, der tagelang, kaffeetrinkend und rauchend, pausenlos durcharbeitet und dann einen Herzinfarkt erleidet, ist das typische Beispiel einer entgleisten Pitta-Persönlichkeit.
Der Blutdruck einer Pitta-Person steigt durch ständigen inneren Druck, Ärger und eine fettreiche Ernährung an. Da Pitta zu Störungen der Leber und des Fettstoffwechsels neigt, kann ein Übermaß an Fett nicht verdaut werden und setzt sich in den Blutgefäßen ab: Arteriosklerose entsteht.
Entzündungen des Herzbeutels oder der Herzklappen sind ebenfalls auf ein Übermaß an Pitta zurückzuführen.

- *Kapha:* Bei Kapha-Dominanz sorgen Fettleibigkeit, Bewegungsmangel, fettreiche Ernährung und ein hoher Cholesterinspiegel für Arteriosklerose und Krankheiten des Herzens. Kapha-Herzbeschwerden verursachen nur leichte Schmerzen, Übelkeit und Erbrechen. Bluthochdruck kommt bei Kapha-Personen durch Übergewicht zustande und kann von Wassereinlagerungen und Müdigkeit begleitet sein.

Hypotnie

Niedriger Blutdruck und eine schlechte Durchblutung haben in den meisten Fällen eine Vata-Störung zur Ursache. In diesem Fall arbeitet auch die Verdauung nicht einwandfrei, und die betroffenen Menschen leiden unter einem allgemeinen Schwächegefühl und Blutarmut. Bei Kapha-Dominanz können Schleimansammlungen in den Srotas einen niedrigen Blutdruck verursachen. Es besteht ein genereller Zustand der Stagnation, und alle Stoffwechselvorgänge sind verlangsamt. Pitta neigt eher zu hohem Blutdruck. Wenn jedoch Leber oder Milz geschädigt sind und eine Blutarmut besteht, kann auch bei Pitta-Dominanz eine Hypotonie vorkommen.

Selbsthilfe

Durch ausreichende Bewegung, Ölmassagen, eine typgerechte Ernährung und regelmäßiges Praktizieren von Yoga können Sie Beschwerden von Herz und Kreislauf vorbeugen. Achten Sie auf die Bedürfnisse Ihres Herzens, und bemühen Sie sich um eine »Entschleunigung« Ihrer Tagesroutine. Gönnen Sie sich täglich Ruhepausen, und nehmen Sie die Dinge weniger ernst. Üben Sie Gelassenheit, und bringen Sie sich in Harmonie mit allen Bereichen Ihres Lebens. Beziehungen, Arbeit und soziale Kontakte sollten eine Quelle der Freude und Kreativität sein, anstatt Sie zu erschöpfen.
Ayurvedische Präparate und verschiedene Kräuter tonisieren und stärken das physische und psychische Herz.

Massage

Führen Sie bei Herzbeschwerden eine Bauch- und Brustkorbmassage durch. Kreislaufbeschwerden und schlechte Durchblutung sollten mit einer Ganzkörpermassage (Kapitel 2.18) behandelt werden, die auch als Selbstmassage durchgeführt werden kann.

Verwenden Sie Massageöle, welche die Doshas ausgleichen. Narayana Taila beruhigt Vata und regt die Durchblutung an. Sesamöl ist ebenfalls gut für Vata. Kokosöl beruhigt Pitta, und Senföl aktiviert Kapha. Um Pitta zu reduzieren, können Aromaöle wie Sandelholz oder Rose dem Basisöl beigegeben werden. Die Durchblutung wird durch wärmende, anregende Öle wie Zimt und Ingwer verbessert. Dies gilt vor allem für Kapha und Vata. Karpuradi Taila ist ein ayurvedisches Öl, das alle Doshas harmonisiert und Durchblutungsstörungen beseitigt. Aromaöle, die einen zu niedrigen Blutdruck harmonisieren, sind: Zimt (Vata und Kapha), Pfefferminze (Kapha), Rosmarin (Kapha) und Salbei (Vata und Kapha). Ein zu hoher Blutdruck wird durch Lavendel (Vata und Pitta), Zitrone (Vata und Kapha) und Orange (Pitta) besänftigt.

Hridaya Marma ist für alle Doshas der wichtigste Marmapunkt zur Regulierung von Herz und Kreislauf. Weiche, fließende, kreisende, sattvische Bewegungen der Handflächen beruhigen Pitta und Vata. Leichte Akupressur mit wenig Druck löst negative emotionale Prägungen und reduziert Streß. Auch ein lokaler äußerer Öleinlauf auf Hridaya Marma ist empfehlenswert. Er reduziert Streßzustände und Nervosität, lindert Herzrhythmusstörungen und senkt den Blutdruck.

Herzbeschwerden und Durchblutungsstörungen können durch Akupressur von Kshipra, Talahridaya und Gulpha Marma gelindert werden. Der Blutfluß vom Herzen in den Kopf wird von Sira Matrika Marma kontrolliert. Apalapa Marma verbessert die Blutzirkulation in den Armen. Lohitaksha, Talahridaya, Gulpha und Janu Marma regulieren die Durchblutung der Beine.

Andere wichtige Marmas bei Herzbeschwerden sind: Stanamula, Stanarohita, Kakshadara, Nabhi, Amsaphalaka und Brihati Marma.

Sthapani Marma harmonisiert körperliche, mentale und emotionale Streßzustände. Adhipati Marma kontrolliert die Emotionen und stellt die Verbindung zu unserem inneren Selbst und der göttlichen Quelle her.

Herzschmerzen müssen nicht immer organische Ursachen haben. Häufig sind Verspannungen der Rückenmuskulatur und Verschiebungen verschiedener Wirbel für Beschwerden im Bereich des Herzens verantwortlich. Aber auch bei organischen Ursachen können Fehlstellungen der Wirbelsäule vorhanden sein. Der erste Halswirbel steht mit Bluthochdruck in Verbindung. Eine Fehlstellung des zweiten Brustwirbels kann mit Herzbeschwerden und Herzrhythmusstörungen zusammenhängen. Der 5. Brustwirbel beeinflußt die Durchblutung und kann bei Fehlstellung einen niedrigen oder hohen Blutdruck verursachen. Auch der 7. Brustwirbel kann zu Blutdruckschwankungen führen, und der 10. Brustwirbel begünstigt Arterienverkalkung. Durch Verschiebungen des 5. Lendenwirbels entstehen des öfteren Durchblutungsstörungen der Beine.

Achtung!
Die verschiedenen Herzmedikamente können die Wirkung der Massage verstärken oder anderweitig beeinflussen. Betablocker, welche bei Bluthochdruck, Angina pectoris und Herzrhythmusstörungen verordnet werden, intensivieren möglicherweise die blutdrucksenkende Wirkung der Massage, was zu kurzfristigem Schwindel beim Aufrichten aus der Liegeposition führen kann. Dasselbe gilt für Diuretika, die zur vermehrten Ausscheidung von Wasser und Natrium über die Nieren führen und dadurch den Blutdruck senken. Gegebenenfalls kann bei regelmäßigen Massagen eine Dosisreduktion notwendig sein. Dies muß unbedingt mit dem behandelnden Arzt abgesprochen werden.
Herzglykoside (z.B. »Digitalis«) werden bei chronischer Herzinsuffizienz und Herzrhythmusstörungen verordnet. Auch hier ist es möglich, daß regelmäßige Massagen eine Dosisreduktion notwendig machen. Die Herzfrequenz wird durch die entspannende Wirkung der Massage gesenkt. Diese darf jedoch nicht unter 50 Schläge pro Minute absinken. Überprüfen Sie gegebenenfalls den Puls der massierten Person, indem Sie eine Minute lang die Pulsschläge zählen.
Bei der Einnahme von Medikamenten, welche die Blutgerinnung hemmen, um Thrombosen vorzubeugen (z.B. Heparine, »Marcumar«), darf nicht zu tief und kräftig massiert werden. Die Bildung von Hämatomen (blauen Flecken) sollte vermieden werden.

Kräuter

Arjuna ist ein wichtiges ayurvedisches Herztonikum, welches von allen Doshas vorbeugend und bei bereits vorhandenen Herzbeschwerden eingenommen werden kann. Es stärkt und harmonisiert das körperliche sowie das emotionale Herz und hilft bei Traurigkeit, nach Traumata und bei psychischem Streß. Der Herzmuskel und die Herzkranzgefäße werden durch Arjuna gestärkt, und Blutdruck und Cholesterinspiegel werden gesenkt. Bei Vata-Dominanz wird Arjunapulver am besten zusammen mit Ghee verabreicht, bei Pitta-Beschwerden mit Milch und bei Kapha-Dominanz mit Honig und einer Prise Pippali. Arjunarishta ist ein flüssiges Tonikum, welches aus Arjuna gewonnen und bei Herzschwäche und Herzrhythmusstörungen eingesetzt wird. 6 TL werden, mit derselben Menge Wasser verdünnt, zweimal täglich nach den Mahlzeiten eingenommen. Ingwer sollte täglich frisch gegessen oder als Tee getrunken werden, um Herzinfarkten vorzubeugen. Chyawanprash ist ein nervenstärkendes Rasayana, das nervöse Herzbeschwerden lindern kann und in Streßsituationen Kraft verleiht.
Bei Vata- und Kapha-Dominanz sind Knoblauch und Zimt ideal zur Linderung von Herz-Kreislauf-Beschwerden. Knoblauch stärkt das Herz und senkt Cholesterinspiegel und Blutdruck. Bei Vata-Beschwerden eignen sich zur ergänzenden Behandlung Ashwagandha und Ashwagandha-Ghee. Auch kleine Mengen (bis zu 0,1 Liter) guter Wein oder ayurvedischer Kräuterwein zu den Mahlzeiten getrunken, helfen bei Vata-Dominanz.
Neben Arjuna sind Shatavari, Brahmi, Süßholz und Aloe-Gel empfehlenswert, falls Pitta überwiegt.
Für Kapha sind Arjuna, Kalmus, Kardamom, Zimt, Knoblauch und Guggulu optimal. Süß-

holz sollte von Kapha bei Herzbeschwerden vermieden werden, weil es diese verschlimmern und zu Wassereinlagerungen führen kann.
Olivenöl senkt den Cholesterinspiegel, weshalb Sie es bei Herzproblemen und hohem Blutdruck tierischen Fetten vorziehen sollten. Alternativ kann Ghee zum Kochen verwendet werden, weil es, in mäßigen Mengen eingenommen, das Herz stärkt und ebenfalls den Cholesterinspiegel senkt.
Shilajit ist ein gutes Mittel bei **Arteriosklerose**.
Bei **Bluthochdruck** sind für Vata-Typen Milchabkochungen mit Muskatnuß, Knoblauch, Ashwagandha und Brahmi hilfreich. Bei Pitta-Dominanz helfen Brahmi, Brahma Rasayanam und Aloe-Gel. Für Kapha eignen sich Knoblauch, Trikatu, Cayennepfeffer und Ingwer.
Niedriger Blutdruck wird durch anregende Kräuter beseitigt. Kalmus entstaut bei Kapha-Dominanz, regt den Kreislauf an und eignet sich auch für Vata. Zimt, Knoblauch und Ingwer sind ebenfalls gut für Vata und Kapha. Manjishta ist optimal für Pitta und regt die Durchblutung an. Pitta kann auch Kurkuma zusammen mit Aloe-Gel einnehmen, um einen zu niedrigen Blutdruck zu beseitigen.
Bei **akuten Kreislaufstörungen**, welche ein Schwindelgefühl und Schwarzwerden vor den Augen verursachen können, hilft Minzöl. Geben Sie einige Tropfen in ein Glas Wasser und trinken Sie dieses schluckweise aus. Verreiben Sie das Öl an den Schläfen und geben Sie das Aromaöl auf ein Baumwoll- oder Papiertaschentuch und riechen Sie immer wieder daran.

Yoga

Yoga wirkt allgemein entspannend, fördert die Durchblutung des ganzen Körpers und entlastet damit das Herz.
Bei niedrigem Blutdruck und Kreislaufstörungen helfen Sonnengruß (4.11), Heuschrecke (4.8), Hund (4.9) und die durchblutungsfördernde Beinübung (4.9). Die Sonnenatmung (4.12) wirkt ebenfalls aktivierend und bringt den Kreislauf in Schwung.
Um Herzerkrankungen vorzubeugen, sind alle Umkehrhaltungen und der Sonnengruß (4.11) ideal. Besonders hilfreich sind: Schulterstand (4.5), Kopfstand (4.10), Rad (4.6), die durchblutungsfördernde Beinübung (4.9), Hund (4.9), Kobra (4.8) und Heuschrecke (4.8).
Wenn bereits Herzbeschwerden bestehen, ist der Sonnengruß unter Umständen zu anstrengend. Dann helfen ruhigere Übungen wie: Kobra (4.8), Katze (4.6), Frosch (4.8), Brükke (4.7), Hund (4.9), Kuhmaul (4.5), Kopf-Knie-Haltung (4.9), Liegende Haltung der Festigkeit (4.9) und Lotussitz/halber Lotussitz (4.4).

Achtung!
Wenn Sie unter ernsthaften Herzerkrankungen oder starkem Bluthochdruck leiden, sollten die folgenden Asanas nicht oder nur nach ärztlicher Rücksprache geübt werden: Rad, Kamel, Heuschrecke, Schulterstand, Pflug, Kopfstand und Dreifuß.

Erkrankungen des Blutes und Blutarmut

Ranjaka Pitta reguliert das Blut und muß bei allen Erkrankungen, die das Blut betreffen, ausgeglichen werden. Wenn sich Toxine im Blut ansammeln, so liegt dies ebenfalls an einer Störung von Ranjaka Pitta. Aus ayurvedischer Sicht kommt es zu einer Anhäufung von Galle (Pitta) im Blut, was auch zu Gelbsucht und Gelbfärbung der Augen, des Urins und des Stuhls führen kann. In diesem Fall ist auch Pachaka Pitta an dem Krankheitsprozeß beteiligt. Die Ansammlung von Giftstoffen im Blut kann dann wiederum zu anderen Störungen wie Hauterkrankungen und generellen Ama-Zuständen führen.
Auch eine Blutarmut (Anämie) erfordert die Harmonisierung von Ranjaka Pitta. Die betroffenen Personen sind sehr blaß, leiden unter gelblicher Haut, gelblichen Augen, Appetitlosigkeit, sowie unter Magen- und Verdauungsbeschwerden. Vitamin-B12- oder Folsäuremangel entsteht durch Störungen der Magenschleimhaut und kommt ebenfalls als Ursache einer Blutarmut in Frage. Auch eine übermäßig starke Menstruation oder innere Blutungen aufgrund von chronischen Geschwüren und Entzündungen können eine Pitta-Anämie verursachen.
In manchen Fällen entsteht eine Blutarmut auch durch ein Übermaß an Vata. Dann geht die Anämie mit allgemeiner Schwäche und Unterernährung, Zittern, trockener Haut, trokkenen Schleimhäuten und Unruhe einher. Das Krankheitsbild ähnelt der in der westlichen Medizin bekannten Eisenmangel-Anämie. Diese kommt häufig bei alten Menschen oder nach schweren Erkrankungen oder Operationen vor.
Wenn Kapha eine Anämie verursacht, bestehen Stauungen und ein allgemeines Gefühl der Schwere. Die Betroffenen fühlen sich energielos, müde und leiden unter Umständen an Übergewicht, Wasseransammlungen und vermehrter Schleim- und Speichelbildung.

Selbsthilfe

Blutarmut sollte immer ärztlich abgeklärt werden, weil innere Blutungen vorliegen und zu starkem Blutverlust führen können.
Eine Umstellung der Ernährung reguliert Pitta oder Disharmonien in den anderen Doshas. Blutreinigende oder blutbildende Kräuter und Nahrungsmittel sowie die Einnahme von Eisen, bei Blutarmut, sind empfehlenswert. Massagen fördern die Durchblutung und die Ausscheidung von Giftstoffen.

Massage

Ölmassagen reinigen den Organismus und unterstützen durch die Anregung der Durchblutung die allgemeine Ausscheidung von Giftstoffen. Ideal sind Ganzkörpermassagen. Bhringaraja Taila trägt zur Reinigung des Blutes bei. Bei einer Anämie, die durch Vata entstanden ist, helfen tonisierende Öle wie Sesamöl, Ashwagandha Taila oder Maha-Narayana Taila.
Massieren Sie Indrabasti und Kukundara Marma, um Rasa Dhatu und Rakta Dhatu zu stär-

ken. Kukundara Marma ist der wichtigste Punkt zur Anregung der Produktion der roten Blutkörperchen. Kurpara, Janu und Kukundara Marma sind hilfreiche Punkte bei Blutarmut und Toxinen im Blut.
Regulieren Sie bei Anämien auch das Plasmasystem (Rasa Vaha Srotas) über Hridaya, Indrabasti, Urvi, Lohitaksha, Kukundara, Nitamba und Brihati Marma.
Eine Fehlstellung des fünften Brustwirbels kann die Entstehung einer Blutarmut begünstigen und muß im Bedarfsfall beseitigt werden.
Thrombosen, Embolien und Gelbsucht können entstehen, wenn Schädigungen der Blutkanäle (Rakta Vaha Srotas) vorliegen. Diesen Erkrankungen kann durch Massage der entsprechenden Marmas vorgebeugt werden: Hridaya, Kurpara, Lohitaksha, Nabhi, Kukundara, Manya, Sira Matrika und Simanta Marma sind hier wichtige Punkte.

Achtung!
Bei akuten Embolien oder akuter Thrombosegefahr darf jedoch nicht massiert werden!

Kräuter

Bei Eisenmangel eignen sich pflanzliche Eisenpräparate aus dem Reformhaus. Diese sind in der Regel besser bekömmlich als chemisch hergestellte Eisentabletten. Durch verdauungsfördernde Kräuter wie Ingwer, Zimt oder Trikatu werden Eisenpräparate besser vertragen. Chyawanprash, Shilajit, Yogaraja Guggulu, Safran, Amalaki, Haritaki und Triphala sind für alle Doshas gut dafür geeignet, Blutarmut zu lindern. Bei Vata-Anämien sollten eine Zeitlang zusätzlich tonisierende Rasayanas wie Ashwagandha oder Shatavari eingenommen werden. Bei Pitta-Dominanz sind Aloe-Gel oder Shatavari ideal, wenn eine tonisierende Wirkung erreicht werden soll. Die Brennessel wächst auch bei uns an jeder Ecke; sie wirkt durchblutungsfördernd, blutreinigend und blutbildend. Trinken Sie, wenn Pitta oder Kapha bei Ihnen überwiegt, täglich mehrere Tassen Brennesseltee, um Blutarmut und Eisenmangel zu beseitigen. Zur Blutreinigung bei Pitta-Dominanz eignen sich neben Brennessel auch Manjishta, Neem, Löwenzahn oder Kurkuma.

Krampfadern

Krampfadern sind erweiterte, oberflächliche Venen, die am ganzen Körper vorkommen. Meistens sind sie jedoch an den Beinen zu finden und können unter Umständen auch Schmerzen bereiten. Eine vererbte Veranlagung zur Bindegewebsschwäche und langes Sitzen oder Stehen begünstigen die Ausbildung von Krampfadern. Aus ayurvedischer Sicht liegt eine mangelhafte Ausbildung von Mamsa Dhatu (Muskelgewebe) vor.

Selbsthilfe

Vor allem tiefliegende Krampfadern sind nicht nur ein kosmetisches, sondern auch ein gesundheitliches Problem. Achten Sie auf ausreichende Bewegung. Gleichen Sie langes Sitzen oder Stehen abends durch entsprechende Yogaübungen aus. Massagen regen die Durchblutung an und beugen der Entstehung von Krampfadern vor. Obwohl nicht direkt auf den Krampfadern massiert werden darf, helfen verschiedene Marmapunkte, die Durchblutung der Beine und den Lymphfluß anzuregen und Krampfadern zu lindern.

Massage

Üben Sie niemals direkten Druck auf vorhandene Krampfadern aus. Bei leichter Ausprägung der erweiterten Venen können die Beine dennoch vorsichtig von den Füßen aufwärts in Richtung Becken massiert werden. Verwenden Sie dafür Mandel- oder Sonnenblumenöl, in welches Sie einige Tropfen Geranienöl (Kapha) geben können. Auch Rosmarin eignet sich für Kapha und regt die Durchblutung an. Kamille (Pitta) oder Zypresse (Kapha) helfen bei entzündeten Venen und Schwellungen der Beine. Weitere Aromaöle, die Krampfadern lindern können, sind Zitrone (Vata und Kapha), Zitronengras (Pitta) und Pfefferminze (Kapha und Pitta). Bei schweren Krampfadern sollten die Beine in den betroffenen Bereichen gar nicht massiert werden. Akupressieren Sie dann die folgenden Marmas: Talahridaya, Kshipra, Kurchashira, Gulpha, Janu, Urvi und Lohitaksha.
Krampfadern können ihre Ursache in einer Fehlstellung des zweiten Lendenwirbels haben. Massieren Sie diesen Bereich, und lösen Sie eventuelle Blockaden.
Führen Sie bei Krampfadern hin und wieder eine Bauchmassage durch, weil die Gefahr besteht, daß sich auch Hämorrhoiden bilden.

Kräuter

Brahmi hat die Eigenschaft, ein geschwächtes Bindegewebe wieder aufzubauen, die Venen zu stärken und Ödeme zu beseitigen, und ist im Ayurveda deshalb das bevorzugte Mittel bei Krampfadern und Hämorrhoiden.

Yoga

Alle Umkehrhaltungen sind gut, weil sie den venösen Rückfluß aus den Beinen zum Herzen fördern. Schulterstand (4.5), Pflug (4.5), durchblutungsfördernde Beinübung (4.9), Liegende Haltung der Festigkeit (4.9), Hund (4.9), Zehenstand (4.10), Baum (4.10), Dreifuß und Kopfstand (4.10) sind zu empfehlen.

7. Beschwerden der Atmungsorgane

Ein Großteil aller Erkrankungen des Atmungssystems ist mit Ansammlungen von Schleim in Nase, Rachen, Nebenhöhlen, Bronchien oder Lungen verbunden und wird durch ein Übermaß an Kapha verursacht. Auch Vata ist im Respirationstrakt angesiedelt und spielt eine wichtige Rolle beim Atemvorgang. An entzündlichen Prozessen ist hauptsächlich Pitta beteiligt.
Im Ayurveda wird davon ausgegangen, daß Schleimansammlungen zuerst im Magen, durch eine Disharmonie von Kledaka Kapha, entstehen. Diese Störung wird auf ein schlecht arbeitendes Verdauungsfeuer zurückgeführt. Vom Magen aus gelangt der Schleim dann in die Atmungsorgane und in den übrigen Körper.

Folgende Faktoren und Marmas regulieren den Respirationstrakt:

1. Avalambaka Kapha (Lunge): Hridaya Marma, Stanamula Marma, Talahridaya Marma, Kshipra Marma
2. Prana Vata (Atmung): Amsaphalaka Marma, Stanamula Marma, Stanarohita Marma, Amsaphalaka Marma, Phana Marma, Adhipati Marma, Sthapani Marma
3. Udana Vata (Ausatmung, Stimme): Amsa Marma, Manya Marma, Sira Matrika Marma, Krikatika Marma
4. Prana Vaha Srotas (Atmungssystem): Talahridaya Marma, Kshipra Marma, Hridaya Marma, Phana Marma, Sthapani Marma, Parshvasandhi Marma, Amsaphalaka Marma
5. Varuna Nadi (Atmungssystem): Hridaya Marma
6. Kehl-Chakra: Nila Marma, Amsa Marma, Manya Marma
7. Kledaka Kapha und Pachaka Pitta (Verdauung und Agni): Marmas siehe Verdauung
8. Wirbelsäule: C2 (Nebenhöhlen), C4 (Nase), C5 (Hals, Kehlkopf, Stimmbänder) C6 (Hals, Mandeln), C7 (oberer Bereich Lungenflügel, Erkältung), TH1 (Luftröhre), TH2 & TH3 (Bronchien, Lungen)

Erkältungskrankheiten, Bronchitis und Nebenhöhlenbeschwerden

Erkältungen sind in den meisten Fällen auf ein Ungleichgewicht von Kapha zurückzuführen und entstehen oft zwischen den Jahreszeiten, weil dann alle drei Doshas anfällig für Störungen sind. Kälte, Wind, Luftzug und schleimfördernde Nahrungsmittel tragen ebenfalls zur Entstehung von Erkältungen bei. Eine Ansammlung von Ama schwächt das Immunsystem, was dazu führt, daß die Abwehrkräfte abnehmen.
Meist beginnen grippale Infekte mit Halsschmerzen. Im Anschluß daran können weitere Symptome, wie Schnupfen, Husten und Fieber auftreten. Wenn die Erkältung nicht aus-

heilt, können sich später Nebenhöhlenentzündungen oder eine Bronchitis einstellen. Nebenhöhlenentzündungen führen – wenn sie chronisch werden – zu Kopfschmerzen und zum Nachlassen der Sehkraft sowie zu frühzeitigem Ergrauen der Haare.

- *Kapha:* Eine Kapha-Erkältung geht mit Blässe, Schleim, Schnupfen, Husten und Stauungen der Nebenhöhlen einher. Kapha-Husten ist von weißlichem, zähem oder klarem Auswurf begleitet.
  Wenn Kapha Fieber bekommt, liegt meist nur eine leicht erhöhte Temperatur vor, die aber über einen langen Zeitraum bestehen kann.

- *Vata:* Bei Vata-Erkältungen kommt es zu Frösteln, Kältegefühl, Heiserkeit, trockenem Husten und Trockenheit von Augen, Haut und Schleimhäuten. Vata-Husten ist durch einen starken und häufigen, bellenden und heiseren Hustenreiz mit wenig oder keinem Auswurf gekennzeichnet.
  Wenn Vata unter Fieber leidet, so kann dies plötzlich auftreten, starken Temperaturschwankungen unterliegen und von Ängsten begleitet sein. In der Regel herrscht eine mittlere Temperatur vor.

- *Pitta:* Bei einer Pitta-Erkältung stehen Symptome wie Schweißausbrüche, Entzündungen, Rötung des Halses und der Haut sowie Brennen und Fieber im Vordergrund. Pitta-Husten erkennt man an einem gelblichen, eitrigen Auswurf, der unter Umständen auch blutig sein kann.
  Pitta neigt am ehesten zu fieberhaften Erkrankungen. Die Temperatur kann bei Pitta-Menschen stark ansteigen. Sie haben dann großen Durst und starke Schweißausbrüche.

Selbsthilfe

Allgemein sollten Kapha vermehrende Nahrungsmittel gemieden werden. Vor allem Milchprodukte und süße Nahrungsmittel verstärken die Verschleimung im Organismus. Halten Sie sich warm und achten Sie darauf, sich keinem Luftzug auszusetzen. Einige Tage Bettruhe, verbunden mit einer Ama reduzierenden Kost und unterstützenden Kräutern, ist die beste Maßnahme, Erkältungskrankheiten auszuheilen. Zur Entschlackung empfiehlt sich das Trinken von abgekochtem Wasser.
Ein wichtiges Verfahren zur Entgiftung des Mund- und Rachenraumes ist das Ölziehen (siehe Kapitel 1.10), welches täglich nach dem Aufstehen praktiziert werden sollte, da es Schleimansammlungen in Kopf und Bronchien löst. Ölziehen zusammen mit der Einnahme schleimlösender Mittel, wie Khadiradi vati oder Eladi vati, helfen auch bei chronischer Verschleimung. Werden Ölziehen und Nasenspülungen im Anfangsstadium einer Erkältung durchgeführt, so können dadurch weitere Symptome wie Schnupfen und Husten verhindert werden.

Massage

Allgemein sind Ölmassagen bei Erkältungen hilfreich, weil sie den Körper entgiften und die Ausscheidung von Ama fördern. Da es sich häufig um Kapha-Störungen handelt, ist es empfehlenswert, dem Basisöl ätherische Öle beizufügen. Eukalyptus löst Stauungen, lindert chronische Bronchitis, Husten und Erkältungen und wirkt gegen Bakterien und Viren. Pfefferminzöl klärt die Nebenhöhlen. Für Vata und Pitta ist Lavendel ein gutes Aromaöl. Lavendel stärkt das Immunsystem, bekämpft Viren und Bakterien und wirkt gegen Entzündungen. Verwenden Sie jedoch, wenn Vata dominiert, das Aromaöl nur für die Marmas im Gesicht. Massieren Sie damit beispielsweise Phana Marma, oder geben Sie das Aromaöl auf ein Papier- oder Baumwolltuch, welches unter die Nase gelegt wird. Myrrhe ist ein ausgezeichnetes Öl bei Bronchitis und Erkältungen. Es reguliert alle Doshas und reinigt die Nadis und Srotas.

Chandanadi Taila lindert Fieber und Entzündungen und reduziert Pitta-Zustände. Shadvindu Taila wird nasal angewandt und hilft gegen Schnupfen, verstopfte Nase, Atembeschwerden, Nasennebenhöhlenentzündungen und Kopfschmerzen. Bei Vata-Dominanz empfiehlt sich das Einölen der Nasenlöcher mit Sesamöl.

Bei Fieber und starken Entzündungen darf nicht massiert werden. Bei akuten oder nahenden Erkältungen ist es vor allem wichtig, das Immunsystem zu stärken. Marmas, welche Ojas vermehren, sind Vitapa, Basti, Kukundara und Adhipati Marma. Marmapunkte, die das Schweißsystem (Sweda Vaha Srotas) regulieren, führen vor allem dann zum Schwitzen, wenn sie mit schweißtreibenden Aromaölen wie Salbei oder Kampfer behandelt werden. Dadurch wird in vielen Fällen bei Erkältungskrankheiten die Genesung eingeleitet. Massieren Sie hierfür Katikataruna und Brihati Marma. Eine Kopfmassage mit den entsprechenden Marmas ist bei Erkältungskrankheiten oft ausreichend. Wenn Vata-Symptome wie Gelenk- und Gliederschmerzen vorhanden sind, lindert eine Ganzkörpermassage die Schmerzen. Phana Marma im Gesicht löst Stauungen in Nase, Nebenhöhlen und Bronchien. Amsa Marma reguliert allgemein das Kehl-Chakra. Apanga Marma hilft insbesondere bei gestauten Stirnhöhlen. Bei Vata-Symptomatik, trockenem Husten und Heiserkeit sollte Udana Vata ausgeglichen werden: Amsa, Manya, Sira Matrika und Krikatika Marma sind dann hilfreich. Bei chronischen Beschwerden der Bronchien können die Marmas des Brustkorbs, insbesondere Hridaya, Stanarohita und Stanamula Marma massiert werden. Bei der Massage von Stanarohita Marma wird über den Punkt der rechten Körperseite die rechte Lunge und über den linken Marma die linke Lunge reguliert. Amsaphalaka und Parshvasandhi Marma harmonisieren generell das Atmungssystem.

Suchen Sie die Wirbelsäule nach Fehlstellungen ab, weil Wirbelverschiebungen die Atmungsorgane stark beeinträchtigen können. Der 2. Halswirbel beeinflußt Nebenhöhlenbeschwerden. Der 4. Halswirbel verursacht bei Fehlstellung chronischen Schnupfen und Heuschnupfen. Der 5. Halswirbel kann zu Halsschmerzen und Heiserkeit führen. Der 6. Halswirbel steht mit Keuchhusten und Mandelentzündungen in Verbindung und der 7. Halswirbel mit Erkältungen. Fehlstellungen des 2. und 3. Brustwirbels können Erkrankungen der Bronchien und Lungenentzündungen verursachen.

Achtung!
Schmerz- oder entzündungshemmende Medikamente (z.B. »Aspirin«, »Paracetamol«) können die Schmerzempfindlichkeit bei der tiefen Massage der Muskulatur und der Marmapunkte herabsetzen. Um das Gewebe nicht zu schädigen und keine entzündlichen Reaktion auszulösen, sollte in diesem Fall besonders achtsam und mit etwas weniger Druck massiert werden.

Kräuter

Ingwer eignet sich hervorragend dafür, den Körper zu erwärmen, Agni anzuregen, Kapha und Vata zu reduzieren und Erkältungen zu lindern. Ingwer hilft bei Husten, Hals- und Kopfschmerzen und wirkt antibakteriell. Bereiten Sie sich deshalb mehrmals täglich einen Tee aus frischem Ingwer zu. Auf Ingwerpulver sollte nur ausgewichen werden, wenn frischer Ingwer nicht erhältlich ist. Amalaki stärkt wegen seines hohen Vitamin-C-Gehalts die Abwehrkräfte, reinigt den Mund und lindert Fieber.
Auch Basilikum gilt als fiebersenkende Pflanze, welche Husten und Erkältungen lindert und das Immunsystem stärkt. Allerdings wird Pitta durch Basilikum vermehrt, weshalb es bei Pitta-Dominanz nur in Maßen oder in Kombination mit süßen, kühlenden Kräutern eingenommen werden sollte. Knoblauch wirkt antibakteriell, stärkt das Immunsystem und lindert Erkrankungen der Atemwege. Da er jedoch Pitta stark erhöht, wird die Einnahme von Knoblauch bei Pitta-Zuständen nur zusammen mit Zucker empfohlen. Süßholz kann bei Bronchitis, Husten und Heiserkeit schnelle Linderung schaffen, erhöht jedoch Kapha. Chili öffnet die Atemwege, tötet Keime ab und löst Stauungen von Nase, Nebenhöhlen und Bronchien, er erhöht jedoch Pitta.
Honig wirkt schleimlösend und kann für alle Doshas als Trägersubstanz zur Einnahme von Kräutern dienen.
Bei Halsschmerzen hilft Gurgeln mit Salbeitee oder einer Abkochung aus Kurkuma und Süßholz.
Nebenhöhlenentzündungen werden durch regelmäßiges Inhalieren von einem heißen Kamillenabsud gelindert, dem Aromaöle wie Pfefferminze, Eukalyptus und Lavendel beigegeben werden.
Kapha: Khadiradi Vati und Eladi Vati lösen Schleimansammlungen in den Bronchien und reinigen den Mund- und Rachenraum von Entzündungen. Schwarzer Pfeffer lindert Erkältungen und hilft bei Nebenhöhlenbeschwerden. Kalmus ist schleimlösend, auswurffördernd und löst Stauungen in den Bronchien und Nebenhöhlen.
Vata: Ingwer, Zimt, Süßholz, Basilikum, Kalmus, schwarzer Pfeffer und Knoblauch lindern Vata-Erkältungen.
Pitta: Khadiradi Vati reduziert Pitta und Kapha, lindert Entzündungen sowohl im Mund als auch im Rachen und hilft gegen verschleimte Bronchien. Ein Tee aus Basilikum, Süßholz und Minze kühlt Pitta und wirkt zugleich schweißtreibend.

Yoga

Bei akuten und schweren Erkältungen ist Bettruhe erforderlich. Bei drohenden Erkältungskrankheiten sind leichte Asanas und vor allem Atemübungen empfehlenswert. Führen Sie die Wechselatmung aus, um Stauungen in Nase und Nebenhöhlen zu lösen und die Nadis zu reinigen.
Vermeiden Sie vor allem bei akuten Stauungen der Nebenhöhlen Umkehrhaltungen, weil durch diese der Druck im Kopf erhöht wird.
Üben Sie die Fischhaltung (4.5), um die Mandeln zu reinigen und die Lungen zu belüften.
Bei chronischer Bronchitis und Asthma bringt der Schulterstand (4.5) Linderung.
Die folgenden Übungen wirken ebenfalls harmonisierend auf die Atmungsorgane: Namasté-Haltung (4.5), Kamel (4.7), Kuhmaul (4.5), Liegende Haltung der Festigkeit (4.9) und Kopfstand (4.10).

Asthma

Asthma ist vorwiegend auf eine Störung von Kapha zurückzuführen. Ein beeinträchtigtes Prana Vata verbindet sich in den Lungen mit Avalambaka Kapha, was zu einer Stauung und Blockierung des Atmungssystems (Prana Vaha Srotas) führt.
Während akuter Anfälle treten vorübergehend Phasen der Atemnot auf. Die Muskeln, die sich innerhalb der Bronchialwände befinden, ziehen sich dabei zusammen und verengen kurzfristig die Atemwege. Die Bronchialschleimhäute schwellen an, und es bildet sich ein zäher Schleim, der nur schwer abgehustet werden kann.
Zu Beginn der Erkrankung herrscht meist ein trockener Husten vor, der später von gelartigem Auswurf begleitet ist. Dadurch wird ein pfeifendes Atemgeräusch erzeugt.
Allergische Reaktionen, nicht ausgeheilte Infektionen und erbliche Faktoren gelten als Hauptursache von Asthma. Psychische Probleme und Streß werden ebenfalls für die Anfälle verantwortlich gemacht.
Kapha-Asthma ist durch starke Verschleimung, durch Wasseransammlungen in der Lunge und rasselnde Atemgeräusche gekennzeichnet.
Wenn Pitta überwiegt, ist der Schleim gelblich verfärbt. Andere Pitta-Symptome, wie Reizbarkeit und Schweißausbrüche, können dann ebenfalls vorhanden sein.
Bei Vata-Dominanz ist der Husten trocken und von Ängstlichkeit sowie von Trockenheit der Haut und der Schleimhäute begleitet.

Selbsthilfe

Akute Asthmaanfälle sind gefährlich, und Asthmapatienten müssen sich unbedingt ärztlich betreuen lassen. Zwischen den Anfällen können Massagen durchgeführt und die Lungen mit Hilfe von tonisierenden Kräutern harmonisiert werden. Traditionellerweise wird

Asthma durch künstliches Erbrechen geheilt, welches Kapha und Schleim aus dem Brustkorb und Organismus entfernt. Zur Durchführung dieser Therapie sollte jedoch besser ein ayurvedischer Arzt zu Rate gezogen werden. Verschiedene Yoga- und Atemübungen helfen indessen sehr gut, die Lungenfunktion zu regulieren.
Halten Sie sich an eine Diät, die das dominante Dosha verringert. Vor allem Milchprodukte und Süßigkeiten sollten streng gemieden werden.

Massage

Regelmäßige Massagen des Brustkorbs lösen den dort angesammelten Schleim und entfernen überschüssiges Kapha aus den Lungen. Bei Kapha-Dominanz ist Senföl am besten geeignet. Massieren Sie auch den Rücken, und lösen Sie vor allem Verspannungen der Brustwirbelsäule. Tasten Sie hierfür den Bereich des ersten bis dritten Brustwirbels nach eventuellen Fehlstellungen und Verspannungen ab.
Massieren Sie Marmas, die Avalambaka Kapha, Prana Vata und Prana Vaha Srotas regulieren. Hridaya, Stanamula, Stanarohita, Amsaphalaka und Parshvasandhi Marma können in die Brustkorb- und Rückenmassage integriert werden.
Talahridaya, Kshipra, Phana, Adhipati und Sthapani Marma eignen sich gut zur Akupressur und Selbstbehandlung.

Kräuter

Shilajit, Triphala und Trikatu werden über einen längeren Zeitraum hinweg eingenommen. Basilikum, schwarzer Kümmel, Kurkuma, Knoblauch, Koriander und Bhibitaki haben ebenfalls eine lindernde Wirkung.
Auch die folgenden ayurvedischen Rezepturen werden empfohlen.

- Mischen Sie Ingwer und Süßholz. Überbrühen Sie 1 TL der Mischung mit einer Tasse heißem Wasser.
- Eine andere Teemischung können Sie aus 1 TL Zimt, ¼ TL Ingwer und ¼ TL Chili herstellen.
- Pressen Sie Knoblauch aus, und geben Sie 10—15 Tropfen des Saftes in warmes Wasser.
- Überbrühen Sie 30-40 Basilikumblätter mit einem Liter Wasser, lassen Sie den Absud einige Minuten ziehen, und seihen Sie ihn dann ab.
- Eine weitere wirksame Rezeptur gegen Asthma wird aus 1 TL schwarzem Kümmel (Nigella sativa), 1 TL Kamille und 1 TL Süßholz hergestellt. Bereiten Sie einen Tee aus den Zutaten, und süßen Sie ihn mit 1 TL Honig.

Es ist empfehlenswert, die Lungen durch Einnahme eines Rasayanas langfristig zu tonisieren. Chyawanprash ist hierfür gut geeignet. Brahmi Rasayanam ist ein Kräutermus, welches zum größten Teil aus Brahmi besteht und als Lungentonikum gilt. Chitrak Haritaki besteht aus Chitraka und lindert Asthma, Husten und nasale Infektionen.

Yoga

Vor allem Pranayama sollte täglich geübt werden. Führen Sie deshalb regelmäßig die Wechselatmung durch. Weitere Übungen bei Asthma sind: Kobra (4.8), Schulterstand (4.5), Pflug (4.5), Fisch (4.5), Namasté-Haltung (4.5), Kamel (4.7), Kuhmaul (4.5), Dreieckshaltung (4.6), Liegende Haltung der Festigkeit (4.9) und Kopfstand (4.10).

8. Krankheiten des Nervensystems und der Seele

Jede körperliche Störung wirkt auf unsere psychische Verfassung, und umgekehrt beeinflussen unsere Gedanken, Gefühle und Bewußtseinszustände unsere körperlichen Strukturen. Das Nervensystem steht in besonders enger Verbindung mit unserer Psyche. Vata durchdringt und lenkt das Gehirn und die Nervenimpulse. Prana bewegt sich sowohl in den körperlichen Kanälen (Srotas) als auch in unseren feinstofflichen Energiebahnen (Nadis). Ist der Fluß von Prana gestört, so können Krankheiten des Nervensystems und der Psyche entstehen.
Schlaflosigkeit, Epilepsie, Multiple Sklerose, Lähmungen, Muskelzittern und Morbus Parkinson zählen zu den Erkrankungen des Nervensystems. Seelische Störungen manifestieren sich in Form von Ängsten, neurotischen oder psychotischen Krankheitsbildern.

Folgende Faktoren und Marmas regulieren das Nervensystem und die Psyche:

1. Prana Vata: Kurcha Marma, Kurchashira Marma, Hridaya Marma, Stanamula Marma, Stanarohita Marma, Amsaphalaka Marma, Apanga Marma, Shankha Marma, Utkshepa Marma, Simanta Marma, Adhipati Marma
2. Sadhaka Pitta: Hridaya Marma, Simanta Marma, Adhipati Marma
3. Tarpaka Kapha: Hridaya Marma, Simanta Marma, Adhipati Marma
4. Majja Vaha Srotas: Stanarohita Marma, Apalapa Marma, Sira Matrika Marma, Simanta Marma, Adhipati Marma
5. Sushumna Nadi (Gehirn und Nervengewebe): Sthapani Marma, Adhipati Marma
6. Stirn- und Kronen-Chakra: Sthapani Marma, Apanga Marma, Adhipati Marma, Simanta Marma
7. Wirbelsäule: C1 (Gehirn, Nervosität, Schlaflosigkeit, Epilepsie), C3 (Gesichtsnerven, Trigeminus-Neuralgien)

Schlafstörungen

Schlafstörungen können vorübergehend vorkommen und harmlos sein. Wenn sie jedoch lange Zeit anhalten, besteht die Gefahr, daß schwere psychische Störungen sowie körperliche Schwäche und Krankheiten entstehen. Wenn der gesunde Schlaf gestört ist, liegt im allgemeinen eine Vata-Dominanz und ein überaktives Nervensystem vor. Verstopfung und Verdauungsbeschwerden kommen ebenfalls als schlafraubende Faktoren in Frage.
Schlaflosigkeit verstärkt eine bereits vorhandene Vata-Störung. Dadurch kann ein Teufelskreis entstehen, bei welchem Schlafprobleme Vata erhöhen und die Vata-Dominanz den Schlaf noch nachhaltiger beeinträchtigt.

Die Betroffenen haben Probleme mit dem Einschlafen, oder sie können nach mehrmaligem Erwachen nicht weiterschlafen. Im schlimmsten Fall liegen sie die ganze Nacht wach und können keinen Schlaf finden. Grübeln, Ängste, innere Unruhe, Überarbeitung, Vata erhöhende Speisen und ein überaktiver Tagesablauf mit mangelnden Erholungspausen kommen als Ursachen für eine Schlaflosigkeit in Frage. Bei chronischen Schlafproblemen liegen nicht selten schwerwiegende psychische Erkrankungen, andauernder Streß oder ungelöste Konflikte vor.
Auch ein Übermaß an Pitta führt zu Schlafstörungen. Streitgespräche, unkontrollierte Emotionen, körperliche oder psychische Überhitzung, Fieber und Pitta erhöhende Speisen stellen Faktoren dar, die eine Pitta-Schlaflosigkeit begünstigen.
Bei Kapha-Dominanz besteht in der Regel eher die Tendenz zu übermäßigem Schlaf, welcher wiederum psychische oder körperliche Beschwerden zur Folge haben kann.
Sich ein- oder zweimal pro Woche auszuschlafen kann durchaus regenerierend wirken. Wenn jedoch der Wunsch besteht, täglich 9, 10 oder mehr Stunden zu schlafen, so kann dies als Kapha-Störung betrachtet werden. Eine Ausnahme bildet die Zeit der Rekonvaleszenz, wenn nach Krankheiten oder bei Schwächezuständen der Organismus durch lange Schlafzeiten gestärkt werden sollte.

Selbsthilfe

Regulieren Sie Vata durch die entsprechende Ernährung, durch einen regelmäßigen Tagesablauf und genügend Ruhepausen. Tonisierende und schwere Speisen, wie Milch, Fleisch und Ghee wirken erdend. Essen Sie warme, feuchte Gerichte, welche einen süßen oder salzigen Geschmack haben und ruhig ölig sein dürfen. Es ist ratsam, vor 22.00 Uhr schlafen zu gehen und vor 6.00 Uhr aufzustehen, da in dieser Zeit der Schlaf natürlicherweise am tiefsten ist. Tägliche Ölmassagen und das Massieren der Füße mit warmem Sesamöl vor dem Schlafengehen reduzieren Vata, beruhigen das Nervensystem und fördern den Schlaf. Das Praktizieren von Yogaübungen wirkt erdend bei zuviel Vata-Leichtigkeit. Pranayama beruhigt den Geist. Trinken Sie ein Glas warme Milch vor dem Schlafengehen, lüften Sie das Schlafzimmer ausreichend, und versuchen Sie, täglich 20–30 Minuten spazierenzugehen.
Vermeiden Sie aufregende Gespräche, Filme oder mentale Arbeiten nach 19.00 Uhr. Lassen Sie den Abend in Ruhe ausklingen, indem Sie Ihre Füße massieren, beruhigende Musik hören, Yoga machen, beten oder meditieren. Vata beruhigende Kräuter, die den Geist harmonisieren und stärken, sollten über einen längeren Zeitraum eingenommen werden.
Wenn Ihre Schlaflosigkeit durch ein Übermaß an Pitta verursacht wurde, so achten Sie auf eine Pitta reduzierende Kost. Vermeiden Sie vor allem am Abend scharfe und anregende Speisen, essen Sie nicht zu fettig, und überessen Sie sich nicht. Nehmen Sie die Abendmahlzeit möglichst vor 18.00 Uhr ein, und bevorzugen Sie Nahrungsmittel mit süßem, kühlendem Charakter oder bittere Speisen. Achten Sie darauf, abends keine Diskussionen zu führen und keine aufregenden oder brutalen Filme anzusehen. Meiden Sie intellektuelle Gespräche und mentale Arbeiten am Abend. Sorgen Sie dafür, daß Ihr Schlafzimmer nicht zu warm und immer gut gelüftet ist.

Wenn Sie aufgrund von Kapha-Dominanz zuviel schlafen, so halten Sie sich an eine Kapha reduzierende Ernährung. Achten Sie auf ausreichend körperliche Aktivität sowie Bewegung während des Tages, und wählen Sie scharfe, anregende, leichte, fettfreie und warme Speisen.

Massage

Beruhigende Ölmassagen mit sattvischen Massagegriffen sind besonders empfehlenswert zur Förderung eines gesunden Schlaf. Lassen Sie sich so oft wie möglich von anderen Menschen massieren, weil diese Berührung heilsam wirkt und das ganze Gemüt entspannt. Führen Sie täglich eine Selbstmassage mit warmem Sesamöl durch, und massieren Sie sich vor dem Schlafengehen die Füße. Ganzkörpermassagen sind bestens geeignet. Auch Kopfmassagen wirken beruhigend auf den Geist, sollten aber möglichst nicht mehr am Abend ausgeführt werden, um zu vermeiden, daß die Energie in den Kopf gelenkt wird. Wichtig ist auch, eventuelle Muskelverspannungen in Rücken und Nacken zu lösen.
Kurcha und Kurchashira Marma an Händen und Füßen können akupressiert werden, um das Nervensystem auszugleichen. Streßzustände, Unruhe und Schlaflosigkeit werden durch viele Kopf-Marmas gelindert: Apanga, Phana, Vidhura, Avarta, Shankha, Utkshepa, Sthapani, Simanta und Adhipati Marma sind hierfür sehr hilfreich. Kreisen Sie mit warmem Sesamöl auf Hridaya Marma. Dies wirkt auch beruhigend bei Pitta-Schlaflosigkeit und reguliert Kapha. Auch Simanta und Adhipati Marma sind gut für Pitta und Kapha. Bei Kapha-Dominanz sollte anregend, mit wenig Öl und mit festem Druck massiert werden. Besonders der erste Halswirbel steht mit Schlaflosigkeit in Verbindung. Jedoch können auch Spannungszustände des ganzen Rückens zu Schlafproblemem führen.
Warmes Sesamöl oder Ashwagandha Taila wirken lindernd bei Vata-Schlaflosigkeit. Brahmi Taila ist gut für Pitta und Vata. Bhringaraja Taila und Kokosöl beruhigen Pitta. Schlaffördernde Aromaöle sind Kamille (Pitta), Zeder (Vata und Kapha), Lavendel (Vata und Pitta), Rose (Vata und Pitta) und Sandelholz (Pitta).

Achtung!
Massagen haben eine direkte Wirkung auf das zentrale Nervensystem. Wenn ärztlich verordnete Schlafmittel eingenommen werden, können Massagen deren Wirkung verstärken oder auch mindern. Besprechen Sie bei regelmäßigen Massagen die genaue Dosierung der Medikamente mit dem behandelnden Arzt.

Kräuter

Bei ausgeprägten Vata-Zuständen helfen stark tonisierende Präparate wie Ashwagandha oder Bala. Brahmi kann von allen Doshas eingenommen werden und ist besonders gut für Pitta. Auch Shatavari wirkt nervenberuhigend bei Pitta-Dominanz. Arjunarishta ist ein

Herztonikum, das bei Schlaflosigkeit hilft, welche durch emotionalen Streß, Einsamkeit, Traumata oder Traurigkeit verursacht wurde. Bei Kapha-Dominanz wirkt Ingwer anregend und sollte mehrmals täglich in Form eines Ingwertees getrunken werden.
Westliche Kräuter, die ebenfalls den Schlaf fördern, sind Kamille, Baldrian, Johanniskraut, Muskat und Melisse.

Yoga

Asanas für die Beine und den Nacken sind bei Schlaflosigkeit besonders empfehlenswert. Generell wirkt regelmäßiges Praktizieren von Yoga-Asanas harmonisierend auf den Geist. Üben Sie abends nur noch beruhigende Asanas, die im Liegen oder Sitzen ausgeführt werden.
Geeignete Übungen sind: Schulterstand (4.5), Pflug (4.5), Krokodilübungen (4.6), Wiege (4.6), Katze (4.6), Kobra (4.8), Durchblutungsfördernde Beinübung (4.9), Kopf-Knie-Haltung (4.9), Hund (4.9), Baum (4.10) und Kopfstand oder Dreifuß (4.10). Führen Sie abends vor dem Einschlafen die Mondatmung (4.12) durch. Sie können sich vor dem Einschlafen auch auf die rechte Seite legen, und das rechte Nasenloch mit dem Finger zuhalten. Atmen Sie einige Minuten nur durch das linke Nasenloch ein. Ida Nadi wird dadurch aktiviert, was beruhigend und schlaffördernd wirkt.
Dynamische Übungen wie der Sonnengruß (4.11) sind gut geeignet zur Anregung von Kapha. Legen Sie sich, wenn Sie morgens Probleme mit dem Aufstehen haben, nach dem Aufwachen auf die linke Seite, und halten Sie sich das linke Nasenloch zu. Atmen Sie einige Minuten durch das rechte Nasenloch, um Pingala Nadi zu aktivieren. Dies energetisiert und »weckt« den ganzen Organismus.
Die Wechselatmung (4.12) kann tagsüber von allen Typen praktiziert werden, um den Geist und die Emotionen zu harmonisieren und die Nadis zu reinigen.

Erkrankungen des Nervensystems

Störungen des Nervensystems sind in der Regel auf ein Übermaß an Vata zurückzuführen. Wenn die Weiterleitung der Nervenimpulse blockiert ist, kann dies zu Lähmungen, Taubheitsgefühlen oder Epilepsie führen.
Epilepsie wird auch durch Pitta verursacht, wenn Nervenentzündungen vorliegen und durch Kapha, wenn Schleim die Nervenkanäle blockiert.
Ein Mangel oder Verlust von Nervengewebe läßt Erkrankungen wie Multiple Sklerose oder Morbus Parkinson entstehen.
Alle diese Erkrankungen bedürfen einer ärztlichen Behandlung. Ayurvedische Maßnahmen zur Selbsthilfe können unterstützend wirken und sollen vor allem Vata beruhigen.
Nervenschmerzen (Neuralgien) sind ebenfalls Vata-Störungen. Wenn die Nervenschmer-

zen von Entzündungen verursacht werden, ist Pitta dominant. Wenn Gewebewucherungen zu den Schmerzen führen, kann Kapha beteiligt sein.

Selbsthilfe

Halten Sie sich an allgemeine Vata beruhigende Maßnahmen. Ölmassagen wirken stark beruhigend und tonisierend. Wenn Sie keine Möglichkeit haben, einen Stirnguß durchzuführen, können Sie einen äußeren Öleinlauf auf der Stirn verabreichen. Sorgen Sie vor allem auch für emotionale Ausgeglichenheit und geistige Ruhe. Verschiedene ayurvedische Kräuter stärken das Nervensystem. Spirituelle Therapien wie Yoga, Gebete und Meditation harmonisieren Geist und Nerven. Bei Epilepsie können Abführmittel wie Rizinusöl Anfälle verhindern. Insgesamt wird ein sattvischer Lebensstil und eine sattvische Ernährungsweise empfohlen.

Massage

Eine Ganzkörpermassage, wie sie im Kapitel 2.18 beschrieben wird, sollte möglichst täglich durchgeführt werden. Achten Sie bei einer Nervenmassage darauf, daß Sie mit weniger Druck als bei der Kreislaufmassage arbeiten. Die Massagebewegungen sollten fließend, weich, liebevoll, beruhigend und tröstend sein. Verwenden Sie ausschließlich sattvische Massagegriffe. Eine Ausnahme stellen Körperbereiche dar, welche sich taub oder gelähmt anfühlen. Hier kann etwas festerer Druck notwendig werden. Ölanwendungen im Kopfbereich, wie der Stirnguß, sind sehr empfehlenswert. Alternativ können regelmäßige Kopfmassagen mit reichlich warmem Öl durchgeführt werden.
Brahmi Taila, Maha-Narayana Taila und Narayana Taila, sowie Ashwagandha Taila wirken nervenstärkend und nähren den Geist. Sesamöl eignet sich ebenfalls gut. Nervenschmerzen werden durch Narayana Taila, Karpuradi Taila oder Vishgarbha Taila gelindert.
Bei Pitta-Epilepsie und Nervenentzündungen wirken Bhringaraja Taila und Kokosöl kühlend und entzündungshemmend.
Lösen Sie Blockaden und Stauungen in den Nervenkanälen und Nadis über die sanfte Massage der entsprechenden Marmas (Stanarohita, Apalapa, Sira Matrika, Simanta, Adhipati und Sthapani Marma).
Marmapunkte, welche Vata und den Geist beruhigen, sind ebenfalls hilfreich: Apanga, Shankha, Utkshepa und Vidhura Marma.
Bei Epilepsie kann der erste Halswirbel verschoben sein. Neuralgien im Gesicht werden durch die Beseitigung von Fehlstellungen des 3. Halswirbels gelindert.

Achtung!
Massagen haben eine direkte Wirkung auf das zentrale Nervensystem. Wenn ärztlich verordnete Medikamente gegen Parkinson eingenommen werden, können Massagen deren Wirkung verstärken oder auch mindern. Besprechen Sie bei regelmäßigen Massagebehandlungen die genaue Dosierung der Medikamente mit dem behandelnden Arzt.

Kräuter

Brahmi wird traditionell bei einer Vielzahl von Geistesstörungen und Erkrankungen des Nervensystems verordnet. Es reinigt das Nervensystem, lindert Entzündungen und soll auch den Krankheitsverlauf bei Demenzen (z.B. Alzheimer) verlangsamen.
Yogaraja Guggulu kann bei Epilepsie, Lähmungen, Tremor, Spasmen und Nervenschwäche eingenommen werden. Bei Nervenentzündungen und Pitta-Epilepsie wirkt vor allem Brahmi lindernd. Bei Kapha- und Vata-Dominanz kann Brahmi mit Kalmus ergänzt werden. Kalmus löst Stauungen und Blockaden in den Nervenkanälen. Tulsi (Basilikum) hat ebenfalls eine reinigende und klärende Wirkung auf Gehirn, Geist und Nerven.
Bei Multipler Sklerose, Parkinson und anderen degenerativen Erkrankungen, die mit Verlust des Nervengewebes einhergehen, sind tonisierende Kräuter wie Ashwagandha, Brahmi oder auch Bala hilfreich. Chyawanprash ist ein allgemeines Rasayana, welches bei Nervenerkrankungen dauerhaft eingenommen werden kann. Guggulu lindert Nervenschmerzen und reinigt die Nervenkanäle.
Bei **Nervenschmerzen/Neuralgien** helfen Yogaraja Guggulu, Rasnadi Guggulu, und Maha-Yogaraja Guggulu.

Yoga

Lotussitz, halber Lotussitz oder vollkommener Sitz (4.4) sind besonders empfehlenswert, um Geist und Nervensystem zu harmonisieren. Diese Asanas sind allerdings nicht für alle Menschen leicht auszuführen. Schulterstand (4.5) und Pflug (4.5) wirken ebenfalls stärkend auf das Nervensystem. Weitere hilfreiche Übungen sind: Krokodilübungen (4.6), Rad (4.6), Dreieckshaltung (4.6), Kamel (4.6), Yoga-Mudra (4.8), Kobra (4.8), Kopf-Knie-Haltung (4.9) sowie alle Gleichgewichtshaltungen, insbesondere Kopfstand oder Dreifuß (4.10).
Pranayama ist sehr wirkungsvoll einsetzbar zum Ausgleich und zur Stärkung des Nervensystems. Es kann, auch epileptische Anfälle verhindern. Üben Sie regelmäßig die Wechselatmung (4.12). Bei Kapha-Dominanz, Bewegungslosigkeit, Starre und Lähmungen, wie sie beispielsweise beim Morbus Parkinson vorkommen, wirkt die Sonnenatmung (4.12) lindernd. Bei Pitta- oder Vata-Dominanz, Überaktivität des Geistes, Entzündungen und Schwäche wird das regelmäßige Üben der Mondatmung (4.12) empfohlen.

Psychische Störungen

Krankheiten der Seele können von Streßsymptomen bis zu ernsten psychischen Erkrankungen reichen. Neurotische Störungen sind durch Ängste, Zwänge, depressive Verstimmungen, emotionale Unausgeglichenheit oder Erschöpfungszustände gekennzeichnet. Traumatische Erlebnisse, Veränderungssituationen, der Verlust eines geliebten Menschen,

Überarbeitung, anhaltender Streß und unadäquate Verhaltens- oder Gedankenmuster kommen als Ursache für psychische Störungen in Frage. Psychotische Krankheiten wie endogene Depressionen, Manien oder Schizophrenien sind schwerwiegender, und es kann häufig keine auslösende traumatisierende Situation gefunden werden. Von Persönlichkeitsstörungen spricht man, wenn ein neurotisches Verhaltensmuster die ganze Persönlichkeit eines Menschen durchdringt und sein Leben, seine Beziehungen und sozialen Kontakte mehr oder minder beeinflußt.

Jede psychische Störung kann auch durch körperliche Beschwerden ausgelöst werden. Wenn dem Gehirn durch Herz- oder Lungenprobleme nicht ausreichend Sauerstoff zur Verfügung steht, kann dies die Gehirnfunktionen stören. Wenn der Stoffwechsel aufgrund von Krankheiten der Leber, des Darms oder anderer Organe beeinträchtigt ist, so besteht die Gefahr, daß Toxine durch das Blut in das Gehirn gelangen und hier Veränderungen der Hirnchemie verursachen.

Im Ayurveda werden psychische Beschwerden größtenteils auf ein Übermaß an Vata zurückgeführt, wobei, je nach Symptom, auch eine Störung von Pitta oder Kapha vorliegen kann. In jedem Fall herrschen die geistigen Gunas Rajas und Tamas vor, wenn die Seele aus dem Gleichgewicht gerät. Wenn Sattva, die Qualität der Klarheit und Bewußtheit, nicht ausreichend genährt wird, können Überaktivität (Rajas) oder geistige Trägheit (Tamas) in uns überhandnehmen, und unser Bewußtsein erfährt einen Zustand der Rastlosigkeit, Aggression oder Lethargie. Ein Mensch, der das Prinzip Sattva in sich nährt, wird auch mit Krisensituationen umgehen können, ohne eine psychische Krankheit zu entwikkeln. Wenn Rajas oder Tamas dominieren, ist es möglich, daß bereits leichte Verschiebungen der Doshas oder emotionale Konflikte zu seelischen Störungen führen.

Psychische Krankheiten, die durch ein Vata-Ungleichgewicht ausgelöst wurden, sind durch Unruhe, Ängste, Grübeln, Sich-Sorgen, Verwirrung, fehlende Erdung, rastlose Gedanken, Angst vor Nähe, Gefühlsschwankungen, Geschwätzigkeit und Depressionen gekennzeichnet. Die Symptome entsprechen einem Übermaß an Rajas und können von Schlaflosigkeit und wechselnden körperlichen Beschwerden begleitet sein. Auch viele psychotische Erkrankungen wie Schizophrenie und Depressionen entstehen durch ein Übermaß an Vata und Rajas.

Seelische Störungen mit Pitta-Symptomatik sind ebenfalls eine Folge von Rajas. Emotionen wie Wut, Ärger, Aggressionen, Ungeduld, Eitelkeit und Stolz stehen im Vordergrund. Im Extremfall kommt es zu Gewalttätigkeit und asozialem Verhalten gegenüber anderer Personen; dann hat die Qualität Tamas überhandgenommen. Auch Alkoholsucht, durch welche der Mensch die Kontrolle verlieren und gewalttätig werden kann, kann auf eine Pitta-Dominanz zurückgeführt werden. Pitta-Störungen sind häufig von wahnhaften Ideen und Fanatismus begleitet. Psychosen, welche mit Verfolgungs- oder Größenwahn einhergehen, wie es bei der Manie der Fall ist, sind typische Pitta-Erkrankungen.

Bei Kapha-Dominanz überwiegt Tamas, und Kapha-Störungen sind von starker Trägheit und Antriebslosigkeit geprägt. Die betroffenen Menschen verharren in der Rolle des Opfers oder des ewigen Kindes und wollen die Verantwortung für ihr Leben oder ihre gegenwärtige Situation nicht übernehmen. Veränderungen werden nicht akzeptiert, und es besteht die Tendenz, zu sehr an der Vergangenheit und an materiellen Gütern und Werten zu

hängen. Unvorhergesehene Situationen, der Verlust von Gegenständen oder Menschen, machen Kapha-Typen dann besonders zu schaffen. Menschen mit einer Kapha-Natur können auch dazu neigen, unter psychischen Belastungen zuviel zu schlafen.
Der depressive Stupor kommt bei endogenen Depressionen vor und ist die ausgeprägteste Form einer psychischen Kapha-Störung. Die Patienten verharren dann unter Umständen tagelang in absoluter Bewegungslosigkeit.

Depressionen

Nach ayurvedischer Sicht sind Depressionen zum einen auf ein Ungleichgewicht der Doshas zurückzuführen und beruhen zum anderen auf dem mangelnden Bewußtsein über das innere, eigentliche Selbst, welches sich von unserem Ichbewußtsein unterscheidet. Depressionen entstehen in vielen Fällen durch ein Übermaß an Kapha. Zunächst bewirkt eine Vata-Dominanz eine Überaktivität des Nervensystems, wodurch Pitta ebenfalls aus der Balance gerät und seine Enzymaktivität im Verdauungstrakt einstellt. Die Störung der Stoffwechselprozesse führt im Anschluß zu einer Disharmonie von Kapha.

- *Vata:* Vata-Depressionen können durch Vata vermehrende Nahrungsmittel, unregelmäßige Lebensführung, Überaktivität, mangelnde Ruhepausen, exzessive sexuelle Aktivität, langes Aufbleiben in der Nacht und einen häufigen Konsum von Koffein ausgelöst werden.

  Folgende Faktoren lassen auf eine Vata-Depression schließen:
  · Nervosität, Ruhelosigkeit, Furchtsamkeit oder ausgeprägte Ängste, Schlaflosigkeit, Überempfindlichkeit, ununterbrochenes Reden, Stimmungsschwankungen
  · Gewichtsabnahme, Appetitlosigkeit, Verdauungsprobleme, Verstopfung
  · trockene, kalte Haut, Frieren, Zittern, Vata-Konstitution

- *Pitta:* Pitta-Depressionen können durch Pitta vermehrende Nahrungsmittel, durch starke Hitze und direkte Sonneneinwirkung, durch heiße Bäder oder Duschen und ständige Gereiztheit hervorgerufen werden.

  Folgende Faktoren lassen auf eine Pitta-Depression schließen:
  · Reizbarkeit, Aggression, Ungeduld, Unzufriedenheit, Schlaflosigkeit, geringe Frustrationstoleranz, unkontrollierte Gefühlsausbrüche, Selbstüberschätzung, Überkritisch-Sein sich selbst und anderen gegenüber
  · Hitze, starker Durst, Schweißausbrüche, Durchfälle, Heißhunger auf Süßes oder auf fettige Speisen
  · Allergien, Toxine im Blut, Störungen der Stoffwechselprozesse, rote Augen, Haarausfall oder Ergrauen der Haare

- *Kapha:* Kapha-Depressionen werden durch Schlafen während des Tages, Ama-Ansammlungen, schwere und fette Nahrungsmittel, kalte Mahlzeiten, Trägheit und mangelnde Aktivität herbeigeführt.

Folgende Faktoren lassen auf eine Kapha-Depression schließen:

- Gefühl der inneren Schwere und Traurigkeit, Niedergeschlagenheit, Dumpfheit, Lustlosigkeit, Antriebslosigkeit, Müdigkeit, übermäßiges Schlafbedürfnis
- Appetitmangel oder übergroßer Appetit, Gewichtszunahme, Verstopfung, träger Stoffwechsel
- kalte Hände und Füße, Schleimansammlungen im Körper, Blässe

Selbsthilfe

Psychotische Krankheiten sollten unbedingt ärztlich betreut werden. Nicht selten besteht die Gefahr, daß die betroffenen Menschen sich selbst oder anderen ernsthaften Schaden zufügen. Bei weniger gravierenden psychischen Störungen sollten primär die Doshas ausgeglichen und die Denkmuster geändert werden. Suchen Sie bei Bedarf Hilfe bei einem Psychotherapeuten, um Konflikte aufzuarbeiten. Achten Sie auf die Einhaltung eines sattvischen Lebensstils, und bevorzugen Sie Nahrungsmittel, die auf das vorherrschende Dosha abgestimmt sind. Suchen und nähren Sie positive Eigenschaften und den Glauben und das Vertrauen an eine göttliche Führung.

Stellen Sie Ihren Tagesablauf um, so daß genügend Zeit für Ruhe, Meditation, Yoga und Gebete bleibt. Ölmassagen wirken beruhigend auf Vata sowie Pitta und können bei Kapha-Dominanz stagnierende Zustände lösen. Ein Stirnguß oder äußerer Öleinlauf mit Vata reduzierenden Ölen ist sehr zu empfehlen. Auch verschiedene Kräuter unterstützen die Harmonisierung der Seele.

Wenn Vata dominiert, bringen Einläufe oft eine Linderung. Bei Kapha-Dominanz kann langes nächtliches Aufbleiben helfen, um die Symptome der Trägheit zu reduzieren.

Massage

Grundsätzlich sind Ganzkörpermassagen empfehlenswert. Die Massage von Kopf und Bauch ist bei psychischen Problemen ebenfalls wichtig. Im Kopfbereich befinden sich viele Marmas, die Streßzustände lindern und auf den Geist und die Emotionen einwirken. Das Sonnengeflecht, unterhalb des Brustbeines, ist der Bereich, durch welchen wir negative Emotionen aufnehmen. Hier müssen Spannungen und Streßzustände, die sich im Solarplexus als Verhärtung ertasten lassen, gelöst werden. Die Massage des Bauches wirkt nährend und beruhigend und besänftigt Vata. Eine allabendliche Fußmassage beruhigt und fördert einen ungestörten Schlaf.

Bei psychischen Problemen ist die Lösung von energetischen Blockaden, die sich in der Muskulatur und im Energiekörper des Betroffenen festgesetzt haben, besonders hilfreich. Die Zellen unseres Körpers speichern sowohl positive, als auch negative Erfahrungen und Gefühle. Wenn sich Muskeln unter Streß anspannen, wird diese Information in der Muskulatur eingeschlossen. Häufig halten wir Gedankenmuster oder traumatische Erfahrungen jahre- oder jahrzehntelang in unserem Körper fest. Diese können sich dann auch zu körperlichen Störungen entwickeln. Massieren Sie verspannte Gewebe deshalb ausgiebig,

bis Sie das Tiefengewebe erreichen. Allerdings sollte die massierte Person damit einverstanden sein. Es können weiche und beruhigende, aber auch kräftige und anregende Massagebewegungen notwendig sein. Bei Kapha-Dominanz sollte jedoch in der Regel kräftig und anregend massiert werden. In den Kapiteln 2.8 und 2.9 wird näher auf diese ganzheitliche und tiefe Form der Massagearbeit eingegangen.
Wichtige Marmas sind: Phana (links: wirkt beruhigend; rechts: regt an), Hridaya, Vidhura, Shankha, Utkshepa, Shringathaka, Sthapani, Apanga, Simanta und Adhipati Marma.
Ashwagandha Taila, Brahmi Taila oder Maha-Narayana Taila helfen bei Depressionen, Ängsten und psychischen Störungen aller Art, vor allem bei Vata-Dominanz. Auch warmes Sesamöl ist gut für Vata. Beruhigende und erheiternde Aromaöle sind: Lavendel, Rose, Basilikum, Jasmin und Salbei.
Bei Pitta-Dominanz sind vor allem Kokosöl und Brahmi Taila empfehlenswert. Kühlende und beruhigende Aromaöle wie Jasmin, Rose, Lavendel, Sandelholz und Orange sind ideal.
Kapha sollte mit wenig Öl (Sesam- oder Senföl!) massiert werden, dem anregende, stimmungsaufhellende Aromaöle wie Rosmarin, Basilikum, Salbei oder Grapefruit beigegeben werden können.

Achtung!
Wenn ärztlich verordnete Neuroleptika oder Antidepressiva eingenommen werden, können Massagen deren Wirkung verstärken oder auch mindern. Besprechen Sie bei regelmäßigen Massagen die genaue Dosierung der Medikamente mit dem behandelnden Arzt.

Kräuter

Bei Vata-Dominanz, Erschöpfungszuständen, Streß, Schlaflosigkeit und Überarbeitung helfen Ashwagandha, Bala, Brahmi, Shatavari, Kalmus und Ingwer.
Für Pitta wird im Ayurveda vor allem die Einnahme von Brahmi empfohlen, um den Geist zu stärken und die innere Ruhe wiederzuerlangen. Auch Shatavari harmonisiert psychische Pitta-Zustände.
Wenn Kapha überwiegt, reinigen und klären Kalmus und Guggulu den Geist und die Nadis. Ingwer wirkt klärend, anregend und aufheiternd. Bei Kapha-Dominanz kann auch Brahmi mit Trikatu kombiniert werden.
Basilikum eignet sich vor allem für Vata und Kapha. Die Einnahme der Kräuterpulver mit Ghee hat bei psychischen Störungen eine besonders günstige Wirkung. Zum Ausgleich und zur Nährung des (körperlichen wie emotionalen) Herzes sind Arjuna und Shatavari bestens geeignet. Arjuna hilft bei Einsamkeit, Traurigkeit und Frustration und kann bei emotionalem Streß und nach traumatischen Erfahrungen eingenommen werden.

Yoga

Regelmäßiges, möglichst tägliches Üben ist ein wichtiger Bestandteil eines sattvischen Lebensstils. Yoga wirkt allgemein ausgleichend auf die Psyche und stärkt Geist und Intellekt. Üben Sie bei depressiver Verstimmung nur sehr energetisierende Asanas, die im Stehen ausgeführt werden, und bei welchen Sie sich etwas mehr anstrengen müssen. Vor allem der Sonnengruß (4.11) wirkt in diesem Fall belebend. Andere vitalisierende Asanas sind Dreieckshaltung (4.6), Heuschrecke (4.8), Rad (4.6) und Schulterstand (4.5). Vata wird durch erdende und beruhigende Übungen besänftigt.

Wenn Pitta dominiert, helfen Asanas, welche die innere Hingabe und Demut fördern: Kopf-Knie-Haltung (4.9) und Yoga-Mudra (4.8) sollten dann täglich geübt werden.

Andere Asanas, welche die Psyche harmonisieren, sind: Kamel (4.7), doppelter Winkel (4.5), Lotussitz/halber Lotussitz (4.4), Baum (4.10), Kopfstand oder Dreifuß (4.10).

Pranayama ist ebenfalls sehr hilfreich und sollte täglich geübt werden. Die Wechselatmung (2.12) wirkt allgemein ausgleichend. Bei Depressionen, die mit Schwere und Antriebslosigkeit einhergehen, wirkt die Sonnenatmung vitalisierend. Wenn Unruhe, Schlaflosigkeit, Rastlosigkeit, Reizbarkeit oder Aggressionen überwiegen, beruhigt und kühlt die Mondatmung.

Meditationsübungen (4.12) helfen dabei, den Geist zu klären, Abstand zu den eigenen Problemen und Gefühlen zu bekommen und die Weichen für positive Veränderungen im Leben zu stellen.

9. Kopfschmerzen und Migräne

Kopfschmerzen und Migräne können unterschiedlichste Ursachen haben und durch Störungen aller drei Doshas entstehen. Verdauungsprobleme, Verstopfung, Erkältungen, psychische Störungen, Streß, hormonelle Probleme oder Muskelverspannungen kommen als auslösende Faktoren in Frage. Schmerzzustände lassen sich im allgemeinen auf eine Störung von Vata zurückführen.

Vata-Kopfschmerz tritt in Verbindung mit trockener Haut, Nervosität, Verstopfung und anderen Vata-Symptomen auf. Der Schmerz kann sehr stark und stechend sein und durch Schlafmangel oder geistige Überaktivität entstehen.

Pitta-Kopfschmerz wird von lichtempfindlichen Augen, Reizbarkeit und anderen Pitta-Symptomen begleitet. Er hängt mit Störungen der Leber und Toxinen im Blut zusammen.

Kapha-Kopfschmerzen sind auf Stauungserscheinungen im Kopfbereich zurückzuführen und treten häufig bei Erkältungen, Nebenhöhlenproblemen oder zusammen mit Übelkeit und Erbrechen auf.

Wenn Kopfschmerzen sehr stark oder chronisch sind, sollte die Ursache ärztlich geklärt werden!

Massage

Fast alle Menschen, die unter chronischen Kopfschmerzen leiden, haben starke Verspannungen im Rückens und Nacken. Durch Lösen der Muskelverspannungen in diesem Bereich lassen sich die Kopfschmerzen in den meisten Fällen beseitigen oder zumindest stark lindern. Führen Sie also immer eine Rücken- und Nackenmassage durch, und lösen Sie Verspannungen im Bereich der Brustmuskulatur.

Vor allem der erste Halswirbel (C1) wird mit Kopfschmerzen und Migräne in Verbindung gebracht. Erfahrungsgemäß können jedoch auch Verschiebungen aller anderen Wirbel Kopfschmerzen verursachen. Suchen Sie deshalb die ganze Wirbelsäule nach blockierten Wirbeln ab. Auch eine Kopfmassage kann Kopfschmerzen beseitigen. Die Akupressur von Avarta Marma und der Augenbrauenpunkte bringt oft rasche Linderung. Vidhura Marma hilft gegen Migräne.

Shankha und Utkshepa Marmas lindern Vata-Kopfschmerzen und Verstopfung. Apanga Marma hilft bei Pitta-Kopfschmerz und Lichtempfindlichkeit. Phana Marma löst Stauungen sowohl im Kopfbereich als auch in den Bronchien und unterstützt die Behandlung von Kapha-Kopfschmerzen. Auch Apanga Marma hilft bei der Befreiung der Nebenhöhlen.

Aromaöle können auf die entsprechenden Marmas aufgetragen und leicht einmassiert werden. Empfehlenswert sind Basilikum (Vata und Kapha), Kamille (Pitta), Eukalyptus (Kapha und Vata), Lavendel (Vata und Pitta), Zitronengras (Pitta), Rosmarin (Kapha) und Pfefferminze (Kapha und Pitta).

Kräuteröle werden in die Nasenöffnungen eingeträufelt, um Kopfschmerzen zu lindern. Anu Taila oder Ghee helfen bei Pitta-Kopfschmerz. Vacha Taila enthält Kalmus und eignet sich gut für Vata und Kapha. Auch Shadvindu Taila lindert, nasal angewandt, Kopfschmerzen und Migräne. Bei Vata-Dominanz kann auch einfaches Mandelöl verwendet werden. Bei vielen Frauen treten Kopfschmerzen oder Migräne zyklisch vor oder zu Beginn der Menstruation auf. In diesem Fall lassen sich meist starke Blockierungen der Marmas im Becken feststellen. Die Massage von Nitamba Marma und dem umliegenden Bereich bringt dann in der Regel schnelle Linderung. Harmonisieren Sie zugleich auch Apana Vata durch sanfte Massage von Guda und Basti Marma.

Kräuter

Bei Vata-Kopfschmerzen ist es wichtig, Verstopfung mit Hilfe von Abführmitteln oder Einläufen zu beseitigen. Triphala Guggulu eignet sich hierfür sehr gut. Bei chronischen Vata-Kopfschmerzen ist eine langfristige Tonisierung empfehlenswert. Stärkende Kräuter wie Ashwagandha oder Bala können dann über längere Zeit eingenommen werden. Bei Pitta-Kopfschmerz eignet sich Brahmi als kühlendes Nerventonikum. Trikatu regt bei Kapha-Dominanz die Verdauung an. Kalmus hilft, Kapha und Schleim zu reduzieren.
Wenn die Kopfschmerzen hormonell bedingt auftreten, so können Ashwagandha und Shatavari den Hormonhaushalt regulieren. Bei Pitta-Störungen eignet sich Shatavari in Verbindung mit Madhuka (Süßholz) oder Aloe Vera.

Yoga

Prinzipiell sind alle Übungen empfehlenswert, bei welchen die Nackenmuskulatur und der ganze Rücken entspannt werden. Im Kapitel 4.5 finden Sie die entsprechenden Asanas. Wenn andere Bereiche der Wirbelsäule blockiert und verspannt sind, führen Sie geeignete Übungen für diesen Wirbelsäulenabschnitt durch.
Die Kopf-Knie-Haltungen (4.9) dehnen die Gehirnhaut und harmonisieren die Kopfgefäße. Dreieckshaltung (4.6) und Katze (4.6) sind bei Kopfschmerzen ebenfalls hilfreich. Führen Sie mehrmals die Kobra (4.8) im Wechsel mit dem Yoga-Mudra (4.8) aus. Auch der Sonnengruß (4.11) schafft Abhilfe. Die Wechselatmung (4.12) hilft, den Kopf zu klären, das Energiesystem und die Nadis zu reinigen und dadurch Kopfschmerzen zu lindern.
Bei hormonell bedingten Kopfschmerzen ist die Entspannung des Beckens und der Lendenwirbelsäule wichtig. Üben Sie in diesem Fall die folgenden Haltungen: LWS-Entspannung (4.8), Frosch (4.8), Kobra (4.8), Kopf-Knie-Haltung (4.9) und Liegende Haltung der Festigkeit (4.9) oder Froschsitz (4.4). Das Rad (4.6) ist die beste Übung, um das weibliche Hormonsystem auszugleichen.

10. Hauterkrankungen

Das Schweißsystem (Sweda Vaha Srotas) hat seinen Ursprung im Fettgewebe, welches für die Ausbildung von Talg zuständig ist und die Haarfollikel bildet. Akne entsteht durch eine Überaktivität der Talgdrüsen und durch die Entzündung der feinsten Haarfollikel. Wenn die Schweißkanäle verstopfen, können die Toxine nicht mehr ausreichend über die Haut ausgeschieden werden.

Ein Mangel an Rasa Dhatu (Plasmagewebe) und Rakta Dhatu (Blutgewebe) führt zur Austrocknung der Haut, während ein Übermaß der Gewebe fettige Haut und Akne verursacht. Unreine Haut und Akne entstehen häufig auch durch ein Übermaß an männlichen Geschlechtshormonen (Testosteron), was wiederum mit einer Vermehrung von Pitta in Verbindung gebracht werden kann. Diese Form der Akne kommt vor allem in der Pubertät vor, wenn ein Mensch die Kapha-Phase der Kindheit hinter sich läßt und in die Pitta-Phase eintritt.

- *Pitta:* Erkrankungen der Haut, unreine Haut und Akne werden in vielen Fällen durch eine Störung von Ranjaka Pitta sowie von Bhrajaka Pitta verursacht und gehen mit Toxinen im Blut einher. Ein Übermaß an Pitta in Kombination mit Ama verunreinigt das Blutgewebe (Rakta Dhatu) und führt zur Ausbildung von Eiter und Pusteln an der Hautoberfläche. Diese Störungen der Haut verschlimmern sich im Sommer, wenn Pitta allgemein verstärkt ist, sowie nach dem Verzehr von Pitta vermehrenden Nahrungsmitteln, wie scharfen, salzigen, sauren, fettigen, fritierten, gebratenen oder zu heißen Speisen. Pitta-Symptome sind dann Hitze, Reizbarkeit, Ungeduld, starker Durst und entzündliche Erkrankungen. Pitta führt auch zu Ausschlägen, Rötung der Haut, Eiterbildung und Schwellungen.

- *Vata:* Vata-Störungen können den Körper stark austrocknen. Um diese Trockenheit, welche von Vyana Vata erzeugt wird, auszugleichen, reagiert die Haut oft mit einer übermäßigen Talgproduktion, wodurch Akne und Hautunreinheiten entstehen können. Vata hat allgemein eine trockene, empfindliche, kühle, schuppige Haut, welche jucken kann und mit anderen Vata-Symptomen einhergeht. Auch Schuppenflechte und trockene Ekzeme sind häufige Vata-Krankheiten.

- *Kapha:* Kapha besitzt von Natur aus eine ölige Haut. Fettreiche, ölige Cremes, Feuchtigkeit und Kälte können zu Kapha-bedingten Hauterkrankungen führen. In diesem Fall liegt vor allem eine Disharmonie von Sleshaka Kapha vor. Bei Kapha-Dominanz können Hautprobleme von Schwellungen, Wasseransammlungen und nässenden Wunden sowie einer allgemein kühlen und öligen Haut begleitet sein.

Folgende Faktoren und Marmas regulieren die Haut:

1. Bhrajaka Pitta: Talahridaya Marma, Brihati Marma, Amsa Marma, Nila Marma
2. Vyana Vata: Talahridaya Marma, Kshipra Marma, Manibandha Marma, Brihati Marma, Amsaphalaka Marma
3. Sleshaka Kapha: Katikataruna Marma, Amsaphalaka Marma, Manibandha Marma
4. Sweda Vaha Srotas: Brihati Marma, Katikataruna Marma
5. Varuna Nadi: Hridaya Marma
6. Ranjaka Pitta (Leber, Blut): (Marmas siehe Verdauung)
7. Rasa Dhatu: Indrabasti Marma
8. Wirbelsäule: C3 (Akne, Ekzeme), TH9 (Nesselausschläge, allergische Hautprobleme), TH10 (Ekzeme), TH11 (Schuppenflechte, Ekzeme, unreine oder trockene Haut)

Selbsthilfe

Wie bei allen Krankheiten sollten Sie auch bei Hauterkrankungen herauszufinden, welches Dosha primär gestört ist.
Stellen Sie Ihre Ernährung um, und vermeiden Sie Nahrungsmittel, welche Pitta bzw. das dominante Dosha vermehren. Eine Anti-Ama-Diät ist empfehlenswert für die Reinigung des Blutes. Achten Sie auf ausreichenden Schlaf, trinken Sie viel, sorgen Sie für regelmäßige Mahlzeiten, und reduzieren Sie psychischen Streß, um die Dhatus zu harmonisieren. Die Haut reagiert sehr sensibel auf psychische Belastungen. Pitta-Typen sollten sich deshalb darum bemühen, ihr hitziges Gemüt etwas abzukühlen und ihren Wunsch loszulassen, bestimmte Ziele innerhalb kürzester Zeit zu erreichen. »Entschleunigung« auf allen Ebenen ist eine wichtige Übung für Pitta-Charaktere. Vata-Menschen müssen stabile Lebensumstände und Beziehungen für sich schaffen, in welchen sie Geborgenheit, Sicherheit und Regelmäßigkeit vorfinden. Eine Achterbahnfahrt der Emotionen sollte vermieden werden. Suchen Sie sich Quellen der Kraft und Ruhe durch Meditation, Gebete oder Yoga. Kapha-Typen sollten Süßigkeiten und fette Nahrungsmittel meiden.

Massage

Massagen unterstützen die Durchblutung der Haut und fördern damit die Ausscheidung von Giftstoffen. Dabei kann es bei unreiner Haut zunächst zu einer Erstverschlimmerung der Symptome kommen, weil die im Körper gelösten Toxine über die Haut freigesetzt werden.
Bei Pitta-Dominanz ist Kokosöl ideal. Wenn Vata überwiegt, muß die Haut mit schweren Ölen wie Sesamöl genährt werden. Bei Kapha-Störungen sollte, zumindest auf den betroffenen Stellen, kein Öl verwendet werden. Am übrigen Körper darf mit kleinen Mengen Öl massiert werden. Für Kapha wird Senföl empfohlen.
Folgende Aromaöle können in die Marmapunkte einmassiert werden: Zeder (Vata und Kapha), Eukalyptus (Vata und Kapha), Lavendel (Vata und Pitta) und Sandelholz (Pitta).

Behandeln Sie, je nachdem, welches Dosha dominiert, die Marmas zur Regulierung von Bhrajaka und Ranjaka Pitta, Vyana Vata oder Sleshaka Kapha (siehe oben) mit Akupressur. Wichtige Marmas bei Hautbeschwerden sind außerdem: Brihati, Katikataruna, Indrabasti und Hridaya Marma.
Suchen Sie auch die Wirbelsäule nach Fehlstellungen ab. Ekzeme können vom 3. Halswirbel oder vom 10. und 11. Brustwirbel verursacht werden. Allergien und Nesselausschläge stehen mit dem 9. Brustwirbel in Verbindung. Akne, unreine oder trockene Haut können durch eine Fehlstellung des 3. Halswirbels oder des 11. Brustwirbels entstehen.

Kräuter

Maha-Marichadi Taila lindert Hautkrankheiten aller Art, welche durch Verunreinigungen des Blutes verursacht wurden. Es kann bei Ekzemen, Schuppenflechte, Akne, Juckreiz, Pilzinfektionen der Haut und Flecken im Gesicht auf die betroffenen Bereiche aufgetragen werden. Triphala Guggulu reinigt und verjüngt den Organismus und die Haut. Es ist für alle Doshas geeignet, vor allem jedoch für Vata und Kapha.
Waschen Sie bei unreiner Haut mehrmals täglich das Gesicht mit Neemseife, und geben Sie anschließend einen einzigen Tropfen Teebaumöl auf jeden Pickel. Teebaum klärt, reinigt, trocknet den Pickel aus und tötet Keime ab.

- *Pitta:* Zur äußeren Anwendung eignen sich Aloe-Gel oder kühlende Öle wie Kokosöl. Vermischen Sie Ghee mit Kurkuma zu einer Paste, und tragen Sie diese auf die Haut auf. Ghee wirkt kühlend. Kurkuma tötet Keime ab und wirkt entzündungshemmend. Wenn eine Störung des Hormonspiegels vorliegt, können Sie Ghee mit Süßholzpulver und Kurkuma mischen. Süßholz kühlt und reduziert den Anteil männlicher Geschlechtshormone. Auch eine Paste aus frisch gepreßtem Koriandersaft, zusammen mit Kurkuma, kann auf die Haut aufgetragen werden.
  Innerlich helfen Ghee und bittere Kräuter, das Blut und die Leber zu reinigen und damit Hautunreinheiten zu reduzieren. Löwenzahn, Brennessel, Neem und Manjishta sind ideal. Bei hormonell bedingter Akne empfiehlt sich die Einnahme einer Kombination aus Shatavari und Süßholz.

- *Vata:* Achten Sie bei Vata-Akne darauf, die Haut ausreichend einzuölen. Sesamöl ist dafür am besten geeignet. Bei Vata-Dominanz werden tonisierende Präparate, wie Shatavari oder Bala empfohlen. Triphala Guggulu reinigt den ganzen Organismus.

- *Kapha:* Chitrakadi Vati lindert Hautkrankheiten bei Kapha- und Pitta-Dominanz. Brennessel, Gokshura und Gokshuradi Guggulu entwässern, reinigen den Organismus und helfen bei Kapha-Akne. Auch Guggulu und Triphala Guggulu haben eine reinigende Wirkung.

Yoga

Alle Umkehrhaltungen verstärken die Blutzirkulation im Kopfbereich und gewährleisten eine bessere Durchblutung der Gesichtshaut. Gute Übungen für eine schöne Haut sind: Schulterstand (4.5), Fisch (4.5), Kopfstand (4.10), Dreifuß (4.10), Kobra (4.8), Rad (4.6), Sonnengruß (4.11) und Wechselatmung (4.12)

Pigmentstörungen werden durch ein Ungleichgewicht von Bhrajaka Pitta verursacht. Auch hier helfen Massagen und die Akupressur der Marmas, die Bhrajaka Pitta regulieren. Folgende Kräuterrezepturen bringen Linderung:

- Mahlen Sie 5 Mandeln, und vermischen Sie sie mit 1 TL frischer Sahne und einigen Tropfen Zitronensaft. Lassen Sie diese Paste 15 Minuten einwirken.
- Tragen Sie den Saft oder das Mus einer Papaya auf die betroffenen Stellen auf.
- Stellen Sie eine Paste aus Basilikumblättern und Wasser her. Geben Sie sie auf die entsprechenden Hautpartien.

Frühzeitigem Altern der Haut wird durch regelmäßiges Einölen vorgebeugt. Vor allem Vata- und Pitta- Menschen neigen zu früher Faltenbildung, während Kapha-Haut in der Regel dick und ölig ist und über ausreichend Fettgewebe verfügt. Massieren Sie jeden Abend Ghee in das Gesicht ein, um Falten zu mildern. Aloe-Gel kann äußerlich und innerlich angewandt werden. Massieren Sie täglich den ganzen Körper – je nach Konstitution – mit Sesamöl, Mandelöl, Kokosöl oder Ghee.
Ölmassagen stärken die Gewebe, fördern die Ausscheidung von Toxinen und haben eine allgemein verjüngende Wirkung auf die Haut und den ganzen Organismus.
Vor allem Marmas, welche Vyana Vata und Sleshaka Kapha regulieren, verhindern das Austrocknen der Haut und erhalten sie elastisch und jung. Regelmäßige Massagen von Kopf und Gesicht gewährleisten eine gut durchblutete Haut, welche ihre Jugendlichkeit, Geschmeidigkeit und Ausstrahlung lange bewahrt.
Tonisierende und verjüngende Rasayanas sollten regelmäßig eingenommen werden: Bala, Kaishora Guggulu, Brahma Rasayanam, Chyawanprash, Shatavari und Triphala Guggulu sind hierfür gut geeignet.
Alle obengenannten Yogahaltungen sind empfehlenswert. Asanas, die eine allgemein verjüngende Wirkung haben, sind: Schulterstand (4.5), Kopfstand (4.10), Dreifuß (4.10), Rad (4.6) und Sonnengruß (4.11).

Bei **Sonnenbrand** und **Verbrennungen** darf nicht massiert werden. Chandanadi Taila oder Aloe-Gel können bei leichten Verbrennungen zur Kühlung dünn auf die betroffenen Stellen aufgetragen werden. Aloe-Saft oder Gel, innerlich eingenommen, reduzieren Hitze und Pitta. Nehmen Sie ausreichend Flüssigkeit zu sich, und vermeiden Sie Hitze und direkte Sonneneinstrahlung, bis die Symptome abgeklungen sind.

11. Über- und Untergewicht

Übergewicht

Bei übergewichtigen Menschen ist das Fettgewebe (Meda Dhatu) übermäßig stark ausgebildet. Überschüssiges Kapha wird im Gewebe eingeschlossen und verhindert hier einen gesunden Stoffwechsel. Alle Stoffwechselvorgänge werden durch die Ansammlungen von Kapha gehemmt. Fett und die Nährstoffe, die über die Nahrung aufgenommen werden, können dann nicht mehr verbrannt werden.
Durch die gleichzeitige Unterversorgung der anderen Dhatus, durch Ansammlungen von Ama im Fettgewebe und die Verstopfung der Srotas schafft Übergewicht nun einen Nährboden für vielfache andere Erkrankungen. Das Risiko für Herz-Kreislauf-Beschwerden, für Störungen von Nieren und Leber, Gelenk- und Rückenschmerzen, Unfruchtbarkeit, unregelmäßige Menstruation, Impotenz, Diabetes, Kurzatmigkeit und vielfache andere Beschwerden nehmen bei Übergewichtigen drastisch zu.
In den meisten Fällen entsteht Übergewicht durch falsche Eßgewohnheiten, zum Beispiel durch Essen aus Langeweile, durch Streß oder aufgrund eines Gefühles der inneren Leere. Manchmal sind auch körperliche Ursachen wie eine Schilddrüsenunterfunktion, hormonelle Probleme oder Stoffwechselerkrankungen für die Fettleibigkeit verantwortlich.
Wegen ihres generell langsamen Stoffwechsels verbrennen Kapha-Menschen, bei gleicher Nahrungsaufnahme, weniger Nährstoffe als die anderen Doshas. Sie nehmen entsprechend schneller zu und sehr schwer wieder ab.
Ein Übermaß an Kapha macht nicht nur dick, sondern auch müde, antriebslos, depressiv, lustlos und verstärkt das Verlangen nach süßen und schweren Nahrungsmitteln. Diese Symptome einer Kapha-Störung machen es dem übergewichtigen Menschen noch schwerer, Sport zu treiben oder an der allgemeinen Umstellung der Lebens-, Denk- und Ernährungsgewohnheiten zu arbeiten. Auf diese Weise nehmen Kapha und das Gewicht immer weiter zu und verschlimmern sich gegenseitig. Ein einmal entstandenes Übergewicht endet dann nicht selten in einem Teufelskreis aus Frustration, Heißhungerattacken und immer neuen Diäten. Dadurch wird das Problem nur noch schlimmer. Der Körper empfindet eine Diät als akute »Hungersnot«. Um sein Überleben zu sichern, wird der Organismus nach jeder Hungerperiode die ihm zugeführten Nährstoffe noch besser »anlegen«, um erneute Dürrezeiten zu überstehen.
Bei einer Vata/Kapha-Konstitution neigt der Vata-Anteil zu Nervosität und nervlicher Anspannung. Diese Menschen versuchen, die Vata-Symptomatik durch den Verzehr von schweren und süßen Nahrungsmitteln auszugleichen. Für ein reines Vata-Naturell wäre dies mit Sicherheit auch der beste Weg, das Dosha-Gleichgewicht wiederherzustellen. Wenn jedoch neben Vata auch Kapha dominiert, tendiert der Körper – ähnlich wie bei einer reinen Kapha-Prakrti – zu Gewichtszunahme.
Eine Pitta-Natur wird möglicherweise durch übermäßigen Hunger und ständigen Appetit

übergewichtig. Pitta nimmt jedoch durch Ehrgeiz, Disziplin, Eitelkeit und einen besseren Stoffwechsel leichter ab als Kapha. Pitta verfügt über das beste Verdauungsfeuer und kann dazu neigen, seine Verdauungsorgane durch Überessen und wahllose Nahrungsaufnahme im Übermaß zu strapazieren. Dadurch wird das ansonsten starke Agni geschädigt oder dauerhaft vermindert, was wiederum zu Übergewicht führen kann. Der Pitta-Typ hat bei Übergewicht ein eher schwammiges Gewebe, während Kapha-Körper, trotz üppigen Körperbaus, fest, prall und wohlgeformt wirken.

Vata-Menschen neigen unter Streß eher zu Appetitlosigkeit und nehmen in der Regel schwer zu. Ist dies dennoch der Fall, so kann dies an einer Mischkonstitution liegen oder daran, daß andere Doshas massiv gestört sind. In manchen Fällen sucht Vata unbewußt nach Erdung und entwickelt dadurch einen übergewichtigen Körper. Ursache für die Gewichtszunahme ist dann eine emotionale Unausgewogenheit. Wenn ein Vata-Typ an Gewicht zunimmt, verraten seine grazilen Hände und Füße, Unterarme und Fesseln seine ursprüngliche Veranlagung. Dies trifft in gewissem Maße auch auf Pitta zu. Erinnern Sie sich daran, wie Ihr Körperbau am Ende der Pubertät aussah. Dies gibt in der Regel Aufschluß über Ihre ursprüngliche Veranlagung und Konstitution.

Selbsthilfe

Die Behandlung von Übergewicht besteht darin, überschüssiges Kapha aus dem Körper auszuleiten und alle Gewebe gleichmäßig zu nähren. Dafür ist nicht notwendigerweise eine mengenmäßige Einschränkung der Nahrungsaufnahme notwendig, sondern vielmehr eine qualitative Umstellung der Ernährungsgewohnheiten, welche auch die innere Einstellung zum Essen mit einbezieht.

Lösen Sie zunächst die Ursache Ihres Übergewichts. Sie ist meist in psychischen Unausgewogenheiten zu finden. Machen Sie sich zuerst bewußt, wieviel und warum Sie essen. Seien Sie dabei absolut ehrlich mit sich selbst. Sind Streß, psychische Probleme oder Langeweile die Ursache für eventuelle Eßattacken? Viele übergewichtige Menschen sind der Meinung, sie würden kaum etwas essen, verdrängen dabei aber die Mengen an Süßigkeiten, gezuckerten Getränken oder anderen Snacks, die sie zwischen den Mahlzeiten zu sich nehmen. Auch ein Ernährungstagebuch, in welches jeder Bissen eingetragen wird, kann helfen, sich die eigenen Eßgewohnheiten bewußt zu machen.

Reduzieren Sie Kapha, indem Sie vorwiegend warm, trocken und leicht essen. Vermeiden Sie Fett, Zucker und kalte Speisen und Getränke. Speiseeis stellt die größte Herausforderung für einen Kapha-Organismus dar und sollte gänzlich gemieden werden. Bittere Speisen – vor allem Gemüse –, in kleinen Mengen auch Salat und gut gewürzte Mahlzeiten sind ideal für die Kapha-Reduktion. Kalorien werden im Ayurveda nicht gezählt. Viele kalorienarme Nahrungsmittel wie Tomaten, süße Früchte und Suppen erhöhen Kapha und können dadurch, trotz geringen Brennwerts, das Übergewicht verschlimmern.

Auch eine Diät wird im Ayurveda nicht empfohlen. Eine generelle Umstellung der Lebens-, Denk- und Eßgewohnheiten ist erforderlich. Machen Sie es sich zur Gewohnheit, immer mit Genuß zu essen, und achten Sie darauf, nur das zu essen, worauf Sie wirklich Appetit haben – auch wenn das heißt, daß Sie für Ihre Kinder oder Ihren Partner extra kochen müssen. Wenn Sie essen, ohne Ihre Sinne damit ganz und gar zu befriedigen, werden Sie das Verlangen nach weiteren Speisen immer wieder haben. Nähren Sie Ihren Körper und Ihre Seele gleichermaßen, und essen Sie mit Genuß und in Ruhe. Essen Sie nicht im Stehen oder in Hektik. Finden Sie Ihre regelmäßigen Essenszeiten, die Sie zu einem kleinen Ritual, einem Fest werden lassen, auf welches Sie sich freuen dürfen. Auch ein Stück Schokolade nach dem Essen ist erlaubt, solange es nicht mehr wird. Versuchen Sie nicht, sich strikt etwas zu verbieten, Ihr Inneres wird dadurch nur noch mehr danach verlangen. Erzeugen Sie kein Gefühl des Mangels in Ihrem Innern, sondern ein Gefühl der Fülle, des Genährtseins und der Freude.

Idealerweise sollte die Hauptmahlzeit mittags gegessen werden und abends nur noch eine kleine, leichte, möglichst warme Mahlzeit. Essen Sie nicht nach 18.00 Uhr, und vermeiden Sie Zwischenmahlzeiten. Essen Sie erst, wenn der Körper die vorherige Mahlzeit völlig verdaut hat, weil er nur dann die neuen Speisen gut verbrennen kann.

Sie werden mehr und mehr lernen, Ihre innere Stimme besser zu hören, welche Ihnen Hunger auf genau jene Nahrungsmittel macht, die Ihr Körper benötigt, um ins Gleichgewicht zu kommen. Übergewicht kann auch dadurch entstehen, daß wir die Verbindung zu dieser Stimme, zu einem Teil unserer Seele, verloren haben, welche all unsere Bedürfnisse und das rechte Maß und den richtigen Zeitpunkt für alle Dinge kennt.

Massage

Ganzkörpermassagen regen Kreislauf und Stoffwechsel an. Sie helfen dabei, Ama und Kapha aus dem Körper auszuleiten. Die Entgiftung des Organismus ist bei Fettleibigkeit besonders wichtig, weil der Stoffwechsel nur normalisiert werden kann, wenn Ama aus den Geweben entfernt wird. Massagen stärken alle Dhatus und unterstützen den Abbau von Fettgewebe. Verwenden Sie jedoch nur eine minimale Menge an Senf- oder Sonnenblumenöl, dem anregende Aromaöle wie Rosmarin oder Thymian beigegeben werden können. Wenn Pitta oder Vata dominieren, ist Fenchel empfehlenswert. Bei Vata/Kapha-Prakrti hilft Salbei. Ganzkörpermassagen mit einem trockenen Seidenhandschuh können täglich selbst durchgeführt werden.

Massieren Sie immer mit kräftigen, schnellen und anregenden Massagebewegungen, und akupressieren Sie Marmas und Energiepunkte tief und fest, um Blockaden und Stauungen zu lösen. Die folgenden Marmas sind bei Fettleibigkeit besonders hilfreich, weil sie den Wasserstoffwechsel, den Lymphfluß und den Abbau von Fettgewebe fördern: Gulpha, Urvi, Basti, Nitamba und Apasthamba Marma. Akupressieren Sie diese Punkte, oder massieren Sie sie in kleinen Kreisen entgegen dem Uhrzeigersinn. Ani und Janu Marma sind ebenfalls gute Punkte, welche vor allem Wasseransammlungen in Armen und Beinen reduzieren. Indrabasti und Kurchashira Marma können akupressiert werden, um Agni und den Stoffwechsel anzuregen. Hridaya Marma tröstet und nährt die Seele, fördert Ojas und regt den Kreislauf und Lymphfluß an. Dieser Punkt sollte mit weichen Kreisen im Uhrzeigersinn massiert werden. Katikataruna und Brihati Marma lindern übermäßiges Schwitzen.

Adhipati, Simanta und Sthapani Marma am Kopf sind wichtige Punkte, die den Geist stärken und Emotionen ausgleichen.

Kräuter

Kräuter aktivieren Agni, reinigen den Körper von Ama, reduzieren Kapha und regen die Fettverdauung an. Die meisten Küchengewürze wirken anregend und damit ausgleichend auf Kapha. Wählen Sie vor allem wärmende und scharfe Kräuter aus. Ingwer, Zimt, Chili, schwarzer Pfeffer und Pippali sind besonders empfehlenswert. Kurkuma schützt die Arterien vor Fettablagerungen, und Knoblauch senkt den Cholesterinspiegel. Bittere Kräuter beseitigen Ama und Toxine und sind vor allem bei Kapha und Pitta empfehlenswert: Neem, Guggulu, Löwenzahn und Aloe Vera sind hier hilfreich. Die besten ayurvedischen Präparate, die die Fettverbrennung unterstützen, sind Chitraka/Chitrakadi Vati und Triphala Guggulu. Trikatu ist ebenfalls gut zur Anregung des Stoffwechsels. Gokshura und Shilajit entwässern den Körper und lindern Ödeme.
Wenn Nervosität oder ein schwaches Nervenkostüm die Ursache von Übergewicht ist, wie es vor allem bei Vata oder Vata/Kapha der Fall ist, werden nervenberuhigende Kräuter wie Brahmi oder auch Muskatnuß empfohlen. Tonisierende und nährende Präparate wie Shilajit helfen, das Gefühl des inneren Genährtseins zu kultivieren und das allgemeine Gefühl von Mangel zu beseitigen.

Yoga

Jegliche Bewegung hilft, Übergewicht zu reduzieren. Yoga schont die Gelenke, stärkt die Muskeln, macht den Körper beweglich und schlank, fördert ein positives Körpergefühl und hilft, die innere Verbindung zu den eigenen Bedürfnissen wiederzufinden.
Alle anregenden und anstrengenden Asanas und alle, die im Stehen geübt werden, sind optimal. Die beste Übung bei Übergewicht ist der Sonnengruß (4.11), welcher mindestens 12mal täglich geübt werden sollte. Andere empfehlenswerte Haltungen sind: Boot (4.8), Beinverschluß (4.8), Kopf-Knie-Haltung (4.8), Dreieckshaltung (4.6), Kobra (4.8), Heuschrecke (4.8), Hund (4.9), die durchblutungsfördernde Beinübung (4.9), Schulterstand (4.5), Pflug (4.5) und Kamel (4.7). Wenn eine allgemeine Antriebslosigkeit vorherrscht, ist das Üben der Sonnenatmung (4.12) hilfreich. Wenn psychischer Streß und Nervosität überwiegen und Vata oder Pitta beteiligt sind, kann die Wechselatmung (4.12) geübt werden.

Untergewicht

Wenn innerhalb kurzer Zeit viel Gewicht verloren wird, kann dies auf eine ernste oder chronische Krankheit hinweisen und sollte ärztlich geklärt werden. Wenn Sie allgemein zu Untergewicht neigen, liegt vermutlich eine Vata-Prakrti oder Vata-Störung vor. Streß, emotionale Dauerbelastungen, innere Konflikte, Trauer oder Traurigkeit können zu Untergewicht führen. Auch im Alter oder nach Krankheiten kann eine zeitweilige Schwäche Untergewicht verursachen. Manchmal führt auch ein Übermaß an Pitta zur Gewichtsabnahme. Dann brennen das übermäßig starke innere Feuer, eine ständige mentale Anspannung und intensive negative Gefühle die Betroffenen regelrecht aus. Untergewicht wird in diesem Fall oft von einer Blutarmut und anderen Pitta-Symptomen begleitet.

Selbsthilfe

Gönnen Sie sich vor allem viel Ruhe, und stellen Sie Ihr seelisches Gleichgewicht wieder her. Berücksichtigen Sie allgemeine Vata bzw. Pitta regulierende Lebens- und Ernährungsrichtlinien, schlafen Sie ausreichend, und halten Sie sich, insbesondere bei Vata-Dominanz, im Herbst und Winter warm. Achten Sie bei Pitta-Vakrti darauf, daß wenig Rohkost gegessen wird. Die Nahrungsmittel sollten Pitta reduzieren, zugleich jedoch stärkend und nährend sein. Ghee kann sowohl bei Vata als auch bei Pitta den warmen Mahlzeiten beigegeben werden.
Ölmassagen tonisieren Vata und besänftigen Pitta. Yoga beruhigt das Gemüt und wirkt erdend und stärkend.

Massage

Ölmassagen mit reichlich warmem Sesamöl sollten möglichst täglich durchgeführt werden. Auch Maha-Narayana Taila oder Mandelöl sind gut. Wenn Pitta dominiert, können etwas kühlere Öle wie Sonnenblumenöl oder Ghee verwendet werden.
Führen Sie weiche, sanfte Ganzkörpermassagen durch, ohne allzu großen Druck auszuüben. Ölen Sie die ganze Haut immer wieder gut ein, und lassen Sie die massierte Person nicht auskühlen. Alle Marmapunkte, die das Fettgewebe regulieren, sind auch bei Untergewicht empfehlenswert. Massieren Sie diese Punkte (Gulpha, Urvi, Basti, Nitamba und Apasthamba Marma) jedoch weicher als bei übergewichtigen Menschen. Führen Sie die Massagebewegungen immer im Uhrzeigersinn durch, um den Aufbau von Fettgewebe anzuregen. Allgemeine Vata reduzierende Punkte sind ebenfalls vorteilhaft; vor allem Basti, Hridaya, Shankha, Utkshepa, Simanta und Adhipati Marma. Indrabasti und Kurchashira Marma können akupressiert werden, um Agni und den Appetit anzuregen.

Kräuter

Chyawanprash nährt die sieben Dhatus und wird als Rasayana langfristig zur Stärkung eingenommen. Vata wird durch wärmende und tonisierende Kräuter wie Ashwagandha, Shatavari und Süßholz genährt. Auch Bala ist gut, da es alle Dhatus stärkt. Pitta wird durch Brahmi beruhigt und kann darüber hinaus mit kühlen, süßen Kräutern wie Shatavari und Süßholz tonisiert werden.

Yoga

Ausgleichende, beruhigende, erdende und entspannende Asanas sind empfehlenswert. Alle Sitzpositionen, insbesondere Lotussitz und halber Lotussitz (4.4), Krokodilübungen (4.6), LWS-Entspannung (4.8), Yoga-Mudra (4.8), Kopf-Knie-Haltung (4.9), Hund (4.9), Liegende Haltung der Festigkeit (4.9) und Baum (4.10) sind ideal.
Kräftigende Asanas stärken Muskeln sowie Knochen und wirken anregend auf die Verdauung und den Appetit: Schulterstand (4.5), Pflug (4.5) und Fisch (4.5) sind daher hilfreich. Die Wechselatmung (4.12) gleicht Vata aus, die Mondatmung (4.12) wirkt beruhigend auf Pitta. Auch Meditationen und Gebete eignen sich gut dafür, die Psyche zu nähren und auszugleichen.

12. Sonstige Beschwerden

Augenleiden

Sehschwäche und Augenleiden sowie entzündliche Erkrankungen der Augen stehen mit einer Störung von Alochaka Pitta in Verbindung. Altersbedingte Sehschwäche und Trokkenheit der Augen sind auf eine Vermehrung von Vata zurückzuführen. Trockene Augen können auch durch einen Mangel an Majja Dhatu entstehen, während ein Übermaß an Majja Dhatu zu Augenentzündungen und übermäßig feuchten Augen führt.
Pitta vermehrende Speisen, langes Fasten, Sonnenbestrahlung ohne Augenschutz und der Genuß von Alkohol sollten bei Pitta-Dominanz unbedingt vermieden werden. Wenn Vata bei Altersfehlsichtigkeit dominiert, sollten Vata ausgleichende Maßnahmen ergriffen werden. Zum Ausgleich von Majja Dhatu werden im Ayurveda ein sattvischer Lebensstil und eine sattvische Ernährung empfohlen.

Massagen

Massagen des Kopfes und Nackens sowie das tägliche Einträufeln von Ghee (Pitta!) oder biologischem Mandelöl (Vata!) in die Augen können die Sehkraft stärken und überarbeitete Augen regenerieren. Ghee lindert auch Entzündungen der Augen. Führen Sie hierfür ein Augenbad (Netra Tarpana 1.10) durch.
Alochaka Pitta wird über Apanga, Avarta und Sthapani Marma reguliert. Auch die Akupressur von Kurcha und Kurchashira Marma an Händen und Füßen harmonisieren den Sehsinn und die Augen. Hilfreich ist auch die Massage der Fußreflexpunkte an den Zehen. Augenbeschwerden sind manchmal mit einer Fehlstellung des zweiten Halswirbels in Verbindung zu bringen.

Kräuter

Waschungen der Augen mit Süßholzabsud helfen gegen brennende oder entzündete Augen. Wenn täglich Ghee innerlich eingenommen wird, kann sich dadurch die Sehkraft verbessern. Auch Triphala-Ghee ist gut für die Augen. Ansonsten sind Amalaki, Triphala und Chyawanprash wichtige augenstärkende Rasayanas.

Yoga

Verschiedene Augenübungen verbessern und stärken die Sehkraft. Fixieren Sie täglich zehn Minuten lang die Flamme einer Kerze. Idealerweise verwenden Sie einen Docht oder

eine Baumwollkordel, welche in eine kleine Schale mit Ghee gelegt werden.
Auch Kopfstand und Dreifuß (4.10) stärken die Sehkraft.

Ohrenschmerzen und Tinnitus

Ohrenschmerzen entstehen oft durch Kälte und Zugluft und sind auf eine Störung von Udana Vata zurückzuführen. Wenn im Alter Schwerhörigkeit eintritt, so liegt dies ebenfalls an einem Übermaß an Vata. An einer Mittelohrentzündung ist Pitta beteiligt, und wenn Stauungen und Schleimansammlungen im Kopfbereich vorliegen, können Ohrenbeschwerden durch Kapha verursacht werden.
Ohrensausen (Tinnitus) kommt meist durch eine Störung von Vata zustande. Häufig sind Streßzustände die Ursache für die Ohrgeräusche. Auch Kreislaufstörungen oder Verkalkungen des Ohres können Ohrensausen erzeugen. Ein Tinnitus sollte immer ärztlich abgeklärt werden, da ihm auch ein Hörsturz oder Kopfverletzungen zugrunde liegen könnten. Wenn ein Tinnitus die Folge einer Schilddrüsenüberfunktion ist, so heißt das, daß Pitta gestört ist. Eine übermäßige Absonderung von Ohrenschmalz kann zu schlechtem Hören und Ohrensausen führen. In diesem Fall liegt ein Übermaß an Kapha und Muskelgewebe (Mamsa Dhatu) vor.
Reduzieren Sie das dominante Dosha durch die entsprechende Ernährungsumstellung, durch Kräuter und allgemeine Maßnahmen, die das dominante Dosha harmonisieren.

Massagen

Massagen des Kopfes und des Nackens helfen, Tinnitus und Ohrenschmerzen zu lindern. Krikatika Marma reguliert Udana Vata. Vidhura Marma ist der wichtigste Punkt für Ohren und Gehörsinn. Auch Stauungen im Ohr werden durch Vidhura Marma gelöst. Bei Kapha-Dominanz und Stauungen im Ohr kann Vidhura Marma mit Senf- oder Sesamöl massiert werden, dem Eukalyptus- oder Kampferöl beigegeben wird. Bei Tinnitus werden der Kopf und besonders Vidhura Marma mit Vishgarbha Taila massiert.
Es ist möglich, daß Ohrenschmerzen, Ohrenentzündungen und Tinnitus durch eine Fehlstellung des ersten Halswirbels entstehen. Gehörverlust steht auch mit dem 4. Halswirbel in Verbindung.
Zur Linderung von Ohrenschmerzen können einige Tropfen frischer Knoblauchsaft, der zusammen mit 1 EL Sesamöl erhitzt wurde, ins Ohr geträufelt werden.
Ohrgeräusche werden gelindert, indem einige Tropfen Sesamöl, welches zusammen mit Gewürznelken gekocht wurde, warm ins Ohr gegeben werden. Verwenden Sie hierfür etwa fünf Nelken auf 1 EL Sesamöl. Wenn Ohrenschmerzen als Folge einer allgemeinen Grippe oder Nebenhöhlenentzündung entstanden sind, hilft es, Anu Taila in die Nasenöffnungen zu träufeln.

Yoga

Kopfstand und Dreifuß (4.10) verbessern den Hörsinn und können Tinnitus lindern, sollten aber bei akuten Ohrenentzündungen und Stauungen nicht geübt werden. Auch Schulterstand (4.5) und Dreieckshaltung (4.6) sind hilfreich.

Schilddrüsenbeschwerden

Während bei einer Schilddrüsenunterfunktion zu wenige Schilddrüsenhormone vorhanden sind, werden bei der Überfunktion zu viele Hormone produziert. Eine Vergrößerung der Schilddrüse (Kropf) kommt sowohl bei einer Unter- als auch bei einer Überfunktion der Schilddrüse vor und wird im Ayurveda mit einer Schädigung der Muskelkanäle (Mamsa Vaha Srotas) in Verbindung gebracht.
Eine Schilddrüsenunterfunktion zeigt die klassischen Symptome einer Kapha-Störung. Die Betroffenen leiden unter Gewichtszunahme, Müdigkeit, Antriebslosigkeit, Frieren, einer Verlangsamung aller Stoffwechselvorgänge, Depressionen und einer Abstumpfung des Geistes. Die Stauungszustände können zu Wassereinlagerungen, einem unregelmäßigen Menstruationszyklus, Unfruchtbarkeit und Impotenz führen.
Eine Schilddrüsenüberfunktion entsteht vorwiegend durch eine Störung von Pitta und kann seelische Ursachen haben. Die Betroffenen leiden unter Hitzegefühl und ständigem Schwitzen, Gewichtsverlust trotz großen Appetits, Lichtempfindlichkeit, brennenden Augen, innerer Unruhe, Zittern, Herzklopfen, Nervosität, schnellem Sprechen, unkonzentriertem Handeln und hastigen Bewegungen.

Massagen

Massagen unterstützen die Ausscheidung der überschüssigen Doshas aus dem Körper.
Die Schilddrüse wird vor allem über Nila Marma reguliert. Da sich dieser Punkt an der Vorderseite des Halses befindet, darf er nur vorsichtig massiert werden. Sthapani Marma reguliert den Hypothalamus, durch welchen alle anderen Hormondrüsen beeinflußt werden. Kropf und Schilddrüsenerkrankungen können durch Fehlstellungen des 6. und 7. Halswirbels entstehen.

Achtung!
Wenn Schilddrüsenhormone (L-Thyroxin) eingenommen werden, können regelmäßige Massagen eine Dosisreduktion notwendig machen. Stimmen Sie die genaue Dosierung des Medikaments mit dem behandelnden Arzt ab.
Eine **Schilddrüsenunterfunktion** muß in der Regel ärztlich behandelt werden. Sie können ergänzend dazu die Massageanleitungen, Kräuterempfehlungen und Yogaübungen für

die jeweils vorherrschenden Symptome anwenden. Übergewicht wird im Kapitel 3.11 behandelt, Ödeme im Kapitel 3.4, Menstruationsbeschwerden im Kapitel 3.5, depressive Zustände im Kapitel 3.8 und die Verdauung im Kapitel 3.3. Traditionell wird eine Schilddrüsenunterfunktion im Ayurveda mit der Brechtherapie behandelt.
Bei **Schilddrüsenüberfunktion** sollten allgemeine Pitta reduzierende Maßnahmen ergriffen werden. Hierfür werden häufig milde Abführmittel eingesetzt. Vermeiden Sie ausgedehnte Sonnenbäder, Saunabesuche, Alkohol, Koffein und Pitta vermehrende Speisen. »Entschleunigen« Sie Ihren Tagesablauf, und sorgen Sie für seelische Ausgeglichenheit.

Kräuter

Aloe Vera ist für alle Doshas geeignet, wirkt leicht abführend und hat eine harmonisierende Wirkung auf die Hirnanhangsdrüse und die Schilddrüse. Aloe-Gel kann – vor allem bei Überfunktion der Schilddrüse – täglich eingenommen werden, um Schilddrüsenbeschwerden zu lindern. Weitere Präparate, welche die Schilddrüse harmonisieren und bei einem Kropf lindernd wirken, sind Brahmi Guggulu, Maha-Yogaraja Guggulu, Ashwagandha und Shilajit.

Yoga

Die folgenden Übungen wirken regulierend auf die Schilddrüse: Schulterstand (4.5), Pflug (4.5), Fisch (4.5), Yoga-Mudra (4.8), Beinverschluß (4.8) und Kopfstand oder Dreifuß (4.10).
Der Schulterstand ist die kraftvollste Übung zur Harmonisierung der Schilddrüse. Diese Haltung übt einen intensiven Druck auf die Schilddrüse aus, was die Blutzirkulation dieser Drüse stark intensiviert und stagnierte Sekrete aus ihr herauspreßt. Bei einer massiven Schilddrüsenüberfunktion und stark ausgebildetem Kropf können Schulterstand und Pflug jedoch kontraindiziert sein. Sprechen Sie dann gegebenenfalls mit Ihrem Arzt oder Heilpraktiker.
Bei Schilddrüsenunterfunktion wirkt der Sonnengruß (4.10) allgemein anregend auf den Stoffwechsel. Die Sonnenatmung (4.12) ist ebenfalls dafür geeignet, energetische Stagnationen zu lösen, Müdigkeit zu beseitigen und den Organismus zu vitalisieren.
Bei Schilddrüsenüberfunktion wirkt die Mondatmung (4.12) beruhigend und kühlend.

Zahn- und Zahnfleischerkrankungen und Beschwerden der Mundhöhle

- *Vata* neigt zu kleinen, hervorstehenden und unregelmäßigen Zähnen, zu Karies und Zahnfleischschwund. Der Mund ist häufig trocken, mit bitterem Geschmack.
- *Pitta* weist mittelgroße, gleichmäßige, gelblich verfärbte Zähne und einen sauren Geschmack im Mund auf, leidet häufig unter Zahnfleischbluten und Entzündungen der Mundhöhle und kann zu Mundgeruch neigen.
- *Kapha* hat die gesündesten Zähne, welche seltener kariös sind. Ein süßlicher Geschmack herrscht vor, und häufig kommt es zu starker Speichelbildung.

Die Zähne sind das Nebenprodukt des Knochengewebes (Asthi Dhatu). Dieses wird durch Vata vermehrende Faktoren wie Streß, Schlafmangel und unregelmäßige Mahlzeiten gestört. Asthi Dhatu kann durch kalziumreiche Kost, Vitamin D, ausreichend Sonnenlicht und Ölmassagen gestärkt werden.

Massagen

Massagen von Kopf und Nacken unterstützen die Heilung von Beschwerden in der Mundhöhle. Zahnfleischprobleme sind oft eine Folge von Streß und psychischen Belastungen. Häufig kommt es dann im Schlaf zum »Zähneknirschen«, wobei die Kiefer aneinandergepreßt werden. Die Folge können Entzündungen des Zahnfleischs sein.
Die Kopfmassage beruhigt den Geist und lockert zugleich die Muskulatur von Kiefer und Nacken. Fehlstellungen des dritten Halswirbels können Zahnerkrankungen und Beschwerden der Mundhöhle erzeugen. Der zweite Halswirbel steht mit der Zunge in Verbindung. Shringathaka Marma befindet sich im Innern der Mundhöhle und wird äußerlich akupressiert, um Störungen in der Mundhöhle zu harmonisieren. Wenn die Knochenkanäle (Asthi Vaha Srotas) beschädigt oder blockiert sind, kann das zu schlechten Zähnen führen. Simanta Marma am Kopf reguliert diese Kanäle und sollte bei Zahnproblemen ebenfalls massiert werden.
Eine tägliche Massage des Zahnfleischs, mit Sesam- oder Kokosöl, beugt Erkrankungen vor und unterstützt deren Heilung.

Kräuter

Amalaki reinigt die Mundhöhle und stärkt die Zähne. Khadiradi Vati ist heilsam bei Entzündungen des Zahnfleisches und des Mundes, reduziert übermäßige Schleim- und Speichelbildung und beseitigt Mundgeruch. Auch Kardamom und Nelken können gekaut werden, um Mundgeruch und Entzündungen in der Mundhöhle zu beseitigen. Nelkenöl wirkt schmerzlindernd bei akuten Zahnschmerzen, wenn es direkt auf den Zahn geträufelt wird.

Ölziehen (siehe Kapitel 1.10) mit Sesam- oder Sonnenblumenöl sollte jeden Morgen durchgeführt werden. Dadurch werden Keime im Mund abgetötet, und der ganze Kopfbereich wird von Ama befreit. Verschleimung und Entzündungen von Kopf, Mund und Bronchien, Mundgeruch und Zahnfleischprobleme werden auf diese Weise langfristig gelindert, und Zahnerkrankungen kann vorgebeugt werden.
Säubern Sie auch täglich vor dem Zähneputzen die Zungenoberfläche mit einem Löffel oder einem Zungenschaber, um den in der Nacht entstandenen Zungenbelag zu entfernen.
Spülen Sie, wann immer Sie etwas gegessen haben, Ihren Mund mit Wasser aus, und putzen Sie sich mindestens dreimal täglich die Zähne.

Yoga

Asanas, welche sich positiv auf Beschwerden der Mundhöhle auswirken, sind: Schulterstand (4.5), Fisch (4.5), Dreifuß (4.10), Kopfstand (4.10) und Wechselatmung (4.12).

Teil 4

Yoga – Einheit von Körper, Geist & Seele

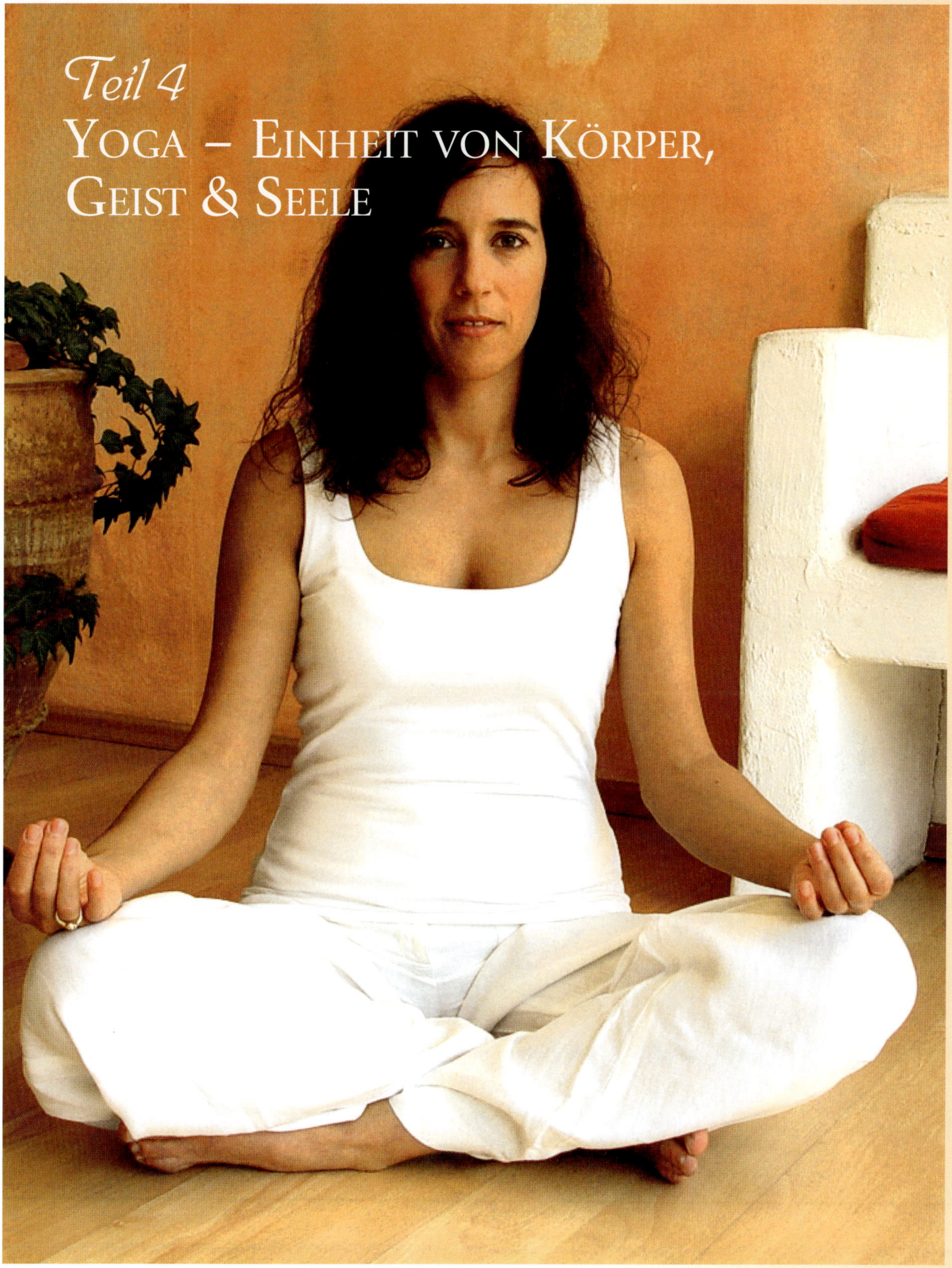

1. Yoga

Das Wort »Yoga« bedeutet »Einheit« oder »vereinigen«. Ziel des Yoga ist es, die häufig verlorengegangene Einheit des Individuums mit dem Universum wiederherzustellen. In diesem Sinne dient Yoga, vor allem in Indien, als spiritueller Weg, der dem Geist vollständige Ruhe schenkt. In dem Moment, wo unser Geist still wird und keinerlei Begehren oder Ablehnen mehr kennt, befindet er sich in einem Zustand der Glückseligkeit, der göttlichen Gnade, welcher in der Yoga-Philosophie »Samadhi« genannt wird.
Ursache allen Leidens ist das Nichterkennen der Wahrheit. Wir leben in der ständigen Illusion, daß unser Glück und unsere innere Zufriedenheit von Dingen außerhalb unseres Selbst abhängig sind. Unerfüllte Wünsche und ein starkes Begehren von materiellen Gütern, sozialen oder beruflichen Positionen und Beziehungen fixieren unseren Geist in einem Zustand permanenter Unruhe. Als Folge davon erleben wir Sorgen, Angst, Frustration und Ärger.
Yoga ist ein sehr wissenschaftlicher und strukturierter Weg, durch den sich die Verbindung mit dem geistigen Zentrum aller Existenz bzw. mit der göttlichen Einheit wiederherstellen läßt. Etwa 200 v. Chr. entwickelte Patanjali, der »Vater des Yoga«, den *achtgliedrigen Yogapfad*, welcher schließlich zu einem Zustand des völligen inneren Friedens führt. Im folgenden wird dieser beschrieben:

1. **Yama** beschreibt wichtige Verhaltensregeln gegenüber der Umwelt, die für alle Menschen gelten: Gewaltlosigkeit (Ahimsa), Wahrhaftigkeit (Satya), nicht stehlen (Asteya), Enthaltsamkeit (Brahmacharya) und Begierdelosigkeit (Aparigraha).
2. **Niyama** umfaßt Regeln der Selbstdisziplin, die vor allem für jene Menschen gedacht sind, die den Yogaweg zu gehen bereit sind: Reinheit (Sauca), Zufriedenheit (Santosa), innere Glut (Tapas), Selbststudium (Svadhyaya) und Hingabe an das Höchste (Isvara Pranidhana).
3. **Asanas** sind die Körperübungen des Yoga.
4. **Pranayama** schult den Atem.
5. **Pratyahara** ist der Rückzug der Sinne von Objekten und Reizen.
6. **Dharana** schult die Konzentration.
7. **Dhyana** ist Meditation.
8. **Samadhi** ist ein Zustand der Versenkung, Erleuchtung, Glückseligkeit und der Verschmelzung mit der Einheit allen Seins.

Es gibt zahlreiche Yoga-Wege, welche die höchste spirituelle Entwicklung zum Ziel haben. Jnana-Yoga ist der Weg der Weisheit. Durch Raja-Yoga wird die Beherrschung des Geistes angestrebt. Karma-Yoga ist der Pfad der Arbeit und des selbstlosen Dienens. Im Bhakti-Yoga sucht und lebt der Übende die allumfassende Liebe und Hingabe an Gott, wodurch er sein Selbst vollkommen auflöst. Karma- und Bhakti-Yoga erinnern ein wenig an die Wege christlicher Traditionen, wohingegen die geistigen Yoga-Formen dem westlichen Denken anfangs fremd erscheinen mögen.

Im Westen wird vor allem Hatha-Yoga praktiziert, welches das Üben der körperlichen Yogahaltungen umfaßt. In der Regel wird Yoga bei uns losgelöst von seinen mystischen Auffassungen ausgeübt, mit dem Ziel, einen elastischen und gesunden Körper zu erhalten. Die bewußte Ausführung der Yogaübungen bewirkt dabei größere geistige Klarheit, Gelassenheit und innere Ruhe.
Der grundlegendste Effekt des Hatha-Yoga besteht darin, daß er das Muskel- und Skelettsystem stärkt und entspannt, die inneren Organe anregt und Chakren, Marmas und Nadis öffnet. Durch die Aktivierung der feinstofflichen Kanäle und Energiezentren wird dem Organismus vermehrt Prana zugeführt. Wenn wir die Lebenskraft in uns stärken, verjüngen, tonisieren und beleben wir dadurch alle Körperzellen. In diesem Sinne wirkt Hatha-Yoga wie eine Selbstmassage mit starker therapeutischer Wirkung. Auch losgelöst von seiner komplexen spirituellen Dimension, ist Yoga ein wertvolles Werkzeug, mit Hilfe dessen sich die Verbindung zum eigenen Körper wiederherstellen, Verspannungen lösen und ein tiefes Wohlbefinden erlangen lassen.

Das Yogasystem wurde etwa zur selben Zeit wie die ayurvedische Lehre entwickelt. Die Weisen dieser Zeit erfuhren durch direkte Offenbarung, verbunden mit wissenschaftlichen Untersuchungen, was der Mensch benötigt, um sich vollkommener geistiger, seelischer und körperlicher Gesundheit zu erfreuen und mit sich und der Umwelt in Harmonie zu leben. Ayurveda und Yoga sind eng miteinander verbunden. Die ayurvedische Medizin bedient sich vieler Yogatechniken zur Gesunderhaltung des Menschen. Eine Lebensweise nach der Yogaphilosophie schließt wiederum eine sattvische, auf dem Ayurveda basierende Ernährung und Tagesroutine mit ein.
Die Rishis (die alten Weisen Indiens) jener Zeit haben Tiere, Pflanzen und andere Objekte in der Natur genau beobachtet und daraus die Yoga-Asanas abgeleitet. Tiere bewegen und strecken sich auf natürliche Weise und erhalten sich dadurch gesund. Die Rishis stellten fest, daß Tiere, bevor sie zum Sprung ansetzen, kurz innehalten und in der Bewegungslosigkeit verharren. Daraus gewinnen sie die zum Sprung notwendige Energie. Dieses Prinzip der Bewegungslosigkeit innerhalb der Bewegung liegt den Yogahaltungen zugrunde. Dadurch energetisiert Yoga den Körper. Obwohl eine Bewegung ausgeführt wird, die alle Muskeln beansprucht, geht keine Energie verloren. Durch Yoga wird dem Organismus also zusätzliche Energie zugeführt.

Bei meiner täglichen Massagearbeit mit Frauen aller Altersstufen konnte ich beobachten, daß viele Menschen einer ständigen körperlichen Belastung ausgesetzt sind, ohne diese durch sinnvolle Entspannungsübungen wieder auszugleichen. Viele Frauen üben weitestgehend sitzende Tätigkeiten aus und leiden unter einem Mangel an Bewegung; die Folge sind Venen- oder Kreislaufprobleme. Wer darüber hinaus viel am Computer arbeitet, leidet häufig unter Verspannungen des Rückens und Nackens. Aber auch junge Mütter, die ihre kleinen Kinder stillen oder tragen, verspannen sich schnell, und zwar im Bereich der Brust- und Halswirbelsäule sowie in Schultern und Armen. Gartenarbeit kann durch eine einseitige Beanspruchung ebenso zu einer stark verspannten Rückenmuskulatur führen wie Krafttraining oder andere körperliche Tätigkeiten. Auch psychi-

scher Streß und ständige innere Anspannung führen langfristig zu einer andauernden Kontraktion der Muskulatur.
Es scheint kaum Berufe oder Tätigkeiten zu geben, die nicht früher oder später so starke Rückenprobleme auslösen, daß die betroffenen Personen einen Arzt oder Therapeuten aufsuchen. Manchmal sind die Beschwerden dann so massiv, daß bereits eine degenerative Erkrankung des Bewegungsapparats eingesetzt hat. Meistens ist der gesamte Rücken von Verspannungen betroffen, selbst wenn die Frauen, die zu mir kommen, den Schmerz nur an einer bestimmten Stelle wahrnehmen.
Ayurvedische Massagen können helfen, Spannungen in der Muskulatur systematisch abzubauen. Wird allerdings die Belastung, welche die Beschwerden auslöste, nicht abgebaut, so ist die Gefahr groß, daß die alten Verspannungszustände irgendwann zurückkehren. Oft ist die Rückenmuskulatur an bestimmten Stellen komplett verhärtet, an anderen jedoch kaum vorhanden. Ein Mangel an stützendem Muskelgewebe kann dann zu Bandscheibenvorfällen führen.

Für alle geschilderten Probleme bietet Yoga eine optimale Lösung. Durch das regelmäßige Üben der Yogahaltungen (Asanas) wird die Muskulatur des gesamten Körpers gestärkt und zugleich gedehnt und entspannt.
Bei vielen Sportarten werden zwar Muskeln aufgebaut, weil dies aber nicht auf sanfte Weise geschieht und das Kreislaufsystem dabei überlastet wird, ist die Sauerstoffversorgung im Muskelgewebe ungenügend. Die Muskulatur ist nach dem Training hart und verspannt. Bei bestimmten Sportarten besteht auch die Gefahr, daß Sehnen und Bänder überdehnt werden und sich ein frühzeitiger Verschleiß der Gelenke und der Wirbelsäule einstellt.
Die Asanas wirken aber nicht nur gesunderhaltend und heilend auf den ganzen Körper, sie harmonisieren zugleich Geist und Seele. Yoga ist keine Gymnastik. Wesentlich ist das bewußte, tiefe Atmen und ein aufmerksames Ausführen jeder einzelnen Bewegung.
Die Asanas wurden so konzipiert, daß sie auf alle Marmapunkte des Körpers einwirken und den Energiefluß in den Nadis harmonisieren. Die Marmapunkte liegen häufig tief im Körpergewebe verborgen, an der Verbindungsstelle von Muskeln, Sehnen, Bändern, Knochen und Gefäßen. Ist der Energiefluß in den Marmas gestört, so kann man dies als Gefühl des Schmerzes oder der Spannung beim Einnehmen einer Yogahaltung wahrnehmen. So können wir fühlen, welche Marmas Heilung benötigen.
Yoga kennt keinen falsch verstandenen Ehrgeiz, und es ist unwichtig, wie »perfekt« eine Haltung ausgeführt werden kann. Die Wirkung der Asanas auf den ganzen Menschen entfaltet sich ungeachtet seiner Flexibilität. Zu den klassischen und etwas schwierigeren Asanas gibt es vorbereitende Übungen oder Variationen, die von jedem geübt werden können und die trotz ihrer Einfachheit eine enorme Wirkung haben. Durch das bewußte und langsame Ausführen der Yogahaltungen und durch das ständige Hineinspüren in das, was sich im Körper bewegt, kann eine Überdehnung oder schädigende Belastung ausgeschlossen werden.
Yoga wird niemals mit Gewalt geübt. Ziel des Yoga ist es, sich in jeder Haltung wohl zu fühlen, den Atem tief und entspannt fließen zu lassen und dem Körper dadurch zu erlauben, sich ganz von selbst mehr und mehr zu öffnen und loszulassen. Dadurch, daß wir

keinen Druck auf unseren Körper ausüben und die Spannung nur so weit zulassen, wie sie als angenehm empfunden wird, entspannt sich unser Körper innerhalb der Spannung, die während einer Haltung erzeugt wird. Er beginnt, mit der Haltung mitzufließen, und auch die seelische Anspannung und der innere Widerstand lösen sich auf.
Durch das Nachspüren nach jeder Übung erleben wir bewußt, was eine Yogahaltung in unserem Körper ausgelöst hat. Wärme pulsiert durch unsere Gliedmaßen und Organe. Der Atem fließt tiefer. Wegen der besser durchbluteten Muskulatur kribbelt die Haut. Spannungen lassen nach. Ein tiefes wohliges Verbundensein mit dem eigenen Körper stellt sich ein, ebenso eine Empfindung der Harmonie, Stille, Freude und Geborgenheit. Durch die tiefe, entspannte Atmung verbessert sich die Sauerstoffversorgung im Gewebe und in den Zellen. Das regt den Zellstoffwechsel an, und angestautes Ama wird gelöst und kann ausgeleitet werden.
Die Organe werden durch den Muskeldruck, der in den verschiedenen Haltungen ausgelöst wird, ebenfalls verstärkt durchblutet. Dadurch werden alle Organfunktionen angeregt, und Agni wird aktiviert. Das gelöste Ama kann nun besser durch die Nieren und den Darm ausgeschieden werden; die Hormondrüsen werden angeregt und stabilisiert. Das Praktizieren von Yoga stärkt und entspannt das Nervensystem.
Yoga kräftigt den gesamten Bewegungsapparat. Dadurch beugt es Erkrankungen wie Arthrose, Osteoporose, Bandscheibenvorfällen und Verschleißerscheinungen, aber auch Krankheiten in allen Geweben und Organen optimal vor. Durch die Förderung des Stoffwechsels in allen Zellen und durch die Tiefenentspannung, die entsteht, erzeugt regelmäßiges Praktizieren von Yoga Ojas im Organismus. Wir fühlen uns ausgeglichener, freudvoller und vitaler. Durch den Abbau von Ama und den freien Fluß von Ojas wird unser Immunsystem gestärkt, wir gewinnen an Ausstrahlung, und der gesamte Organismus wird verjüngt.

Yoga bietet daher die optimale Ergänzung zur Heilwirkung der Massagen. Der Vorteil von Yoga besteht darin, daß es allein ausgeführt werden kann, während für die Massage eine weitere Person benötigt wird.
Yoga erfordert nur ein wenig Zeit, Disziplin und einige Stunden Yogaunterricht bei einem erfahrenen Yogalehrer. Danach kann es von jedem Menschen selbständig zu Hause geübt werden. Der Nutzen, den jeder aus den Asanas ziehen kann, ist enorm. Viele Erkrankungen könnten durch regelmäßiges Yogaüben vermieden werden.

Auch und vor allem für die Masseurin ist es wichtig, Yoga in ihren Tagesablauf zu integrieren. Anfangs mag der Massagetherapeut langes Massieren als anstrengend empfinden. Gleichmäßiges und tiefes Atmen ist wichtig, damit man beim Massieren selbst innerlich vollkommen ruhig und entspannt bleiben kann, während man dynamische Massagebewegungen ausführt oder stark verspannte Muskeln löst. Hierfür ist (anfangs) häufig einiges an Kraft notwendig, insbesondere dann, wenn die Muskeln von Armen, Händen und Rücken nicht ausreichend ausgebildet sind. Beim Üben der Asanas lernt man, selbst in anstrengenden Haltungen den Atem tief und ruhig weiterfließen zu lassen. Das ist während der kompletten Massagesitzung notwendig. Nur ein völlig entspannter Masseur wird in der Lage sein, die zu massierende Person in einen Zustand der Tiefenentspannung zu versetzen.

Durch das Praktizieren von Yoga kann der Masseur einerseits die für die Massagen notwendige Muskulatur aufbauen und andererseits Muskelverspannungen bei sich selbst, die durch das Massieren entstanden sind, lösen. Vor allem für Therapeuten, die täglich mehrere Massagen durchführen, kann das Massieren eine einseitige Belastung für die Muskeln und Gelenke darstellen. Damit der Masseur selbst frei von Störungen bleibt, ist – neben der Selbstmassage – das Praktizieren von Asanas hilfreich und notwendig.

Yoga stärkt im Masseur nicht nur Körperkraft und Ausdauer, sondern macht ihn auch sensibler und empfänglicher für feinstoffliche Energiebewegungen im eigenen Körper und in dem des Patienten. Asanas verstärken auch den Fluß von Prana im Menschen; eine starke Prana-Energie ist notwendig, um energetische Heilkräfte zu entwickeln. Die Sensibilität für feine Energiebewegungen befähigt den Masseur schließlich, den Energiekörper des Patienten und vorhandene Blockaden zu erspüren und zu lösen.

2. Die Wirkungen der Yogaübungen

In der Regel können sämtliche Yogahaltungen von allen drei Konstitutionstypen geübt werden. Wenn jedoch bestimmte Störungen der Doshas, organische Erkrankungen oder Beschwerden des Bewegungsapparates vorliegen, wirken sich bestimmte Asanas besonders günstig aus, andere wiederum müssen vermieden werden, um dem Körper nicht zu schaden.

Vata

Generell sind für Vata-Typen oder bei Vata-Dominanz einfache, erdende und beruhigende Asanas empfehlenswert. Übungen, die im Liegen ausgeführt werden, wie die Krokodilübungen, wirken entspannend auf Vata und stellen die Verbindung zur Erde her. Vata, welches seinen Hauptsitz in Becken und Dickdarm hat, findet zusätzlich Erdung und Ausgeglichenheit bei Übungen, welche die Beckenorgane durchbluten und einen Druck auf den Dickdarm ausüben. Auch Dehnungsübungen sind ideal, weil sie entspannen und einen tiefen, ruhigen Atemfluß begünstigen.

Folgende Asanas sind besonders gut dafür geeignet, Vata zu beruhigen: Kopf-Knie-Haltungen (4.9), Pflug (4.5), Kobra (4.8), Heuschrecke (4.8), Liegende Festhaltung (4.9), Krokodilübungen (4.6), Beinverschluß (4.8), LWS-Entspannung (4.8), Frosch (4.8), Kopfstand/Dreifuß (4.10), Lotussitz/Halber Lotussitz (4.4), Wechselatmung und Mondatmung (4.12).

Vorsicht ist beim Schulterstand geboten, denn Vata-Konstitutionen haben einen zierlichen Körperbau und instabile Knochen und Gelenke. Der Schulterstand (4.5) übt dann eventuell einen zu starken Druck auf den siebten Halswirbel aus. Auch die Wiege (4.6) kann dem mageren Vata-Typ möglicherweise Schmerzen bereiten. Er sollte sie nur auf einer sehr weichen Unterlage üben.

Pitta

Für Pitta-Typen eignen sich ebenfalls eher ruhigere Asanas. Allerdings könnte sich ein Pitta-Mensch unterfordert und unbefriedigt fühlen, wenn die Asanas zu einfach für ihn sind. Übungen, die auf Magen, Dünndarm, Leber und Bauchspeicheldrüse wirken, sind besonders gut dafür geeignet, Pitta zu beruhigen. Empfehlenswerte Asanas sind: Schulterstand (4.5), Pflug mit Variation (4.5), Fisch (4.5), Brücke (4.7), Kobra (4.8), Yoga-Mudra (4.8), Beinverschluß (4.8), Baum (4.10) und Mondatmung (4.12).

Kopfstand und Dreifuß sollten nicht länger als eine Minute geübt werden, da dies Pitta erhöhen kann. Die Heuschrecke ist prinzipiell sehr gut für Pitta, da sie Agni und die Verdauung reguliert. Sie erhöht jedoch den Blutdruck und kann dadurch unter Umständen Pitta-Zustände verschlimmern.

Kapha

Für Kapha-Menschen eignen sich am besten etwas anstrengendere Asanas, Haltungen, die im Stehen ausgeführt werden, und dynamische Übungen. Diese regen den Kreislauf und den Stoffwechsel an und verbrennen überschüssiges Fett. Darüber hinaus helfen Asanas, die den Atemtrakt öffnen, den Kopf durchbluten und den schweren Kapha-Körper beweglich machen. Gute Übungen sind: Sonnengruß (4.11), Dreieckshaltung (4.9), Boot (4.8), Fisch (4.5), Kamel (4.7), Heuschrecke (4.8), Schulterstand (4.5) und Kopf-Knie-Haltung (4.9).

Yogahaltungen können, gemäß ihren wichtigsten Wirkungen, in die folgenden Hauptgruppen unterteilt werden. Allerdings gehören die meisten Asanas mehreren Kategorien an, weil ihre Wirkungsweisen sehr vielfältig sind. Die nachfolgende Aufteilung ist vor allem im Hinblick auf die zu beachtenden Warnhinweise und Gegenanzeigen von Bedeutung.

1. Rückwärtsbeugende Asanas

Alle Asanas, bei welchen der Rücken nach hinten gedehnt wird, bewirken eine Kräftigung der Rückenmuskulatur. Diese Asanas eignen sich vor allem dazu, Bandscheibenschäden und anderen Rückenbeschwerden vorzubeugen. Sie wirken jedoch auch – je nach Übung – auf alle inneren Organe. Durch die Rückwärtsbeugung werden die Marmas des Brustkorbs und der Körpervorderseite geöffnet, und der Energiefluß in den Marmas wird stark angeregt.
Auf rückwärtsbeugende Asanas sollten immer vorwärtsbeugende Asanas folgen. Dies ist wichtig, weil die Wirbelsäule wieder in die Gegenrichtung gedehnt und dadurch entspannt wird. Am besten ist das Yoga-Mudra dazu geeignet, die Wirbelsäule zu harmonisieren, wenn sie zuvor zurückgedehnt wurde.
Zu den in diesem Buch vorgestellten rückwärtsbeugenden Asanas gehören: Fisch, Rad, Brücke, Kamel und Kobra.

Achtung!

- Bei stark ausgeprägtem Hohlkreuz sollten rückwärtsbeugende Asanas – vor allem von Kindern – nur in Maßen geübt werden.
- Bei Schäden der Halswirbelsäule, wie beispielsweise einem Bandscheibenvorfall, sollten keine Übungen gemacht werden, bei denen der Kopf weit nach hinten in den Nacken gelegt wird.

2. Vorwärtsbeugende Asanas

Hier wird der Oberkörper nach vorn gebeugt, wodurch die Wirbelsäule gestreckt und die Rückenmuskeln gedehnt werden. Auf diese Weise werden die Bauchorgane massiert, und die Verdauung wird reguliert. Vorwärtsbeugende Asanas haben eine harmonisierende und beruhigende Wirkung auf die Marma-Energie und wirken besonders auf die Marmas der Körperrückseite.
Zu den hier vorgestellten vorwärtsbeugenden Asanas gehören: Doppelter Winkel, Pflug, Yoga-Mudra und Kopf-Knie-Haltung.

Achtung!
Um beim Vorwärtsbeugen Verspannungen in der Lendenwirbelsäule zu vermeiden, sollte der Rücken entweder mit gerader Wirbelsäule oder sehr langsam, Wirbel für Wirbel, vorwärts gedehnt werden.

3. Umkehrhaltungen

Bei den Umkehrhaltungen zeigt der Kopf zum Boden, und die Beine bzw. der übrige Körper sind nach oben gerichtet. Dadurch wird das Gehirn stark durchblutet, was sich wiederum positiv auf alle Organe und den ganzen Körper auswirkt. Durch die Anregung aller Hormondrüsen des Kopfes, insbesondere der Zirbeldrüse, haben Umkehrhaltungen eine stark verjüngende Wirkung. Zudem werden das Denkvermögen und die Konzentration gefördert, das Herz wird entlastet.
Umkehrhaltungen beeinflussen die Marmas im Kopfbereich und in der oberen Körperhälfte.
Zu den hier vorgestellten Umkehrhaltungen gehören: Schulterstand, Pflug, Heuschrecke, Dreifuß und Kopfstand.

Achtung!
- Hat sich bei schwangeren Frauen das Kind bereits zum Geburtskanal gedreht, dann besteht die Gefahr, daß es sich durch Umkehrhaltungen wieder zurückbewegt!
- Während der Menstruation sollten keine Umkehrhaltungen ausgeführt werden, weil diese den natürlichen Blutfluß und die Abwärtsbewegung von Apana Vata behindern.
- Bei Nasennebenhöhlenentzündungen und anderen Ansammlungen von Kapha im Kopfbereich können Umkehrhaltungen zu einem Druckgefühl im Kopf führen und diese Beschwerden verschlimmern. Beenden Sie in diesem Fall die Haltung sofort.
- Umkehrhaltungen regen den Kreislauf stark an und sollten bei starkem Bluthochdruck oder Thrombosegefahr nicht oder nur nach ärztlicher Rücksprache geübt werden.

4. Gleichgewichtshaltungen

Diese Asanas fördern Konzentration sowie Gleichgewichtssinn und verbessern die Körperhaltung. Darüber hinaus hat jede Gleichgewichtshaltung noch eine Reihe anderer positiver Wirkungen auf den gesamten Körper.
Zu den hier vorgestellten Gleichgewichtshaltungen gehören: Zehenstand, Baum, Dreifuß und Kopfstand.

Achtung!
Vervollkommnen Sie Kopfstand und Dreifuß allmählich, und gehen Sie langsam in die Haltungen. Wenn Sie sich unsicher fühlen und aus dem Gleichgewicht zu geraten drohen, so daß Sie umkippen könnten, gehen Sie in der Haltung wieder in ein stabiles Stadium zurück.

5. Gaslösende Haltungen/Pavanmuktasanas

Diese Asanas haben vor allem die Funktion, den Körper von Gasen zu befreien. Sie wirken auf das gesamte Verdauungssystem und tragen zur Entgiftung des Körpers bei.
Zu den hier vorgestellten gaslösenden Haltungen gehören: Frosch, Beinverschluß und Boot.

6. Weitere Yogahaltungen

Zahlreiche weitere Asanas können keiner dieser Hauptgruppen zugeordnet werden und haben die unterschiedlichsten Wirkungen auf Körper und Geist. Sitzhaltungen, vor allem der Lotussitz, verschließen die Marmapunkte und schützen somit während der Meditation das eigene Energiesystem vor äußeren Einflüssen.
Asanas, die im Stehen ausgeführt werden, wirken allgemein stark energetisierend und anregend bei Kapha-Dominanz. Sie öffnen und weiten das Energiesystem.

7. Atemübungen/Pranayama

Atemübungen sind ein wichtiger Teil der Yogapraxis. Unter Streß beginnen die meisten Menschen, sehr flach zu atmen oder den Atem anzuhalten. Dadurch werden die Körpergewebe nicht ausreichend mit Sauerstoff versorgt, und die Muskulatur verspannt sich. Richtiges Atmen ist für unsere Gesundheit absolut notwendig. Schluckauf, Asthma, Husten, Kopfschmerzen und Schmerzen in Ohren und Augen sowie zahlreiche andere Erkrankungen könnten durch falsche Atmung hervorgerufen worden sein.
Pranayamas regen den Stoffwechsel an und entschlacken den Organismus. Sie stabilisieren das vegetative Nervensystem, erhöhen die Konzentrationsfähigkeit und beruhigen den Geist. Atemübungen erzeugen ein Gefühl der Lebendigkeit im ganzen Körper. Sie können dem Übenden außerdem dabei helfen, den Energiekörper wahrzunehmen.
Es gibt verschiedene Meinungen darüber, ob die Pranayamas vor oder nach den Asanas durchgeführt werden sollen. Ich schlage Ihnen vor, die Pranayamas vor den Yoga-Asanas zu machen. Dadurch wird es Ihnen leichter fallen, die Ereignisse und Eindrücke des Tages abzuschütteln und sich vor dem Yogaüben nach innen zu wenden. Durch das Üben der Asanas wird der Fluß von Prana in Ihrem Organismus angeregt und verändert.

Achtung!

- Fasten und scharfes Essen beeinflussen und verstärken manchmal die Wirkung der Atemübungen.
- Atemübungen können unterdrückte Gefühle zum Vorschein bringen. Dadurch kann es zur Freisetzung unerwarteter, starker Emotionen kommen.
- Atempausen können Angstzustände auslösen. Vermeiden Sie, den Atem allzu lange anzuhalten.

- Üben Sie keine Atempausen, wenn Sie unter schweren Herzproblemen leiden oder unter Erkrankungen der Atemwege, Entzündungen im Verdauungstrakt, nicht lange zurückliegenden Operationen im Bauchraum, erhöhtem Kopfdruck, entzündlichen Prozessen im Kopf, schweren Psychosen und während der Schwangerschaft.

8. Meditation

Meditation ist ein wesentlicher Bestandteil des Yoga. Durch Meditation soll die »Innenschau«, das heißt die Versenkung in das eigene Selbst, erreicht werden. Äußere Einflüsse oder störende Gedanken werden dabei mehr und mehr ausgeblendet. Meditation kann vor, nach oder auch unabhängig von den Körperübungen durchgeführt werden.
Vor allem hier im Westen sind wir ständig Reizen ausgesetzt, und unser Geist arbeitet unentwegt. Ein Zustand innerer Stille ist den meisten Menschen völlig fremd. Diese Bewegungslosigkeit des Gedankenapparats ist das Ziel jeder Meditationstechnik. Im Moment der Stille tauchen wir ein in die Quelle allen Lebens, in jenen Bereich, aus dem uns Prana zufließt. Natürlicherweise erleben wir diesen Zustand an der Schwelle zwischen Wachen und Schlafen sowie an der Schnittstelle zwischen Ein- und Ausatmung. Wenn kein Atem fließt, hören auch die Gedanken für einen Moment auf. Somit stellen auch Atemübungen eine Form der Meditation dar. Durch die Ausdehnung der kurzen Pausen zwischen den Atemzügen verlängert sich der Augenblick der Stille.
Die positiven Wirkungen der Meditation sind inzwischen auch wissenschaftlich erwiesen. Während und direkt nach der Meditation können vermehrt Alpha- und Deltawellen im Gehirn gemessen werden, die sonst nur in Tiefenentspannung und während des Schlafes vorkommen. Auch die Ausschüttung von Endorphinen erhöht sich während der Meditation. Sie sind für die Freisetzung von Glückshormonen zuständig und reduzieren die Schmerzempfindung. Darüber hinaus wird der gesamte Stoffwechsel während der Meditation verlangsamt, so wie es sonst nur im Schlaf der Fall ist. Die Atmung wird langsamer, der Blutdruck sinkt, und der Herzschlag vermindert sich. Dadurch regeneriert sich der ganze Organismus während der Meditation.
Es gibt die unterschiedlichsten Methoden, die Gedanken durch Meditation zur Ruhe zu bringen. Dies kann durch ein Mantra oder ein positives Wort geschehen. Dieses Wort, das Mantra oder ein Gebet werden dabei beständig innerlich wiederholt. Auch die Konzentration auf einen Gegenstand, auf den Atem oder auf einen Körperbereich (zum Beispiel das Dritte Auge) ist als Meditationsform bekannt.

Achtung!
Bei falscher Ausübung können auch Meditationen negative Wirkungen haben. Erlernen Sie Meditation am besten unter fachkundiger Anleitung. Achten Sie ansonsten darauf, daß Sie sich während des Meditierens wohl fühlen.
Meditation kann ausgeprägte Vata-Zustände oder endogene Depressionen verschlimmern oder Ängste auslösen.

3. Hinweise für Yoga-Anfänger

Wählen Sie für Ihre Körperübungen möglichst einen ruhigen, gut gelüfteten und warmen Platz. Sie sollten sich dort wohl fühlen. Die Kleidung sollte bequem sein, aus Naturfasern bestehen und nicht einschneiden. Eine weiche Decke oder Yogamatte als Unterlage ist empfehlenswert.

Wenn Sie bestimmte Beschwerden lindern möchten, ist es wichtig, möglichst täglich Yoga zu praktizieren – selbst wenn es nur wenige Übungen sind. Mindestens einmal pro Woche ist eine längere Übungszeit von etwa einer Stunde empfehlenswert. Zu Beginn kann es Sie etwas Disziplin kosten, regelmäßig zu üben. Sie werden aber nach einiger Zeit die wohltuende Wirkung des Yoga spüren und erleben, wie sich das innere Bedürfnis, die Übungen zu machen, danach ganz von selbst einstellt.

Vor allem jene Asanas, die unser Körper am meisten benötigt, können anfangs etwas schwierig oder unangenehm erscheinen, da die blockierten Marmas als Schmerz spürbar sind. Dennoch ist es wichtig, gerade diese Übungen zu praktizieren. Nach wenigen Tagen oder Wochen wird sich der entsprechende Bereich sowohl gedehnt als auch entspannt haben, und Sie werden sich großartig fühlen.

Bevor Sie mit den eigentlichen Übungen beginnen, ist es ratsam, einen Moment zur Ruhe zu kommen. Selbst wenn Sie nur wenige Minuten üben wollen, sollten Sie sich einen Augenblick Zeit für die Stille nehmen. Stellen oder setzen Sie sich ruhig hin, schließen Sie die Augen, atmen Sie tief und ruhig, und nehmen Sie Ihren ganzen Körper wahr. Achten Sie darauf, daß sich Ihre Bauchdecke beim Einatmen wölbt und beim Ausatmen wieder senkt. Es ist sehr wichtig, daß Sie richtig und tief atmen und diesen Atemfluß auch während des Praktizierens beibehalten.

Richten Sie Ihre Aufmerksamkeit auf den Kopf, und nehmen Sie urteilsfrei wahr, wie sich Ihr Kopf anfühlt. Seien Sie Ihr eigener Zeuge. Ist Ihr Kopf schwer oder leicht, warm oder kalt, angenehm oder angespannt? Lassen Sie Ihre Aufmerksamkeit dann zum Hals und zum Nacken wandern, zu den Armen und Händen, zum Rücken, zum Brustkorb, zum Bauch, zum Becken, zu den Beinen und zu den Füßen. Nehmen Sie auf diese Weise den ganzen Körper wahr, und lassen Sie sich von Ihrem Körper zeigen, welche Bereiche besondere Aufmerksamkeit oder Übung brauchen.

Wählen Sie nun einige der vorgestellten Asanas aus, je nachdem, welche Körperpartien oder Organe Sie stärken, entspannen und harmonisieren wollen.

Da die meisten Menschen Schmerzen und Verspannungen in der Wirbelsäule und im Rücken haben, habe ich die Kapitel mit den Yogaübungen nach den Bereichen der Wirbelsäule aufgeteilt, die sie vorrangig beeinflussen. Dennoch harmonisiert jede Asana noch eine Vielzahl anderer Muskeln, Organe und Körperfunktionen. Es ist in jedem Fall von Vorteil, Übungen für die gesamte Wirbelsäule und den ganzen Körper durchzuführen, weil Beschwerden in der Regel nicht auf bestimmte Rückenbereiche begrenzt bleiben und immer der gesamte Organismus gekräftigt und harmonisiert werden sollte.

Die einzelnen Übungseinheiten beinhalten sowohl sehr einfache Haltungen, die auch von

Anfängern leicht durchgeführt werden können, als auch etwas schwierigere Asanas. Die Übungen sind in jedem Kapitel gemäß ihrem Schwierigkeitsgrad aufgelistet, beginnend mit den einfachen. Auch Fortgeschrittene sollten mit den einfacheren Haltungen beginnen, um den Körper aufzuwärmen und ihn auf die schwierigeren Asanas vorzubereiten. Prinzipiell kann jeder alle Haltungen einnehmen. Achten Sie dabei aber immer auf die eigenen Grenzen und das individuelle Wohlbefinden. Sie sollten in den Asanas entspannt sein, ohne sich gehenzulassen. Erzeugen Sie in den Haltungen eine Spannung, die aber immer noch angenehm sein sollte. Sobald Sie zu weit gehen, reagiert der Körper in der Regel damit, daß er sich zusammenzieht und verschließt.
Wenn Sie nur eine leichte Dehnung ausüben, wird der Körper meist völlig von selbst nachgeben, weiter werden und eine immer stärkere Dehnung zulassen. Ziel des Yoga ist es, die innere Harmonie des Übenden wiederherzustellen, und nicht, Druck auf ihn auszuüben. Dennoch kann eine gewisse Anstrengung bei den Übungen angenehm und befreiend sein. Bleiben Sie – wie bei der anfänglichen Wahrnehmungsübung – ständig in innerer Kommunikation mit Ihrem Körper, atmen Sie tief und fließend, und nehmen Sie wahr, wie sich Ihr Körper während und nach jeder Asana anfühlt. Bleiben Sie anfangs nur wenige Atemzüge lang in einer Haltung, und wiederholen Sie diese nach einer kurzen Entspannungsphase. Sie können im Laufe der Zeit die Verweildauer in einer Stellung immer mehr steigern. Wenn Sie einen unangenehmen Schmerz wahrnehmen, der sich nicht wie ein Entspannungsschmerz anfühlt, dann unterbrechen Sie die Übung sofort und lassen Sie gegebenenfalls durch eine ärztliche Untersuchung klären, woher der Schmerz kommt und ob Sie diese Haltung weiterhin einnehmen dürfen. Lernen Sie, auf Ihren Körper und Ihre innere Stimme zu hören und somit Verletzungen zu vermeiden.
Wenn Meditationen, Atemübungen oder Asanas in der Sitzposition ausgeführt werden, ist es wichtig, daß die Wirbelsäule dabei gerade bleibt. Viele Menschen haben anfangs Schwierigkeiten, längere Zeit im einfachen Sitz, im halben Lotussitz oder im Kniesitz zu verweilen. Alle drei Sitzhaltungen fördern das gerade Sitzen und vermeiden ein Abknicken in der Wirbelsäule. Sie können aber auch im Schneidersitz sitzen, wenn das für Sie angenehmer ist. Dieser unterstützt jedoch die Wirbelsäule nicht dabei, sich gerade aufzurichten, weshalb das Geradesitzen mühsam werden kann. Dann ist es besser, einen Stuhl oder Sitzkissen zu Hilfe zu nehmen oder Asanas für Arme, Schultern und Nacken im Stehen durchzuführen.

Beenden Sie Ihre Yogastunde und auch jeden kürzeren Übungszyklus damit, daß Sie sich flach auf den Rücken legen und die Augen schließen (Totenhaltung/vollkommene Entspannungshaltung). Entspannen Sie dabei den ganzen Körper, lassen Sie den Atem ruhig fließen, und spüren Sie noch einmal nach, wie sich Ihr Körper nach dem Übungszyklus anfühlt.

4. Sitzhaltungen

Achten Sie bei allen Sitzhaltungen darauf, daß die Wirbelsäule völlig gerade ist und einen rechten Winkel zum Boden bildet. Die Schultern sollten locker, entspannt und der Hals gerade aufgerichtet sein. Entspannen Sie auch die Gesichtsmuskeln und das Kiefergelenk; der Mund öffnet sich dadurch leicht. Heben Sie den Brustkorb ein wenig an, und nehmen Sie die Schultern leicht nach hinten und unten. Achten Sie darauf, daß Ihre Wirbelsäule während der gesamten Körper-, Atem- oder Meditationsübung gerade bleibt. Korrigieren Sie gegebenenfalls immer wieder Ihre Haltung.

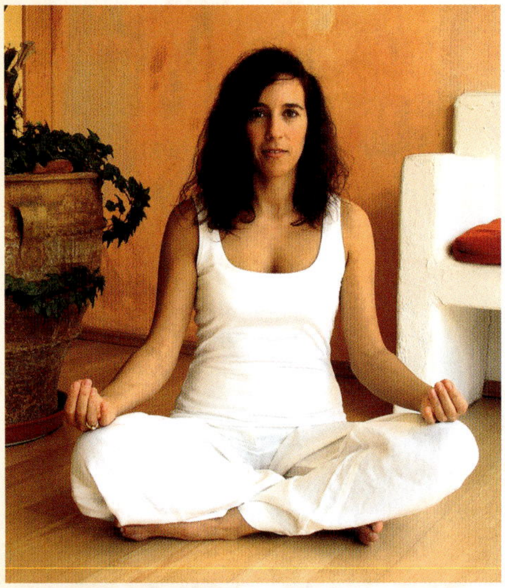

Schneidersitz

Der Schneidersitz ist die einfachste aller Sitzhaltungen. Er sollte jedoch nur dann eingenommen werden, wenn alle anderen Sitzpositionen Schmerzen bereiten oder nicht ausgeführt werden können.
Legen Sie im Sitzen die Fußgelenke übereinander, und ziehen Sie die Beine möglichst nah an den Körper heran. Es wird Ihnen leichter fallen, im Schneidersitz die Wirbelsäule aufgerichtet zu halten, wenn Sie das Becken etwas vorschieben, so daß ein leichtes Hohlkreuz entsteht.

Wirkung:
Der Schneidersitz kräftigt die Rückenmuskeln, dehnt Hüft-, Knie- und Fußgelenke.

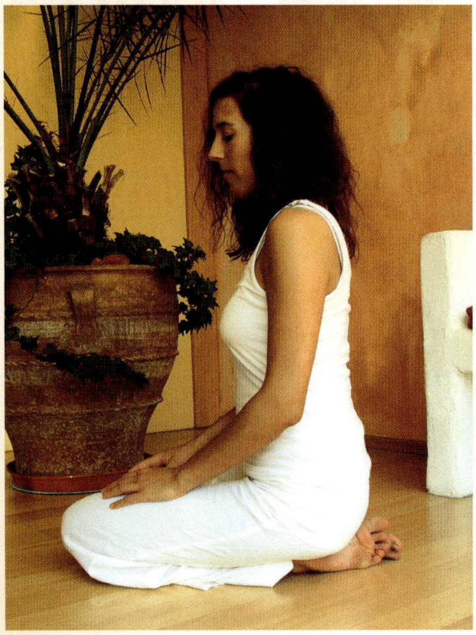

Fersensitz (Vajrasana)

Der Fersensitz kann – wenn er für längere Zeit eingenommen wird –, vor allem bei Yoga-Anfängern, Schmerzen in den Knie- oder Fußgelenken erzeugen. Bei sehr geübten und gelenkigen Menschen eignet er sich jedoch sehr gut für Asanas im Sitzen oder als Meditationshaltung.

Setzen Sie sich auf die Fersen, und halten Sie dabei die Knie und Waden nah beisammen. Schieben Sie Becken und Brustkorb leicht nach vorn.

Wirkung:
Der Fersensitz beseitigt kalte Füße. Er erhöht die Durchblutung in Beinen, Füßen und Bauchorganen, außerdem hilft er bei Hämorrhoiden.

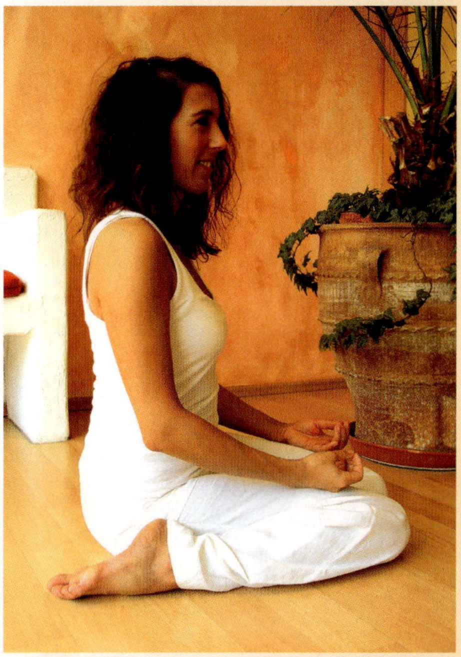

Froschsitz (Mandukasana)

Öffnen Sie vom Fersensitz aus die Beine, und setzen Sie sich zwischen die Füße. Schieben Sie Becken und Oberkörper leicht nach vorn.

Variation: Spreizen Sie die Knie so weit wie möglich auseinander.

Wirkung:
Die Oberschenkel- und Gesäßmuskeln werden gedehnt und die Beckenbodenmuskeln gestärkt. Der Froschsitz sorgt für eine bessere Durchblutung der Unterleibsorgane, er dehnt Hüft-, Knie- und Fußgelenke.

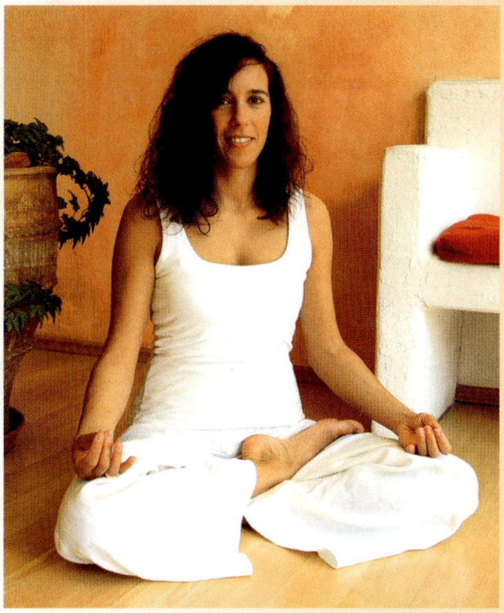

Halber Lotussitz (Ardha Padmasana)

Setzen Sie sich mit locker gegrätschten Beinen auf den Boden. Ziehen Sie einen Fuß zum Körper heran, und legen Sie ihn auf den Oberschenkel. Legen Sie den anderen Fuß nun auf den Oberschenkel des unteren Beines. Beide Knie sollten dabei auf dem Boden aufliegen und eine Linie bilden. Richten Sie den Oberkörper gerade auf.
Wenn Ihnen der halbe Lotussitz nicht gelingt, können Sie auch die Zehen des oberen Fußes zwischen Oberschenkel und Wade des unteren Beines schieben. Diese Haltung **(Vollkommener Sitz/Siddhasana)** ist etwas einfacher auszuführen als der halbe Lotussitz.

Wirkung:
Der halbe Lotussitz dehnt die Hüft-, Knie- und Fußgelenke. Das Nervensystem wird positiv beeinflußt und die Unterleibsorgane stärker durchblutet.

Einfacher Sitz (Sukhasana)

Setzen Sie sich mit locker gegrätschten Beinen auf den Boden. Ziehen Sie einen Fuß zum Körper heran, und legen Sie ihn vor den Oberschenkel. Das Knie zeigt nach außen. Nehmen Sie nun den anderen Fuß davor, so daß die Fersen beieinanderliegen. Schieben Sie das Becken und den Oberkörper etwas nach vorn, so daß die Wirbelsäule gerade aufgerichtet ist.

Wirkung:
Diese Sitzhaltung wirkt anregend auf das Nervensystem und den Kreislauf. Die Rückenmuskeln werden gestärkt. Hüft-, Knie- und Fußgelenke stark gedehnt.

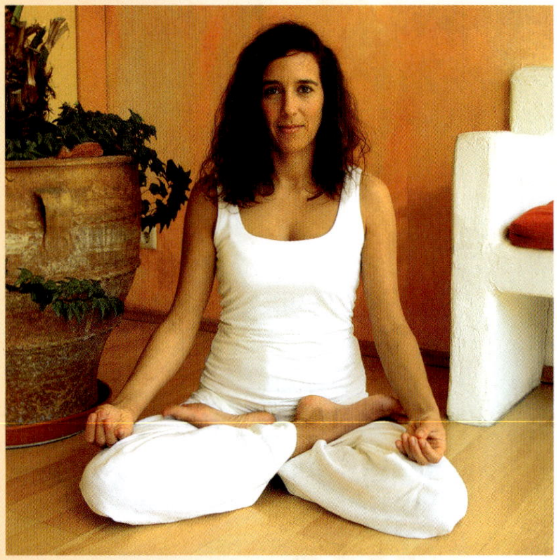

Lotussitz (Padmasana)

Im Lotussitz richtet sich die Wirbelsäule automatisch auf ohne dabei den Rücken zu belasten, weshalb er sich am besten für Pranayama und Meditationen eignet. Allerdings ist der Lotussitz für die meisten Menschen nicht einfach durchzuführen. Üben Sie statt dessen den halben Lotussitz. Setzen Sie sich mit locker gegrätschten Beinen auf den Boden. Ziehen Sie einen Fuß zum Körper heran, und legen Sie ihn auf den anderen Oberschenkel. Winkeln und heben Sie dann das andere Bein. Legen Sie dessen Fuß auf den anderen Oberschenkel.
Achten Sie beim Lotussitz darauf, daß der Fuß am Knöchel nicht abgeknickt wird. Dies kann dann geschehen, wenn die Knie- und Hüftgelenke nicht elastisch genug sind und der Lotussitz deshalb nur mit Mühe ausgeführt werden kann. Das starke Abknicken in den Fußgelenken würde diese zu stark belasten. Geschieht das, dann ist es besser, bei längerem Sitzen eine einfachere Sitzhaltung einzunehmen und den Lotussitz nur sehr kurz zu üben. Auf diese Weise kann die Elastizität der Gelenke langsam gesteigert werden.

Wirkung:
Durch den Lotussitz werden Konzentration und geistige Klarheit stark gefördert. Der Lotussitz beruhigt das ganze Nervensystem. Der Energiefluß wird zum Kronen-Chakra gelenkt, und alle Körperfunktionen werden harmonisiert. Der Lotussitz bewirkt eine starke Durchblutung der Unterleibsorgane; Hüft-, Knie- und Fußgelenke werden stark gedehnt.

5. Asanas für Nacken, Halswirbelsäule, Schultern und Arme

Vorbereitende und aufwärmende Übungen

- Setzen oder stellen Sie sich gerade und bequem hin. Nähern Sie nun langsam das Kinn dem Brustkorb an. Atmen Sie durch die Nase tief und ruhig ein und aus. Nehmen Sie den Kopf wieder zurück zur Mitte. Legen Sie ihn dann vorsichtig in den Nacken. Atmen Sie entspannt weiter. Bringen Sie den Kopf wieder in die Ausgangsposition. Drehen Sie ihn langsam nach rechts, zurück zur Mitte und nach links, so daß Sie über die jeweilige Schulter blicken können.
  Schauen Sie wieder geradeaus. Dehnen Sie den Kopf nun nacheinander nach rechts und nach links, indem Sie das Ohr in Richtung Schulter bewegen. Achten Sie dabei darauf, die Schultern locker zu lassen. Die Dehnung entsteht hierbei in der seitlichen Halsmuskulatur.

- Umfassen Sie mit der rechten Hand die rechte Schulter und mit der linken Hand die linke Schulter. Kreisen Sie die Schultern vorwärts, atmen Sie tief und ruhig. Wechseln Sie dann die Richtung.

- Halten Sie beide Arme waagrecht neben dem Körper, die Handflächen zeigen nach unten. Drehen Sie nun die Handflächen nach oben und wenn möglich noch weiter, so daß sie hinter den Körper zeigen. Halten Sie diese Dehnung, und drehen Sie dann die Arme zurück in die Ausgangsposition. Drehen Sie diese nun so weit wie möglich in die Gegenrichtung. Entspannen Sie anschließend beide Arme.

- Strecken Sie den rechten Arm vor dem Körper aus. Stellen Sie sich vor, daß jemand Ihre Hand nach vorn zieht, und dehnen Sie den Arm dabei. Atmen Sie tief und ruhig. Stellen Sie sich nun vor, daß Ihr Arm nach vorn und oben gezogen wird. Bewegen Sie Ihren Arm dabei ganz langsam, bis er neben dem Ohr senkrecht nach oben zeigt. Achten Sie darauf, daß Ihre linke Schulter entspannt bleibt. Atmen Sie weiter tief, und verstärken Sie diese Dehnung immer mehr. Entspannen Sie dann den Arm, und wiederholen Sie die Übung mit der linken Seite.

- Falten Sie die Hände hinter dem Körper. Dehnen Sie die Arme kräftig nach oben, so daß eine Spannung zwischen den Schulterblättern entsteht. Atmen Sie tief weiter. Legen Sie dabei den Kopf langsam in den Nacken. Bleiben Sie einige Atemzüge lang in dieser Position, und ziehen Sie anschließend das Kinn zur Brust.

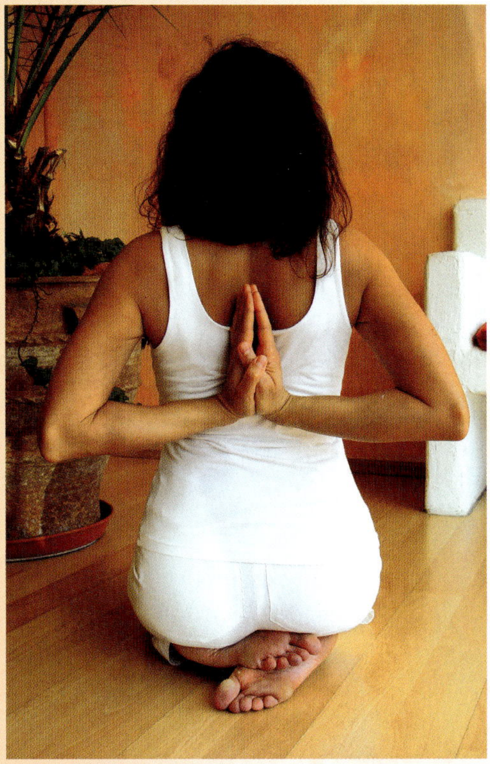

Namasté-Haltung

Legen Sie die Handflächen hinter dem Rücken zusammen, so daß die Fingerspitzen nach unten zeigen. Drehen Sie die Hände dann zum Rücken hin, bis die Fingerspitzen nach oben zeigen. Heben Sie die Hände, wenn möglich, zwischen die Schulterblätter.

Wirkung:
Diese Übung dehnt die Armmuskeln und entspannt Schultern und Nacken. Sie erhält die Elastizität und Beweglichkeit der Schulter- und Handgelenke sowie der Arme. Der Brustkorb wird stark geöffnet, wodurch die Lungen optimal mit Sauerstoff versorgt werden. Die Namasté-Haltung dehnt und entspannt die Brustwirbelsäule.

Kuhmaul (Gomukhasana)

Setzen Sie sich mit ausgestreckten Beinen hin. Winkeln Sie das rechte Bein an, und setzen Sie sich darauf oder daneben. Schlagen Sie nun das linke Bein über das rechte, so daß beide Knie nach vorn schauen. Strecken Sie den rechten Arm nach oben. Winkeln Sie ihn im Ellbogen ab, so daß die rechte Hand nach unten zeigt. Winkeln Sie den linken Arm hinter dem Rücken nach oben ab. Fassen Sie die Hände hinter dem Rücken. Achten Sie dabei darauf, daß der Kopf gerade nach vorn schaut. Die Arme sollten dabei keinen Druck auf Kopf und Halswirbelsäule ausüben!

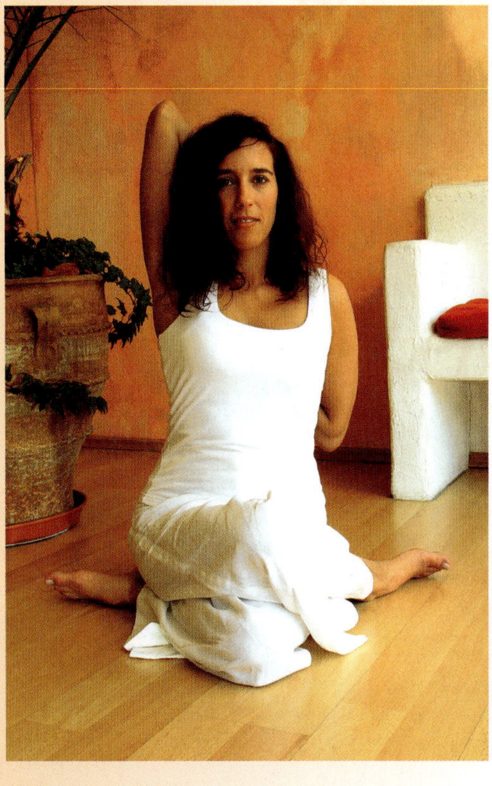

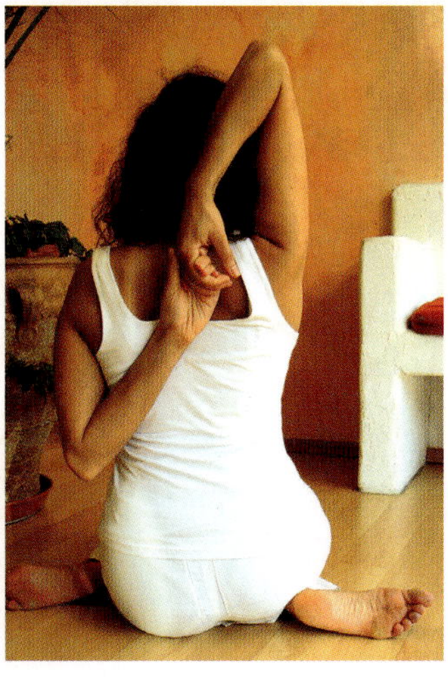

Wirkung:
Diese Übung dehnt und entspannt Arme, Schultern und Nacken. Sie weitet den Brustkorb und kräftigt die Brustmuskulatur. Das Kuhmaul durchblutet auch den Unterleib, außerdem stärkt es Gesäß und Oberschenkel.

Doppelter Winkel (Dwikonasana)

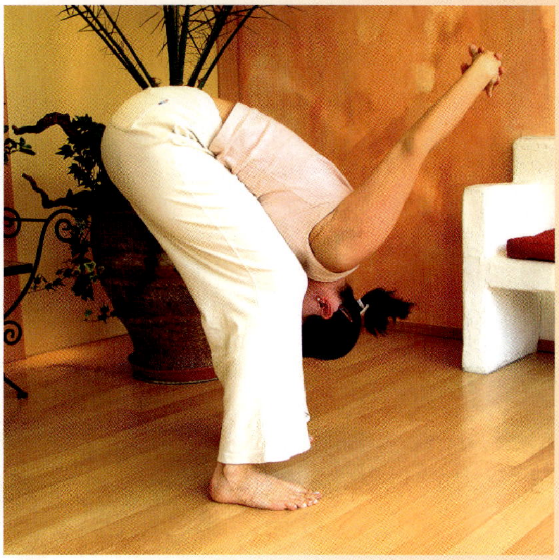

Vorbereitende Übung: Stellen Sie die Beine etwa schulterbreit auseinander. Gehen Sie leicht in die Knie. Falten Sie die Hände hinter dem Rücken, legen Sie das Kinn auf den Brustkorb, und dehnen Sie die Arme hinter dem Rücken nach oben. Halten Sie die Spannung, und atmen Sie tief ein und aus.
Kommen Sie in die Ausgangsposition zurück. Schließen Sie die Augen, und spüren Sie dem Energiefluß in Armen, Händen, Schultern und Nacken nach.
Wiederholen Sie die Übung. Beugen Sie diesmal jedoch den Oberkörper nach vorn. Sie können den Brustkorb bequem auf die gebeugten Oberschenkel ablegen. Dehnen Sie die Arme so weit wie möglich nach oben. Atmen Sie ruhig und tief. Richten Sie nun zuerst den Oberkörper wieder auf, und lösen Sie anschließend die Arme. Schließen Sie die Augen, und fühlen Sie den Energiefluß.

Wirkung:
Dies ist eine der wirksamsten Übungen, um Verspannungen in Schultern und Nacken zu lösen. Gleichzeitig werden die Muskeln zwischen den Schulterblättern und von Brust und Nacken gestärkt. Der Doppelte Winkel ist eine erdende Übung, die zudem auch die Durchblutung der Arme stark anregt und die Oberschenkelmuskulatur kräftigt.
Im Shiatsu ist diese Haltung als Meridianübung bekannt, die den Lungen-Dickdarm-Meridian öffnet und aktiviert.

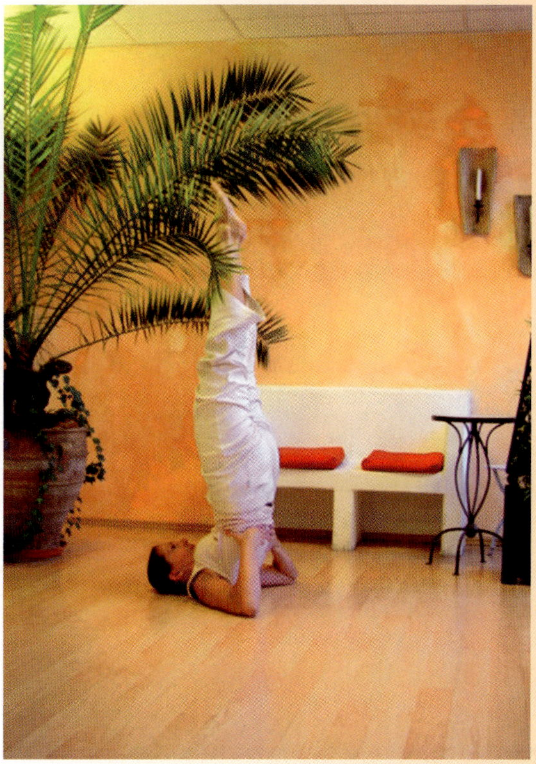

Schulterstand/Kerze (Sarvangasana)

Legen Sie sich entspannt auf den Rücken, die Arme liegen neben dem Körper. Heben Sie die Beine senkrecht nach oben. Verharren Sie einen Moment mit gestreckten Beinen in dieser Position. Stützen Sie nun mit beiden Händen die Hüften ab, und drücken Sie sich hoch in die Kerze. Die Oberarme und Ellbogen liegen dabei auf dem Boden, die Unterarme sind angewinkelt. Fühlen Sie sich gut, strecken Sie den

ganzen Körper von der Brustwirbelsäule an kerzengerade und in einem rechten Winkel zum Boden in den Schulterstand. Atmen Sie tief und entspannt weiter.
Es bietet sich an, vom Schulterstand direkt in den Pflug überzugehen. Sie können aber auch nach einigen Atemzügen ganz langsam aus der Haltung zurückkehren, indem Sie den Rücken Wirbel für Wirbel abrollen. Achten Sie beim Auflösen von Schulterstand und Pflug unbedingt darauf, daß beim Zurückkehren aus der Haltung der Kopf am Boden bleibt.

Wirkung:
Diese Übung kräftigt und entspannt Hals und Nacken. Weiterhin werden die Beine entlastet, und der venöse Rückfluß des Blutes wird angeregt. Dadurch lindert der Schulterstand Krampfadern und Hämorrhoiden, entlastet Herz und Lungen, lindert Asthma und Bronchitis, kräftigt die weiblichen Geschlechtsorgane. Der Schulterstand wirkt Organsenkungen entgegen und verhindert Blutstauungen im Becken. Er wirkt aktivierend und ausgleichend auf die Funktion der Schilddrüsen und Nebenschilddrüsen. Das Nervensystem und die Hormondrüsen werden gekräftigt und harmonisiert, wodurch der gesamte Organismus tonisiert und verjüngt wird.

Pflug (Halasana)

Heben Sie die Beine von der Rückenlage oder vom Schulterstand aus über den Kopf. Stellen Sie die Zehen mit möglichst gestreckten Beinen hinter dem Kopf auf dem Boden auf. Lassen Sie die Arme dabei entweder mit den Fingerspitzen nach vorn zeigend auf dem Boden liegen, oder legen Sie die Hände hinter dem Körper im Bereich der Füße ab. Atmen Sie in der Position tief und ruhig weiter.
Wenn Ihnen die Dehnung in den Beinen zu unangenehm wird, können Sie die Beine anfangs auch beugen. Sie sollten jedoch unbedingt darauf achten, daß die Füße am Boden abgestützt sind, da sonst die Wirbelsäule zu stark belastet wird.
Variation: Legen Sie die Knie neben den Ohren ab. Verlassen Sie diese Position, indem Sie

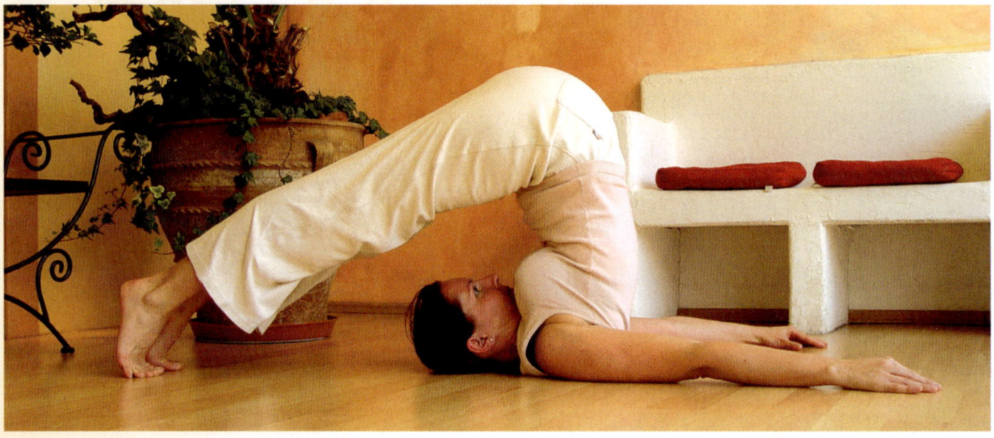

sich Wirbel für Wirbel ganz langsam abrollen. Bleiben Sie dabei möglichst nach jedem Wirbel kurz in der jeweiligen Stellung, bevor Sie sich weiter abrollen.

Wirkung:
Der Pflug wirkt ähnlich wie der Schulterstand. Darüber hinaus streckt er die Wirbelsäule, außerdem kräftigt und lockert er die Rückenmuskulatur. Die Rückenmarksnerven werden angeregt, wodurch der ganze Organismus regeneriert und erfrischt wird. Der Pflug aktiviert die Bauchorgane, insbesondere Nieren, Leber und Bauchspeicheldrüse. Weiterhin regt er das Verdauungsfeuer an und wirkt lindernd bei Diabetes.

Fisch (Matsyasana)

Der Fisch wird idealerweise im Anschluß an Schulterstand und Pflug geübt. Dadurch kann die zuvor ausgeführte Vorwärtsbeuge wieder ausgeglichen werden, indem nun die Wirbelsäule in die Gegenrichtung gedehnt wird.
Legen Sie sich auf den Rücken. Nehmen Sie die Arme mit den Handflächen nach unten unter das Becken oder die Oberschenkel. Sie können die Arme jedoch auch parallel neben dem Körper ablegen. Wölben Sie nun die Halswirbelsäule und den Brustkorb nach oben, und stellen Sie den Hinterkopf auf dem Boden auf. Atmen Sie tief und entspannt. Achten Sie darauf, daß die Beine locker und ohne Spannung sind.

Wirkung:
Der Fisch entspannt den Nacken und die Halswirbelsäule. Der Brustkorb wird geöffnet, und die Lungen werden intensiv mit Sauerstoff versorgt, wodurch Bronchitis und Lungenproblemen vorgebeugt werden kann. Der Fisch reguliert die Schilddrüsenfunktion, kräftigt die Rücken- und Bauchmuskulatur und öffnet das Herz-Chakra sowie das Sonnengeflecht. Die Drüsen sowie Verdauungs- und Geschlechtsorgane werden aktiviert. Außerdem glättet diese Haltung die Gesichtshaut und beugt Falten vor.

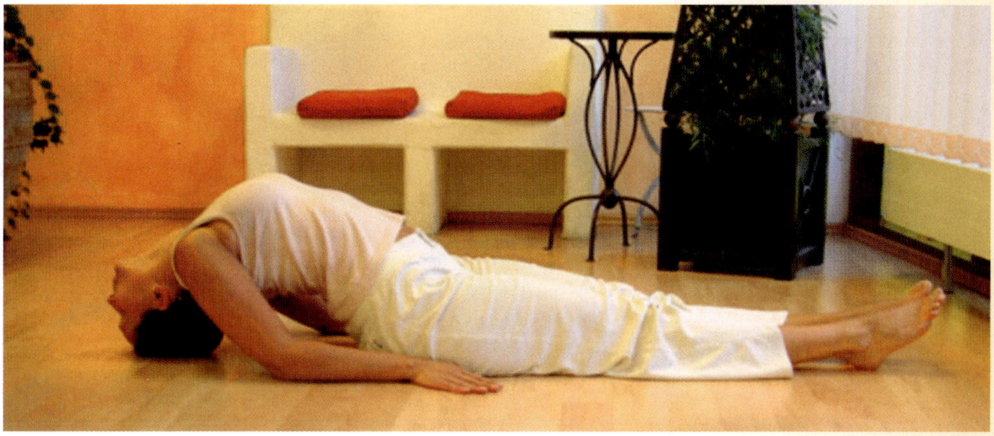

6. Asanas für die gesamte Wirbelsäule

Wiege (Schaukeln auf dem Rücken)

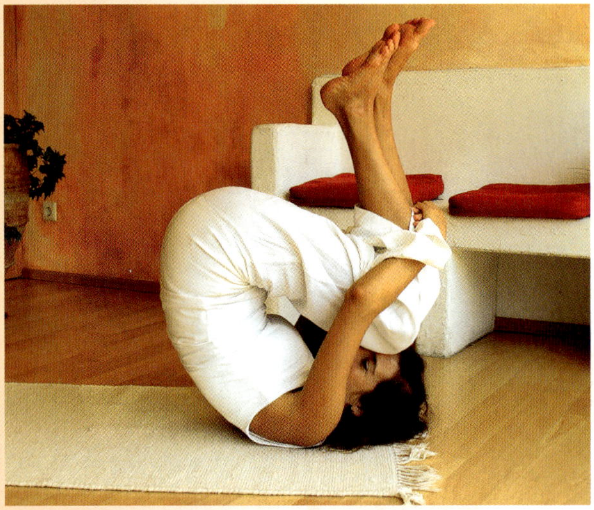

Legen Sie sich auf den Rücken. Umfassen Sie die Knie mit den Armen, und ziehen Sie sie zum Brustkorb. Schaukeln Sie nun auf dem Rücken weit vor und zurück.

Führen Sie diese Bewegung auch ganz langsam aus, so daß jeder Wirbel einzeln massiert wird. Achten Sie darauf, daß vom Halsansatz bis zum Kreuzbein jeder Wirbelsäulenbereich mit einbezogen wird.

Wirkung:
Diese einfache Übung massiert, kräftigt, dehnt und entspannt die gesamte Wirbelsäule, außerdem regt sie das Nervensystem an.

Katze (Marjari Asana)

Nehmen Sie den Vierfüßlerstand ein. Dazu stützen Sie sich auf Knie und Arme. Machen Sie nun einen Katzenbuckel, indem Sie den Rücken krümmen und das Kinn zum Brustkorb ziehen. Atmen Sie dabei aus. Beim Einatmen gleiten Sie dann zurück in ein leichtes Hohlkreuz, wobei Sie den Kopf etwas in den Nacken legen. Wiederholen Sie den Zyklus einige Male.

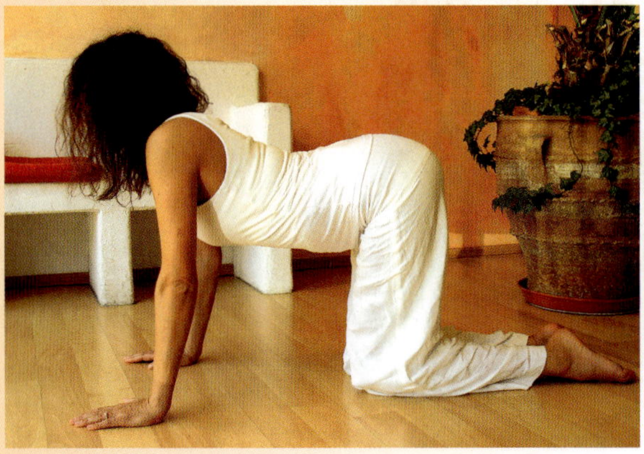

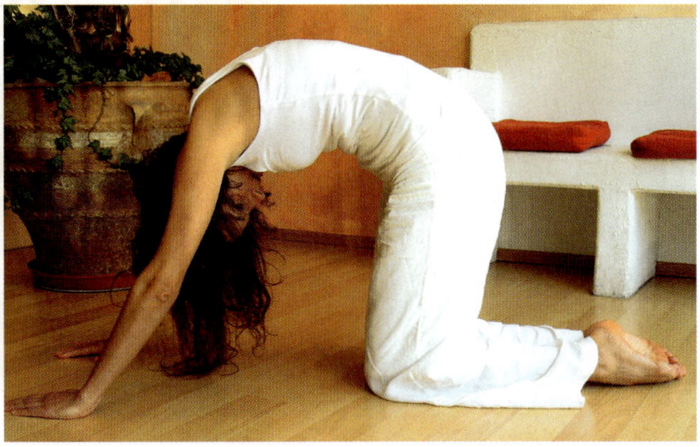

Wirkung:

Diese Übung entspannt Schultern, Rücken und Nacken, außerdem fördert sie deren Beweglichkeit. Die ganze Wirbelsäule wird durch diese Übung gelockert. Die Katze stärkt die weiblichen Fortpflanzungsorgane sanft und kann Menstruationskrämpfe lindern.

Krokodilübungen (Nakrasana)

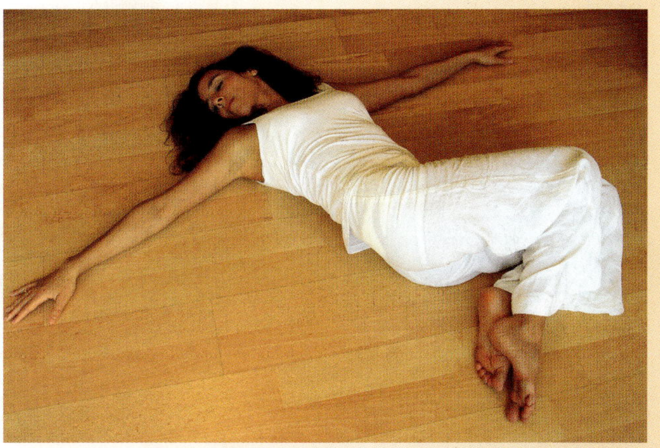

Die Krokodilübungen sind bestens dazu geeignet, die gesamte Wirbelsäule zu entlasten und zugleich zu stärken. Sie können in verschiedenen Schwierigkeitsstufen durchgeführt werden.

Legen Sie sich auf den Rücken, die Arme waagrecht neben dem Körper plaziert. Stellen Sie die Füße vor dem Becken auf, so daß die Knie angewinkelt nach oben zeigen. Atmen Sie tief in den Bauch hinein. Legen Sie beim Ausatmen die Knie zur linken Seite ab, und drehen Sie den Kopf nach rechts. Dadurch entsteht eine Drehung und Dehnung der gesamten Wirbelsäule. Achten Sie darauf, daß bei allen Krokodilübungen die Schultern und Ellbogen am Boden bleiben. Atmen Sie nun tief und entspannt. Nehmen Sie die Dehnung in der Wirbelsäule wahr. Lassen Sie den Atem bis in den Lendenbereich und den Unterbauch fließen. Erlauben Sie Ihrem Körper, mit jedem Atemzug mehr und mehr loszulassen. Stellen Sie sich vor, wie bei jedem Ausatmen die ganze Spannung aus Ihrem Körper hinausfließt und in die Erde sinkt.

Kommen Sie dann aus der Haltung zurück. Bringen Sie mit dem Einatmen die Beine und den Kopf wieder zurück zur Mitte. Lassen Sie mit dem Ausatmen alle Muskeln im ganzen Körper locker. Ziehen Sie die Arme über die Seiten bis hinter den Kopf, und strecken Sie den ganzen Körper in die Länge.

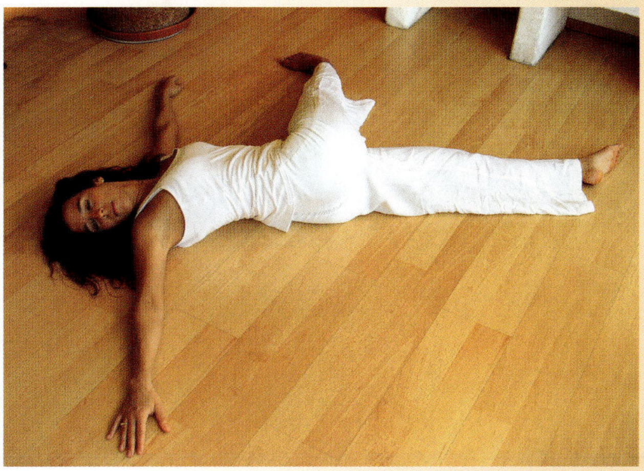

Wiederholen Sie die Übung dann, indem Sie die Beine nach rechts und den Kopf nach links legen.

Erste Variation: Stellen Sie den rechten Fuß auf das linke Knie. Atmen Sie tief ein, und drehen Sie den Körper beim Ausatmen nach links und den Kopf nach rechts. Idealerweise wird das rechte Knie dabei auf dem Boden abgelegt. Kommen Sie nach einiger Zeit aus der Haltung zurück, indem Sie mit dem Einatmen das Knie wieder zurück zur Mitte drehen und mit dem Ausatmen den ganzen Körper entspannen. Wiederholen Sie die Übung zur anderen Seite.

Zweite Variation: Heben Sie das rechte Bein zur Decke. Verweilen Sie einige Atemzüge lang in dieser Position. Legen Sie dann mit dem Ausatmen das Bein bzw. den rechten Fuß auf der linken Seite des Körpers ab, und drehen Sie den Kopf dabei nach rechts. Kommen Sie nach einiger Zeit aus der Haltung zurück, indem Sie mit dem Einatmen das rechte Bein wieder zurück zur Mitte heben und mit dem Ausatmen den ganzen Körper entspannen. Wiederholen Sie die Übung zur anderen Seite.

Wirkung: Die Krokodilübungen kräftigen und entlasten die gesamte Wirbelsäule. Regelmäßig ausgeführt, können sie optimal vor Bandscheibenvorfällen schützen. Die Nerven, die zwischen den Wirbelkörpern austreten, werden angeregt und die Bauchorgane massiert. Diese Übung stärkt und dehnt auch die Rücken- und Seitenmuskulatur.

Dreieckshaltung (Trikonasana)

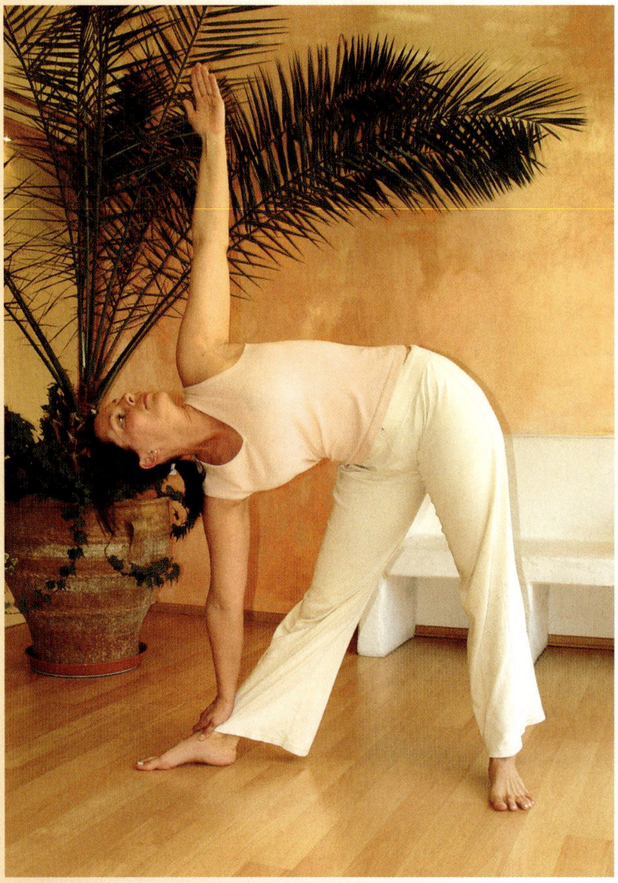

Stellen Sie sich gerade hin, die Beine etwas mehr als schulterbreit auseinander. Drehen Sie den rechten Fuß leicht seitwärts. Strecken Sie die Arme waagrecht aus. Beugen Sie sich nun aus der seitlichen Rumpfmuskulatur heraus über die rechte Seite, bis Ihr rechter Arm Ihren rechten Knöchel, die Wade oder das rechte Knie umfaßt. Der linke Arm schaut senkrecht zur Decke. Drehen Sie nun den Kopf nach links oben, so daß Ihre Augen auf die linke Hand gerichtet sind. Atmen Sie in dieser Haltung tief und entspannt. Kehren Sie dann zur Mitte zurück.
Strecken Sie nach der Übung Arme und Wirbelsäule mit dem Einatmen gerade nach oben, und entspannen Sie mit dem Ausatmen den ganzen Körper. Wiederholen Sie die Übung zur linken Seite.

Wirkung:
Die seitliche Rumpfmuskulatur wird gedehnt und gestärkt, und die Bandscheiben werden belebt. Der untere Rückenbereich, das Hüftgelenk und die Unterleibsorgane werden durchblutet und gestärkt. Diese Übung aktiviert die Verdauung und lindert Verstopfung. Sie aktiviert die Rückenmarksnerven

und verringert Taillenspeck. Trikonasana öffnet darüber hinaus den Brustkorb, wodurch eine tiefe Beatmung der Lungen ermöglicht wird.

Rad (Chakrasana)

Legen Sie sich auf den Rücken. Stellen Sie die Füße vor dem Becken auf. Legen Sie die Hände mit den Fingerspitzen nach vorn neben dem Kopf auf den Boden. Wölben Sie nun Oberkörper und Gesäß nach oben, und strecken Sie die Arme und Beine so weit wie möglich durch.

Wirkung:
Diese Übung streckt und dehnt die gesamte Wirbelsäule sowie Beine, Bauch und Brustkorb, außerdem stärkt sie deren Muskulatur und massiert die Bauchorgane.
Das Rad kräftigt auch Arme und Handgelenke, das ist für die Massagearbeit sehr von Nutzen.
Chakrasana hat eine stark regulierende Wirkung auf das weibliche Hormonsystem und die Fortpflanzungsorgane. Nerven- und Drüsensystem werden durch diese Übung gestärkt und harmonisiert, wodurch – ähnlich wie bei Schulterstand und Kopfstand – der ganze Organismus verjüngt wird. Darüber hinaus wird durch diese Übung das Herz-Chakra geöffnet, was Willenskraft und Stärke fördert.
Wenn Ihnen das Rad noch zu schwierig ist, können Sie als Alternative die Brücke (siehe 4.7) üben.

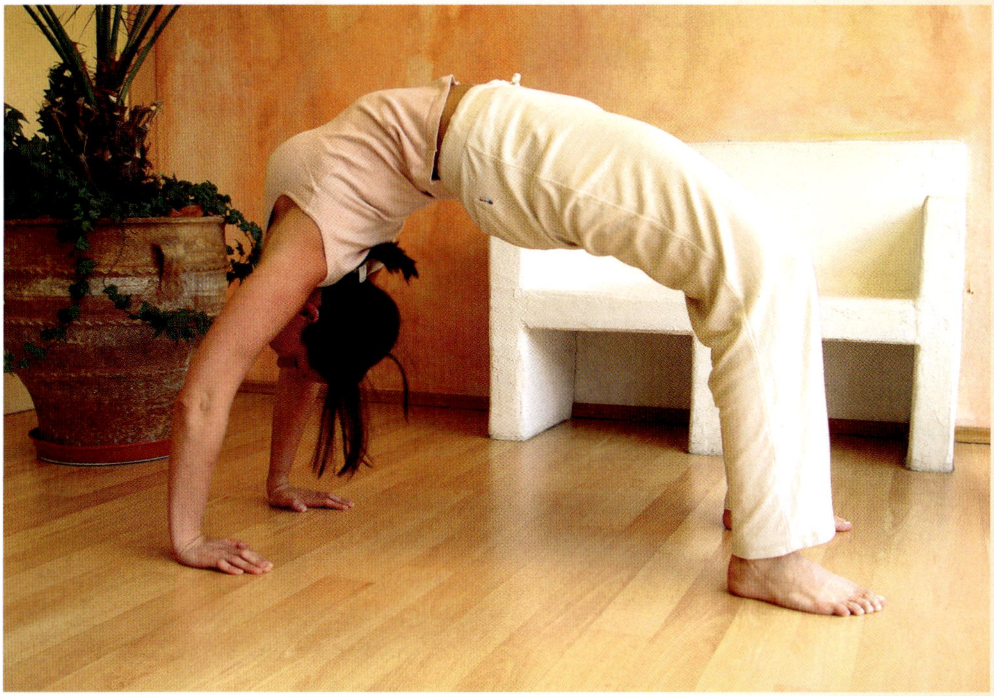

7. Asanas für die Brustwirbelsäule

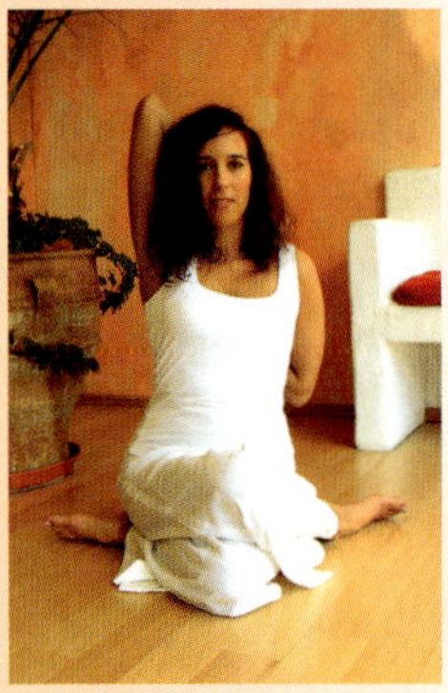

Kuhmaul (Gomukhasana) siehe S. 312

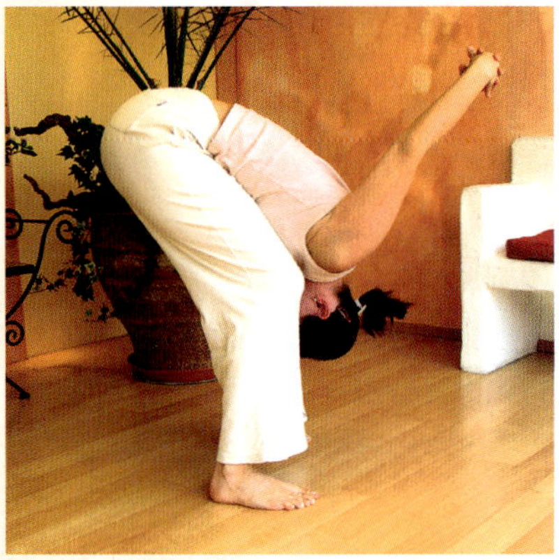

Doppelter Winkel (Dwikonasana) siehe S. 313

Fisch (Matsyasana) siehe S. 315

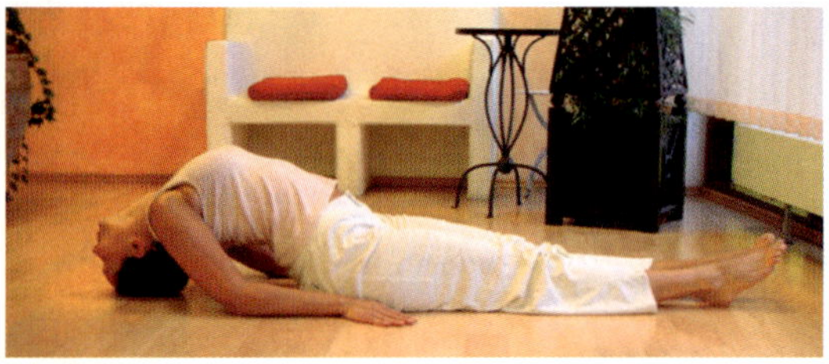

Brücke (Kandharasana)

Legen Sie sich auf den Rücken. Ziehen Sie die Füße zum Gesäß, und umfassen Sie die Knöchel mit den Händen. Wölben Sie nun das Gesäß und den Brustkorb so weit wie möglich nach oben, so daß sich eine Spannung im Körper bildet. Atmen Sie tief und ruhig ein und aus.

Kommen Sie beim Ausatmen langsam zurück zum Boden. Entspannen Sie dann den ganzen Körper.

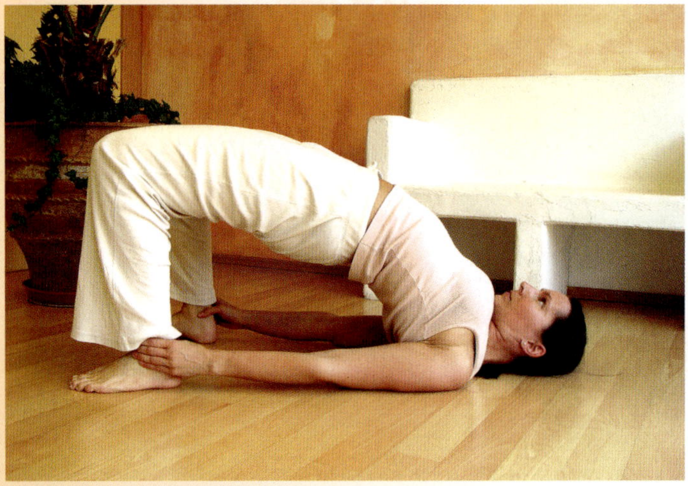

Wirkung:

Die Wirbelsäule wird gestreckt und gedehnt, die Rücken-, Gesäß- und Beinmuskeln werden gekräftigt. Bandscheibenvorfällen kann durch die Brücke vorgebeugt werden. Auch bereits verschobene Wirbel und Bandscheiben werden durch sie in ihre Ausgangsposition zurückgebracht. Die weiblichen Unterleibsorgane und die Bauchorgane werden gestärkt und gedehnt.

Die Brücke dient als gute Vorbereitung oder Alternative zum Rad (siehe S.319).

Kamel (Ustrasana)

Begeben Sie sich in den Kniestand. Beugen Sie sich zurück, und umfassen Sie mit den Händen die Knöchel. Legen Sie den Kopf in den Nacken. Wölben Sie die Wirbelsäule zurück, und schieben Sie das Becken vor, so daß Oberschenkel und Becken möglichst einen rechten Winkel zu den Unterschenkeln bilden.

Variation/Vorbereitung: Folgende Übung können Sie ausführen, wenn Ihnen die Kamel-Haltung zu schwierig ist:

Setzen Sie sich auf die Knie, stützen Sie die Hände bzw. die Finger hinter dem Körper ab. Die Fingerspitzen zeigen dabei nach hinten. Wölben Sie nun Gesäß und Hüften so weit wie möglich nach oben, und legen Sie den Kopf in den Nacken.

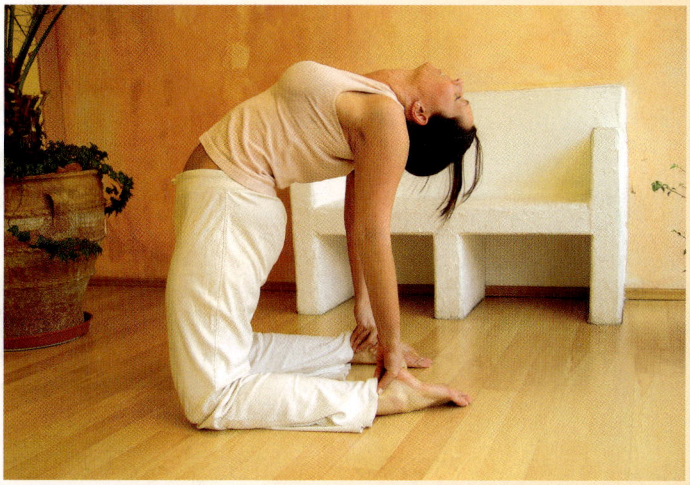

Wirkung:

Das Kamel verbessert die Haltung, indem es hängenden Schultern entgegenwirkt. Es wirkt ideal gegen hartnäckige Verspannungen der Schultern und der Brustwirbelsäule. Auch Steifheit in Nacken und Schultern wird durch das Kamel beseitigt, die Rückenmarksnerven werden angeregt. Darüber hinaus wird das Herz-Chakra geöffnet, und die Lungen werden besser mit Sauerstoff versorgt. Das Kamel kräftigt die Bauchmuskeln und massiert die Bauchorgane. Es regt die Verdauung an, durchblutet die Nieren und entspannt den Solarplexus. Auch die Unterleibsorgane werden durch diese Übung gestärkt.

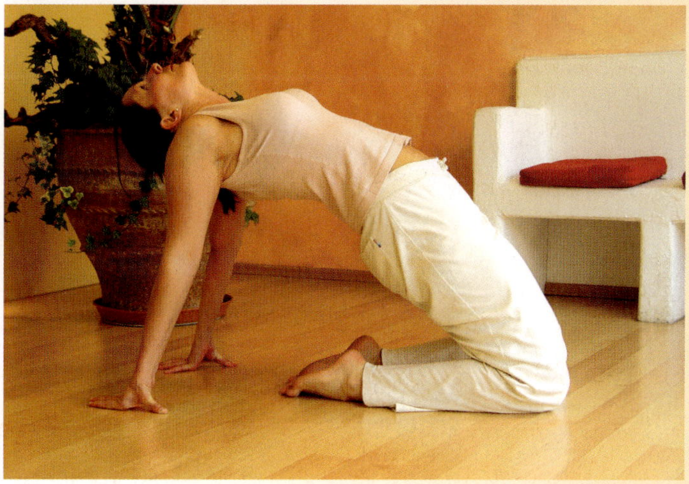

8. Asanas für die Lendenwirbelsäule

Lendenwirbelsäulenentspannung in Rückenlage

Legen Sie sich auf den Rücken, ziehen Sie die Beine an den Oberkörper. Grätschen Sie dabei die Beine, und umfassen Sie mit den Händen die Knie. Auf diese Weise wird der untere Rückenbereich ganz auf den Boden gepreßt. Verweilen Sie nun eine Weile in der Haltung. Atmen Sie tief in den Unterleib und in den Bereich der Lendenwirbelsäule. Lassen Sie beim Ausatmen alle Spannung aus dem Unterleib in die Erde fließen.
Massieren Sie nun das Kreuzbein, indem Sie das Becken leicht vor und zurück und hin und her bewegen. Sie können auch Kreisbewegungen ausführen. Erspüren Sie dabei selbst, welche Bewegungen Ihr unterer Rückenbereich benötigt, um sämtliche Spannung loslassen zu können.

Wirkung:
Diese Übung empfinden besonders Frauen als sehr wohltuend. Sie entspannt und entlastet die Lendenwirbelsäule, den unteren Rückenbereich und die weiblichen Fortpflanzungsorgane. Menstruationskrämpfe und Spannungen im Becken werden gelöst.

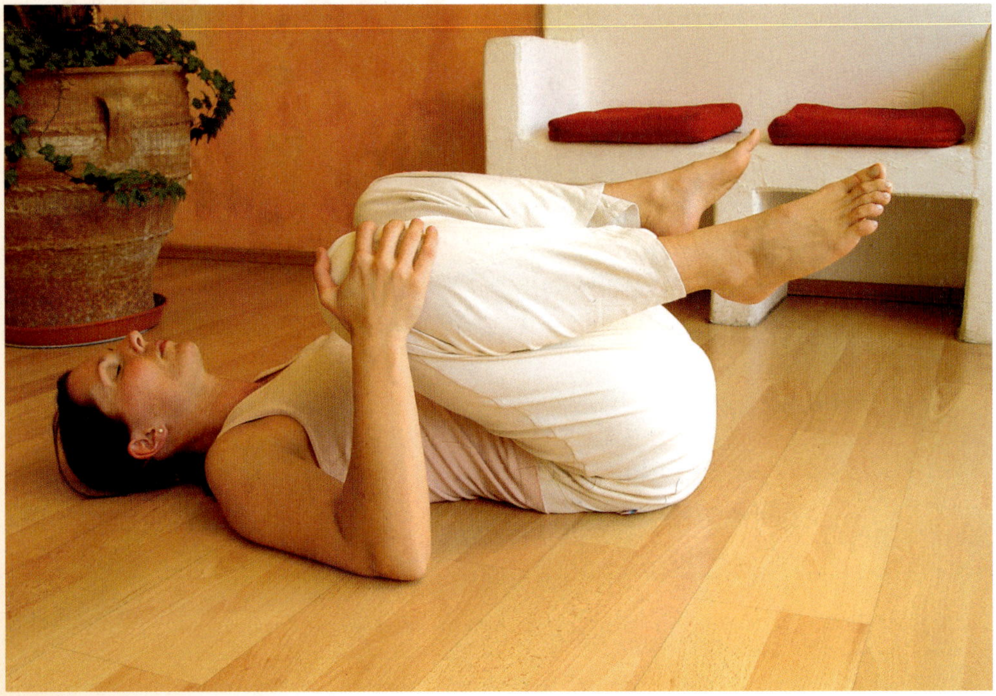

Frosch (Mandukasana)

Gehen Sie in die Hocke. Stellen Sie die Füße ca. 30 cm auseinander, wobei die Fußsohlen ganz auf dem Boden aufliegen. Grätschen Sie die Knie leicht. Nehmen Sie die Arme locker zwischen die Beine. Atmen Sie in dieser Haltung tief ein und aus. Lassen Sie dabei den Atem bis in das Becken und den unteren Rückenbereich fließen. Verweilen Sie einige Zeit lang in dieser Haltung.
Strecken Sie nun die Beine durch, und lassen Sie die Hände dabei auf dem Boden. Beugen Sie die Beine wieder, und kehren Sie zurück in die Hockhaltung. Wiederholen Sie dies mehrmals.

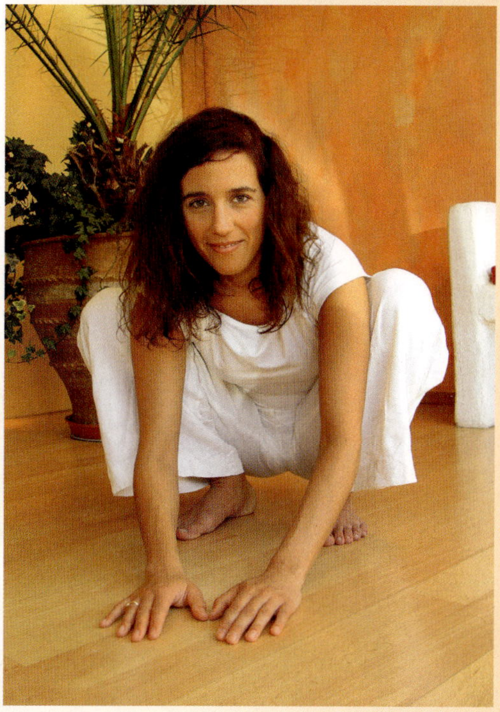

Wirkung:
Diese Haltung entspannt und entlastet die Lendenwirbelsäule. Sie gilt als gaslösende Stellung und hilft hervorragend gegen Blähungen. Der Frosch regt den Verdauungstrakt an, fördert die Elastizität von Becken und Hüfte und dehnt die Wadenmuskeln. Darüber hinaus stärkt und harmonisiert er das Herz und ist gut für die Venen.

Yoga-Mudra

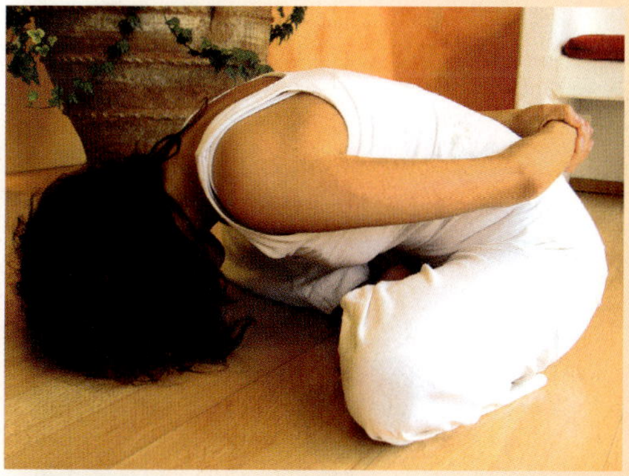

Setzen Sie sich in den Kniesitz, den einfachen Sitz oder den halben Lotussitz. Fassen Sie mit der rechten Hand hinter dem Rücken das linke Handgelenk. Beugen Sie nun den Oberkörper nach vorn, und legen Sie die Stirn auf den Boden. Verweilen Sie in dieser Position. Atmen Sie tief und entspannt. Kehren Sie dann mit dem Einatmen wieder in die Ausgangsposition zurück.

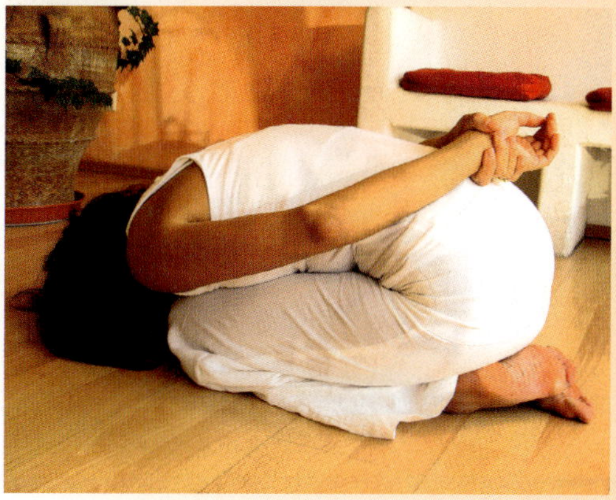

Wirkung:
Die Rückenmuskeln werden gedehnt und die Nerven im Lendenbereich gestärkt. Das Yoga-Mudra hält die gesamte Wirbelsäule elastisch. Es reguliert die Funktion der Bauchorgane, fördert die Konzentration und schenkt Demut. Durch das Üben des Yoga-Mudras werden alle Gedanken und das Bewußtsein nach innen gerichtet.

Das Yoga-Mudra gilt als wichtige Ausgleichshaltung nach rückwärtsbeugenden Asanas. Üben Sie es deshalb unbedingt nach Kobra, Kamel und Rad.

Beinverschluss (Pavanmuktasana)

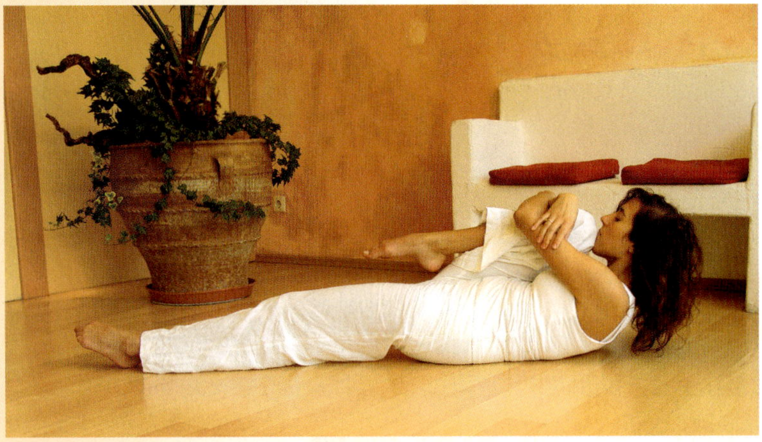

Legen Sie sich mit gestreckten Beinen auf den Rücken. Winkeln Sie das rechte Bein an, und ziehen Sie das Knie zum Brustkorb. Umfassen Sie mit beiden Armen das Knie. Heben Sie Kopf und Oberkörper, und bringen Sie das Kinn zum Knie. Atmen Sie tief und ruhig weiter. Entspannen Sie dann mit dem Ausatmen den ganzen Körper. Wiederholen Sie die Übung mit dem linken Bein und anschließend mit beiden Beinen.

Wirkung:
Diese Haltung stärkt die Lendenwirbelsäule sowie Rücken- und Bauchmuskeln. Außerdem massiert sie die Verdauungsorgane und beseitigt Blähungen.

Boot (Naukasana)

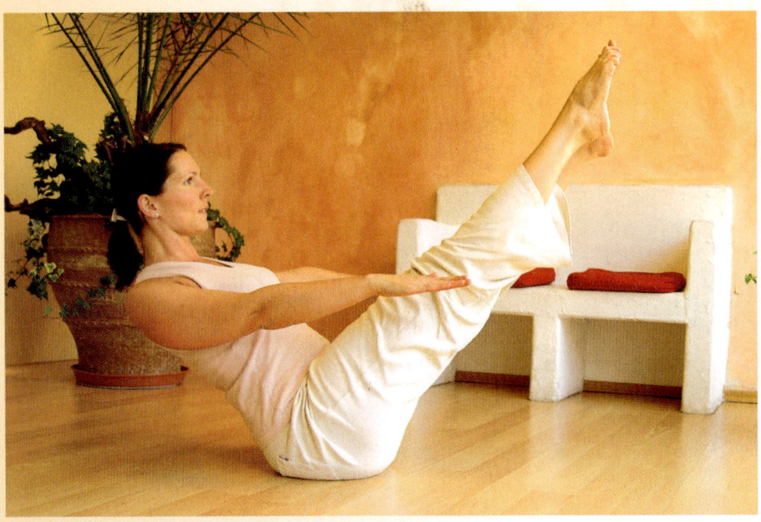

Setzen Sie sich mit angewinkelten Beinen auf den Boden. Achten Sie darauf, daß Ihr Rücken gerade ist. Halten Sie mit den Händen die Knie fest. Lehnen Sie den Oberkörper zurück, bis die Arme ganz gestreckt sind. Lösen Sie dann die Arme, und bringen Sie diese gerade nach vorn. Strecken Sie nun auch die Beine aus, so daß diese schräg nach oben zeigen. Versuchen Sie dabei möglichst, den Brustkorb nach vorn zu schieben und den unteren Rückenbereich ganz gerade zu halten. Atmen Sie tief in den Bauch. Kehren Sie langsam wieder in die Sitzposition zurück.

Wirkung:
Das Boot stärkt die Lendenwirbelsäule, außerdem kräftigt sie die Bauch- und Rückenmuskeln. Darüber hinaus regt es die Verdauungsorgane an und beseitigt Blähungen und Verstopfung.

Kobra (Bhujangasana)

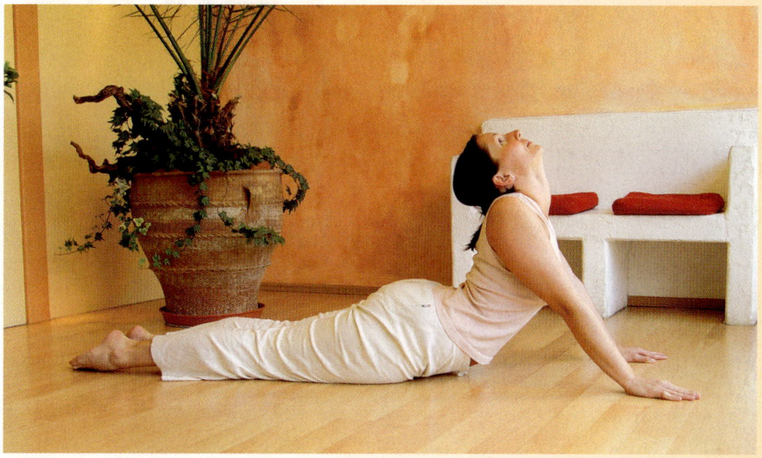

Legen Sie sich auf den Bauch, die Stirn am Boden. Positionieren Sie nun beide Hände neben den Schultern. Heben Sie langsam sowohl Kopf als auch Oberkörper, und strecken Sie die Arme durch. Halten Sie den Kopf gerade und achten Sie darauf, daß das Becken am Boden bleibt. Atmen Sie tief in den Unterleib. Kehren Sie langsam in die Bauchlage zurück, legen Sie den Kopf auf einer Seite ab, und entspannen Sie den ganzen Körper.

Variation/Vorbereitung: Wenn Ihnen die Kobra anfangs zu schwierig ist, können Sie die Unterarme bis zu den Ellbogen am Boden lassen.

Wirkung:
Die Kobra kräftigt Rücken- und Bauchmuskeln sowie die Lendenwirbelsäule. Durch diese Übung können Bandscheibenvorfälle und Ischiasprobleme verhindert werden. Sie stärkt die weiblichen Fortpflanzungsorgane und hilft gegen Erkrankungen von Eierstöcken und Gebärmutter. Sie harmonisiert das Nervensystem, die Nebennieren, Leber und Milz. Herz und Kreislauf werden reguliert, Verstopfung und Blähungen beseitigt und Fettablagerungen an den Hüften abgebaut.

Heuschrecke (Salabhasana)

Legen Sie sich auf den Bauch, die Stirn am Boden. Schieben Sie die Arme mit den Handflächen nach oben, unter den Körper. Heben Sie nun die gestreckten Beine so weit wie möglich an. Atmen Sie weiter tief ein und aus. Senken Sie dann die Beine wieder. Entspannen Sie die Arme und den ganzen Körper.

Variation/Vorbereitung: Die halbe Heuschrecke, bei welcher die Beine einzeln angehoben werden, kann zur Vorbereitung auf die Heuschrecke geübt werden.

Achtung!

Diese Übung regt den Kreislauf stark an und kann den Blutdruck erhöhen. Deshalb sollte sie bei Bluthochruck nicht praktiziert werden.

Wirkung:

Die Heuschrecke kräftigt die Lendenwirbelsäule und wirkt sich positiv auf den Ischiasnerv aus. Die Bein- und Gesäßmuskulatur wird gekräftigt, Herzmuskel, Lungen, Nieren und Kreislauf werden gestärkt. Die Heuschrecke aktiviert und öffnet das zweite Chakra, durchblutet die Unterleibsorgane und hilft bei chronischen Menstruationsbeschwerden. Die Verdauungsorgane, Agni und der Appetit werden ebenfalls angeregt, Hüftschmerzen, Arthritis und rheumatische Beschwerden gelindert. Diese Asana beseitigt Fettablagerungen an Taille und Hüften.

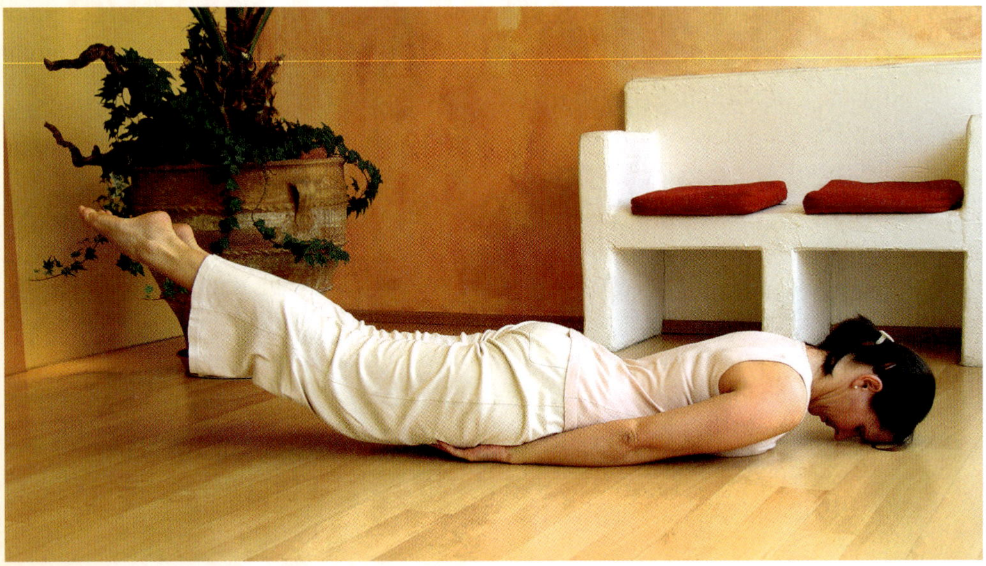

9. Asanas für Beine und Füsse

Durchblutungsfördernde Beinübung

Legen Sie sich auf den Rücken, legen Sie die Arme mit den Handflächen nach unten neben den Körper ab. Heben Sie nun das rechte Bein senkrecht nach oben. Strecken sie das Bein durch, und halten Sie einige Atemzüge lang diese Position.
Schütteln Sie das Bein und den Fuß kräftig durch. Atmen Sie dabei weiter tief in den Bauch. Führen Sie diese Schüttelbewegung mindestens eine Minute lang durch, und legen Sie dann, mit dem Ausatmen, das Bein zurück zum Boden.
Schließen Sie die Augen, und spüren Sie die Energiezirkulation im Bein. Wiederholen Sie die Übung mit dem linken Bein.

Vorsicht! Bei akuter Thrombosegefahr sollte diese Übung nicht durchgeführt werden.

Wirkung:
Die Beine werden durch diese Übung stark durchblutet. Sie aktiviert den Kreislauf, löst Stauungen und Ödeme in den Beinen, sie entlastet Herz und Venen, hilft bei kalten Füßen und beugt Krampfadern vor.

Übungen für die Füsse

- Stellen Sie sich auf die Außenkanten der Füße. Gehen Sie in dieser Position einige Schritte. Stellen Sie sich dann auf die Innenkanten der Füße, und gehen Sie erneut einige Schritte. Dies stärkt und dehnt die Bänder.
- Stellen Sie sich auf die Zehenspitzen, und laufen Sie durch den Raum, um die Fußgelenke zu entspannen. Stellen Sie sich anschließend auf die Fersen, und gehen Sie in dieser Position.
- Kreisen Sie die Füße nacheinander in beide Richtungen.

Wirkung:
Diese Übungen halten die Fuß- und Zehengelenke geschmeidig und lösen Spannungen in den Muskeln der Füße. Vor allem bei Arthritis und rheumatischen Schmerzen sind diese Übungen hilfreich, außerdem beugen sie Ablagerungen von Ama in den Gelenken vor.

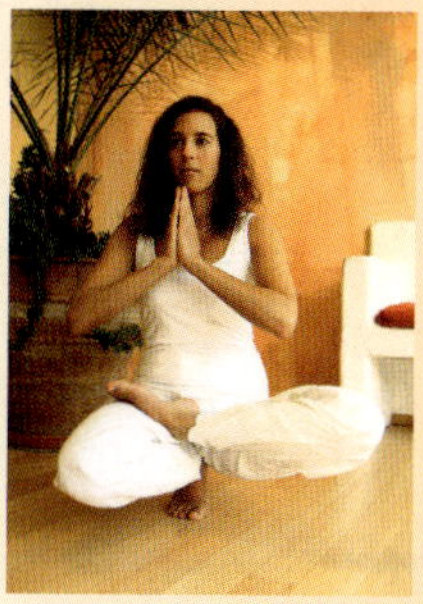

Zehenstand (Padangustasana) siehe S. 331

Kopf-Knie-Haltungen (Paschimottanasana)

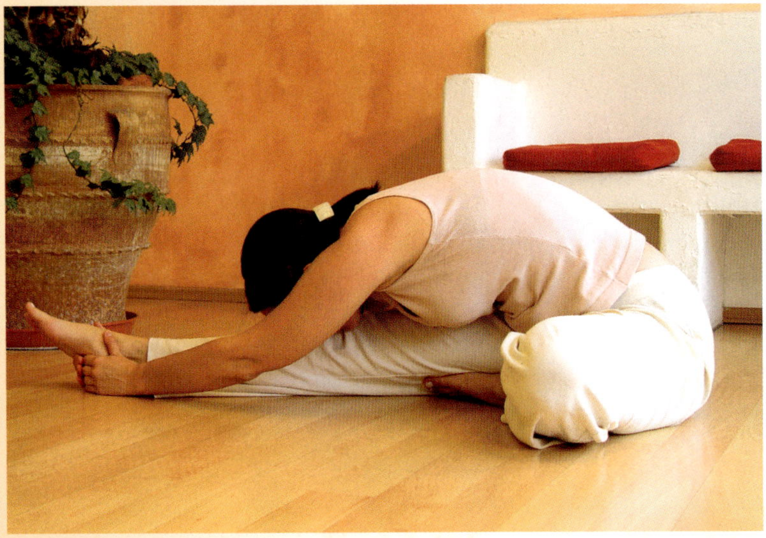

Setzen Sie sich ausgestreckt auf den Boden, und legen Sie die Beine aneinander. Heben Sie die Arme über den Kopf, und strecken Sie die Wirbelsäule gerade. Beugen Sie sich aus dieser Streckung mit geradem Rücken nach vorn. Schieben Sie dabei das Becken vor. Achten Sie darauf, daß die Knie durchgestreckt bleiben und der untere Rückenbereich sich nicht rundet.

Lassen Sie die Arme locker neben die Beine fallen, und atmen Sie tief in den Bauch hinein. Erlauben Sie Ihrem Körper, mit jedem Atemzug mehr loszulassen und tiefer in die Dehnung hineinzusinken. Kommen Sie dann mit dem Einatmen wieder zurück in die Ausgangsposition.

Strecken Sie nach jeder Übung/Variation mit dem Einatmen die Arme über den Rücken, und dehnen Sie die Wirbelsäule gerade nach oben. Entspannen Sie mit dem Ausatmen den ganzen Körper.

Erste Variation: Führen Sie die Haltung auch mit jedem Bein einzeln durch, indem Sie ein Bein anwinkeln und dessen Fußsohle an die Leiste legen. Das andere Bein bleibt dabei gestreckt.

Zweite Variation: Grätschen Sie die Beine so weit wie möglich. Atmen Sie tief und entspannt. Strecken Sie die Arme über den Kopf, und dehnen Sie die Wirbelsäule lang in die Höhe. Drehen Sie sich aus der Streckung heraus nach links, und beugen Sie sich dann seitlich zum rechten Bein hinunter. Atmen Sie tief und ruhig. Entspannen Sie die Arme, und lassen Sie sich mit jedem Atemzug tiefer in die Haltung fallen.

Machen Sie diese Übung auch zur anderen Seite.

Dritte Variation: Grätschen Sie die Beine, strecken Sie die Wirbelsäule, und dehnen Sie sich mit gestrecktem Rücken nach vorn.

Wirkung:

Diese Übung dehnt die Beinmuskeln und Waden, entspannt den Ischiasnerv und entspannt und lockert das Hüftgelenk. Sie fördert die Durchblutung der Bauch- und Unterleibsorgane und regt die Rückenmarksnerven an. Bei Frauen lindert diese Haltung Menstruationsbeschwerden, sie fördert die Fruchtbarkeit und beugt einer Gebärmuttersenkung vor. Darüber hinaus aktiviert sie den Nieren- und Blasenmeridian und dient als Ersatz für den Pflug, wenn dieser nicht ausgeführt werden kann. Weiterhin werden durch diese Übung das Nervensystem und der Geist beruhigt, außerdem wird die Fähigkeit zur Hingabe gefördert.

Liegende Haltung der Festigkeit (Paryankasana)

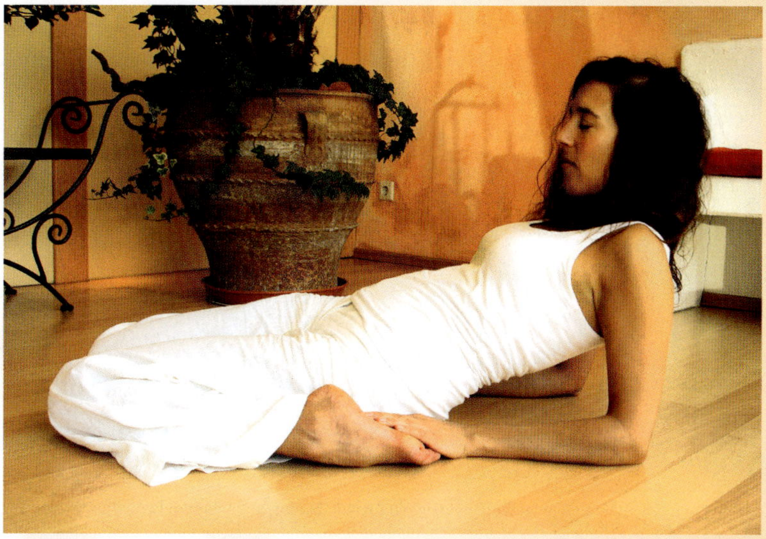

Leichte Variante: Setzen Sie sich auf die Fersen. Nehmen Sie die Füße leicht auseinander, und setzen Sie sich – wenn möglich – zwischen die Füße (Froschsitz). Verweilen Sie in dieser Position, und atmen Sie tief ein und aus. Beugen Sie nun den Oberkörper nach hinten, und legen Sie die Ellbogen und Unterarme hinter dem Körper auf dem Boden ab.

Schwierige Variante: Legen Sie nicht nur, wie zuvor beschrieben, die Ellbogen, sondern den ganzen Oberkörper auf den Boden. Achten Sie darauf, daß die Knie weiterhin den Boden berühren. In dieser Stellung sollte Ihre Lendenwirbelsäule unbedingt flach am Boden liegen, so daß kein Hohlkreuz entsteht. Atmen Sie tief und entspannt, und verharren Sie in dieser Haltung so lange, wie es Ihnen angenehm ist. Richten Sie sich danach langsam wieder auf. Beugen Sie sich nach der Übung vom Froschsitz aus nach vorn, und legen Sie die Stirn auf den Boden.

Wirkung:

Beine, Kniegelenke, Hüfte, Lendenwirbelsäule und Becken werden durch diese Haltung gedehnt. Schmerzen in den Knien, rheumatische Schmerzen und Gicht gelindert. Die Übung hilft auch, Plattfüße zu korrigieren. Nach langem Stehen lindert Paryankasana Schmerzen in den Beinen und nimmt ihnen die Schwere. Außerdem werden durch sie die Unterleibsorgane durchblutet und harmonisiert, darüberhinaus werden Gebärmuttervorfälle verhindert und korrigiert. Die Übung öffnet das Solarplexus-Chakra, und das Sonnengeflecht wird entspannt. Dadurch regt diese Haltung die Verdauung an, entspannt den Magen und beseitigt Völlegefühl, Blähungen und Bauchschmerzen. Paryankasana stärkt das Herz und erhöht die Elastizität der Lungen.

Einfache Hundhaltung (Svanasana)

Setzen Sie sich auf die Fersen. Beugen Sie sich nach vorn, strecken Sie die Arme aus, und stellen Sie die Hände schulterbreit auf dem Boden ab. Spreizen Sie die Finger, und kommen Sie in den Vierfüßlerstand. Lassen Sie dabei die rechte Hand mit dem rechten Fuß/Knie und die linke Hand mit dem linken Fuß/Knie eine gerade Linie bilden.
Heben Sie nun das Gesäß, und strecken Sie die Knie durch. Schieben Sie dabei Ihren Körper nach hinten, so daß Sie nur noch auf den Füßen und Händen stehen. Der Kopf zeigt nach unten. Lassen Sie – wenn es Ihnen möglich ist – beide Fersen am Boden.

Wirkung:
Sehnen und Bänder der Beine werden stark gedehnt, die Waden durch diese Übung gelokkert. Weiterhin wird die Elastizität der Hüft-, Knie- und Fußgelenke gefördert und der Fußspann gestärkt. Dadurch können Beschwerden durch Plattfüße gelindert werden. Die Übung stärkt Arm-, Schulter-, Bein- und Fußmuskeln. Schäden der Kniescheibe, welche durch Joggen oder andere Sportarten entstanden sind, werden durch die Hundhaltung abgefangen.
Außerdem wird durch Svanasana der Blutdruck stabilisiert; sie hilft bei Herzklopfen, Atemlosigkeit und chronischer Müdigkeit. Verstopfung, Gallenleiden, Verdauungsstörungen werden gelindert und Schmerzen im unteren Rückenbereich erleichtert. Die Übung stärkt das Nervensystem und hilft gegen Depressionen und innere Unruhe.

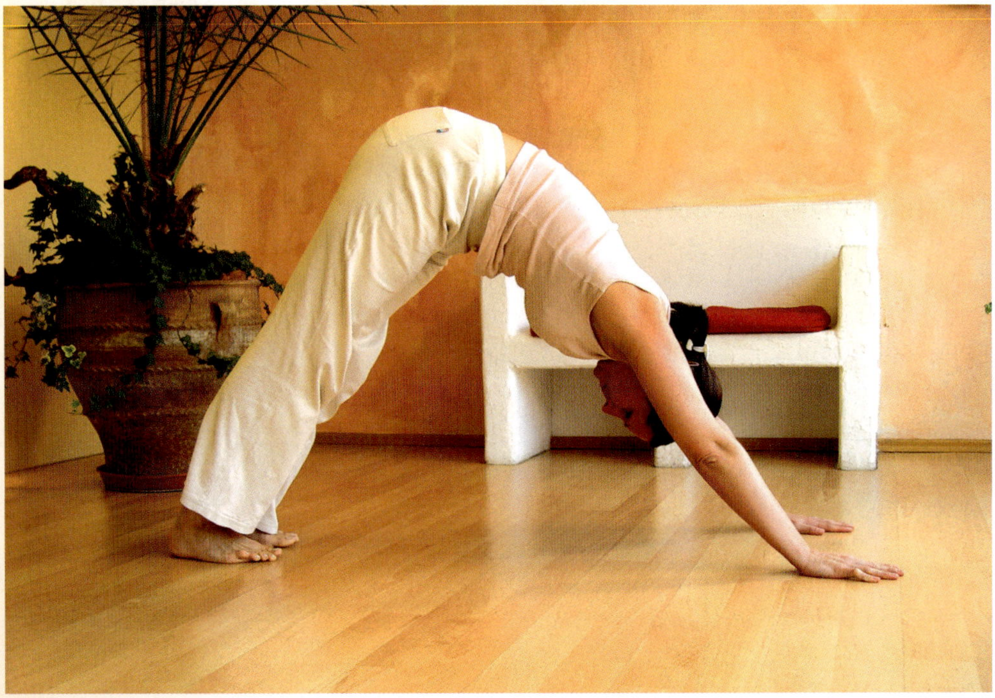

10. Asanas für Konzentration und Gleichgewicht

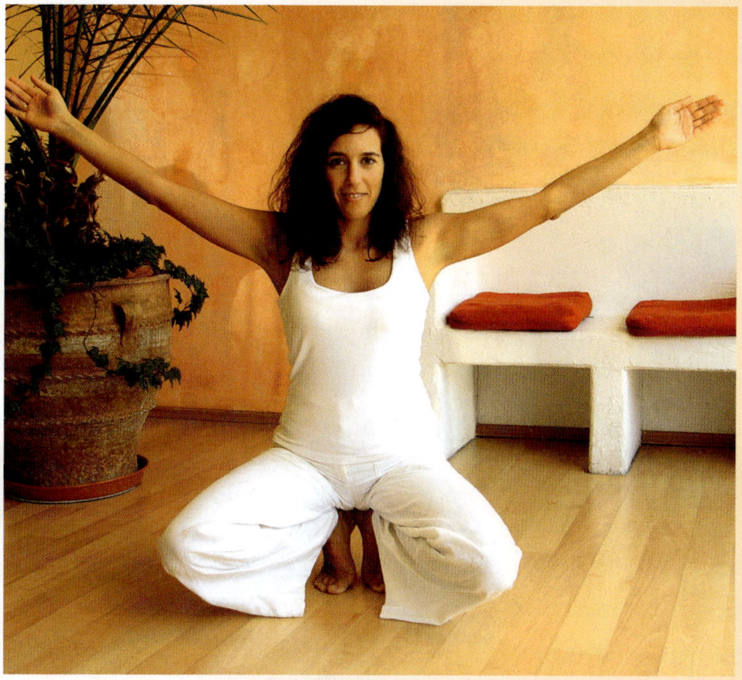

Zehenstand (Padangustasana)

Leichte Variante: Gehen Sie auf Zehenspitzen in die Hocke. Nehmen Sie die Fersen zusammen, und grätschen Sie die Beine, so daß die beiden Knie so weit wie möglich nach außen zeigen. Heben Sie nun beide Arme schräg nach oben, und halten Sie das Gleichgewicht. Um den Schwierigkeitsgrad zu steigern, können Sie nun die Augen schließen.

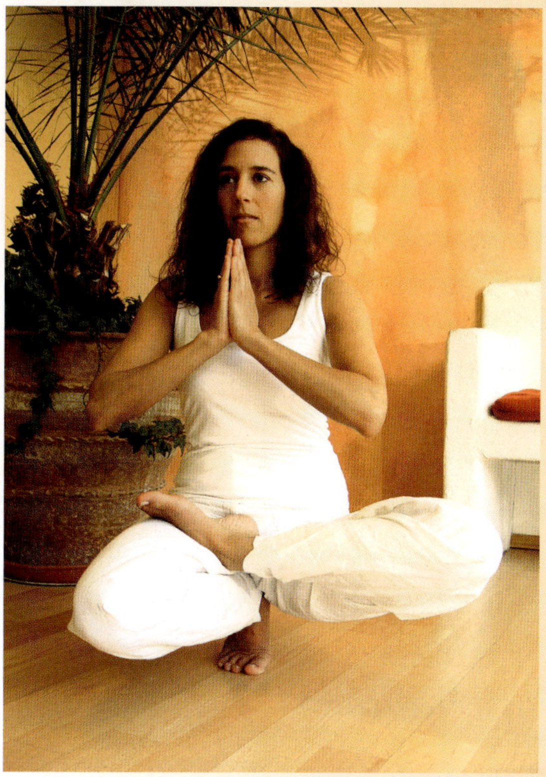

Schwierige Variante: Setzen Sie sich auf die Zehenspitzen, so daß die Knie nach vorn zeigen. Verlagern Sie Ihr Gewicht auf das linke Bein. Legen Sie nun den rechten Fuß auf den linken Oberschenkel. Nehmen Sie die Handflächen vor dem Brustkorb zusammen. Halten Sie die Balance, und atmen Sie entspannt. Üben Sie die Haltung auch mit dem anderen Bein.

Wirkung:
Diese Haltung stärkt die Zehen-, Knöchel-, Hüft- und Kniegelenke. Sie lindert Gelenkrheumatismus und hilft bei Plattfüßen und Krampfadern. Die Bauchmuskeln werden durch sie gestärkt, und die Verdauung wird angeregt. Der Zehenstand verbessert sowohl die Konzentration als auch den Gleichgewichtssinn und harmonisiert Körper und Geist. Die schwierige Variante hat eine stark regulierende Wirkung auf das männliche Genitalsystem und hilft gegen nächtliche Samenergüsse und Impotenz.

Baum (Vrikshasana)

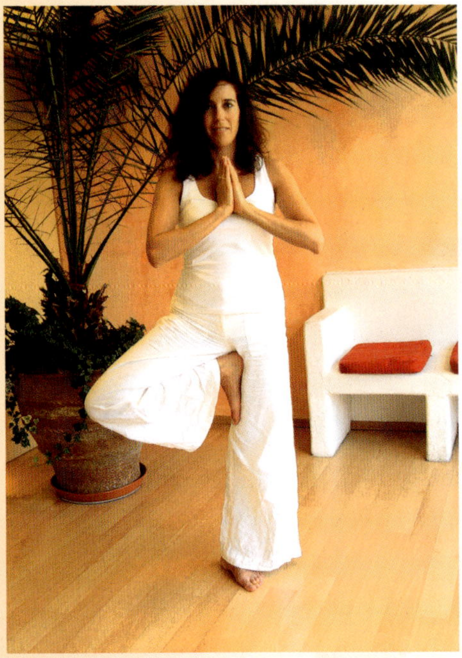

Stellen Sie sich gerade hin. Verlagern Sie das Gewicht auf das rechte Bein. Nehmen Sie die linke Fußsohle zum rechten Knie oder Oberschenkel, so daß das linke Knie nach außen zeigt.
Legen Sie die Handflächen vor dem Brustkorb zusammen, und halten Sie die Balance.
Strecken Sie die Hände über den Kopf, wobei die Handflächen immer noch zusammenbleiben. Strecken Sie die Arme dann waagrecht zur Seite. Bringen Sie sie dann wieder in die Ausgangsposition vor dem Brustkorb zurück. Atmen Sie während der Übung ruhig und entspannt. Fixieren Sie einen Punkt im Raum, um das Gleichgewicht besser halten zu können.
Wenn Sie den Schwierigkeitsgrad noch weiter steigern wollen, können Sie dabei die Augen schließen. Fixieren Sie dann gedanklich einen Punkt, oder konzentrieren Sie sich auf Ihr Drittes Auge in der Stirnmitte.

Wirkung:
Der Baum fördert die Konzentration und das innere Gleichgewicht; außerdem verbessert er die Körperhaltung und sorgt für eine stärkere Durchblutung von Beinen und Füßen. Diese Haltung kräftigt Knöchel, Knie, Hüften und Beinmuskeln.

Dreifuss (Kapalasana)

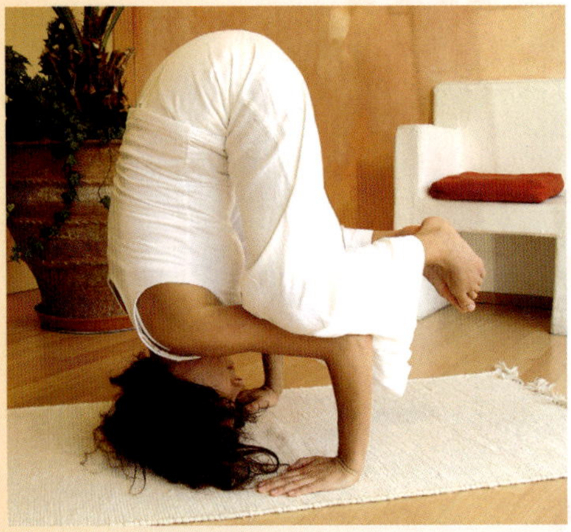

Während der Kopfstand nicht ohne professionelle Anleitung geübt werden sollte, kann der Dreifuß auch von Anfängern leicht erlernt werden.
Setzen Sie sich auf Knie und Zehenspitzen, und legen Sie die Handflächen in schulterbreiter Entfernung vor dem Körper auf den Boden. Setzen Sie den Kopf etwa auf Höhe der Fingerspitzen zwischen den Händen auf. Heben Sie nun nacheinander die Knie auf die Ellbogen bzw. auf die Oberarme, indem Sie die Unterschenkel nach oben anwinkeln.
Behalten Sie beim Zurückkehren aus der Haltung noch einige Zeit den Kopf am Boden. Kehren Sie erst danach in eine aufrechte Sitzhaltung zurück.

Wirkung:
Diese Haltung stärkt die Handgelenke, die Muskeln des Schultergürtels und der Arme. Die Funktionen von Zirbeldrüse, Hypophyse und Schilddrüse werden aktiviert und ausgeglichen, Gedächtnis und Konzentration gefördert. Der Dreifuß durchblutet den Kopf, kräftigt Gehirn und Nervensystem und verjüngt den ganzen Organismus.

Kopfstand (Shirshasana)

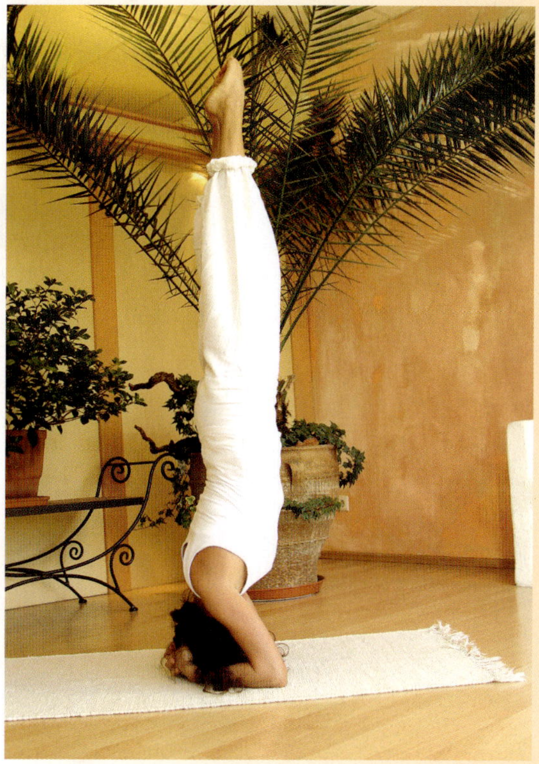

Der Kopfstand wird als »König der Asanas« bezeichnet, weil keine andere Yogahaltung Körper und Geist auf dieselbe Weise verjüngt und stärkt. Mit der richtigen Technik ist der Kopfstand gar nicht so schwierig, wie er vielleicht aussieht. Dennoch sollte er nur unter fachkundiger Anleitung geübt werden und ist für Anfänger nicht unbedingt geeignet. Das Körpergewicht wird nicht etwa vom Kopf, sondern in der Hauptsache durch die Arm-, Schulter- und Rückenmuskulatur gehalten. Deshalb ist es wichtig, den Kopfstand nur dann zu üben, wenn diese Bereiche durch andere Asanas ausreichend gekräftigt wurden und wenn andere Gleichgewichtshaltungen mühelos ausgeführt werden können.
Versuchen Sie niemals, zu schnell oder gar mit Schwung in den Kopfstand zu gelangen, da Sie auf diese Weise die Kontrolle über Ihren Körper verlieren und mit großer Wahrscheinlichkeit nach hinten überkippen werden. Üben Sie anfangs an einer Wand, die Sie im Notfall stützen kann, oder bitten Sie eine andere Person, Sie bei Bedarf aufzufangen. So vermeiden Sie Verletzungen.

Achtung!
Bei Knochenproblemen und Arthrose der Halswirbelsäule sollte der Kopfstand nicht geübt werden. Weitere Gegenanzeigen sind starker Bluthochdruck und erhöhter Augeninnendruck.

Knien Sie sich auf den Boden, und umfassen Sie mit den Händen jeweils den Ellbogen des anderen Armes. Legen Sie die Arme in dieser Position vor dem Körper auf den Boden. Klappen Sie nun die beiden Arme nach oben, und lassen Sie die Finger ineinandergreifen, so daß die Hände eine kleine Schale für den Kopf formen. Die Arme bilden nun ein gleichschenkliges Dreieck. Es ist sehr wichtig, dieses stabile Fundament zu bilden, um später gerade stehen zu können. Legen Sie nun den Kopf in die Hände, so daß der Scheitel am Boden liegt. Verlagern Sie das Körpergewicht auf die Arme. Richten Sie das Becken langsam auf, und strecken Sie die Beine durch.

Bis hierhin kann diese Haltung auch von Anfängern geübt werden.

Bewegen Sie nun langsam die Füße in Richtung Körper, bis die Wirbelsäule kerzengerade aufgerichtet ist und die Beine sich so nah wie möglich am Körper befinden. In dieser Position werden die Beine automatisch nach oben in Richtung Becken gezogen.

Winkeln Sie zuerst ein Bein an, und bringen Sie die Ferse zum Gesäß. Lassen Sie nun das andere Bein ebenfalls nach oben gleiten, bis beide Fersen am Gesäß sind. Überprüfen Sie, ob Sie stabil und sicher stehen und ob Sie das Körpergewicht mit den Armen und den Rükkenmuskeln halten. Strecken Sie nun beide Beine langsam aus, bis Ihr ganzer Körper senkrecht aufgerichtet ist und einen rechten Winkel zum Boden bildet. Fixieren Sie mit den Augen wieder einen Punkt im Raum, um das Gleichgewicht besser halten zu können. Atmen Sie dabei tief und entspannt.

Kehren Sie dann ebenso langsam aus der Haltung zurück, indem Sie die Beine wieder anwinkeln und zurück zum Boden bringen. Behalten Sie den Kopf mindestens halb so lange am Boden, wie Sie im Kopfstand verweilt haben, um den Kreislauf zu stabilisieren. Richten Sie sich erst dann wieder auf.

Wirkung:

Der Kopfstand kräftigt alle Muskeln des Rückens, des Schultergürtels und der Arme.

Er regt den Kreislauf und den venösen Rückfluß zum Herzen an. Dadurch wird das Herz entlastet, Krampfadern und Hämorrhoiden werden gelindert. Durch diese Haltung werden Kopf und Gehirn stark durchblutet, wodurch die Sehkraft und das Gehör sowie die Funktionen aller anderen Sinnesorgane verbessert werden. Hypophyse, Zirbeldrüse und Schilddrüse werden harmonisiert. Shirshasana beugt zudem Senkungserscheinungen der inneren Organe vor und regt die Verdauung an. Sie reinigt und stärkt die Lungen. Der Kopfstand lindert Asthma und Nierenkoliken, verhindert vorzeitiges Ergrauen der Haare, Haarausfall und Faltenbildung. Darüber hinaus stärkt er das Nervensystem, bewirkt geistige Kraft und Klarheit, verbessert Gedächtnis, Konzentration, Willenskraft und Mut. Der Kopfstand hat eine stark verjüngende Wirkung auf Körper und Geist.

11. Der Sonnengruss (Surya Namaskar)

Der Sonnengruß ist eine dynamische Übungsreihe, die alle Chakren und Hunderte von Muskeln anspricht, ausgleicht und stärkt. Durch die fließenden Bewegungen werden zudem alle inneren Organe massiert, die gesamte Wirbelsäule wird gekräftigt und entspannt. Der Sonnengruß stärkt das Nervensystem, aktiviert und harmonisiert alle Hormondrüsen, regt Atmung, Verdauung und das Herz- Kreislauf-System an. Auch das Sonnengeflecht wird dadurch entspannt und geöffnet. Dies alles sorgt dafür, daß diese Übungsreihe stark energetisierend und verjüngend wirkt.
Der Sonnengruß gilt als die bestmögliche Übung für den menschlichen Organismus. Er verbindet die dehnende und kräftigende Wirkung wichtiger Asanas mit dem vitalisierenden Effekt des Atems.
Morgens geübt, schenkt der Sonnengruß Vitalität für den Tag, abends reinigt er den Körper von Blockaden und negativen Energien.
Der Sonnengruß kann zu Beginn einer Yogastunde ausgeführt werden, um den Körper aufzuwärmen. Bei Yogaanfängern ist dies jedoch nur sehr langsam durchgeführt empfehlenswert, da die Gefahr einer Zerrung entsteht, wenn der Körper nicht auf die einzelnen Haltungen des Sonnengrußes vorbereitet wurde.
Deshalb übe ich den Sonnengruß mit meinen Yogaschülern in der Regel am Ende der Yogastunde. Alle Muskeln sind dann bereits gedehnt und warm. Der Sonnengruß fällt dadurch leichter und macht mehr Freude. Da er sehr anregend wirkt, erleichtert er am Ende der Yogastunde auch den Übergang zurück in das aktive Leben.

Wenn Sie anfangen, den Sonnengruß zu erlernen, können Sie alle Positionen zunächst einzeln üben. Verweilen Sie dabei länger in jeder Haltung, atmen Sie dabei tief und entspannt. Wenn Ihnen die einzelnen Asanas keine größeren Schwierigkeiten mehr bereiten und Sie die Reihenfolge verinnerlicht haben, können Sie damit beginnen, den Übungszyklus dynamisch durchzuführen. Reihen Sie dabei eine Haltung fließend an die nächste. Atmen Sie jeweils bei einer Position ein und bei der nächsten aus, so wie es weiter unten beschrieben wird.
Üben Sie möglichst mehrere Sonnengrußzyklen hintereinander. Ideal sind zwölf Durchgänge pro Tag. Sie können jedoch auch mit weniger beginnen und sich dann langsam steigern.
Achten Sie darauf, daß Sie genügend Platz haben. Merken Sie sich die Stelle, an der Ihre Füße zu Beginn des Übungszyklus standen. Genau an diesem Ort sollten Sie auch am Ende des Sonnengrußes wieder ankommen.

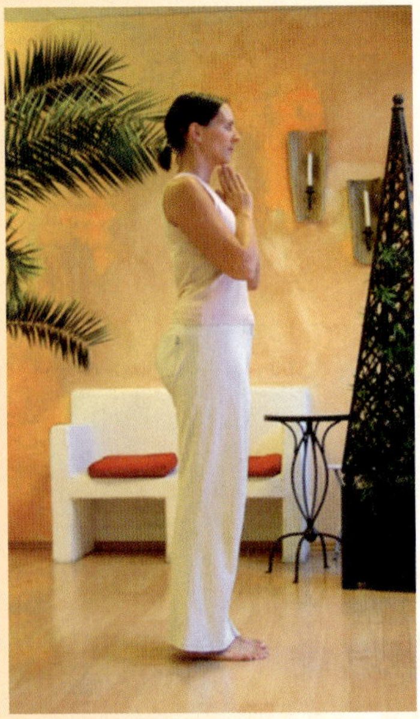

1. Grußstellung:
Stellen Sie sich aufrecht und mit geschlossenen Beinen hin. Legen Sie die Handflächen vor dem Brustkorb aneinander.

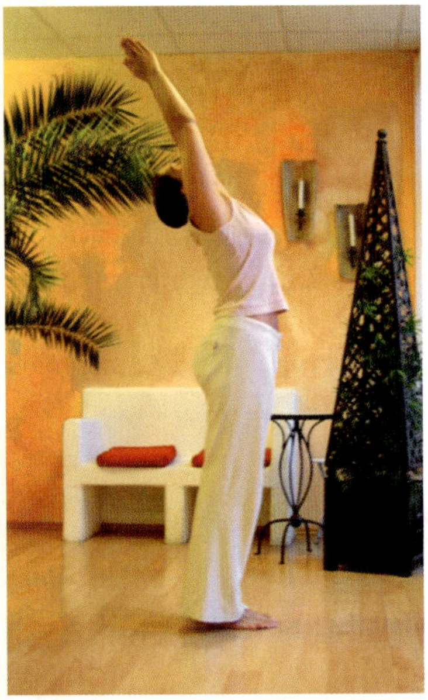

2. Berghaltung (Tadasana):
Strecken Sie mit dem *Einatmen* beide Arme nach oben und dehnen Sie den Oberkörper sanft zurück. Die Beine bleiben dabei gerade.

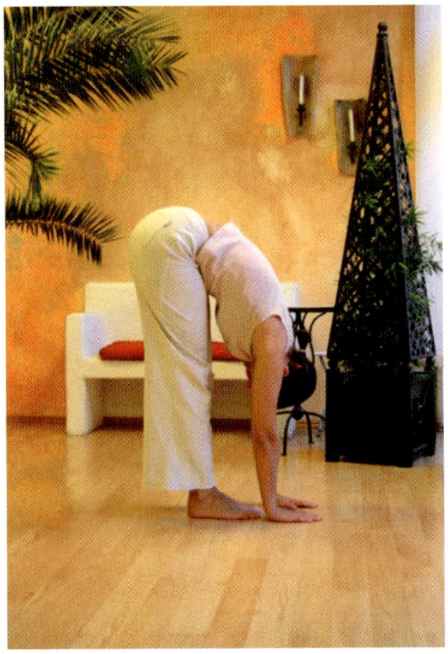

3. Rumpfbeuge (Padahastasana):
Beugen Sie mit dem *Ausatmen* den Oberkörper nach unten, und legen Sie die Handflächen vor oder neben den Füßen auf den Boden. Die Beine sollten dabei möglichst durchgedrückt bleiben.

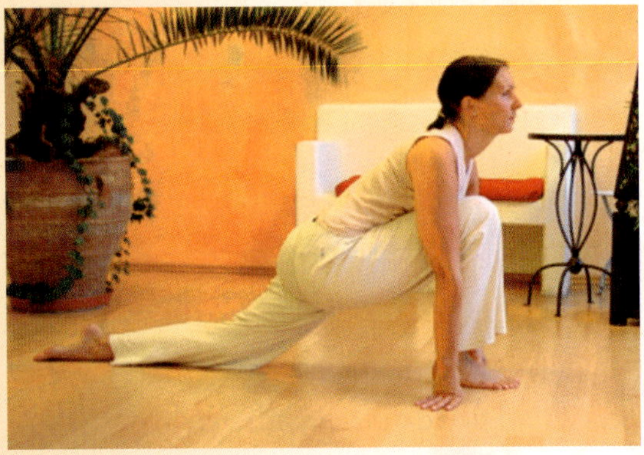

4. Reiterstellung (Ashwa Sanchalanasana):
Verlagern Sie mit dem *Einatmen* das Gewicht auf Ihre Hände, und stellen Sie die Finger am Boden auf. Nehmen Sie gleichzeitig das linke Bein mit einem großen Schritt nach hinten, während Sie das rechte Bein abwinkeln. Das Knie des hinteren, gestreckten Beines berührt den Boden, ebenso der Rest des Fußes. Nehmen Sie dabei den Kopf nach oben.

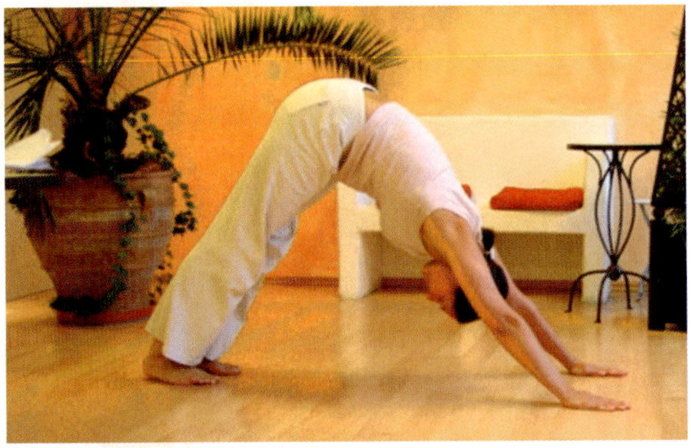

5. Einfache Hundehaltung (Svanasana):
Stellen Sie mit dem *Ausatmen* den rechten Fuß hüftbreit neben den linken. Heben Sie Gesäß und Becken, so daß Ihr Körper ein Dreieck bildet. Pressen Sie dabei die Handflächen und die Fersen auf den Boden, und strecken Sie Ihre Beine. Der Kopf hängt locker zwischen den Armen, und Sie blicken zu den Beinen.

6. Acht-Punkte-Haltung:
Senken Sie nun den Körper nach unten. Legen Sie dabei nacheinander die Knie, den Brustkorb und das Kinn auf den Boden. Die acht Punkte, die dabei den Boden berühren, sind: Füße, Knie, Brust, Kinn und Hände. In dieser Position verweilen Sie mit angehaltenem Atem.

Variation: Für Yogaanfänger empfiehlt es sich, bei der Acht-Punkte-Haltung einzuatmen und mit dem Ausatmen den ganzen Körper zu senken und zu entspannen.

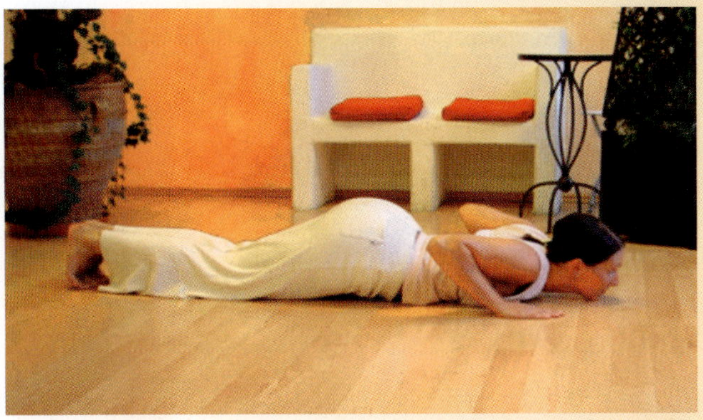

Fahren Sie nach beiden Variationen wie folgt fort:

7. Kobra (Bhujangasana):
Heben Sie nun mit dem *Einatmen* Kopf und Brustkorb an, bis die Arme durchgestreckt sind. Stellen Sie die Fußspitzen auf, das Becken bleibt am Boden.

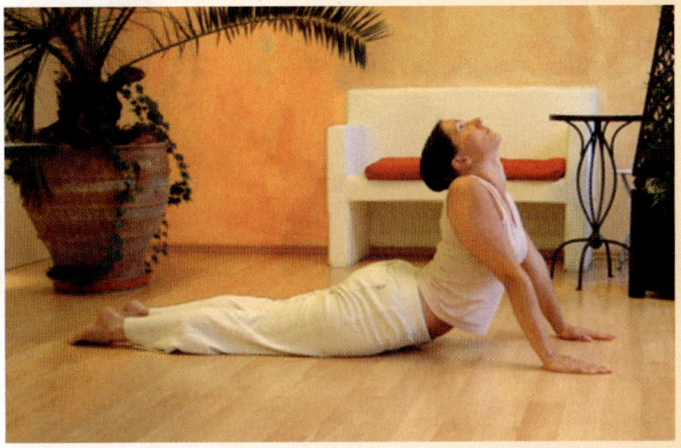

8. Einfache Hundehaltung (Svanasana):
Stützen Sie sich mit dem *Ausatmen* auf die Handflächen und Füße, während Sie Becken und Gesäß erneut anheben und mit dem Körper ein Dreieck bilden.

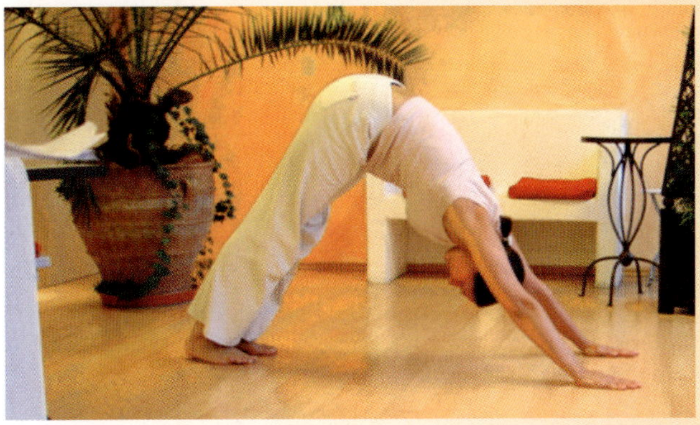

9. Reiterstellung (Ashwa Sanchalanasana):
Machen Sie mit dem *Einatmen* noch einmal Haltung Nr. 4, indem Sie nun allerdings den rechten Fuß zwischen beide Hände stellen und das linke Knie anwinkeln. Heben Sie dabei den Kopf.

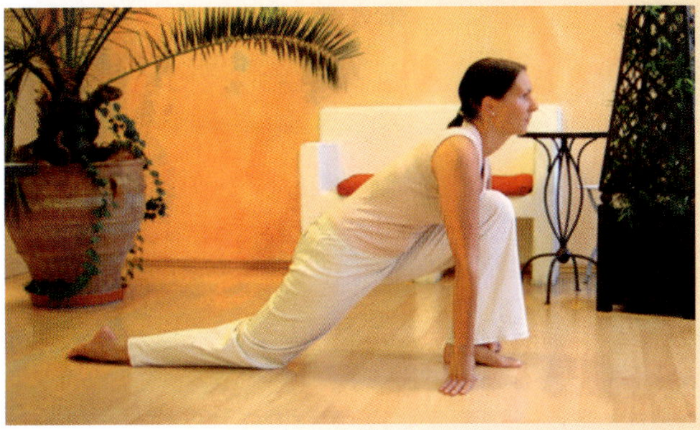

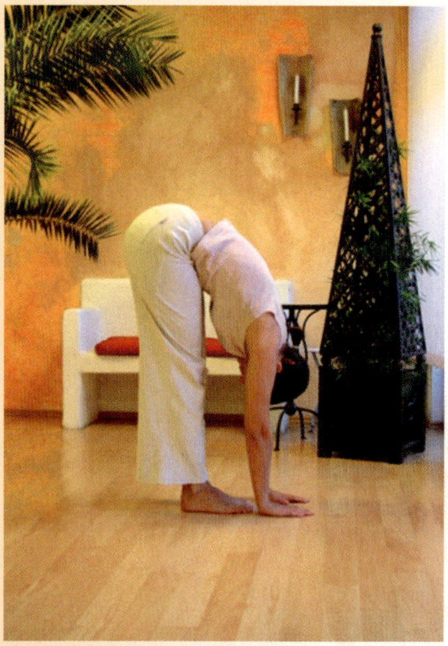

10. Rumpfbeuge (Padahastasana): Bringen Sie mit dem *Ausatmen* auch den linken Fuß zwischen die Hände. Heben Sie dabei das Gesäß, so daß Sie erneut in die Rumpfbeuge gelangen.

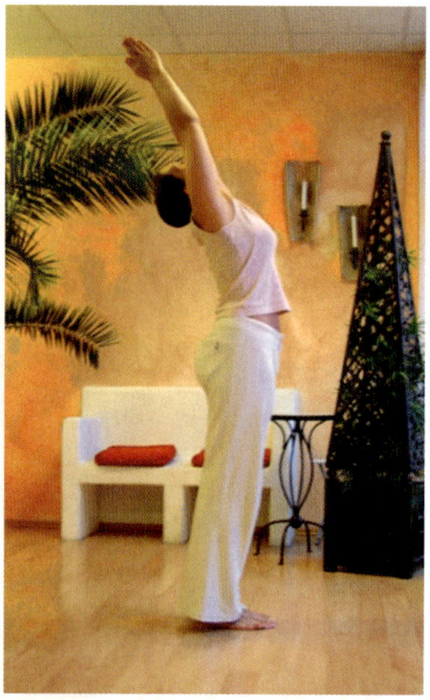

11. Berghaltung (Tadasana): Richten Sie mit dem *Einatmen* den Oberkörper auf, und nehmen Sie die Arme über den Kopf. Beugen Sie sich dabei leicht nach hinten.

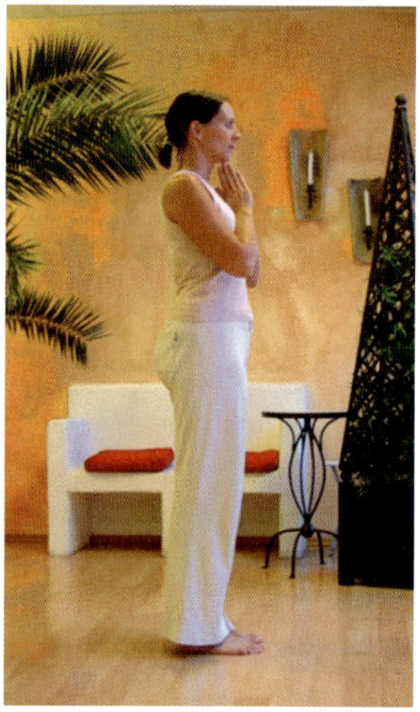

12. Grußstellung: Legen Sie mit dem *Ausatmen* die Handflächen wieder vor dem Brustkorb aneinander wie bei Haltung Nr. 1. Diese Haltung beendet den Sonnengrußzyklus und leitet zugleich den nächsten ein.

Nehmen Sie, wenn Sie mehrere Durchgänge üben, bei der Haltung Nr. 4 (Reiterstellung) immer abwechselnd das rechte und das linke Bein zurück. Bei der Reiterstellung in Haltung Nr. 9 wird dann dasselbe Bein als erstes wieder zwischen die Hände gestellt, mit dem Sie anfangs in die Reiterstellung gegangen sind.

Variation: Eine Variation für Geübte besteht darin, die Grußstellung Nr. 12 am Ende eines Zyklus auszulassen und direkt von der Berghaltung (Nr. 11) wieder in die Rumpfbeuge (Nr. 3) überzugehen. Die abschließende Grußstellung wird dann erst ganz am Ende aller Durchgänge eingenommen.

12. Pranayama und Meditation

Einfache Atemübung

Legen Sie sich entspannt auf den Rücken, oder nehmen Sie eine bequeme Sitzhaltung ein. Legen Sie die Hände auf Ihren Bauch. Schließen Sie die Augen. Atmen Sie tief in den Bauch hinein, und beobachten Sie, wie sich Ihre Bauchdecke mit der Einatmung wölbt und mit dem Ausatmen wieder senkt. Atmen Sie auf diese Weise weiter, und bleiben Sie mit Ihrer Aufmerksamkeit bei Ihrem Atemfluß. Wenn Ihre Gedanken abschweifen, holen Sie sie sanft zurück zur Atmung. Lassen Sie dabei die Atemzüge immer länger und ruhiger werden.

Wechselatmung (Nadi Sodhana)

Diese Atemübung ist leicht zu erlernen und hat eine intensive Wirkung auf den ganzen Organismus.

Setzen Sie sich in einer für Sie angenehmen Sitzhaltung mit gerader Wirbelsäule auf den Boden oder auf einen Stuhl. Legen Sie den Zeigefinger der rechten Hand auf Ihr Drittes Auge, zwischen die Augenbrauen. Atmen Sie zunächst einige Atemzüge tief in den Bauch ein und aus. Achten Sie darauf, daß Ihr Kopf gerade nach vorn gerichtet ist und sich nicht zu weit nach rechts neigt. Halten Sie nun mit dem Daumen das rechte Nasenloch zu, und atmen Sie durch das linke Nasenloch ein. Verschließen Sie dann mit Ring- und/oder Zeigefinger das linke Nasenloch, und atmen Sie rechts wieder aus. Atmen Sie anschließend rechts ein. Legen Sie dann den Daumen auf das rechte Nasenloch, und atmen Sie links wieder aus. Atmen Sie erneut links ein, und fahren Sie in diesem Rhythmus fort. Bleiben Sie dabei mit Ihrer Aufmerksamkeit immer bei Ihrem Atem. Achten Sie darauf, daß Ihr Rücken während der ganzen Zeit gerade bleibt. Die rechte Schulter sollte nicht angehoben werden. Falls Ihre Gedanken abwandern, holen Sie Ihre Aufmerksamkeit immer wieder zurück zum Atemfluß.

Atmen Sie anfangs einige Minuten auf diese Weise, und verlängern Sie im Laufe der Zeit die Übungsdauer.

Erste Variation: Wenn Sie die Wechselatmung, wie sie oben beschrieben wird, problemlos beherrschen, so können Sie die einzelnen Atemzüge länger werden lassen. Atmen Sie lange ein und ebenso lange wieder aus.

Zweite Variation: Legen Sie zwischen Ein- und Ausatmung sowie Aus- und Einatmung kleine Atempausen ein. Dies sollte aber nie gewaltsam geübt werden. Wenn Sie Nadi

Sodhana regelmäßig ausführen, werden sich längere Atemphasen und kurze Pausen zwischen den Atemzügen ganz natürlich einstellen.

Grundsätzlich gilt, daß eine Atemübung anregend wirkt, wenn die Einatmung und die Atempause mit vollen Lungen länger sind als die Ausatmung und die Atempause mit leeren Lungen. Umgekehrt haben Atemübungen eine beruhigende Wirkung, wenn die Ausatmung und Atempause mit leeren Lungen verlängert werden. Sind alle Atemzüge gleich lang, wirkt die Übung harmonisierend.

Wirkung:
Durch die Wechselatmung werden alle Nadis gereinigt, wodurch Energieblockaden im ganzen Körper gelöst werden. Nadi Sodhana wirkt vor allem harmonisierend auf Pingala und Ida Nadi. Die beiden Gehirnhälften werden miteinander verbunden und harmonisiert, außerdem fließt Prana in die oberen Chakren. Die Wechselatmung unterstützt sowohl emotionale Stabilität als auch geistige Kraft und Klarheit. Nadi Sodhana hilft gegen Heuschnupfen, Asthma und Allergien, zudem beugt es Erkältungen vor. Diese Atmung erhöht die Lungenkapazität, stärkt das Herz, stabilisiert den Kreislauf, reinigt die Hirnzellen und befreit das Blut von Toxinen.
Nadi Sodhana wirkt ausgleichend auf alle Doshas, insbesondere aber auf Vata.

Mondatmung (Chandra Bhedana)

Hier wird ausschließlich durch das linke Nasenloch eingeatmet und durch das rechte ausgeatmet. Verschließen Sie das rechte Nasenloch mit einem Finger, und atmen Sie links ein; verschließen Sie dann das linke Nasenloch, und atmen Sie durch das rechte aus.
Durch diese Atemübung wird Ida Nadi aktiviert. Dieser Nadi harmonisiert und beruhigt den ganzen Organismus und verstärkt die Mondenergie. Atmen Sie auf diese Weise, um Gefühle zu beruhigen, das Nervensystem und Kapha zu stärken, Schlaflosigkeit vorzubeugen und Unruhe zu beseitigen.
Die Mondatmung kann vor dem Einschlafen und bei Nervosität, Reizbarkeit und Ungeduld geübt werden. Sie kühlt und besänftigt vor allem Pitta und beruhigt Vata.

Sonnenatmung (Surya Bhedana)

Hier wird ausschließlich rechts eingeatmet und links ausgeatmet. Dadurch wird Pingala Nadi aktiviert, was die Sonnenenergie verstärkt. Diese Atmung belebt und energetisiert Geist und Körper. Atmen Sie auf diese Weise, wenn Sie in der Nacht wach bleiben, Pitta aktivieren oder den Geist anregen wollen. Wer morgens schwer aufwacht und ungern aufsteht, sollte noch im Bett die Sonnenatmung durchführen, um Energie zu tanken. Vor allem Kapha wird durch die Sonnenatmung ausgeglichen, und Störungen dieses Doshas werden beseitigt.

Visualisierungsübung

Diese Übung hilft, Stille Meditationen vorzubereiten und sowohl Körper als auch Geist zu beleben und zu beruhigen.
Wählen Sie eine bequeme Sitzhaltung. Richten Sie die Wirbelsäule gerade auf. Schließen Sie die Augen, und atmen Sie tief und entspannt in den Bauch ein und dann wieder aus. Stellen Sie sich einen Ort in der Natur vor, an dem Sie gern wären. Dies kann ein einsamer langer Sandstrand sein, eine satte, grüne Blumenwiese, ein kühler stiller Wald oder ein Ort im Gebirge. Spüren Sie in sich hinein, und lassen Sie sich von Ihrer Seele den Platz zeigen, der Sie jetzt mit Freude und Energie erfüllen wird. Nehmen Sie dann den Ort wahr. Beobachten Sie die Bäume oder das Blau des Wassers. Hören Sie die Geräusche, das Singen der Vögel oder das Rauschen des Meeres. Riechen Sie das Salz des Meeres oder die frische Bergluft. Nehmen Sie wahr, wo an Ihrem inneren Ort Sie stehen, sitzen oder sich bewegen wollen. Fühlen Sie das Moos unter Ihren Füßen oder das Wasser, das Ihren Körper umgibt. Vielleicht können Sie Quellwasser, Beeren oder Gras sogar schmecken.
Entspannen Sie sich vollständig an diesem Ort, und nehmen Sie wahr, wie Sie sich dabei fühlen. Lassen Sie dann den Atem wieder tiefer in den Bauch fließen. Öffnen Sie langsam die Augen, und kehren Sie zurück in den Raum.

Chakrenmeditation

Diese Meditation reinigt, öffnet und harmonisiert alle sieben Energiezentren.

- Wählen Sie eine bequeme Sitzhaltung aus, in welcher Sie längere Zeit problemlos sitzen können. Schließen Sie die Augen. Richten Sie die Wirbelsäule gerade auf. Lassen Sie den Atem tief und ruhig in den Bauch fließen.
- Richten Sie Ihre Aufmerksamkeit auf das erste Chakra, welches als trichterförmiger Wirbel am Ende Ihres Steißbeines nach unten zeigt und die rote Energie der Erde aufnimmt. Stellen Sie sich nun vor, wie Sie durch Ihr Wurzel-Chakra rotes Licht ein- und ausatmen. Lassen Sie das rote Licht Ihr Wurzel-Chakra vollständig durchspülen und reinigen. Visualisieren Sie, wie es sich dadurch mehr und mehr öffnet und harmonisiert wird.

- Richten Sie Ihre Aufmerksamkeit nun auf das zweite Chakra im Bereich des Unterleibs, während Ihr Wurzel-Chakra weiter die rote Energie ein- und ausatmet. Stellen Sie sich vom zweiten Chakra ausgehend einen großen trichterförmigen Wirbel vor, der nach vorn geöffnet ist, und einen zweiten, der sich an der Körperrückseite nach hinten öffnet. Atmen Sie orangefarbenes Licht durch das Sakral-Chakra ein und aus. Lassen Sie das orangefarbene Licht Ihr zweites Chakra vollständig durchspülen, reinigen, öffnen und harmonisieren.

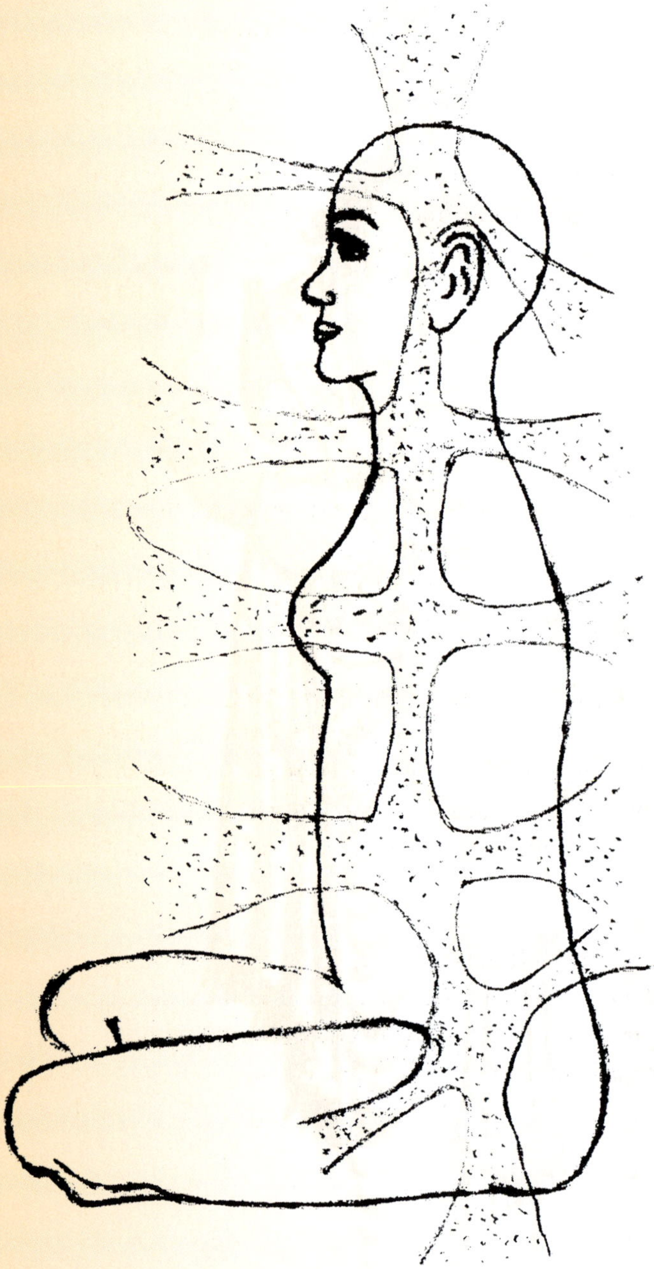

- Richten Sie Ihre Aufmerksamkeit auf das dritte Chakra im Bereich des Sonnengeflechts. Auch dieses öffnet seine Wirbel nach vorn und hinten. Atmen Sie durch die Trichter gelbes Licht ein und aus. Lassen Sie in Gedanken Ihr Solarplexus-Chakra von dem Licht durchströmen und reinigen.
- Richten Sie Ihre Aufmerksamkeit auf das vierte Chakra, welches sich in der Mitte des Brustkorbs in Höhe des Herzens befindet. Atmen Sie durch beide Öffnungen des Herz-Chakras grünes Licht ein und aus. Erlauben Sie dem Licht, Ihr Herz-Chakra ganz und gar zu reinigen, zu öffnen und zu harmonisieren.
- Richten Sie Ihre Aufmerksamkeit auf das fünfte Chakra in der Mitte der Kehle. Atmen Sie blaues Licht durch beide Wirbeltrichter des Hals-Chakras ein und aus. Harmonisieren Sie dadurch auch dieses Chakra.
- Richten Sie Ihre Aufmerksamkeit auf das Dritte Auge, und atmen Sie durch beide Trichteröffnungen violettes Licht in den Bereich zwischen den Augenbrauen ein und aus. Harmonisieren Sie auf diese Weise Ihr Stirn-Chakra.
- Visualisieren Sie nun Ihr Kronen-Cha-

kra, dessen trichterförmiger Wirbel sich am Scheitel des Kopfes befindet und sich nach oben öffnet. Atmen Sie durch das siebte Chakra weißes Licht ein und aus. Erlauben Sie dem weißen Licht, Ihren ganzen Kopf zu durchströmen und Ihr Kronen-Chakra zu reinigen und zu harmonisieren.

- Nehmen Sie nun noch einmal wahr, wie alle sieben Chakren völlig geöffnet sind und Prana aus dem Universum in sich aufnehmen. Lassen Sie dann alle Farben im Weiß des Kronen-Chakras zusammenfließen. Visualisieren Sie, wie das weiße Licht Ihren Energiekörper und Ihre Aura vollständig reinigt und sich als kraftvoller und schützender Mantel um Ihren Körper legt.
- Verweilen sie noch einen Augenblick in der Stille. Lassen Sie dann Ihren Atem wieder tiefer in den Bauch fließen. Öffnen Sie langsam die Augen.

Stille Meditation

1. Nehmen Sie eine bequeme Sitzhaltung ein. Setzen Sie sich gerade hin, und schließen Sie die Augen. Richten Sie Ihre Aufmerksamkeit auf den Atemfluß. Wenn Ihre Gedanken abschweifen, beobachten Sie dies als stiller Zeuge. Holen Sie Ihr Bewußtsein immer wieder zurück zum Atem. Meditieren Sie auf diese Weise anfangs etwa fünf Minuten, und steigern Sie die Dauer im Laufe der Zeit auf 15 oder 30 Minuten.

2. Visualisieren Sie ein helles Licht, eine Kerzenflamme oder eine winzige Sonne im Bereich des Dritten Auges oder im Mittelpunkt des Kopfes. Konzentrieren Sie sich auf diese kleine Flamme. Wenn Ihre Gedanken abschweifen, beobachten Sie das als stiller Zeuge, und holen Sie Ihr Bewußtsein wieder zurück zu dem Punkt zwischen den Augenbrauen. Auch diese Meditation können Sie anfangs kürzer ausführen und dann die Meditationsdauer langsam steigern.

3. Bleiben Sie still sitzen, und beobachten Sie Ihren Gedankenfluß. Identifizieren Sie sich dabei nicht mit Ihren Gedanken. Betrachten Sie diese als stiller Beobachter, seien Sie Ihr eigener Zeuge, so als würden Ihre Gedanken auf einer Kinoleinwand vor Ihnen abgespielt werden. Steigern Sie langsam die Meditationsdauer.

Anhang

Glossar der Sanskrit-Begriffe

Abhyanga: Ölmassage; Einsalbung des Körpers mit Öl oder Ghee
Agni: Verdauungsfeuer/Körperfeuer
Ahamkara: Ichbewußtsein, Ego
Ajna: »grenzenlose Macht«/»Kontrolle«; Name des sechsten Chakras
Alochaka Pitta: eine der fünf Formen von Pitta; »das Feuer der Augen«
Ama: Schlacken- und Giftstoffe des Körpers, die durch unverdaute Nahrung oder unverdaute psychische Impulse entstehen
Ama Vata: Bezeichnung für Krankheiten des rheumatischen Formenkreises (Arthritis, Rheuma)
Anahata: »furchtlos«/»unberührter Ton«, Name des vierten Chakras
Anguli: ein Querfinger; gilt als ayurvedische Maßeinheit
Anna Vaha Srotas: Verdauungssystem/Verdauungskanäle
Apana Vata: eine der fünf Formen von Vata; abwärts fließende Kraft; kontrolliert den Unterleib und die Ausscheidungsfunktionen
Artava: weibliche Fortpflanzungs- und Menstruationsflüssigkeit
Artava Vaha Srotas: weibliches Fortpflanzungssystem/Menstruationssystem/ Fortpflanzungskanäle
Asana: Yogahaltung/(körperliche) Yogaübung
Asthi Dhatu: Knochen- und Knorpelgewebe
Asthi Vaha Srotas: Knochensystem/Knochenkanäle
Avalambaka Kapha: eine der fünf Formen von Kapha; bildet die außerzelluläre Flüssigkeit
Avatar: Menschliches Wesen mit göttlichem Geist. Ein Aspekt Gottes inkarniert sich als Mensch. Alle Engel sind Avatare. Auch Jesus Chrsitus, Buddha und Krishna waren hochentwickelte Avatare.
Ayurveda: das Wissen/die Lehre vom Leben

Bhakti: göttliche Liebe
Bhakti Yoga: der Yogaweg des hingebungsvollen Dienens
Bhrajaka Pitta: eine der fünf Formen von Pitta; das Feuer der Haut
Bodhaka Kapha: eine der fünf Formen von Kapha; bewirkt die Speichelbildung
Buddhi: Intelligenz, Intellekt

Chakra: »Rad«; Energiezentrum im Körper
Charaka: früher Gelehrter des Ayurveda
Charaka Samhita: wichtiges ayurvedisches Standardwerk, von Charaka verfaßt
Churna: Pulver
Chikitsa: therapeutische Behandlung, Lehre

Daiva Vyapasraya: übernatürliche, göttliche Heilung
Devas: Götter, Engelwesen
Dharana: im Yoga: Konzentration, im Ayurveda: Teilkörperölguß
Dhatu: Körpergewebe
Dhyana: Meditation
Dosha: Bioenergie; wörtlich: »das, was aus dem Gleichgewicht gerät«

Ghee: reines Butterschmalz
Ghrita: arzneiliches Ghee, mit Zusätzen von Heilpflanzen hergestellt
Guna: Eigenschaft, Qualität

Jnana: Wissen

Kapha: Bioenergie, Wasser- und Strukturprinzip
Karma: Handlung, Wirkung
Karma Yoga: der Yogaweg des selbstlosen Handelns
Kledaka Kapha: eine der fünf Formen von Kapha; Wasser der Verdauung

Lassi: indisches Getränk aus Joghurt und Wasser
Lepa: therapeutischer Wickel

Majja Dhatu: Knochenmark- und Nervengewebe
Majja Vaha Srotas: Nervensystem/Nervenkanäle
Mala: körperliches Abfallprodukt
Mamsa Dhatu: Muskelgewebe
Mamsa Vaha Srotas: Muskelsystem/Muskelkanäle
Manipura: »Stadt der Juwelen«, Name des dritten Chakras
Mantra: Urklang, heilige Laute, Gebet
Mardana: Druckmassage
Marma: Vitalpunkt; Schnittstelle von Körper und Geist
Meda Dhatu: Fettgewebe
Meda Vaha Srotas: Fettkanäle
Muladhara: »Festhalten der Wurzel«; Name des ersten Chakras
Mutra Vaha Srotas: Harnsystem/Harnkanäle

Nadi: feinstofflicher Energiekanal
Nadi Pariksha: Pulsdiagnose
Nasya: Einführen von heilsamen Ölen in die Nase
Niyama: persönliche Lebensregeln des Yoga; Teil des achtgliedrigen Pfades nach Patanjali

Ojas: materielle und subtile Essenz aller Stoffwechselvorgänge der Dhatus; Strahlkraft, Immunität, Fruchtbarkeit

Pachaka Pitta:	eine der fünf Formen von Pitta; das Feuer der Verdauung in Magen und Dünndarm
Padanghata:	Massage, die mit den Füßen ausgeführt wird
Patanjali:	Begründer des achtgliedrigen Yogapfades, Erneuerer des klassischen Yogasystems
Pitta:	Bioenergie; Feuerprinzip
Prakrti:	angeborene Konstitution eines Menschen
Prana:	Lebensenergie, Lebensatem
Prana Vaha Srotas:	Atmungssystem; Prana befördernde Kanäle
Prana Vata:	eine der fünf Formen von Vata, eine der fünf Pranas/Vaduz; hat die Funktion, Informationen aufzunehmen und zu verarbeiten
Pranayama:	Atemübungen des Yoga; Atemkontrolle
Pratyahara:	Innenschau; Übung des Yoga, bei welcher die äußeren Sinneseindrücke ausgeblendet werden
Purisha Vaha Srotas:	Ausscheidungssystem/Ausscheidungskanäle
Purusha:	reines Bewußtsein, Antimaterie
Rajas/rajasisch:	eine Qualität der Trigunas; Aktivität, Leidenschaft, aggressive Kraft
Rakta Dhatu:	Blutgewebe
Rakta Vaha Srotas:	Blutsystem/Blutkanäle
Ranjaka Pitta:	eine der fünf Formen von Pitta; das Feuer des Blutes
Rasa:	Geschmack
Rasa Dhatu:	Plasmagewebe
Rasa Vaha Srotas:	Plasma- und Lymphsystem; Plasmakanäle
Rasayana:	»Lebenselixier«, stärkendes, verjüngendes Mittel; Verjüngungstherapie
Sadhaka Pitta:	eine der fünf Formen von Pitta; hat seinen Sitz im Herzen und verdaut Nervenimpulse
Samadhi:	»zusammensetzen, fixieren«; Vereinigung mit Gott; höchster Meditationszustand des achtgliedrigen Yogapfades
Samana Vata:	eine der fünf Formen von Vata; Luft des Magens
Samvahana:	sanfte Ölmassage zur Beruhigung des Nervensystems und zum Ausgleichen des Energiesystems
Sattva/sattvisch:	eine Qualität der Trigunas; Reinheit, Bewußtheit, Licht
Shiroabhyanga:	Kopfmassage; Einsalbung des Kopfes mit Öl
Shirodhara:	Stirnguß
Shukra Dhatu:	Fortpflanzungsgewebe
Shukra Vaha Srotas:	Fortpflanzungssystem/Fortpflanzungskanäle
Sleshaka Kapha:	eine der fünf Formen von Kapha; das Wasser der Gelenke
Snehana:	Öltherapie; äußerliches Einölen des Körpers
Stanya Vaha Srotas:	Muttermilchkanäle

Surya Namaskar:	»Gruß an die Sonne«; Übungszyklus des Yoga
Svadhisthana:	»Aufenthaltsort des Selbst«; Name des zweiten Chakras
Sweda Vaha Srotas:	Schweißsystem/Schweißkanäle
Swedana:	Schwitztherapie
Tamas/tamasisch:	eine Qualität der Trigunas; Trägheit, Unwissenheit, Dunkelheit
Tarpaka Kapha:	eine der fünf Formen von Kapha; das Wasser der Sinnesorgane
Taila:	arzneiliches Öl
Thalodal:	Druckmassage, Sportmassage
Tridosha:	die drei Bioenergien Vata, Pitta und Kapha
Triguna:	die drei Qualitäten des Geistes Sattva, Rajas und Tamas
Udaka Vaha Srotas:	Wasserkanäle/Wasserstoffwechsel
Udana Vata:	eine der fünf Formen von Vata; die Luft der Kehle; aufwärts fließende Kraft
Udvartana:	Massage mit Pflanzenpulvern
Upadathu:	sekundäres Körpergewebe
Uttara Vasti:	vaginaler Einlauf
Vaghbata:	Gelehrter des Ayurveda, Verfasser der Asthanga Hridaya
Vamana:	therapeutisches Erbrechen
Vasti:	Einlauf
Vata:	Bioenergie; Luft- und Bewegungsprinzip

INDEX

Bezugsquellen für ayurvedische Kräuter, Rasayanas und Öle

Ein großer Teil der einfachen Küchenkräuter und Basisöle sind über Naturkostläden oder Supermärkte zu beziehen. Es wird empfohlen, nur Öle, Kräuter und Gewürze aus biologischem Anbau zu verwenden. Einige Kräuter sind auch in Apotheken oder Reformhäusern erhältlich.

AHG Ayurveda Handels GmbH
An den Brodbänken 1
21335 Lüneburg
Telefon: 04131-409833
Internet: http://www.ayurveda-handel.de
Email: info@ayurveda-handel.de
Über diesen Online-Handel erhalten Sie eine große Auswahl an Ayurveda-Produkten, wie Öle für Massage und Stirnguß, Massagepulver, Garshan-Handschuhe, Kräuterpräparate, Bücher und vieles mehr.

Arogyam K.-H. Degenhardt
Burgring 7
D - 36179 Bebra
Tel: 06627-915448
Mo - Fr: 8:00 - 18:00,
Sa: 8:00 - 13:00

Ayurveda Kontor
Gerberstr. 16
70178 Stuttgart
Telefon: 0711-1239106
Internet: www.ayurveda-kontor.de
eMail: info@ayurveda-kontor.de
Beim Stuttgarter Ayurveda-Kontor erhalten Sie Ayurvedische Öle, sowie Zubehör für die Massagepraxis (Massageliegen, Stirngußgefäße, Garshan-Handschuhe).

Ayurvedastore – Onlineshop und Versandhandel für Ayurveda-Produkte
Hösinghausen 2
58540 Meinsershagen
Telefon: 02358-2728920
Fax: 02358-2728921
Internet: www.ayurvedastore.de
EMail: post@ayurvedastore.de
Diverse Ayurveda-Produkte:Öle, Tees, Gewürze, Kräuter, Nahrungsergänzung, Lebensmittel, Kosmetik, Rauchwaren, Klangschalen, Literatur, Musik und vieles mehr.

Govinda Natur Gmbh
Waldstraße 18
D-55767 Abentheuer
Tel. 06782-989 001
Fax 06782-989 002
Internet: www.govinda-versand.de
eMail: govinda-versand@t-online.de
Import, Groß- und Einzelhandel von Ayurveda-Produkten, ayurvedische Massageöle nach überlieferten Rezepturen hergestellt, gereifte Qualitäten; über 800 Ayurveda und Naturprodukte

Santulan Ayurved GmbH
Wörthstr. 13
D–81667 München
Fon: 01805-santulan (01805-726885)*
Fax: 089-9828330

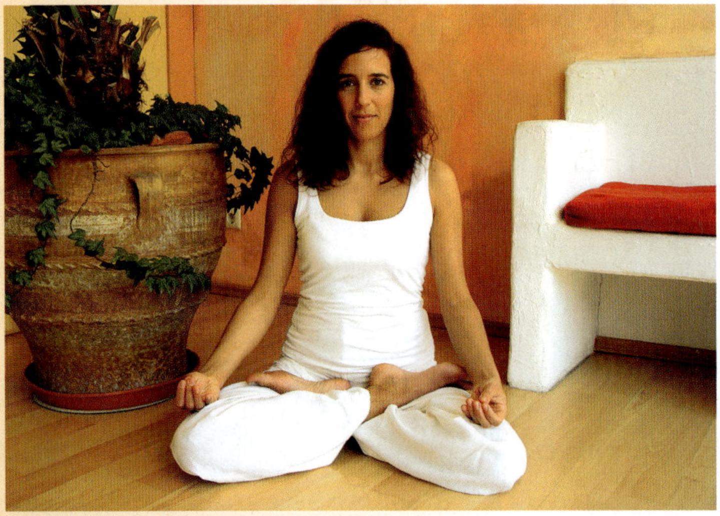

Besuchen Sie die Autorin auf ihrer Website:

www.ayurvedafuerfrauen.de